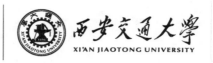

U0290633

研究生"十四五"规划精品系列教材

卫生经济学

主编 高建民 副主编 周忠良 许永建

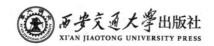

西安交通大学出版社
XI'AN JIAOTONG UNIVERSITY PRESS

图书在版编目(CIP)数据

卫生经济学 / 高建民主编. -- 西安 ：西安交通大学
出版社，2025.1
西安交通大学研究生"十四五"规划精品系列教材
ISBN 978 - 7 - 5693 - 3152 - 3

Ⅰ．①卫… Ⅱ．①高… Ⅲ．①卫生经济学－研究生－
教材 Ⅳ．①R1－9

中国国家版本馆 CIP 数据核字(2023)第 053886 号

书　　名	卫生经济学
	WEISHENG JINGJIXUE
主　　编	高建民
责任编辑	李逢国
责任校对	郭　剑
责任印制	程文卫
装帧设计	伍　胜
出版发行	西安交通大学出版社
	(西安市兴庆南路 1 号　邮政编码 710048)
网　　址	http://www.xjtupress.com
电　　话	(029)82668357　82667874(市场营销中心)
	(029)82668315(总编办)
传　　真	(029)82668280
印　　刷	西安日报社印务中心
开　　本	787mm×1092mm　1/16　印张　23.25　字数　587 千字
版次印次	2025 年 1 月第 1 版　2025 年 1 月第 1 次印刷
书　　号	ISBN 978 - 7 - 5693 - 3152 - 3
定　　价	69.00 元

如发现印装质量问题,请与本社市场营销中心联系。
订购热线:(029)82665248　(029)82667874
投稿热线:(029)82664840　QQ:1905020073
读者信箱:1905020073@qq.com

版权所有　侵权必究

编委会

主　编　高建民

副主编　周忠良　许永建

编　委　（以姓氏笔画为序）

王文华　巩少青　闫菊娥　许永建

苏　敏　杨晓玮　沈　迟　陆　姣

范小静　周忠良　高建民　董婉月

赖　莎　薛秦香

前　言

　　卫生经济学是一门探索卫生健康领域经济规律的学科。它以经济学原理为指导,研究以最优的卫生资源投入,最大限度地提高人民的健康水平;它也是为实现上述目标开展卫生政策研究和进行科学决策的重要理论基础。随着中国卫生事业改革的日趋深化、"健康中国"战略的不断推进,培养更多掌握卫生行业经济关系和经济活动规律、服务医药卫生体制改革的高层次人才变得极为重要。

　　多年来,作者在卫生经济学教学、科研过程中一直希望能将研究成果引入现有卫生经济学框架,丰富现行卫生经济学理论,撰写一本既有坚实卫生经济学理论又有典型应用案例的研究生教材,但囿于时间、精力限制,愿望一直未能实现。目前,在西安交通大学的支持下,在西安交通大学卫生管理与政策研究所全体教师的努力下,这本教材终于编撰完成了,也实现了这一愿望。

　　在教材编撰过程中,作者一直思考的问题是:本教材要在国内外现有卫生经济学教材的基础上继承和发展什么? 作为一本专门针对研究生的教材,应重点介绍什么内容? 经过与该领域专家和撰写团队的反复研讨,终于确定了本教材的编撰大纲。总结起来,本教材有如下特点:一是内容的前沿性。目前全球科技创新进入密集活跃期,"互联网＋"、大数据、人工智能和生物制造等前沿技术加速向各个专业领域渗透,不断引领专业技术的变革与升级。科技发展促进人们生产生活方式深刻变革和社会巨大进步的同时,也产生了一系列经济与社会问题,对卫生健康领域提出了全新的挑战。因此,本教材注重对卫生经济学最新前沿理论的介绍,注重对学术史的系统梳理,注重对最新成果的介绍。二是知识的应用性。本教材在编写过程中系统地梳理了我们研究团队过去几十年在卫生经济学领域的科研成果,将其融入本教材当中,期望能指导研究生迅速了解卫生经济课题的研究过程,掌握研究方法,学习研究技能。本教材注重培养学生专业理论基础,提高他们分析问题的能力和动手能力。三是跨学科交叉性。教材打破了传统学科之间的藩篱,根据经济社会发展需求,立足国际视角,应用学科交叉融合,促进卫生经济学、卫生事业管理、预防医学、社会医学等学科的交叉融合,以期培养满足社会发展需要的复合型人才。

　　学好卫生经济学不是一件容易的事情,需要付出大量的心血。然而当真正学懂的时候,大家会发现看似错综复杂的卫生体系中,存在着一些极为重要的规律,掌握这些规律,你或许就能因此顿悟,具有不一样的视角。这是一个痛并快乐的过程,需要同学们的坚持与努力。

尽管在教材的编撰过程中我们力求严谨、多次校对，书中难免存在疏漏之处，恳请广大教师和同学在使用的过程中批评指正，并将意见及建议发送至邮箱 xyjdyx@126.com，在此一并表示感谢。

最后，向教材编撰团队表示最真诚的感谢，对西安交通大学的资助和西安交通大学出版社对本教材的出版表示衷心的感谢。

高建民

2024 年 3 月于西安

目 录

第一章 绪论

本章导学

作为一门蓬勃发展的新兴经济学分支学科,卫生经济学的产生和发展是社会、经济、人口和卫生等各项事业发展的必然结果。世界各国卫生经济学家丰硕的研究成果有效地指导了卫生改革实践,对人类的疾病防制、健康水平和生活质量的提高发挥了极其重要的作用。然而,中国新医药卫生体制改革仍然面临理论与实践的挑战。本章将介绍卫生经济学的产生与发展、研究对象与进展,分析卫生经济学的理论基础、研究内容与方法等,提出卫生经济学理论与实践的挑战。

学习目标

1. 了解卫生经济学国内外发展历史
2. 熟悉卫生经济学研究的目的、对象和内容
3. 掌握卫生经济学的基本概念、理论和研究方法
4. 掌握卫生服务市场的特殊性
5. 熟悉健康生产和需求模型

情境导入

国家卫生健康委员会 2021 年 7 月 13 日发布了《2020 年我国卫生健康事业发展统计公报》。该公报显示,2020 年中国卫生总费用预计达 72306.4 亿元。其中:政府卫生支出占比为 30.4%,社会卫生支出占比为 41.8%,个人卫生支出占比为 27.7%。人均卫生总费用 5146.4 元,卫生总费用占 GDP(国内生产总值)的百分比为 7.12%。

居民到医疗卫生机构平均就诊 5.5 次,年住院率为 16.3%。医院次均门诊费用为 324.4 元,按当年价格比上年上涨 11.6%,按可比价格上涨 8.8%;人均住院费用为 10619.2 元,按当年价格比上年上涨 7.8%,按可比价格上涨 5.2%。日均住院费用为 1122.6 元。

你知道什么是卫生总费用吗? 政府为什么每年要对卫生总费用的总量、结构和增长速度进行统计分析? 从上述信息中,你对广大群众关注的"看病难、看病贵"问题有怎样的了解和认识? 卫生经济学是一门什么样的学科? 它对你今后开展学术研究有什么意义和作用? 回答这些问题就需要掌握卫生经济学的理论和知识。接下来我们将详细学习卫生经济学的相关理论和知识。

第一节 卫生经济学概述

卫生经济学是经济学的一门分支学科,是卫生服务和卫生健康领域中的经济学。卫生经

— 1 —

济学研究的对象是卫生服务过程中的经济活动和各行为主体之间的经济关系。卫生经济学研究的内容是揭示上述经济活动和经济关系的规律,最优地筹集、开发、配置和利用卫生资源,提高卫生服务的社会效益和经济效益。卫生经济学理论与方法也是分析和评价卫生服务投入与产出、制定卫生政策、进行决策的主要工具之一。

一般认为,人们对于卫生服务的要求和欲望是无限的,而能够用于卫生方面的资源却是十分有限的。卫生经济学研究的目的就是怎样最佳、有效、公平地使用稀缺的卫生资源,以满足人们对卫生服务日益增长的需求。

一、卫生经济学的产生与发展

(一)什么是卫生经济学

经济学是研究稀缺性资源使用效率的一种系统方法。与其他经济学学科相比,卫生经济学是一门蓬勃发展的新兴经济学分支学科,它的产生和发展是社会、经济、人口和卫生等各项事业发展的必然结果。卫生事业的发展是国家社会与经济发展的重要组成部分,社会和经济的发展促进了卫生事业的发展,同时,卫生事业的发展对保障人民基本医疗和基本卫生服务需求、提高人民健康水平、促进社会和经济的发展发挥着重要的作用。世界各国,无论是发达国家还是发展中国家,能够用于卫生方面的资源是有限的,往往难以满足人们对医疗和卫生服务日益增长的需要。医疗和卫生服务过程本身存在着各种经济活动与经济关系,直接关系到卫生事业能否健康发展。卫生经济学正是在这样的背景下产生和发展起来的。

卫生经济学是经济学的一门分支学科。它应用经济学理论和方法分析卫生服务相关领域中出现的问题和现象;关注在卫生资源稀缺性前提下,供需双方的经济行为;重点回答卫生服务领域生产什么、如何生产和为谁生产等基本问题。由此可见,卫生经济学具有行为经济学的属性。研究卫生体系中供需双方以及市场和政府各主体的行为,可以帮助我们更好地把握其行为特点,掌握其规律,更好地丰富我们对卫生服务领域特殊性的认识。

卫生经济学在快速发展的同时,不断吸收经济学及相关学科的发展成果,在卫生服务领域发展形成了本学科独具特色的理论、方法和工具,如一些学者对医疗服务市场及其特殊性的研究以及一些学者提出的健康生产和需求模型。

卫生经济学为开展卫生政策研究提供了重要的理论基础、方法论和分析工具,如对卫生筹资、卫生资源配置、健康公平性、效率、卫生费用变化趋势和原因分析等特有的分析框架和视角,使卫生政策研究理论与实际结合得更紧密,研究结论和政策建议更具针对性和可操作性。

(二)卫生经济学国际发展历史

西方经济学家研究健康和卫生领域的问题由来已久。国外较早涉及卫生领域经济问题的研究者是 17 世纪中叶美国古典经济学家威廉·配第和 19 世纪英国的爱德文·查特维克,他们被称为卫生经济研究的先驱者。

威廉·配第是著名的经济学家和统计学家,他试图计量人的生命价值。他认为,评价一个人的生命价值应根据这个人对生产的贡献。在这种思想的指导下,他计算了拯救生命的支出,并认为这些支出是一种很好的投资,因为效益大于成本。1667 年威廉·配第在伦敦发现,用于防治瘟疫的公共卫生费用取得了 84∶1 的效益费用率。以后,另一学者威廉·法尔在统计学会杂志(1853 年)以及他关于生命统计的著作中(1885 年),计算了人的生命的经济价值。

爱德文·查特维克在 19 世纪前半叶对公共卫生法案有一定影响。他认为经济学家在发展经济学的时候,应该将对人的投资看成是对资本的投资、对生产力的投资。查特维克认为,改善卫生条件是一项很好的投资,预防疾病带来的效益大于建设医院以及治疗这些疾病所带来的效益。以后,又有不少人谈到卫生方面的经济问题,如欧文·费歇等。上述关于人的生命经济价值的思想,以后发展成为现在的人力资本理论。

西方工业化早期,大量劳动力从农业经济流向工业经济,劳动时间延长,许多妇女和儿童也加入到劳动力行列中,罗舍尔对由此带来的健康问题进行了研究,并呼吁采取相应的健康保护措施。在发展经济的同时,西方快速工业化进程也造成了许多公众安全问题,并产生了大量城市贫民,由此引发了深刻的阶级矛盾。为了缓解社会矛盾,施莫勒提出了以市场为基础,建立健康保险、意外保险和基本生活保障等社会制度,以应对人们在生活中遇到的风险。在 19 世纪末、20 世纪初的经济动荡和衰退时期,奥本海默将经济学定义为社会医学,强调生活和劳动互助在防止贫困和保障健康中的作用;熊彼特在其早期著作中探讨了经济繁荣和萧条对社会各个方面包括健康的影响。

早期研究卫生领域经济问题的人,往往将他们研究的题目称为医疗经济学,其内容主要包括关于医院财务、效率和保险以及医疗服务企业化的问题,尚未形成独立的卫生经济学。

大家普遍认为,卫生经济学作为经济学的一门分支学科的产生和发展,主要是在 20 世纪 50 年代以后。1951 年美国经济学会有 6 篇文章讨论卫生经济学方面的问题。其中著名瑞典学派代表人物之一、制度经济学家、诺贝尔经济学奖获得者缪尔达尔被一些人推崇为研究健康在经济上的重要性的第一位经济学家。他在《世界卫生组织记事》上发表的《卫生经济问题》一文,被称为是卫生经济学的经典文献之一。

20 世纪 60 年代,卫生经济学有了十分显著的发展。英国卫生经济学家艾贝尔·史密斯从 20 世纪 60 年代开始在世界卫生组织(WHO)的支持下从事卫生部门筹资与支出研究,即卫生费用的研究。世界卫生组织的《公共卫生报告》1963 年第 17 期和 1967 年第 32 期报道了他的研究结果。美国卫生经济学家赖斯于 1966 年发表了《计算疾病成本》、1967 年发表了他与柯柏合写的《人类生命的经济价值》,这两篇文章系统地总结了计算疾病经济负担的人力资本计算方法。随后,越来越多的经济学家开始关注健康和卫生领域的问题,进一步推动了卫生经济学学科的形成和发展,为卫生经济学学科形成奠定了坚实的基础。

1962 年和 1968 年,美国先后 2 次召开卫生经济学研讨会。1968 年,世界卫生组织在莫斯科召开了第一次世界性的卫生经济研讨会,发表了题为《健康与疾病的经济学》的会议纪要。这三次会议,使得卫生经济学作为一门独立的学科登上了学术论坛,标志着卫生经济学的形成。

阿罗(1972 年诺贝尔经济学奖得主)于 1963 年发表了卫生经济学奠基性论文"Uncertainty and the Welfare Economics of Medical Care"(不确定性和医疗服务福利经济学)。在这篇论文中,阿罗提出了卫生经济学基本理论,论述了健康与其他发展目标之间的差异,分析了卫生服务市场的特殊性。按照阿罗等学者的分析,医疗服务市场与完全竞争市场的不同之处主要是:疾病发生的不确定性和治疗效果的不确定性。

阿罗指出,卫生经济学之所以不同于其他学科,在于卫生服务领域广泛存在的政府干预、不确定性、信息不对称和外部性。政府倾向于对卫生服务行业进行严格规制,同时政府也是卫生服务最大的支付方。不确定性是健康的内在属性,不管是疾病治疗结果还是医疗费用都具有不确定的性质。信息不对称来源于医生和患者之间的专业知识差异,医生拥有更多的信息优势。健康和卫生服务领域广泛存在外部性,特别是传染性疾病的预防和控制。

贝克尔于 20 世纪 60 年代初期,相继提出人力资本与家庭生产函数的概念,该函数成为分析卫生服务生产的理论基础与工具。格罗斯曼在 1972 年发表了"On the Concept of Health Capital and the Demand for Health"《论健康资本的概念与健康需求》的经典之作后,正式提出了健康需求模型。

20 世纪 70 年代以后,WHO 多次召开国际卫生经济学讨论会,1993 年 11 月在卫生总干事的倡导下成立了卫生经济特别工作组,其目标是促进会员国在制定和执行卫生政策的过程中更多地应用卫生经济学。

联合国儿童基金会(UNICEF)致力于提高卫生经济研究及筹资能力,用以加强各国基本卫生服务成本及筹资的研究,在 42 个亚非拉国家举办了成本、资源利用和卫生筹资的培训班。1993 年起 UNICEF 又在以下几个领域进行了卫生经济学方面的研究:卫生服务的公平性及可及性,卫生服务社区筹资及社区参与,卫生人员的工作与激励,卫生服务机构及系统的持续性发展,药品的采购分配及质量保证,卫生筹资及服务质量。

1996 年 5 月,在加拿大温哥华成立了国际卫生经济学会(International Health Economics Association,IHEA)并召开第一届大会,这是卫生经济学学科发展的里程碑。中国卫生经济学会组团参加了大会,作者也有幸出席了第一届国际卫生经济学大会,亲自见证了 IHEA 的成立。本次会议讨论了健康及卫生服务筹资,卫生服务的界定,卫生服务提供者、支付者及消费者的激励机制,卫生服务改革中谁受益、谁受损及总的教训等问题;对卫生服务的机会成本、卫生计量经济学的进展、健康效用指数的应用、在市场为导向的卫生改革中如何进行风险调整、个体医师的规模经济效益、集体办医的最优激励方式、不同组织及筹资模式下医师的行为及收入、经济学评价标准、药品政策及评价、卫生改革与经济发展,以及研究人群健康的微观模拟模型(PHEM)等问题进行了交流和研讨。以后每两年一届的国际卫生经济学大会,规模日益扩大,研讨的主题对卫生经济学学科发展、国际卫生改革与发展产生了重要影响。2009 年,IHEA 第七届大会在北京举行。

2000 年以来,国际组织又多次召开了国际和地区性的卫生经济学学术研讨会,会议的主要内容和议题包括:卫生领域的改革,即公平、效率、可持续性、经济体制转型、国家卫生经济研究、国家卫生账户及公平性分析、低收入国家的卫生筹资、健康促进与健康的决定因素、卫生服务提供模式、消费者与医生行为、卫生经济在价格和补偿中的作用、卫生系统监控、社会健康保险的发展与实践、发展中国家的自愿健康保险、人口老龄化环境下的卫生改革、21 世纪的慢性病控制、循证决策和实践,卫生服务的成本效益、卫生经济评价的方法学研究、药品费用控制、卫生体系研究等。

自 IHEA 成立以来,卫生经济学已被越来越广泛地应用于卫生领域的各个方面,对世界各国卫生事业的发展发挥了巨大的作用。至今,卫生经济学已发展成为一门较为成熟的经济学分支学科。随着卫生经济学学科的发展,从事卫生经济学研究、教学和政策咨询的人员日益增多。许多著名大学的管理学院、经济学院、公共卫生学院、医学院都设置了卫生经济学专业,开设了卫生经济学课程。在美国,1999 年卫生经济学博士毕业的学生比 1965 年增加了 12 倍。在政府部门、卫生政策咨询机构和有关国际组织,活跃着一批卫生经济学专业队伍,他们在卫生政策领域发挥着重要作用。在发达国家,由于健康投入占国民经济的比例很高,卫生产业已经成为支柱性产业之一,许多著名经济学家关注和参与卫生经济研究,对卫生经济学科发展起到了重要的推动作用。

(三)卫生经济学国内发展历史

卫生经济学在中国作为一门学科发展始于 20 世纪 80 年代初,以 1983 年成立中国卫生经济研究会(后改名为中国卫生经济学会)为标志。在此之前,部分高校研究人员和卫生管理人员开始关注卫生领域的经济问题,并根据当时改革开放的宏观背景,针对卫生发展的政策问题,如医疗服务价格等进行了研究和讨论。此后,卫生经济学学科建设逐步发展,更多的研究人员转入和加入卫生经济学的研究队伍中,部分医学院校成立了卫生经济学教研室或教研组,卫生经济学成为与社会医学和卫生管理学等新兴学科同步发展的学科。中国经济体制改革和卫生改革的特殊环境和问题,对卫生经济学的发展提出了很高的要求,为卫生经济学的发展创造了良好的条件。

新中国成立后,根据当时"一穷二白"的经济状况,我国开展了全国性的爱国卫生运动,提出了"预防为主"的四大卫生工作方针;在农村建立了合作医疗;逐步开展了计划免疫和妇幼保健工作,以较少的投入取得了很好的效果,人民健康水平和人均期望寿命有了明显的提高。同时,我国也面临卫生投入不足和浪费并存,医疗机构建设和发展缓慢,医院补偿和医生分配不合理等问题。在党的十一届三中全会精神指导下,卫生系统深入开展"实践是检验真理的唯一标准"的讨论。1979 年 1 月,时任卫生部部长钱信忠根据党的十一届三中全会精神发表了卫生部门也要按经济规律办事的讲话,提出了运用经济手段管理卫生事业的课题。同年 3 月,卫生部总结推广了黑龙江省延寿县药品管理改革,吉林省德惠县科室经济核算等经验;卫生部、财政部和劳动部联合发出"关于加强医院经济管理试点工作的意见"的通知,确定对医院实施"五定"(定任务、定床位、定编制、定业务技术指标和定经费补助),使医院经济管理办法的内容扩展到定额管理、经济核算和考核奖惩三个方面。

为了推动医院经济管理工作,卫生系统开始研究医院经济管理的理论与方法,着重探讨医院经济管理的内容和必要性,如何评价医疗技术经济效果,如何实施技术经济责任制等问题。1980 年初,卫生部开展了对医疗成本和收费标准的研究与测算,探讨了价值规律在医院各领域的作用和对卫生事业发展的影响;对传统观念认为医院是消费性的福利事业单位,医院职工的劳动是非生产性劳动、不创造价值等问题进行了广泛和深入的研讨。医院经济管理理论和实践的发展,孕育了中国卫生经济学的产生。

1980 年 9 月,为了研究与解决医院经济管理当中提出的理论与实践问题,卫生部召开了医院经济管理座谈会,就医院经济管理的重要性、指导原则和实施办法,医务人员的劳动是不是创造价值的生产劳动,医务人员的劳动是否应该合理补偿,如何才能合理补偿,如何正确认识医疗效果与经济效果之间的关系,如何正确认识卫生事业的福利性、生产性等卫生经济的基本理论问题展开讨论。通过讨论,人们认识到单纯依靠医院的经济管理还不能解决卫生事业面临的经济问题。1981 年 1 月,卫生部在武汉市召开了医院经济管理理论研究座谈会。1981 年 9 月,卫生部在牡丹江市召开了"全国卫生经济学和医院经济管理学术讨论会",接着成立了中国卫生经济研究会筹委会,并决定筹办《卫生经济》杂志。1983 年,卫生部在广州召开了中国卫生经济研究会成立大会和第一届年会。

20 世纪 80 年代,国内部分经济学和医学院校的学者、专家,卫生行政和医疗卫生机构管理部门的领导和卫生工作者,结合中国卫生改革和发展的实际,对卫生经济的有关理论和实践进行广泛研讨,使人们对卫生经济在重大理论问题上有了相对统一的认识,更重要的是,这为卫生经济学科在中国的发展奠定了坚实的理论基础和充分的人才储备。

1991年6月,卫生部与世界银行经济发展学院共同发起成立了"中国卫生经济培训与研究网络"(以下简称"网络"),将中国卫生经济学发展推向了一个新的阶段。在卫生部的领导和世界银行提供的技术支持下,主要由卫生部卫生经济研究所以及北京、上海、成都、西安、哈尔滨、大连、济南、长沙等地的九所医科大学从事卫生经济研究与教学的人员组成。"网络"初期以医学院校卫生管理干部培训中心和卫生经济教研室为依托,通过卫生行政管理人员培训、学校师资培养和培训、卫生经济专题研究等形式,培育和壮大卫生经济研究和教学力量,促进卫生经济政策发展,扩大卫生经济学学科的影响力。在建设和发展"网络"的过程中,中国政府发挥了重要作用,卫生部和财政部为"网络"提供了良好的工作条件和政策实践机会。世界银行发展学院、世界卫生组织、联合国儿童基金会等国际组织从资金、技术和交流等方面支持"网络"发展,使得"网络"成为国际上卫生经济学合作的典范。随着"网络"影响的扩大以及对卫生经济培训和研究需求的增大,"网络"成员单位不断增多,至今已有30多所院校成为"网络"成员单位。2009年,国际卫生经济学会大会在中国举办,与中国卫生经济网络在国际上的影响力有很大关系。

经过多年的努力,中国卫生经济学的学科和师资队伍建设有了长足的发展。多数高等院校组建了卫生经济教研室或研究所,培养了大批具有相当学术成就的硕士、博士研究生。中国卫生经济学会和各地方的卫生经济学分会积极开展各项卫生经济学术活动,推动了卫生事业的发展。每年有数以千计的学术论文在国内外杂志上发表,有许多卫生经济研究成果获奖,有大量的教材和专著出版面世。中国卫生经济专家队伍的显著特点就是学术研究与实践紧密结合,为政府制定、实施与评价卫生政策提供了理论与实践相结合的科学依据。

卫生经济学在卫生改革的实践中得到发展,又服务于社会实践。卫生经济学在中国还是一门比较年轻的学科,必将随着中国卫生事业的改革与发展,为中国医药卫生体制改革做出更大贡献。

二、卫生经济学研究对象与进展

卫生经济学研究的对象是卫生服务领域中的经济活动和经济关系。卫生经济学的任务,就是揭示经济活动和经济关系的规律,以便最优地筹集、开发、分配和使用卫生资源,达到提高资源使用效率和提高人群健康水平的目的。

(一)国际卫生经济学研究对象与进展

在卫生经济学半个多世纪以来的研究中,涉及了医疗卫生领域的各个方面,归纳起来主要有以下几个方面。

1. 卫生总费用研究

卫生总费用又称国民卫生账户。它研究一个国家在医疗卫生服务方面总的投入及其构成,卫生总费用占国民生产总值或国内生产总值的比例和变动趋势;研究卫生费用在不同国家、地区之间、各个阶层之间的差异;研究卫生投入的公平性及其健康效果;等等。它反映世界各国在卫生投入和人民在接受卫生服务方面的总体情况;就投入不足、不公平、资源配置不合理等现象寻找相应的解决办法和对策。

2. 健康保障制度研究

世界各国有着不同的卫生服务制度,总体上可以分为国家健康保险制、社会健康保险制、储蓄健康保险制以及私人健康保险制。各种卫生服务制度各有利弊,面临的共同问题主要是有限的卫生服务筹资与医疗费用的过快增长,基本医疗和基本卫生服务的保障,卫生服务的筹资、支付和费用控制机制等。各国社会、经济、文化和卫生发展水平不同,卫生服务制度不同,实施的效果和面临的问题也不同,卫生经济学在这方面进行了大量的研究和探讨,为各国卫生服务制度的发展与完善做出了重要的贡献。近年来许多国家将贫困人群的基本医疗和基本卫生服务保障放到了日益重要的地位,并加以研究和解决。

3. 卫生服务内部市场研究

经济学家认为,只有两种分配资源的方法:一种是通过市场,一种是通过政府。一般认为,通过政府分配资源比较公平,但通常有两个缺点:一是缺乏激励机制,二是服务效率较低。通过市场对资源进行配置,效率一般较高,但公平性较差。西方卫生经济学家提出的一个解决办法是,在政府配置资源的制度下,建立"内部市场"。具体来说,就是把市场上存在的对效率的激励机制引入到一个不取决于个人支付能力的医疗服务市场中来。例如:利用某种形式的项目承包合同制度支付服务费用,尽可能与群众的需要相符合,通过承包合同"购买"所需要的服务,这类似于市场交换行为;英国将医疗服务基金按人头分配,由患者选医师,钱跟着患者走,使通科医师成为基金持有者等,形成内部竞争机制,这有利于提高服务质量和效率,确保资源的合理使用。

4. 卫生服务投入与产出研究

20世纪70年代以前,卫生服务投入与产出的衡量主要应用成本效果分析和成本效益分析方法,卫生服务效果的衡量主要应用卫生服务的具体结果指标,如发病率和死亡率的降低、期望寿命的延长趋势;或者应用经济效益指标,如卫生费用的节约、疾病经济负担的减轻、社会经济损失的减少等。自20世纪80年代后期以来,成本效用分析方法有了较快的发展,不仅研究人们生存的年数,而且研究人们生存的质量。就健康状况而言,有了更为全面和综合的评价指标,目前最常用的方法和指标有质量调整生命年和失能调整生命年。上述卫生经济学分析与评价方法仍在实际应用中不断地发展和完善。

5. 卫生服务需要、需求与卫生资源配置研究

卫生经济学研究卫生服务需要和需求及其价格弹性、有关影响因素,特别是关于需求与需要之间的关系问题。需求是由个人支付能力和支付意愿决定的。对于不同商品与劳务,上述两个因素的影响是不同的。对于一般商品如大米、面包,主要取决于支付意愿;对于奢侈品如珠宝、项链,则支付能力起决定作用。卫生服务的需求也受到支付能力和支付意愿的影响。但是,一旦人们享有卫生服务制度,在卫生服务价格趋向于零的情况下,支付能力和支付意愿的影响降低到最低程度,需求不再是合适的资源分配的尺度,需要成为比需求更重要的概念,然而资源却是有限的。西方卫生经济学面临着研究什么是人的卫生服务需要的决定因素的难题。根据卫生服务的需要还是需求配置卫生资源,一直是卫生经济学面临的一大研究课题。一般认为,根据卫生服务的公共、准公共和私人消费品的分类,兼顾卫生服务的需求和需要,根据卫生事业现状和发展的目标,进行区域卫生规划和卫生资源的配置。

卫生经济学是一门涉及多学科的边缘交叉学科,涉及经济学、医学、伦理学、社会学、管理学、保险学、公共财政、成本会计和社会保障等一系列理论和方法,其研究范围涉及医疗卫生服务的各个领域。各国卫生经济学家对本国和世界各国卫生经济理论和实践的研究,为人类疾病的防制、健康水平和生活质量的提高发挥了极其重要的作用。

(二)中国卫生经济学研究对象与进展

中国卫生经济学研究对象与进展可以归纳为以下几个方面。

1. 中国卫生事业性质的研究

卫生经济学界对中国卫生事业的性质进行了长期的研究,从最初的界定中国卫生事业是"福利事业"到"生产性的福利事业",再到"公益性的福利事业",最后到目前的"政府实行一定福利政策的公益性事业"。

卫生经济研究明确了中国卫生事业的一般经济性质,即卫生服务具有生产性质。社会经济活动是人类的基本活动,它包括生产、交换、分配和消费等各个环节,包括商品交换和劳务交换活动。卫生服务是掌握现代公共卫生科学与医学知识和技能的专业技术人员,以保护人民健康为宗旨的劳务生产活动。卫生行业属于第三产业;卫生服务是对人力资源的投资,是对健康的投资,不仅对人类生命质量的提高有贡献,而且对经济建设有贡献。中国卫生事业的性质是"政府实行一定福利政策的公益性事业"。

2. 卫生事业的地位与作用

1997 年 1 月,《中共中央、国务院关于卫生改革与发展的决定》从理论上归纳概括了卫生事业的地位与作用。该决定指出:人人享有卫生服务,全民健康素质的不断提高,是社会主义现代化建设的重要目标,是人民生活质量改善的重要标志,是社会主义精神文明建设的重要内容,是经济和社会可持续发展的重要保障。

2016 年 8 月,全国健康大会强调:健康是促进人的全面发展的必然要求,是经济社会发展的基础条件,是民族昌盛和国家富强的重要标志,也是广大人民群众的共同追求。

党的十九届五中全会提出"全面推进健康中国建设",明确了 2035 年建成"健康中国"的远景目标。促进人的全面发展,就是要为人民提供全方位、全生命期的健康服务。

3. 卫生服务中市场与政府作用的研究

卫生经济学界对社会主义市场经济条件下卫生事业的发展规律进行了深入的探讨。学界普遍认为,卫生事业的发展要与社会主义市场经济的发展相适应。同时认为,单纯依靠市场机制不能实现卫生资源的合理配置,必须在有效发挥市场机制积极作用的同时,充分发挥政府对卫生资源合理配置的宏观调控作用;在利用卫生经济政策和经济杠杆有效发挥市场机制积极作用的同时,限制、克服市场机制的消极作用,实现卫生资源的合理配置。

4. 健康保障制度的研究

应用卫生经济学的理论与方法,卫生经济学界对中国城乡健康保障制度各个方面进行了深入研究,包括城镇职工基本医疗保险制度改革、新型农村合作医疗的建立与发展、基本医疗和公共卫生服务的界定、补充医疗保险、儿童青少年住院保险、城镇居民基本医疗保险和各种健康保险制的研究等,逐步做到使城乡全体居民都享有医疗保障。中国城乡健康保障制度的建设,要从中国具体国情出发,借鉴各国成功的经验和失败的教训,努力创建具有中国特色的城乡健康保障制度。健康保障制度的筹资、支付、费用控制、管理和运行机制问题是卫生经济学研究的重大和热点问题。

5.区域卫生发展规划的理论与实践

研究在社会主义市场经济条件下,政府还要不要以及如何对卫生发展实行有计划的宏观指导和调控,是一个迫切需要解决的理论与实践问题。学者对这个问题从卫生经济学角度进行了深入的研究,取得了重大进展。卫生经济研究从理论到实践方面论证了在社会主义市场经济条件下政府对卫生发展实行有计划宏观指导和调控的必要性,以及对在卫生领域市场失灵情况下的基本卫生经济政策制定与实施区域卫生发展规划提出了相应的理论、方法和原则,并进行了大规模的现场研究。

6.卫生筹资研究

对社会主义市场经济条件下宏观卫生资金运营规律的研究,与政府卫生资金筹集、分配与使用的经济政策制定实施与评价有着十分密切的关系,为此,原卫生部与世界银行共同成立的"中国卫生经济培训与研究网络"多次举行国际国内高层次卫生筹资研讨会,在世界银行帮助下对中国卫生筹资系统进行研究,与联合国儿童基金会、哈佛大学合作开展中国农村贫困地区卫生筹资与组织的研究。通过研究,明确了在政府调控的医疗服务市场上,政府投入和需方卫生筹资的重要性;政府在组织有调控的内部医疗服务市场和组织需方卫生筹资上负有的责任;明确了社区卫生服务和社区卫生筹资在组织有调控的内部医疗服务市场和组织需方卫生筹资上可以发挥的重要作用。

7.卫生总费用研究

在世界银行和中国政府有关部委的关怀与指导下,中国卫生总费用的研究取得重大进展,一个与国际卫生费用核算体系接轨的中国卫生总费用核算体系基本形成。中国卫生总费用数据的分析评价已经对政府卫生经济政策的制订与评价,特别是卫生筹资政策的制订与评价发挥了重要作用。卫生总费用指标已经写入《中共中央、国务院关于卫生改革与发展的决定》。

8.政府职能转变的研究

中国经济体制从计划经济体制向社会主义市场经济体制转变,客观上要求政府职能发生相应的转变。政府从卫生机构的设立者转变为卫生机构的管理者,主管宏观调控与协调服务。在卫生领域,由于卫生服务的公益性以及卫生领域市场功能的失灵,政府仍需对非营利公立卫生服务机构的固定资产,尤其是基层和中西部贫困地区的卫生机构建设和卫生技术人员的劳务补偿给予必要的投入。同时,在政府财政的支持下,加大对公共卫生服务的投入。多方筹资,建立覆盖城乡全体居民的医疗保障制度,使人人享有基本卫生服务。

9.卫生服务提供者行为规范的研究

在社会主义市场经济条件下,卫生服务机构和提供者组织与企业不同,它们大多数属于非营利机构与组织,其经营目标不是只要求利润,而是为人民健康服务。为了利用市场机制,提高卫生服务提供者的效率和积极性,在保证国有资产不流失的前提下,政府应给予卫生服务提供者自主经营的权利,并通过政府制定相应的政策法规和规章制度,从对卫生服务提供者实行的劳务报酬分配制度和支付方式的改革去调控和规范卫生服务提供者的行为。卫生经济学在这方面做了许多研究,但仍面临着一系列难题。

10.卫生服务体系的研究

城市和农村卫生服务体系的改革、发展和完善,医疗和预防保健机构和服务体系,特别是城市社区卫生服务机构和农村乡村卫生服务机构的功能、设置和建设,是保障城乡居民基本卫生服务、减轻疾病经济负担和提高人民健康水平的重要方面,成为当前卫生改革的关键之一。二十多年来,已经有大量的研究对中国卫生服务体系的改革与发展起到了积极的作用。"非典"和"新冠"疫情的暴发,暴露了中国公共卫生体系仍然存在漏洞和缺陷,公共卫生服务仍然是当前研究的重点和热点之一。

11. 其他

中国卫生经济学研究对象还包括对卫生监督体系的研究、有关药品的药物经济学研究、卫生服务机构信息化管理的研究等。

第二节　卫生经济学的理论基础

一、卫生服务领域一般经济学特性

(一)卫生资源的稀缺性

人们要在自然界和社会中生存和发展,必然要消耗各种自然资源和社会资源。人们的需求欲望是无限的,而满足人们需求的手段或资源则是有限的、稀缺的,资源的稀缺性本身反映了人类与自然永恒的矛盾。

在人类早期的经济活动中,最稀缺的资源是劳动,经济发展的关键是如何把劳动有效地配置到不同的生产活动中。因此,早期经济理论的一个共同倾向就是强调生产劳动。后来,经济活动中土地和资本的稀缺性日渐突出,经济学又开始关注土地和资本。随着经济的发展,海洋、大气都变得相对稀缺,因而现代经济学的注意力又转向生态、环境等稀缺资源。当今时代,科学技术极大地推动着经济发展,人力资源中的知识因素在经济活动中具有越来越重要的作用,人们越来越深刻地认识到,相对于人类社会经济发展的需要而言,技术、知识也是一种稀缺资源,于是,技术、知识等因素在经济学理论中受到高度重视。

在经济学中,只有经济物品才具有稀缺性,不仅包括资本、土地、劳动力和企业家才能的稀缺性,还包括用这些基本生产要素生产的物品和劳务的稀缺性。

卫生经济学就是要充分认识这一矛盾并努力通过实践,研究解决稀缺性卫生资源的最优配置问题。

(二)理性选择

卫生经济学站在维护人们健康收益最大化的立场去审视稀缺卫生资源的有效配置问题。其本质是,人们面对稀缺卫生资源的约束,在权衡各种机会成本的基础上进行理性选择,以实现人们健康收益最大化的目的。这种理性既体现在人们确立的健康收益行为目标中,又体现在其追求目标的过程中。

在卫生服务领域中,理性选择的具体含义包括以下几方面。

(1)理性选择的根本动机是人们追求健康收益的最大化。在经济学思维中,消费者行为选择的出发点是自利的。承认人的固有的自利性,是解决资源配置问题的一种现实态度。问题的关键在于如何设计经济激励机制,将人的"自利"动机转换成推动卫生事业发展、社会前进的巨大动力。

（2）在确定性情况下,理性选择是内在一致的。在经济学理论分析中,一个人在不同背景下做出各种选择应该以一种稳定的、成体系的方式始终保持一致。换句话说,卫生经济学是在给定"偏好"的前提下描述、解释和预测个人的理性健康行为。

（3）理性选择是在给定条件和约束的限度之内权衡各种机会成本而做出的最佳选择。卫生消费者根据自己有限的收入选择最优的卫生服务商品组合,以最大限度地满足自己的健康需求;卫生机构在一定的生产技术条件下选择最佳的投入产出组合,以获得最大的经济收益。在理性选择过程中,任何"次优"的行动方案都会被"更优"方案所取代。

（三）机会成本

在资源稀缺的世界中,只有那些机会成本大于零的资源才可能进入经济学的理论视野。越来越多的稀缺资源进入经济学视野的过程,也就是经济学研究对象越来越广泛、经济学理论也越来越丰富的过程。

要维持和提高社会群体的健康水平,就必须建立和卫生服务相关的机构(如医院、中国疾病预防控制中心、卫生学校和职业病、地方病防治所等),培养合格的医务人员,生产疫苗和药物,研发高技术设备,等等。然而,资源是有限的且具有多种用途,于是产生了具有多种用途的资源的有限性与人们对卫生服务需要和对向往美好生活需要的无限性之间的矛盾。

由于具有多种用途的资源是有限的、稀缺的,人们必须根据自己的需要在各种不同的用途中权衡取舍,使稀缺的资源得到合理有效的利用。而市场主体的每一种选择都是以放弃其他选择机会为代价的。以经济学的角度看,在做出一项选择而不得不放弃其他选择时,所放弃的选择可能创造的最大价值或最大收益,就是做出这项选择的机会成本。

由此可见,在卫生服务领域,决策者对稀缺性卫生资源进行配置,做出理性选择的过程就是依据机会成本进行决策的过程。

二、卫生服务领域的特殊性

除了具有一般商品(服务)市场共性的特征外,卫生服务市场有其自身的特点。这些特点构成了卫生服务市场显著区别于其他商品(服务)市场的重要特征,这是我们认识医药卫生体制改革难度的理论基础,也是我们开展卫生经济学研究的出发点。

一个竞争性市场的核心是:存在许多知情的买者和卖者,谁都没有足够大的规模来影响价格;买卖双方均独立行动(亦即没有勾结);其他买者或卖者可自由进入市场。如果市场是完全竞争的,而且其他条件也得到了满足,那么在给定的家庭资源分布和"偏好"条件下,市场体系就能对资源进行最优分配。竞争性市场主体的决策依据是根据边际收益/边际成本比率最大来选择的。

大多数卫生服务市场还远没有达到竞争性要求。几乎每个人在某些时候都会因为生育、疾病或外伤等原因,需要接受卫生服务系统提供的服务。但大量观察和研究证实,卫生服务市场确实和其他市场有相当大的差别。实际上,这些差别是如此之大,以至于人们甚至怀疑一般经济学和市场知识能否应用在对卫生服务市场的研究中。例如,卫生服务市场中的决策者是否在进行理性选择?

卫生服务市场的不同点主要包括不确定性、信息不对称、外部性、医疗保险的介入、政府干预。

（一）不确定性

不确定性是卫生服务领域的一个重要特点。由于存在着个体差异，同一患者在不同时期患同样的疾病，或者患同一类疾病，在临床症状、体征、生理生化指标等方面都可能有所不同。也就是说，在未来一定时间内，消费者的健康状况以及对医疗服务的需求存在不确定性，从个人的角度来看，其对于医疗服务的需求是不稳定的，且难以准确预测。卫生服务需求是因人而异、因时而异的。因此，卫生服务需求具有不确定性。

从供给角度来看，同一患者患同一疾病，在不同医疗机构或接受不同医生的诊断和治疗时，诊断、检查和治疗的过程等方面都可能有所不同，治疗结果也有可能出现较大的差异。即由于人体的复杂性，医生及患者对于各种治疗方案的结果无法确定，从供给方的角度看也存在不确定性。因此，卫生服务供给也具有不确定性。

由此可见，卫生服务的需求和供给具有双重不确定性。卫生服务需求的消费过程与卫生服务提供时的生产过程是同时实现的，没有中间环节，不能储存和运输，不能提供标准品用于质量控制和成本测量。双重不确定性使卫生服务市场很难开展充分竞争；难以确定合理的医疗价格和医生薪资。如果激励机制设计不周，极易产生道德风险和诱导需求现象，这也是"看病难、看病贵"的主要原因。

阿罗证明，既有供给方又有需求方的不确定性使充满各种风险的保险市场不能形成，因此，需要政府介入以克服这些不确定性。如在一般医疗领域，基于个人对医疗需求的不确定性，生病面临的生命风险和医疗费用成本巨大，往往超过了家庭的承受能力，政府必须承担筹资与分配责任。由于卫生提供者技术的不确定性，需要政府对其进行规制及颁发执照等。

（二）信息不对称

当买卖双方进行经济交易时，如果一方比另一方拥有多得多的相关信息，就出现了信息不对称问题。由于卫生服务是具有高专业性和高技术性的服务，卫生服务提供者必须具备许多现代医学专业知识。由于医疗服务领域具有双重不确定性的特点，一般消费者在缺乏专业知识的情况下，对医学专业领域的知识基本处于信息十分缺乏的状态。

医生一般比患者拥有多得多的有关疾病诊断和治疗的信息，患者很难掌握复杂的医疗信息。①患者在患病后，不能肯定需要什么样的卫生服务，应该利用什么样的卫生服务，通常是在医生的安排下接受各种检查和治疗。至于检查、治疗措施是否必要，患者自身很难做出正确的判断。②患者对各类卫生服务的价格及诊治费用也缺乏了解，接受卫生服务时不知道准确的卫生服务价格和诊治费用。③患者对卫生服务的质量和效果没有准确的判断力，在支付费用时通常不了解某种诊治措施的成本。卫生服务患者存在着明显的信息缺乏，没有足够的信息做出理性的选择。

对于不同类型的卫生服务，患者信息缺乏的程度有所不同。对于一些常见疾病的门诊服务，患者拥有较多的信息，但对于疑难重病的诊治服务及高技术服务，患者信息缺乏的严重程度较高。职业责任、伦理、个人责任感会使医生愿意更公开、更诚实地为患者提供更充分的信息；与此相反，单纯的利润动机则会使医生采取其他做法。

大量研究证明，信息的充分与否对卫生服务市场发挥的作用大小是非常重要的。在卫生服务领域，在信息不对称的情况下，不是患者自主决定治疗方法和手段，而是医生作为患者的代理人选择治疗方式，做出有关医疗方面的决策。这种代理关系对卫生服务需求、资源分配和费用控制产生了很多特殊问题。研究表明,疾病治疗结果的不确定性,使得医生的行为无法通过保险来规范,需要制定相应的管理条例、制度和相关法律,来确保患者与医师之间委托代理的信任关系能够成立。

(三)外部性

卫生服务和其他经济活动相区别的另一个特点是外部性的普遍存在。不同个人之间在医疗服务消费上的相关性称为外部性,外部性包括正外部性和负外部性。正外部性是指某一个人的消费行为增加其他人满足程度或福利水平的情形;负外部性则相反,是指某个人的消费行为同时会减少其他人的满足程度的情形。

对于一般商品(服务),消费带来的好处只有消费者本人能够享受,而卫生服务的消费则有所不同,即卫生服务的利用在患者之外取得了正效益。反之,假如患者自身没有意识到疾病的严重性或因无支付能力而不去利用卫生服务,则不仅会影响患者本人的健康,有时也可能会影响周围与之接触的人的健康,这种现象就是负外部性。

个人消费行为的最优决策依据是基于其边际成本和边际效用相等,而社会最优决策要求依靠自身决策对他人产生有益的影响。外部性的存在表明,个人最大化自身效用或收益的努力并不是社会最优决定。

在一个竞争性的市场中,个人要承担免疫接种的所有费用,因此接受免疫接种的人数就会少于社会最佳免疫接种人数。其原因是,消费者在实现效用最大化时,所有商品的边际效用之比一定等于价格之比。当存在消费外部性时,社会的边际效用比个人的边际效用要大,因此消费者根据自身利益,就不会购买足够数量的这种商品。

解决外部性的方法是:①由政府统一禁止或要求大家执行某些规定。②尝试通过税收或补贴政策来调整个人购买具有外部性产品的价格,使价格能适当地反映社会成本或社会收益。使用价格机制能很好地向社会最优靠近。

(四)医疗保险的介入

每个个体一生中都可能会遇到突发的重大疾病风险,很多个体及其家庭往往难以用现期收入应对这种风险。卫生服务需求的不确定性导致个人难以预测发生疾病风险的时间和经济损失程度。如果风险发生在未来,为了应对未来风险而储蓄就会影响人们的当期效用,也会影响人们的长期效用。因此,需要通过设计医疗保险制度来有效应对疾病财务风险,解决医疗费用支付问题。

正是因为疾病的发生存在不确定性,消费者愿意购买医疗保险来避免疾病发生所可能造成的财务风险。而保险的介入也使得在医疗服务市场中,参保患者在看病时并不直接付费给卖方(医疗提供者),而是由提供保险的第三者来支付医疗服务的费用,形成第三方付费的现象。

付费方式的改变,显然会削弱"价格"在医疗服务市场的影响力。医疗保险的介入,导致卫生服务消费者不再按照实际的卫生服务价格支付费用,因而改变了卫生服务消费者的消费行为以及卫生服务供给者的供给行为,进而影响卫生服务需求的数量、质量和费用水平,最终也会影响医疗保险的基金安全。

保险介入后对医疗市场产生的立即影响即是道德危害现象的出现。在一般保险理论中,道德危害有两种含义:一是被保险人购买保险后,会降低对疾病预防的关注度;二是被保险人会增加治疗疾病后索赔的力度。研究表明,此现象虽非医疗保险市场所独有,但由于医疗保险的特殊性质,使道德危害现象较其他保险更严重。医疗保险的特殊性是指医疗费用不完全只受个人所患疾病严重程度的影响,同时也取决于个人所选择的医生与使用医疗服务的意愿。换言之,在医疗保险市场中,保险的给付无法仅根据疾病的严重程度确定,而是取决于实际发生的医疗费用。

(五)政府干预

市场失灵和医疗服务市场的特殊性,是政府采取干预措施的理由。医疗服务市场虽然存在,但由于医疗服务的许多特性使市场的机能无法充分发挥,导致市场失灵。造成市场失灵的原因如下:一是严格的执业医师资格考试和卫生机构的资质要求造成的医疗服务市场的准入限制;二是消费者医学知识的贫乏和信息不对称造成的医学信息不充分问题;三是医疗服务的种类,按其经济学特性可分公共产品、准公共产品、必需消费品和非必需消费品。公共产品和准公共产品在消费上不具有竞争性与排他性,某一个人的消费并不影响其他人对同一物品的消费,在消费上会产生社会效益大于个人效益的情形。大部分的公共卫生服务如疫苗注射、艾滋病防治等工作,都属于公共产品和准公共产品。

研究表明,公共产品和准公共产品的提供无法单靠市场机能来满足社会的需要。政府的介入与干预成为解决市场失灵的必要方式。政府的干预使医疗服务市场的竞争程度受到许多限制,例如医疗服务市场的厂商不能自由进入或退出;政府的高度介入也使卫生服务市场上存在许多管制,如政府进行价格补贴、药品安全检验与进口管制,政府直接提供健康保险、举办公立医疗机构,政府直接提供卫生服务;等等。

因为医疗服务市场治疗效果的不确定性,患者不可能借助医疗保险来规避由此带来的道德损害。因此,政府通过医学教育、执业医师资格准入制度、医疗质量管制、支付制度改革等措施,来降低消费者所面临的卫生服务提供的不确定性。

第三节 卫生经济学研究内容与方法

一、卫生经济学研究内容

(一)卫生资源的开发

卫生资源是指提供卫生服务时使用的各种经济资源,包括人力资源、物质资源、财力资源以及信息资源。卫生资源的开发,不仅反映卫生部门的工作,而且反映社会经济发展对卫生事业的积极影响。由于卫生事业是劳动密集型和智力密集型行业,因此,它涉及卫生人力资源的开发,卫生技术的开发,卫生设施的建设,卫生信息的收集、整理、开发、利用,等等。寻找和扩大开发卫生资源的途径、研究如何合理组织卫生资源的开发过程,是卫生经济学研究的重要课题。

(二)卫生资源的筹集和合理分配

卫生资源的筹集和分配是否合理,对于发挥这些资源的作用影响很大。在当前历史条件下,各国可供卫生服务使用的资源都是有限的。有限的卫生资源怎样分配、分配多少;卫生工作有很多不同的目标,在不同目标之间如何分配;实现同一个卫生目标有许多不同的方法和措施,如何选择和分配;什么样的卫生资源分配制度是合理的,怎样分配才能做到既有效率又能体现公平;等等。卫生资源的筹集与分配往往可以用货币价值形式(财力资源)总括地加以反映,表现为卫生服务的资金筹集与费用支出。

(三)卫生资源的最优使用

卫生资源是有限的,因此要研究如何提高有限卫生资源的使用效率,使有限的卫生资源投入获得最大的卫生服务产出。只有正确处理国家、集体与个人之间的经济利益关系,协调卫生服务需要、需求与卫生资源供给之间的关系,优化资源配置,制定和实施区域卫生规划,开展卫生机构成本核算和成本管理,等等,这样才能达到最优使用卫生资源的目的。

(四)卫生服务产出的评价

卫生资源的使用过程也就是卫生服务过程。但是,卫生服务本身并不是使用卫生资源的最终目的。卫生服务的最终目的是为了提高人民的健康水平和生活质量,是为了发展生产力。卫生服务是健康投资,其效益要由人民健康水平的提高、社会经济的发展和人民福利的满足程度来评价与衡量。因此,不能简单地根据卫生服务的数量和质量来评价卫生工作的效果与效益。如何正确评价与衡量卫生服务的效益,是卫生经济学研究的重要课题。

(五)健康保障制度

一般情况下,人们的收入总是有限的,一旦患重病或大病,疾病经济负担沉重,个人或家庭就难以承受。因此,各国政府根据本国具体情况努力建立各种不同形式的健康保障制度,用来预防疾病,或使个人在患病时能够互助共济、共担风险,减轻个人或家庭的疾病经济负担。中国城镇职工和城乡居民的基本医疗保险制度的建立、发展和完善涉及社会经济的方方面面,存在种种难点,卫生经济学研究面临极其艰巨的任务。

卫生经济学是一门边缘经济学学科,在研究与卫生服务相关的各种经济问题时,要站在整个社会和经济发展的高度,把增进健康和防治疾病的社会效益当作卫生经济学研究工作的第一准则。

二、卫生经济学研究方法

(一)实证性研究

在卫生经济学领域,实证性研究要回答"现实世界是什么?"的问题。如一个国家或地区,人群的健康状况处于什么水平?与同等条件下的其他国家或地区比较,该人群健康水平是高还是低?是什么原因造成的?

因此,实证性研究是我们认识真实世界最重要的研究方法。通常采用统计学中的描述性研究方法和工具,测量研究对象的集中趋势和离散趋势,描述其分布特点。

一般来说,卫生经济学实证研究包括下面三个方面的内容。

(1)市场主体的行为研究。市场主体的行为研究包括需要、需求与供给分析。通过家庭卫生服务调查,研究居民对卫生服务的需要、有支付能力的居民的需求,预测和计算卫生资源的需要量;通过对卫生资源现状的分析和对开发卫生资源的研究,预测和计算卫生资源可供量;以卫生资源的利用效率为中间环节,将卫生资源需要量与可供量联系在一起,求得动态平衡。这是卫生计划与管理的基本方法。市场主体的行为研究还包括卫生服务需求影响因素研究、医疗保险需求与供给和药物经济学研究。

（2）评价性研究。评价性研究是指采用投入产出分析方法，分析环境与系统的相互作用，寻找其中的数量关系与发展趋势，研究其合理性和规律性。评价性研究包括：卫生服务生产、成本和技术分析；根据研究目的，对某些特定的卫生机构、项目、技术、疗效、设备或药物的效率、收益、公平性、可及性和安全性等指标开展分析评价。

（3）卫生体系研究。卫生体系研究包括：经济发展与健康；卫生总费用研究；社会医疗保险；卫生服务人力市场；卫生服务市场的政府干预；医疗服务市场的规制；疾病控制的经济政策分析。近几年从全球化的视野，相关学者开始从卫生筹资、资源配置和健康公平性方面，分析国际卫生体系改革和发展的趋势和特点，并对不同国家卫生体系改革进行跨国比较研究。

（二）规范性研究

规范性研究要回答的是"理想世界应该是什么？"的问题，如"医生的薪酬水平应该是多少？""阑尾炎手术的成本应该是多少？""理想世界应该是什么？"的问题是卫生服务领域决策者和管理者每天都迫切需要答案的难题。

规范性研究的难点在于，不同研究主体和不同政策应用者，由于处于不同利益集团，各自的理想世界是不同的，其价值观有较大的差异。

因此，相对于实证性研究，规范性研究对研究者提出的要求更高。这种方法也是我们制定标准、规范、指南最重要的研究方法。

规范性研究主要采用的方法有基数法、横向比较法、社会平均法、趋势预测法和专家咨询法等。

第四节　卫生经济学理论与实践的挑战

研究者在开展卫生经济学理论研究的过程中，取得了巨大的成就，有效地指导了卫生改革实践。但是，必须看到中国新医药卫生体制改革面临的理论与实践挑战，仍然需要理论工作者和管理实践者付诸艰苦的努力，力求在总结实践经验的基础上，做好中国答卷，讲好中国故事。这些领域主要包括卫生服务领域中政府与市场的作用、公立医疗机构的公益性、基本医疗界定、全民医疗与社会保险、公立医疗机构医生薪酬制度设计等。

一、卫生服务领域中政府与市场的作用

（1）市场机制。卫生服务的提供要受到作为市场经济基本规律的价值规律的制约，卫生服务的供给者要运用价值规律调节其行为，以市场需求为导向，将消费者的潜在需求转化为现实需求，并保持卫生服务供求的相对平衡。中国医疗机构按营利性和非营利性分类管理，促进多种所有制医疗机构在市场中公平竞争、共同发展，医院为在竞争中获胜，就必须加强内部经营管理，挖掘潜力，降低成本，提高服务产品质量，合理利用有限的卫生资源，扩大市场占有份额。

（2）政府管制。卫生服务市场因其特殊的经济学特点，导致卫生服务市场存在市场失灵，即市场机制对卫生资源的配置偏离了最优状态。在卫生服务市场中，极少人愿意提供边际收益为零的公共产品；医疗机构和医务人员因其专业性垄断卫生服务的供给，他们在与患者的代理关系中处于主动地位，加之信息不对称及卫生服务需求弹性小，使供方可能利用患者因医疗专业知识匮乏所导致的被动性，进行需求诱导、创造消费，使社会福利遭受巨大损失。

事实上，市场和政府从来都是相互依赖的经济调节手段，二者都有靠自身力量无法克服的

缺陷,只有其有机结合、优势互补,才能消除市场和政府的双重失灵,确保卫生服务市场的健康发展。因此,理想状态的政府干预是在健全相关法规体系的前提下,通过引入市场机制,利用市场游戏规则,引导卫生服务市场的规范运行。发挥政府调控和市场引导配置的双重作用,即政府对卫生服务领域的干预存在合理性,应把握适度原则,从而消除市场和政府的双重缺陷与失灵,促进卫生事业的健康发展。

对决策者和研究者来说,目前面临的巨大挑战是:在卫生服务的细分领域,如预防、医疗、保健和康复等领域,政府和市场分别发挥作用的范围、内容、途径和方法如何确定? 实施路径如何制定? 谁来监督执行? 如何评估效果?

二、公立医院的公益性

国务院于 2017 年 7 月发布《关于建立现代医院管理制度的指导意见》,强调了坚持公立医院公益性的基本原则。"公益"一词源于 19 世纪日本学者对英语"public welfare"的转译,其含义就是共同利益或公共利益,它以人们追求幸福为终极价值目标。

一般认为,公益性即"公共利益",强调卫生机构应追求社会目标,提高卫生服务的公平性、可及性,节约卫生成本,提高卫生服务质量。具体来说,公益即是使公众受益,公立医院应确保涉及人民群众健康但市场又不愿提供的医疗服务的供给,因此其强调"非营利性"及"以促进公众福利为宗旨"。公立医疗机构公益性表现程度,可以根据一定区域内居民是否都有机会得到公立医院提供的医疗服务及受益程度大小来加以衡量,具体指标为医疗服务的公平性、可及性,提供基本医疗服务的适宜性及医疗服务质量。

国外不少学者认为市场所提供的医疗服务不具有公益性,只有政府提供的医疗服务才是公益的;政府应主导公立医院公益性工作的开展,政府是公立医院公益性的责任主体,公立医院不承担或只承担少部分责任。

总体上看,公立医院公益性不足仍然是当前社会的热点问题之一。目前面临的挑战是:公立医院的公益性判断标准是什么? 哪些关键指标可以用来衡量公立医院的公益性? 或者说,公立医院履行了哪些职责、完成了哪些任务就可以认为该公立医院实现了公益性? 谁来判断公立医院的公益性? 得出的结论如何才具有科学性和公信力? 提供的某项服务或项目具有公益性质时,其消耗的卫生资源由谁补偿?

三、基本医疗

基本医疗卫生服务是指维护人体健康所必需、与经济社会发展水平相适应、公民可公平获得的,采用适宜药物、适宜技术、适宜设备提供的疾病预防、诊断、治疗、护理和康复等服务。基本医疗卫生服务包括基本公共卫生服务和基本医疗服务。基本公共卫生服务由国家免费提供。

基本医疗界定关系到如何有效利用现有医疗资源,最大限度地维护和促进全民健康,涉及人民群众利用医疗服务的公平性、可及性、可负担性、适宜性和人民群众对医改满意度的评价。基本医疗应该针对的是严重影响居民健康水平,以恢复劳动者劳动能力或者维持人民群众基本生活质量为目的诊疗服务,是人人都必须享有的保障和维护生命与健康的基本条件和生存状况的服务;基本医疗应当与国家及本地区经济水平、医疗技术水平和群众收入水平相适应。这一特点反映了基本医疗是一个动态发展变化的概念,对它的界定并非一劳永逸。公平性是指人们具有同等地获得其所需的基本医疗服务的权利,不受地域、身份、性别、收入等要素的影响。可及性是指基本医疗要覆盖全民,为全民提供经济、合理、安全、优质、高效的服务,体现基本医疗公平、可及的基本属性。可及性主要强调政府在提供和保障全民健康方面的责任,体现基本医疗的公益性质。可负担性是指患者能以合理的成本获得必要的医疗服务,而不会因此陷入经济困难或贫困状态。适宜性要求对疾病的诊治要合理、适度,符合成本效用原则。过度医疗不仅浪费医疗资源,而且达不到维护和促进健康的目的。

目前基本医疗界定的主要方法有以下两种:①穷举法。一些学者认为基本医疗应包括一般常见病、多发病和诊断明确的慢性病的诊治,大病恢复期的治疗和不治之症的保守治疗,以及急诊、急救等应急处理。确定基本医疗保障的范围以常见病症为基础,并据此测算对该疾病进行诊治所必需的医疗服务和药品。有学者从基本病种、基本诊疗项目、基本药物、基本服务设施等方面来界定基本医疗,还有学者根据疾病的就诊频数、疾病重要性和普遍性指标由高到低排列,进行界定。②用医疗费用界定。依据费用来界定基本医疗比较简单且容易操作和核算,有利于政府根据当前的财力和经济发展状况来管理基本医疗的费用,分摊政府、社会及个人在基本医疗方面的责任,既能防止医疗资源过度利用,又能保障大多数人享有基本医疗服务,对于医保的资金安全和可持续性运转非常有利。

基本医疗界定面临的挑战是:上述界定方法各有优缺点。从基本医疗界定的目的来看,基本医疗是在资源稀缺性的假定下,最大限度地利用医疗资源保障人民群众的健康。换句话说,只要是危害和影响群众健康和生命安全的疾病,都应该纳入基本医疗的范围。考虑到目前的经济、技术发展水平和人民群众的经济承受力,只能选择符合成本效益的适宜技术。由于疾病病种、诊疗、检查项目和药品种类繁多,上述任何一类都数以万计,其组合更是天文数字。从这个意义上说,任何穷举法都会有遗漏,这种界定方法是不可取的。

四、全民免费医疗与社会医疗保险

(一)全民免费医疗

国内对于全民免费医疗的关注和理论研讨,始于 2009 年 3 月陕西省神木县率先推出的全民免费医疗制度。推行全民免费医疗,是根除"看病难、看病贵"痼疾的制度保障,是进一步深化医药卫生体制改革、彻底实现基本医疗卫生服务公平性和可及性的根本途径。现阶段实行全民免费医疗改革尚面临医疗资源不足、相关法制和规制政策不完善、医药供需失调等挑战。更重要的是,目前政府对医疗服务的监管手段与能力还有待提高,医疗服务各利益方的行为和激励机制还有进一步规范和完善的空间。

(二)社会医疗保险

医疗保障制度作为一项具有基础性、普惠性的民生保障制度,自新中国成立以来,经过了从无到有、试点探索、全民覆盖、新一轮完善等发展阶段。

新中国成立到改革开放前的这段时期,中国的医疗保障制度由城市职工的劳保医疗、事业单位的公费医保和农村的合作医疗构成,是符合计划经济体制的医疗保障制度,在一定程度上满足了国民的医疗需求,对提高国民健康水平、维护社会稳定有着重要作用。

1998 年,国务院颁发了《关于建立城镇职工医疗保险制度的决定》,初步实现了建立城镇职工基本医疗保险制度的目标,在这之后国家逐步针对各类人群设立了多种医疗保障制度,如

2008年基本覆盖全国农村居民的新型农村合作医疗,2010年覆盖全国的城镇居民基本医疗保险和其后的大病保险等,扩大了基本医疗保险的覆盖范围。目前,新型农村合作医疗与城镇居民基本医疗保险整合为城乡居民基本医疗保险,使原本较为碎片化的制度得到了一定程度上的整合。现在,中国有13.5亿人参加了基本医疗保险,医疗保险全覆盖的目标已经基本实现。商业健康保险的发展、各种医疗救助、大病保险的实施使中国初步构建起多层次的医疗保障体系,这些都是中国医疗保障制度建设取得的重大成就。

(三)社会医疗保险制度

社会医疗保险制度的公平性不高。与城镇职工医疗保险相比,城乡医疗保险制度在筹资和福利包设计上明显偏低;社会医疗保险制度仍未整合到位。城镇职工医疗保险制度与城乡居民医疗保险制度的分离、整合进程尚未提上议事日程;社会医疗保险制度保障能力不强。城乡居民医保基金增长乏力,疾病经济风险分担能力不强,个人支付比例较高。

实行社会医疗保险还是全民免费医疗,仍然面临着许多挑战。归纳起来,有以下亟待研究的问题:建立全民免费医疗制度的前提条件是什么? 全民免费医疗制度设计的内容包括哪些方面? 全民免费医疗制度如何实施、监管并进行效果评价? 城乡居民医保与城镇职工医保险种之间的公平性如何? 基本医疗保险基金的安全性和可持续性如何保证? 医保基金统筹层次、共济能力和抗风险能力的关系如何界定和调整? 医保支付方式的合理性与有效性如何? 医保基金使用范围与应对突发公共卫生事件的关系如何?

五、公立医院医生薪酬制度设计

在计划经济条件下,医疗卫生行业与其他行业的工资收入差别很小。改革开放以来,尤其近十多年以来,公立医院医务人员的工资收入与医院的经济效益挂钩,在公立医院快速发展的同时,公立医院医务人员的工资收入水平也明显提高。根据《中国统计年鉴》公布的数据,改革开放初期的1979年,医疗卫生行业平均工资排各行业的第12位,到2008年已经升高到第9位,2018年进一步升高至第6位。

由于医生职业的特殊要求,世界各国医生都属于收入比较高的职业。2020年美国医生平均年薪约为社会平均工资的5倍;澳大利亚、德国、法国、日本的医生薪酬分别是社会平均工资的2、3.9、3.8、3倍。总体而言,中国公立医院医生的平均收入水平较低,与英、美等发达国家相比存在较大差距。

英国、美国医生薪酬构成比较复杂,但基本工资占比较大,不会单纯受到业务量的影响,减少了不合理医疗行为的发生概率,医生的生存需求得到保障,这样可能会激励其追求更高的技术水平、岗位级别等方面的成长需求;同时政府允许并鼓励医生多点执业,扩展其薪酬来源,提高其收入水平。

中国医务人员薪酬实行绩效工资制,包括基本工资、岗位工资、津贴补贴、社会保险缴费、绩效工资、其他收入等。绩效工资制度有效激励了公立医院医生的工作积极性,提高了医疗服务效率,但也可能导致诊疗过程的趋利性,出现不合理的医疗行为甚至医疗服务质量下降问题。

公立医院医生薪酬制度改革是医改绕不开的问题,其目前面临的挑战是:公立医院医生薪酬制度设计的理论基础是什么? 公立医院医生薪酬制度设计的影响因素有哪些? 如何针对医疗服务的特殊性和不确定性,合理设计公立医院医生薪酬制度? 如何把薪酬制度设计和激励机制结合起来,使医生在提供医疗服务时能提高医疗资源的使用效率和效果?

案例 1-1

医生人力资本与劳动定价研究

以人力资本理论为指导,使用国际公认的明瑟收入函数法及测量收入差别的通用指标(如基尼系数等),分级测算与比较中国非营利性医疗机构不同专业医生及医疗机构内部其他工种(如医技人员、护士、后勤和管理人员)的人力资本投资收益率;比较医生与医疗机构内部其他工种正常收入的差别;比较不同级别医院、不同专业医生地区之间、城乡之间人力资本投资收益率的差别;比较医生与其他行业(如文化、教育)人力资本投资收益率及正常收入的差别。

医生人力资本的价格应该是

$$P_{HC} = V_{CP} + V_{NP} = R_E \qquad (1-1)$$

式中:P_{HC} 为人力资本价格;V_{CP} 为人力资本的成本现值;V_{NP} 为人力资本的平均利润净现值;R_E 为人力资本的期望收益率。

定价模型:拟采用著名的资本资产定价模型(capital asset-pricing model,CAPM)探索医生人力资本的定价。该模型主要用于预测资产风险与所有者权益预期的关系,它提供了评估投资回报率和资本预期收益的标准。CAPM 模型的问世为风险资本的定价提供了一种新的思路。

CAPM 的数学表达式为

$$R_E = R_F + B \times (R_M - R_F) \qquad (1-2)$$

式中:R_E 为医生人力资本的期望收益率,R_M 为平均收益率,这两个收益率为随机变量,R_F 为无风险报酬率,视为常量,B 系数反映人力资本收益率变动随市场(或系统)收益变动的相关度,B 系数大的临床专业意味着它的系统风险大,从而期望收益率也高,反之,B 系数小的专业系统风险也小,从而期望收益率也低。

因此,CAPM 模型可简单表述为:人力资本的回报等于无风险利率加风险溢价。在无风险利率是常数的条件下(即对所有资本品都一样),风险溢价系数 B 和资本回报之间就存在一种正相关关系。这就是资本投资的一个重要理论——"风险越大,预期回报越高"的定价基础。

由于人力资本的特殊性(即主观能动性和随意性),人力资本的定价模型不同于物力资本定价模型。为此,拟在 CAPM 模型基础上增加一个修正项,来反映人力资本期望报酬受意识作用的干扰。同时,由于 CAPM 模型是假定在一定均衡状态下发生的资产定价,而现实中医生人力资本市场大多是非均衡状态,因此在 CAPM 的基础上构造单指数模型。由此,可得出人力资本超额利润的定价模型为

$$R_E = A + R_F + B \times (R_M - R_F) + E \qquad (1-3)$$

式中:

(1)A 和 B 为模型的待估计系数。A 系数大于零表示人力资本的市场价格偏低(相对于均衡价格),小于零表示人力资本的市场价格偏高,等于零表示价格适中。

(2)B 值反映的是医院与医疗市场相关的系统风险,在人力资本定价中反映了医生人力资本实际风险的内值与社会平均风险的相关程度,这时 B 值的调整应该建立在人力资本对医院的贡献份额及科学技术发展变化的基础上。

此外,通过指标设计,对医生人力资本的各种潜能、勤勉程度、实际业绩用模糊数学的方法进行评价;对各层次指标,结合专家判断,运用层次分析法,确定权数;然后进行矩阵计算,参考

国际惯例和其他行业标准,确定合理价格,指导市场定价,并与 CAPM 模型互相比较、互相校正。

 思考与讨论

1. 卫生经济学研究的目的、对象和内容是什么?

2. 医疗服务市场与一般市场有何异同?

3. 医疗服务领域的特殊性有哪些? 原因是什么?

4. 政府为什么需要干预医疗服务领域?

5. 卫生经济学理论与实践的挑战有哪些? 为什么?

第二章　卫生服务需求

本章导学

随着工业化、城镇化、人口老龄化进程的加快,我国居民生产生活方式和疾病谱不断变化,卫生服务需要、卫生服务需求和卫生服务利用的结构和层次也随之发生了深刻变化。作为卫生服务市场的核心参与者,消费者如何将潜在的卫生服务需要转化为实际需求,以及卫生服务需求受到哪些复杂因素的制约与影响,构成了卫生经济学研究的基石。本章将明确卫生服务需要、卫生服务需求和卫生服务利用的概念与关系,分析卫生服务需求弹性的计算及分析方法,并结合经济学中的消费者行为理论,介绍卫生服务需求模型的估计方法及应用。

学习目标

1. 掌握卫生服务需要与需求、卫生服务需求弹性和边际效用的内涵
2. 掌握卫生服务需求定理、卫生服务需求特点、卫生服务需求的影响因素
3. 熟悉卫生服务需求研究的方法
4. 熟悉卫生服务需求弹性的计算、分析的基本方法及其在卫生领域的应用
5. 了解卫生服务需求理论研究状况

情境导入

面对突如其来的公共卫生事件,当人们的身体健康和生命安全受到威胁时,公众对医疗需求会在短时期内迅速增加。比如"新型冠状病毒"出现时,由于它的传染性较强,当时又没有特效药,公众从最初的不以为然到后来的惊慌失措。在严峻的形势面前,为了不被病毒传染、保护自身健康和生命安全,公众想方设法购买相关防护物品和医药产品,甚至出现心急乱投医、心急乱服药等现象,结果高价口罩、劣质口罩事件屡有发生,此时公众对卫生服务的需求已偏离正常的轨道。那么,卫生服务需要、需求和利用究竟是什么? 它们之间又有怎样的关系呢?

第一节　卫生服务需求概述

一、卫生服务需要、需求、利用的概念

(一)卫生服务需要

卫生服务需要是指人们依据实际健康状况与理想健康状态之间存在的差距而提出的对医疗、预防、保健、康复等服务的客观需要,也就是在不考虑实际支付能力的情况下的客观需要。广义的卫生服务需要包括个人觉察到的需要、个人未认识到的需要和由医疗卫生专业人员判

定的需要三部分。

1）个人觉察到的需要

个人觉察到的需要是指人们主观上认为自己患了疾病或为了预防疾病应该获得某种服务。需要是需求的前提,只有当一个人察觉到了卫生服务需要才有可能去利用卫生服务。然而,个人和医生察觉的需要并不总是一致的。例如,我们常说的感冒也就是上呼吸道感染,通常情况下 10 天左右就可以自愈,个人感受到应该接受卫生服务,但医学专家从医学的角度判断无须利用卫生服务,此时两者的观点出现不一致。相反,很多疾病在早期的时候患者身体反应不明显,个人感觉到无须卫生服务而医生却建议早治疗。实际上,个人是否有接受卫生服务的需要应以医学专家的判定为准,但实际卫生服务的利用往往取决于个人的认识。

2）个人未认识到的需要

个人未认识到的需要是指当一个人实际存在某种健康问题或患有疾病时,并未察觉或并不认为应该求医。对这部分人来说,就不会有寻求卫生服务的行为发生,这种情况极易对健康构成威胁。此时需要进行人群的健康教育和健康筛查,早发现、早治疗对于提高人群健康状况具有积极意义。

3）由医疗卫生专业人员判定的需要

由医疗卫生专业人员判定的需要是指从个人健康状况出发,在不考虑实际支付能力的情况下,由医学专业人员根据现有的医学知识,分析判断消费者应该获得的卫生服务数量。有时医学专家判断个人需要获得某种卫生服务,但消费者自己尚未认识到需要某种卫生服务。

卫生服务需要的影响因素包括社会、经济、文化教育、社会心理、人口、地理环境、居住条件、医疗和预防保健服务的供给等。

个人与医学专家对卫生服务需要的确定如表 2-1 所示。

表 2-1　个人与医学专家对卫生服务需要的确定

医学专家	个人	
	有卫生服务需要	无卫生服务需要
有卫生服务需要	A	B
无卫生服务需要	C	D

注:A 为个人和医学专家均认为有卫生服务需要的情况;

B 为个人感到自身无卫生服务需要和医学专家认为有卫生服务需要的情况;

C 为个人认为有卫生服务需要和医学专家认为无卫生服务需要的情况;

D 为个人和医学专家均认为无卫生服务需要的情况。

（二）卫生服务需求

卫生服务需求是指消费者在一定时期内、一定价格条件下,卫生服务消费者愿意且有能力购买的卫生服务数量。卫生服务需求的形成有两个必要条件:①消费者有购买卫生服务意愿;②消费者有支付能力。二者缺一不可,共同构成卫生服务需求。

卫生服务需求可以从结构性和根源性两个层面进行分类。

1. 结构性分类

1）个人需求

个人需求是指一个人在一定时期内、一定价格条件下,购买的卫生服务及其数量。其实现类型及数量取决于消费者对价格、保障状况和收入水平(预算约束)、卫生服务效果等个人或家庭的消费目标和偏好。

2)市场需求

市场需求表示在某一特定市场、一定时期内、一定价格水平下所有消费者购买的卫生服务及其数量,是个人卫生服务需求的总和。因此,凡影响个人需求的因素都会影响到市场需求。例如,某些卫生服务价格的降低,会引发某些消费者对该卫生服务的市场需求量的增加。过去因价格较高、消费不起该卫生服务的人则有可能利用该服务。此时,市场需求量的增加是消费者数量增加的结果。但是,某些情况下存在例外,比如当手术价格降低时,个体并不会因此而重复去做手术。

2. 根源性分类

1)由需要转化而来的需求

人们的卫生服务需要只有通过利用卫生服务,才能转化为需求。但在现实生活中,并不是人们所有的卫生服务需要都能转化为需求。需要能否转化为需求,除了与人们本身是否觉察到有某种或某些卫生服务需要有关外,还与其收入水平、社会地位、享有的健康保障制度、交通便利程度、风俗习惯、卫生机构提供的服务类型和质量等多种因素有关。例如,人们到医疗机构的距离远近和交通便利程度都会影响人们对卫生服务的需要是否会转化成需求。同时,个人未察觉到自己有卫生服务需要,那么这时的需要就难以转化为需求。

2)没有需要的需求

此类通常是由不良就医行为和行医行为所致的。有时发生的一些卫生服务需求,可能经医疗卫生专家按服务规范判定后,认为是不必要的或是过分的需求。例如,有些享受医疗保险者重复就诊,就医时要求医生进行非必要的检查、多开药,可以出院时不出院、延长住院时间等。由于信息不对称以及经济利益的驱动,还存在医疗卫生人员诱导患者所产生的需求。例如,某一位患者在某医院住院的 67 天内,花费了 140 多万元医疗费,甚至在患者过世后还有医疗费用产生。上述"求非所需"和"供非所求"的情况,均导致没有需要的需求量增加,造成卫生资源的浪费和短缺。

(三)卫生服务利用

卫生服务利用是指实际发生的卫生服务的数量,可以直接反映卫生系统为人群健康提供卫生服务的数量和工作效率,间接反映卫生系统通过卫生服务对人们健康状况的影响。

卫生服务利用指标分为门诊服务利用、住院服务利用以及预防保健服务利用等几方面。

1)门诊服务利用

门诊服务利用指标主要有两周就诊率、两周就诊人次数或人均年就诊次数(可根据两周就诊人次数推算得到,是估计门诊需求量的重要指标)、患者就诊率及患者未就诊率(反映就诊状况的负指标)等,可用来反映人群对门诊服务的需求水平。

2)住院服务利用

住院服务利用指标主要有住院率、住院天数及未住院率,可用于了解人们对住院服务的利用程度,还可以进一步分析住院原因、医疗机构、科别、辅助诊断利用、病房陪住率以及需住院而未住院的原因等,从而作为确定医疗卫生机构布局、制定相应的病床发展及卫生人力规划的依据。

3）预防保健服务利用

预防保健服务利用指标包括计划免疫、妇幼保健、康复、健康体检、传染病和慢性疾病防制等各项预防保健服务利用的指标。一般通过健全的资料登记和信息系统收集相关的数据资料，计算相应的统计分析指标，反映预防保健服务的利用情况。也可以采取入户调查等抽样调查方法收集资料，反映人们实际利用和接受医疗与预防保健的服务量。

二、卫生服务需要、需求、利用之间的关系

卫生服务需要是卫生服务需求的前提。当人们的卫生服务需要全部转换成卫生服务需求，且所有的需求都是满足人们合理的健康需要时，就达到卫生服务需要通过对卫生服务的实际利用而得到满足，同时又没有资源浪费的状态。但在现实中也存在着几种状态，造成了有限的卫生资源的不合理使用及部分卫生服务需要未得到满足。

图2-1是卫生服务需要、需求、利用之间的关系，Ⅰ区是卫生服务的主体，该区表示居民愿意并有购买卫生服务的能力，同时从健康的角度考虑又实际需要卫生服务的状态；Ⅱ区表示居民有对卫生服务的需要，但却没有转化成实际的卫生服务需求的状态；Ⅲ区表示居民对卫生服务的实际利用的状态，是从健康角度考虑没有卫生服务需要实际又发生卫生服务、造成资源浪费的状态。针对Ⅱ、Ⅲ区的问题，需要对其产生的原因进行分析，以利于政府提出相应的决策，促进卫生资源能最大限度地被有效利用，满足居民对卫生服务的需要。

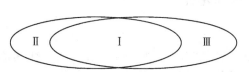

Ⅰ：卫生服务需求
Ⅱ：卫生服务需要
Ⅲ：卫生服务利用

图2-1 卫生服务需要、需求和利用之间的关系

三、卫生服务需要与需求在资源配置中的作用

在卫生服务领域，需求、资源、供给三者之间存在着一种博弈，在三者之间寻求动态平衡，才能达到资源最优配置的效果。卫生服务研究的目的不仅要了解人们利用卫生服务的数量和质量，还要研究卫生服务需要、卫生资源和卫生服务利用三者之间的关系。世界卫生组织根据卫生服务抽样调查结果，将卫生服务需要量、卫生资源投入量及卫生服务利用量三类指标的平均数作为划分高低的标准，组成八类组合，称为卫生服务综合评价模式（见表2-2）。八类组合可以作为卫生资源配置的参考，即参考卫生服务需要量和卫生服务利用程度，确定卫生资源的分配。

表2-2 卫生服务综合评价模式

卫生服务利用量	高医疗需要		低医疗需要	
	高资源	低资源	高资源	低资源
高	A型 资源分配适宜	B型 资源利用率高	E型 过度利用	F型 资源利用率高
低	C型 资源利用率低	D型 资源投入低	G型 资源投入过度	H型 资源分配适宜

A型：资源充足，利用良好，人群医疗需要量大，需要、资源、利用三者之间保持平衡。

B型：医疗需要量大，卫生资源不足，卫生服务利用率高，低资源与高需要不相适应。由于资源利用紧张，通过提高资源利用率保持平衡，但不能持久，应向 A 型转化。

C型：医疗需要量大，卫生资源充足，卫生服务利用率低，需研究卫生服务利用的障碍因素，提高卫生服务的效益。

D型：资源投入不足，利用率低，不能充分满足人们的医疗需要，应该适度增加投资，提高服务利用率，以满足人们的医疗需要。

E型：资源充分，医疗服务需要低，卫生服务利用充分。由于资源充分，个别群体过度利用卫生服务，浪费卫生资源。

F型：低资源产出，高服务利用，这是服务效益良好的标志，但是低资源与人们的低医疗需要量相互适应。

G型：医疗需要量低，资源充分，卫生服务利用率低，卫生资源投入过度，应向 F 型转化。

H型：医疗需要量低，资源不足，卫生服务利用率低，三者均处于低水平状态。

研究人们健康状况，卫生服务需要（需求）量、利用量，卫生资源配置情况及其相互之间的关系，分析需要量的满足程度及其影响因素，是合理组织卫生服务，评价卫生系统工作效率和潜力，解决卫生服务供需矛盾，提高卫生事业社会效益和经济效益的有效、常用的方法与手段，可以为制定卫生事业发展规划、方针、政策以及加强现代化管理提供科学依据。

四、卫生服务需求的表达方式和定律

(一)卫生服务需求法则

在需求理论中，最基本的概念之一就是需求法则。需求法则认为在其他影响因素不变的情况下，价格和需求间存在反向变动的关系，即提高价格，需求量会减少，降低价格，需求量会增加。对于卫生服务，需求量与价格间同样存在反向变动的关系。对此可以用替代效应和收入效应来解释。当一种服务的价格上涨，消费者可以用其他服务来替代价格变得更高的该种服务，进而减少该种服务的需求量，此即为替代效应。例如，感冒药的种类有很多，当某种感冒药的价格上涨时，人们可以购买其他与其药效相同而价格便宜的感冒药。某种服务价格上涨，导致消费者购买力下降，由此减少的服务需求量即为收入效应。

个人的选择是需求的基础，市场需求是个人需求的总和。政府在考虑卫生资源最优配置、卫生服务机构在考虑卫生服务供给量时，更主要的是根据整个市场对卫生服务的需求量来确定其对资源的投入量及卫生服务的供给量。

(二)卫生服务需求函数与需求曲线

1.卫生服务需求函数

影响人们卫生服务需求的因素除了价格外，还有许多其他因素，如人们的收入、其他相关服务的价格以及人们对卫生服务的偏好。市场的需求函数如下：

$$Q_d = f(P, I, P_x, T\cdots) \tag{2-1}$$

式中：Q_d 是市场对某种卫生服务的需求量；P 是该服务的价格；I 为收入；P_x 为相关服务的价格；T 为消费者的消费偏好。除此之外，还有许多影响人们卫生服务需求的因素。式(2-1)表示某种服务的需求量与右侧一些因素间存在联系，若要了解相互联系的性质和程度，则需要选择具体的函数形式。其线性函数可写为

$$Q_\mathrm{d}=\beta+\alpha_1 P+\alpha_2 I+\alpha_3 P_x+\alpha_4 T \tag{2-2}$$

式中：α_1、α_2、α_3 和 α_4 分别表示有关变量变动 1 个单位所引起的需求量的变动方向和程度；β 表示截距。用此函数可以预测当其右侧的变量发生变化时，需求量的变化情况。

2. 卫生服务需求曲线

需求曲线也可以描述需求量与影响因素之间的关系（见图 2-2）。以需求量 Q 为横轴，以价格 P 为纵轴，可得到一条向右下方倾斜的、反映需求量与价格关系的曲线，即需求曲线，该曲线的斜率为负值。图 2-2(a) 和图 2-2(b) 分别表示某两个消费者在不同价格水平下的卫生服务需求量。市场需求曲线是个人需求曲线的水平相加，即无论在哪个价格水平下，市场需求曲线的横坐标等于个人需求曲线的水平距离之和，如图 2-2(c) 所示。

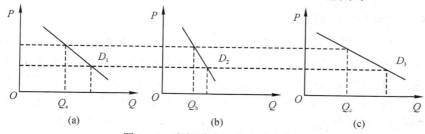

图 2-2　市场需求与个人需求曲线

如前所述，影响需求的因素有很多。当其他影响因素不变、需求价格发生变动时，会引起需求量变动，但需求量与价格的数量关系不变。在图 2-3(a) 中，当需求价格从 15 元降至 10 元时，需求量从 10 提高到 15，表现为点在需求曲线上的滑动，称为需求量变动。在图 2-3(b) 中，当需求价格不变，其他因素发生改变时，需求曲线发生位移，从 D_1 移动到 D_2，称为需求变动，此时需求量与需求价格之间的数量关系发生改变。

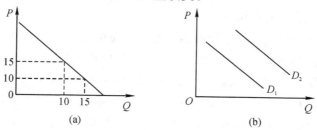

图 2-3　需求量变动与需求变动

五、卫生服务需求的特点

(一)消费者信息缺乏

在卫生服务市场中，由于卫生服务的特殊性，只有具备一定医学知识的人才能够提供卫生服务，由于消费者对医学知识和信息不够了解，因此消费者在卫生服务市场中处于信息缺乏的地位，难以对卫生服务的质量和价格进行判断。不仅如此，消费者也难以对卫生服务的质量和价格等进行判断。因而，他们在接受医疗服务时必须依靠卫生服务提供者。从这种意义上来说，在卫生服务的供需双方之间，存在着明显的信息不对称，消费者没有足够的信息来做出自己的消费选择。

(二)卫生服务需求的被动性

卫生服务需求的产生需经历四个阶段：一是消费者察觉到自己对卫生服务的需要；二是消费者到达医疗卫生机构；三是医务人员对消费者所需要的卫生服务的种类和数量进行判断；四是消费者实际对卫生服务的利用。在这个过程中，消费者和卫生服务提供者同为主体，但消费者处于被动地位，最终卫生服务的需求主要还是受医务人员判断的影响，消费者是在明显的被动状态下利用卫生服务。而且，由于消费者在消费卫生服务时，往往带有求助的心理，而医务人员可以帮助消费者解除病痛，使其病情向健康转化，因此两者之间存在着救助与被救助的关系，卫生服务需求者与供给者之间并不存在平等的交换关系。

(三)卫生服务利用的效益外在性

卫生服务的利用不同于其他普通物品或服务的消费。消费者在市场上购买一般物品并消费这种物品后，这种物品给消费者带来的好处或效益只有消费者本人才能享受到。卫生服务的消费则有所不同，也就是说卫生服务的利用在消费者之外取得了正效益，即体现了卫生服务利用效益的外在性。在这种情况下，如果消费者自身没有意识到疾病的严重性或没有支付能力，导致缺乏对卫生服务的利用，政府或社会就有责任采取一定的措施，确保这些患者得到必要的卫生服务，以保障其他人的健康。

(四)卫生服务需求的不确定性

个人需要卫生服务的时机和类型都是具有偶发性的，提供者难以对个人的卫生服务需求进行预测，因此也会增加其提供卫生服务的难度。但是，对于群体而言，病伤的发生具有一定的规律性。通常可以通过人群的患病率或就诊率来反映其卫生服务的需要和需求，那么也就可以对某一人群的卫生服务需求水平进行预测。

(五)卫生服务费用支付的多元性

人人都有享有健康的权利，而卫生服务是保障人民健康的重要手段。为了获得基本的卫生服务，保障全体人民的健康，减轻疾病对个体带来的经济风险，在卫生服务领域的筹资系统中，通常会有医疗保险、社会救助或其他企业和政府的介入，这些介入使一部分人的收入部分地转移给卫生服务的消费者，从而改变了卫生服务消费者对卫生服务的购买力以及其对卫生服务价格的敏感度，改变其消费行为，也改变了卫生服务需求的数量和质量。

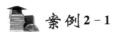 案例 2 - 1

卫生服务的需求

电影《我不是药神》一经上映就引来观众的强烈反响，电影大致讲的是：一个被前妻看不起、穷到付不起房租、养不起儿子、靠卖根本没有用的印度神油勉强度日的上海中年男人程勇，如何在阴差阳错间走上一条帮助慢性粒细胞白血病患者采购印度仿制药的救人之路，并最终实现自救。

电影故事是根据真实事件改编的，2015 年，47 岁的陆××是江苏无锡一家针织品出口企业的老板。

在 2002 年时，陆××被检查出患有慢性粒细胞白血病，当时医生推荐他服用瑞士××公司生产的名为"甲磺酸伊马替尼片"（即"格列卫"）的抗癌药。服用这种药品后，患者可以稳定病情、正常生活，但需要不间断服用。这种药品的售价每盒高达23500元，一名慢性粒细胞白血病患者每个月需要服用一盒药品，药费加治疗费用几乎掏空了他的家底儿。

2004年6月，陆××偶然了解到印度生产的仿制"甲磺酸伊马替尼片"抗癌药与瑞士该公司生产的"甲磺酸伊马替尼片"的药效几乎相同，但一盒仅售4000元。印度和瑞士两种"格列卫"对比检测结果显示，两种药品药性相似度为99.9%。陆××开始服用仿制的"甲磺酸伊马替尼片"，并于当年8月在病友群里分享了这一消息。随后，很多病友让其帮忙购买此药，人数达数千人。

2004年9月，仿制药团购价已经降到了每盒200元左右。

2014年7月21日，沅江市检察院以"妨害信用卡管理"和"销售假药"的罪名将陆××公诉至沅江市法院。

2015年1月27日，沅江市检察院向法院请求撤回对陆××的起诉，法院当天对"撤回起诉"做出准许裁定。

2015年1月29日下午，陆××获释。

在2019年修订的《中华人民共和国药品管理法》中，将未获国家有关部门批准的进口药拟制为假药的规定删除，即"非法进口药"不再被认定为假药，不构成"生产、销售假药罪"。

第二节 卫生服务需求弹性

一、弹性的概念

弹性表示当两个经济变量之间存在函数关系时，因变量的相对变动对自变量的相对变动的反应程度。一般用弹性系数来表示弹性的大小，弹性系数用来衡量因变量的相对变动对自变量的相对变动的灵敏程度。弹性的数学表达式为

$$弹性 = \frac{因变量的相对变动}{自变量的相对变动} \tag{2-3}$$

弹性分为弧弹性和点弹性两种。弧弹性是衡量自变量发生较大程度变动时，因变量的变动程度的指标，表现为需求曲线上两点间的平均弹性。若自变量的变化量趋于无穷小，则弹性就等于因变量无穷小的变动率与自变量无穷小的变动率之比，其比例称之为点弹性，表现为需求曲线上某一点的弹性。

若两个经济变量间的函数关系为 $Y = f(X)$，则弧弹性的计算公式为

$$E = (\Delta Y/Y)/(\Delta X/X) = \frac{(Y_2 - Y_1)/[(Y_2 + Y_1)/2]}{(X_2 - X_1)/[(X_2 + X_1)/2]} \tag{2-4}$$

式中：ΔY、ΔX 表示因变量和自变量的变化程度；Y_2、Y_1 分别代表本期和上期的因变量的值；X_2、X_1 分别代表本期和上期的自变量的值；E 表示弹性系数。

而点弹性的公式则为

$$E = \lim(\Delta Y/\Delta X) \cdot (X/Y)$$

$$\Delta X \rightarrow 0 = \frac{dY}{Y}/\frac{dX}{X} = (dY/dY) \cdot (X/Y) \tag{2-5}$$

式中：Y、X 分别表示因变量和自变量的基数值。

二、卫生服务需求的价格弹性

(一)卫生服务需求价格弹性的概念

卫生服务需求的价格弹性是指卫生服务需求量变动对价格变动的反应程度,其可表示为

$$卫生服务需求价格弹性 = \frac{卫生服务需求量的相对变动}{卫生服务价格的相对变动} = \frac{卫生服务需求量变动的百分比}{卫生服务价格变动的百分比}$$

$$(2-6)$$

假设 E_d 为卫生服务需求的价格弹性系数,Q 和 ΔQ 分别为卫生服务需求量和需求量的变动量,P 和 ΔP 分别为卫生服务价格和价格的变动量,则卫生服务需求的价格弹性系数公式为

$$E_d = \frac{\Delta Q/Q}{\Delta P/P} = \frac{\Delta Q}{\Delta P} \times \frac{P}{Q}$$

$$(2-7)$$

由于计算的基础和出发点不同,因而会造成曲线上两点之间的弹性系数出现不同的结果,通常采用变动前后自变量和因变量的算术平均数来计算弹性系数,以此表示曲线上某两点之间的平均弹性,亦称弧弹性,其计算公式为

$$E_d = \frac{\Delta Q/[(Q_1+Q_2)/2]}{\Delta P/[(P_1+P_2)/2]} = \frac{\Delta Q}{\Delta P} \times \frac{P_1+P_2}{Q_1+Q_2}$$

$$(2-8)$$

式中:Q_1 表示原始卫生服务需求量;Q_2 表示变化后的卫生服务需求量;ΔQ 表示卫生服务需求量的变动量;P_1 表示原始卫生服务价格,P_2 表示变化后的卫生服务价格,ΔP 表示卫生服务价格的变动量。

(二)卫生服务需求弹性的分类

根据需求价格弹性系数绝对值的大小,需求价格弹性可分为以下五类:

当 $|E_{dp}| > 1$ 时,称为富有弹性,表示需求量的变动率大于价格的变动率,需求曲线比较平坦,如图 2-4(a)所示。

当 $|E_{dp}| < 1$ 时,称为缺乏弹性,表示需求量的变动率小于价格的变动率,需求曲线比较陡峭,如图 2-4(b)所示。

当 $|E_{dp}| = 1$ 时,称为单一弹性,表示需求量的变动率等于价格的变动率,需求曲线为双曲线,如图 2-4(c)所示。

当 $|E_{dp}| = 0$ 时,称为完全无弹性,表示价格的变动对需求量变动无影响,需求曲线与横轴垂直,如图 2-4(d)所示。

当 $|E_{dp}| = \infty$ 时,称为完全弹性,表示任何价格的微小变动都会引起需求量的无限变动,需求曲线与横轴平行,如图 2-4(e)所示。

从弧弹性的角度看,富有弹性的需求曲线相对平坦,缺乏弹性的需求曲线相对比较陡峭。

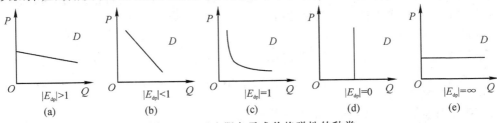

图 2-4 卫生服务需求价格弹性的种类

(三)卫生服务需求价格弹性的影响因素

卫生服务是为了满足社会生活的基本需要而设置的,多种情况下这种需求带有刚性,即一般不会随医疗服务价格的波动而大幅度增加或减少。因此,大多数卫生服务属于需求缺乏弹性,其弹性系数一般在0.2~0.7。不同的卫生服务的需求弹性系数有所不同,影响卫生服务需求弹性的因素主要包括以下几个方面。

1. 卫生服务的可替代性

卫生服务的可替代性是指某项卫生服务是否具有替代品且是否容易被替代。如某项服务可替代的服务越多、服务的功能和性质越接近,该服务的需求价格弹性越大;反之,则需求价格弹性越小。例如,相对于外科而言,内科服务更容易找到替代性治疗措施,因此,内科服务需求的价格弹性往往比外科服务需求的价格弹性要大。

2. 卫生服务的个人支出占总收入的比例

对于卫生服务而言,通常其占消费者总收入的比例越大,需求价格弹性就越大;反之,需求价格弹性就越小。例如,挂号服务和CT(电子计算机断层扫描)检查服务相比,挂号费在消费者总收入中所占的比例很小,故挂号费的变动不会引起很大的门诊量的变动。而CT检查费在消费者总收入中所占的比例较大,故CT检查费的变动会引起该项检查需求人数较大的变动。

3. 卫生服务需求的紧迫性、必需性

紧迫的、必需的服务,其需求的价格弹性小;反之,其需求的价格弹性大。当卫生服务涉及消费者的生死存亡时,无论价格如何变化,一般而言,消费者都将尽力获得其所需要的服务,因而,这类卫生服务需求的价格弹性比较小。而对于一些保健性卫生服务,由于需求不十分紧迫,其需求的价格弹性比较大。

4. 卫生服务持续的时间长短、疾病的迁延性

当卫生服务持续时间短时,消费者就很难在短期内找到替代性卫生服务,其需求的价格弹性就较小,如急诊服务。当卫生服务持续时间长时,如慢性病的治疗等,由于慢性病病理时间较长,消费者就较容易在长期内找到替代性卫生服务,因而其需求的价格弹性较大。

三、卫生服务需求的收入弹性

(一)卫生服务需求收入弹性的定义

卫生服务需求的收入弹性是指在卫生服务中需求量变动对消费者收入变动的反应程度,其可表示为

$$卫生服务需求的收入弹性 = \frac{卫生服务需求量的相对变动}{消费者收入的相对变动} \tag{2-9}$$

假设 E_1 为卫生服务需求的收入弹性系数,Q 和 ΔQ 分别为卫生服务需求量和需求量的变动量,I 和 ΔI 分别为消费者收入和收入的变动量,则卫生服务需求的收入弹性系数公式为

$$E_1 = \frac{\Delta Q/Q}{\Delta I/I} = \frac{\Delta Q}{\Delta I} \times \frac{I}{Q} \tag{2-10}$$

(二)卫生服务需求收入弹性的分类

根据卫生服务需求收入弹性系数的大小,可以将需求收入弹性分为以下三种类型。

1. 当 $E_I > 1$ 时, 属于非必需服务范畴

需求收入弹性系数大于1, 表明需求量的变动率大于收入的变动率。收入每升降100%, 需求量变动的百分率大于100%。随着收入水平的提高, 消费者对该种卫生服务的需求量增加, 这种服务为奢侈品类卫生服务。

2. 当 $0 < E_I \leqslant 1$ 时, 属于必需服务范畴

需求收入弹性系数大于零而小于等于1, 表明需求量的变动率小于等于收入的变动率。收入每升降100%, 需求量变动的百分率小于等于100%。随着收入水平的提高, 消费者对该卫生服务的需求量也随之增加, 但幅度不大, 这种服务为必需品类卫生服务。

3. 当 $E_I < 0$ 时, 属于低档服务范畴

需求收入弹性系数为负值, 表明需求量和收入呈反方向变动。随着收入增加, 需求量反而减少。

不同服务的需求收入弹性不同。在价格不变的条件下, 收入的提高一般会引起消费者对服务需求的增加, 因而, 需求收入弹性系数一般为正值($E_I > 0$)。在经济学中, 需求收入弹性系数为负值的产品称为低档产品或劣质品, 需求收入弹性系数在0~1的产品称为正常品, 需求收入弹性系数大于1的产品称为高档品。一般而言, 生活必需品的收入弹性较小, 而高档品和奢侈品的收入弹性较高。

对卫生服务而言, 不同收入水平的消费者的需求收入弹性也有所不同。对收入较低的消费者, 收入的增加被更多地用于购买满足消费者最基本的生产和生活所必需的物品上, 他们对卫生服务投入的增加量往往低于收入的增加量, 因此, 其收入弹性系数小于1; 对收入较高的消费者, 由于其最基本的生产和生活所必需的物品已得到满足, 因此, 他们可以将更多的收入用于购买更多的高质量的卫生服务, 如购买更多的非治疗性的保健服务, 他们对卫生服务投入的增加量往往高于收入的增加量, 因此, 其收入弹性系数大于1。例如：2024年某市人均可支配收入为6.9万元, 相比上年人均可支配收入5.0万元上涨了1.9万元, 该地区门诊服务由人均5次/年增加到人均8次/年, 这说明该地区门诊服务需求属于非必需服务范畴。

四、卫生服务需求的交叉弹性

(一)卫生服务需求的交叉弹性的定义

服务的需求量会受到相关服务价格变化的影响。卫生服务需求的交叉弹性反映一种商品(服务)的需求对另一种商品(服务)价格变动的反应程度, 其计算公式为

$$需求交叉价格弹性 = \frac{某一卫生服务需求量变动率}{相关卫生服务价格变动率}$$

$$E_{XY} = \frac{\Delta Q_Y}{\Delta P_X} \times \frac{P_X}{Q_Y} \tag{2-11}$$

式(2-11)中：E_{XY} 是服务 Y 的交叉价格弹性; P_X 是服务 X 的价格; Q_Y 是服务 Y 的需求量。需求交叉价格弹性同样也可用弧弹性和点弹性进行计算, 其值的大小反映两种服务(商品)间相互关系的程度。两种服务(商品)相互间有三种关系, 可以通过其交叉弹性值来反映。

(二)卫生服务需求的交叉弹性分类

需求交叉价格弹性系数为正值($E_{XY} > 0$), 表示服务 X 价格变动与服务 Y 的需求量变动

方向一致,说明两种服务间具有替代的功能,即两种服务可以相互替代来满足消费者的同种需求。如需要理疗服务的患者,可以通过中医按摩的方式,也可以通过红外线烤灯照射的方式,此两种服务互为替代品。

需求交叉价格弹性系数为负值($E_{XY} < 0$),表示服务 X 价格变动与服务 Y 的需求量变动方向相反,说明两种服务间具有互补的功能,即某些服务(物品)必须共同使用才能满足消费者的需求。例如,注射液必须与注射器同时使用才能完成注射任务,此两种物品为互补品。

需求交叉价格弹性系数为零($E_{XY} = 0$),表示卫生服务 X 价格的变化对服务 Y 的需求量不产生影响,说明两种服务间互相独立、互不相关。

需求交叉弹性可以为生产者制定价格提供一定的依据。如果 $E_{XY} > 0$ 且弹性很大,当相关替代服务分别由不同的生产者提供时,一旦生产者企图提高其服务的价格,销售量就会大大减少,总收益就会减少,所以此时不能盲目提价。如果 $E_{XY} < 0$ 且弹性很大,当相关互补服务由同一生产者提供时,降低一种卫生服务价格,不仅自身销售量增加,其互补卫生服务的销售量也会因此迅速扩大,会导致总收益增加,所以此时可采用降价策略。

第三节 卫生服务消费者行为理论

一、消费者行为理论

根据经济学理论,消费者在进行消费时追求效用的最大化。效用是微观经济学中最经典的术语之一,最早可以追溯到亚里士多德的《政治学》。作为经济范畴的效用,最初出现于费迪南多·加利亚尼 1751 年出版的《论货币》,其含义为"事物能使我们获得幸福的属性"。现代经济学对效用的理解,正如萨缪尔森在《经济学》一书中所说,"可将效用理解为一个人从消费一种物品或服务中得到的主观上的享受或有用性"。把精神的、非物质的内容从效用中"清除"出去,避免经济学卷入伦理道德的争论中。萨缪尔森在上述定义之后紧接着加了一句,"更准确地说,效用是指消费者如何在不同的商品和服务之间进行排序"。效用是消费者自身的一种主观评价,其大小取决于商品(服务)在多大程度上满足消费者的需要。由于效用是消费者自身的一种主观评价,因此即使是同一种商品(服务),其效用的大小也会因人、因时、因地而异。卫生服务作为一种特殊的商品,同样能给消费者带来效用。经济学中有两种衡量效用的基本方法:基数效用分析法(边际效用分析法)与序数效用分析法(无差异曲线分析法)。

(一)基数效用分析法

1. 总效用与边际效用

基数效用分析法是假设卫生服务作为一种商品,消费者有能力判断这种商品消费的效用值的大小,即可用一定的数值加以测量。我们把在一定时间内,消费者消费卫生服务总的满足程度之和称为总效用。如果用 U_T 表示总效用,用 Q 表示卫生服务消费量,则可以用一个总效用函数来表示两者的关系,即 $U_T = f(Q)$。卫生服务消费量、总效用、边际效用之间的关系如表 2-3 所示。

表 2-3　卫生服务消费量、总效用与边际效用的关系

卫生服务消费量	总效用	边际效用
0	0	—
1	12	12
2	18	6
3	21	3
4	22	1
5	22	0
6	20	−2
7	16	−4

从表 2-3 可知,当卫生服务消费量增加时,总效用也随之增加;当卫生服务消费量增加到一定程度时,总效用达到最大值,如果再增加卫生服务消费量,总效用反而下降。我们可以用图 2-5 中的总效用曲线来表示这种关系。

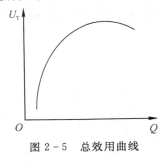

图 2-5　总效用曲线

从表 2-3 中卫生服务消费增长幅度与总效用变动幅度看,两者是不同步的,这里就引入一个边际效用的概念。边际效用(U_M)是指卫生服务消费量每增加(减少)一个单位,所引起的总效用的增加(减少)量。总效用和边际效用是进行效用分析时最重要的两个概念,两者的特点和相互关系如下:①总效用随着卫生服务消费量的增加而增加,当消费量增加到一定程度时,总效用达到最大值,此时若继续增加消费量,总效用则下降;②边际效用为零时总效用最大,边际效用小于零时,总效用开始减少;③边际效用是总效用曲线上各点切线的斜率。

分析效用的目的在于揭示消费者在卫生服务市场上的购买行为,消费者之所以愿意付出一定代价购买卫生服务,是因为卫生服务可以给消费者带来一定的效用。消费者愿意付出的代价的大小取决于卫生服务给消费者带来的边际效用的大小,边际效用越大,消费者愿意付出的代价也越大。

2. 边际效用递减规律

世界著名经济学家边沁、杰文斯、凯恩斯、萨谬尔森等在研究边际效用问题后,提出了边际效用递减原理,即随着物品增加量的增加,人们获得的边际效用在逐渐减少。循证医学证明药物对某一疾病的药效在一定时间范围内产生效果,而超过这一时间范围后就没有效果了,这就是非常典型的边际效用递减现象,我们称之为边际药效递减。例如,抗生素在妇产科围手术期的应用,循证医学证明:围手术期预防用药时间为术前 30 分钟至术后 24～48 小时,因为细菌

在有效抗菌血药浓度下很少能生存超过 48 小时,故一般认为术后 48 小时未感染的切口,再继续使用抗生素已无必要。

从表 2-3 中的第三列数据可以看出,边际效用呈递减趋势。即在其他条件不变的情况下,消费者每增加一个单位商品或劳务的消费,其相应的总效用增量 ΔU_T 比前一个消费单位增加所引起的总效用增量 ΔU_T 要小,这就是经济学中的边际效用递减规律。该规律可以用边际效用曲线来表示(见图 2-6)。

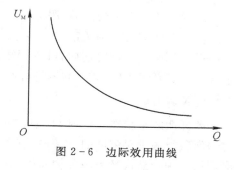

图 2-6 边际效用曲线

边际效用递减规律的特点有:①边际效用的大小与消费者欲望的强弱呈同向变化关系;②边际效用的大小与消费量呈反向变化关系;③边际效用的大小与特定时间有关,边际效用的递减是有时间性的;④边际效用为正值,正常情况下,消费者不会花钱购买给自己带来负效用的消费品。

3. 效用最大化原则

假设价格在一定时期内不变,那么消费者在固定的收入范围内,必须决定所购买商品(服务)的组合。根据微观经济学理论,每个消费者在选择商品(服务)组合时总是遵循效用最大化原则。在消费者购买的所有商品(服务)中,当消费者所消费的多种商品(服务)的边际效用均相等时,消费者效用达到最大化。效用最大化的条件为

$$\frac{U_{Mq}}{P_q} = \frac{U_{Mz}}{P_z} \qquad\qquad (2-12)$$

式中:U_{Mq} 表示购买的最后一个单位医疗服务 q 所获得的边际效用,U_{Mz} 相当于从所有其他服务 z 中的最后一个单位获得的边际效用,P_q 表示购买的最后一个单位医疗服务 q 的价格,P_z 表示购买其他服务 z 中的最后一个单位的价格。

例如,患者效用最大化下的就医决策模式和预算约束条件下的医疗机构质量-数量模型揭示:通过降低价格来增加医疗服务的需求,其效果是有限的,患者效用最大化表现为其对具有更高的质量价格比的医疗服务的需求增加。

商品效用的大小也取决于主观价值判断的高低。因此,欲望驱动下的购买者在满足效用最大化的前提下,根据效用与价格的比较决定是否产生购买行为。而购买者获得单个商品最大效用的前提条件是 U_M 等于 λP(λ 为常数,P 为价格)。当 U_M 大于 λP 时,消费者就会增加商品的购买量,产生购买行为,否则不会有消费动机。因此,U_M 值的大小决定了 P 值的高低。根据边际效用递减规律,U_M 曲线会随着产量的增长逐渐靠近横轴并向右下方倾斜。理性的买者出于效用最优原则,会让产品的边际效用最大,此时 U_M 曲线所对应的价格就是消费者能承受的极限。因此,边际效用决定了价格的上限。

(二)序数效用分析法

由于效用作为心理上的满足程度,极难测量,一个人在消费某种商品(包括卫生服务)时很难确定某单位消费量对自己产生了多大效用,不同消费者使用某种商品(服务)的效用也很难比较。为了解决这个问题,经济学家采用了序数效用分析法,也叫消费者无差异曲线分析法。

用这种方法时,不需要对不同商品(服务)的效用进行测量,而只是用序数(第一、第二、第三、……)来表示满足程度的高低与顺序。理论上讲,用序数衡量消费者效用更有益。

假设把消费者消费的商品(服务)分为两类,一类是卫生服务H,另一类是非卫生服务商品X。卫生服务 H 的价格为 P_H,非卫生服务商品的价格为 P_X。让消费者选择这两类商品(服务)H 和 X,那么在一定时期内,可以列出消费者对两类商品(服务)购买的不同组合,而每一个组合给消费者带来的总效用是相同的。

1. 无差异曲线

无差异曲线是指在一定时间、一定环境和技术条件下,消费者消费不同组合的两种商品(服务)所获得的满足程度的一条曲线(见图 2 - 7)。无差异曲线上任意一点的斜率等于消费者愿意用一种物品代替另一种物品的比率,这个比率称为边际替代率。

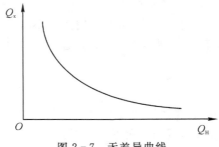

图 2 - 7 无差异曲线

无差异曲线是一条凸向原点且向右下方倾斜的曲线,其斜率为负值,这是由边际替代率递减规律决定的,表明在收入一定的条件下,为了获得同样的满足程度,增加一种商品(服务)的消费就必须减少另一种商品(服务)的消费,两种商品(服务)不能同时增加或减少。在现实生活中,消费者对两种可替代商品的需求是多种多样的,所以无差异曲线有许多条。但是,任何两条无差异曲线都不会相交,而且离原点越远,表示消费者获得的效用越大。至于为何无差异曲线是一条凸向原点的曲线,这需要用边际替代率来说明。消费商品(服务)的边际替代率是指消费者要保持相同的满足程度时,增加一种商品(服务)的数量必须放弃另一种商品(服务)的数量。如为了增加卫生服务 H 的消费,就必须放弃非卫生服务 X 的消费。放弃的非卫生服务消费的变化量与增加的卫生服务消费的变化量之比就是边际替代率,用 S_{MR} 表示。边际替代率呈递减的规律,即连续增加某一商品(服务)的数量时,消费者愿意牺牲的另一种商品(服务)的数量是递减的。这是因为随着某种商品(服务)的数量的增加,它的边际效用是递减的,而随着另一种商品(服务)数量的减少,它的边际效用增加,所以某种商品(服务)能替代另一种商品(服务)的数量越来越少。边际替代率实际上就是无差异曲线上点的切线的斜率,边际替代率递减,说明斜率逐渐减小,于是形成了一条凸向原点的曲线。

替代性和互补性是商品之间的两种重要特性。在商品模型中,完全替代品之间只有替代性,没有互补性,它们的无差异曲线是直线;相反,完全互补品之间只有互补性,没有替代性,它们的无差异曲线呈"L"型。

完全替代品是性质完全相同的一对商品,消费者愿意以一个固定比率对它们进行交换。举例来说,消费者对等量的品牌 A 感冒药和品牌 B 感冒药具有同等偏好,愿意以 1∶1 的比率交换消费两种品牌的感冒药。这表明,对于消费者来说,品牌 A 感冒药和品牌 B 感冒药是一对完全替代品。图 2-8(a)显示了消费者对这两种感冒药的无差异曲线,它们是第一象限里的直线段。无差异曲线的斜率为 -1,表明消费者愿意以 1:1 的比例交换消费两种品牌的感冒药。

完全互补品是指必须按照一个固定比例配合使用才能发挥作用的一对商品。如果把注射液和注射器看成两种商品,那么注射液和注射器就是完全互补品。人们一般以 1:1 的比例消费注射液和注射器。如图 2-8(b)所示,注射液和注射器的无差异曲线图呈"L"形,并且角点都位于从原点出发斜率为 1 的射线上。

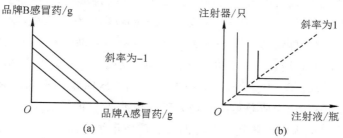

图 2-8 完全替代品和完全互补品的无差异曲线

2. 消费预算线

消费预算线表示在消费者的收入与商品(服务)的价格既定条件下,消费者所能够买到的两种商品(服务)数量的最大组合点的轨迹。

在现实生活中,对某一消费者来说,在一定时期内当他的收入水平和他所面临的两种物品的价格都一定时,他不可能超越这一现实而任意提高自己的消费水平。

3. 消费者均衡分析

无差异曲线表示了消费者的消费愿望;消费者预算线表示了消费者的消费可能性。卫生服务需求的实现是以消费者拥有的支付能力为前提的。因此,分析无差异曲线的目的就是研究在一定的预算范围内,使消费者所购买商品(服务)的组合给其带来最大的效用。如将两者放在一个图中,就可以确定预算内哪个购买组合才能给消费者带来最大的效用。

如图 2-9 所示,$X_1 H_1$ 为消费者预算线,I_0、I_1、I_2 分别为三条无差异曲线,表示不同的满足程度,即效用水平。无差异曲线上的任一点的总效用相同,无差异曲线之间不能相交,离原点越远的无差异曲线所代表的效用越大。对消费者的满足程度而言,$I_2 < I_0 < I_1$,其中,E_0 点为 I_0 与 $X_1 H_1$ 切点。

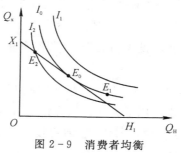

图 2-9 消费者均衡

从图 2-9 中可以看出，E_0 点是最佳点，在这一点上，消费者用现有收入，在现行价格水平下，获得了最大满足。除了这一点，其他点都不是最理想水平。比如 E_1、E_2 两点，在 E_1 点，此时的商品（服务）组合虽然获得的满足程度与点 E_0 相同，但该点超出了现有收入水平，显然这种组合难以实现；E_2 点在 I_2 上，而 I_2 在 I_0 的下方，即满足程度不如 E_0。因此，只有在 E_0 点是最理想的，达到了最大效用，我们也称这点为消费者均衡点。

例如，从经济学角度出发，以政府对失独老人的物质援助与心理救助能力为变量构建预算约束线，以失独者心理满足效用为变量构建了无差异曲线，根据两者的位置关系探讨物质援助与心理救助组合的最佳结合点。假设失独老人从全部救助中获得效用，则其效用函数为 $U_x = U(H_h, H_p, U_i)$，U_x 表示总效用，H_h 表示失独老人从物质救助中获得的效用，H_p 表示失独老人从心理救助中获得的效用，U_i 表示失独老人的满足感。U 与 U_i 呈正相关关系。投入预算约束线为 $H_h + H_p = H$。2-10 所示为失独老人的无差异曲线和投入预算约束线的组合，以 O 为原点，纵轴表示失独老人所获得的心理方面的援助 H_p，横轴表示失独老人所获得的物质方面的援助 H_h，U_1、U_2 为两条效用无差异曲线。就效用水平而言，$U_1 > U_2$。

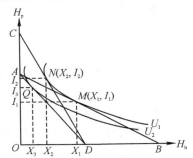

图 2-10　物质援助与心理救助组合的最佳结合点

2008 年，国家开始实施计划生育特殊困难家庭扶助制度。以湖南省为例，2017 年《湖南省计划生育家庭特别扶助政策性解释》中规定，独生子女死亡家庭父母每人每年最低标准 4680 元，独生子女伤残家庭父母每人每年最低标准 3840 元，各市县根据具体财政情况有所差别。由图 2-10 可知，效用曲线为 U_1，AB 与 U_1 的切点 $M(X_1, I_1)$ 为投入的最佳组合点，其中 X_1 为政府对失独老人的物质补助，I_1 表示政府对失独老人的心理补助。因此，失独老人对该补助组合较满意，此时在 U_1 的水平上实现效用最大化。目前，我国政府对失独家庭的物质救助对保障他们的晚年生活来说只是杯水车薪，失独家庭面临的最大问题是心理情感的危机，尤其是独生子女家庭具有高度的内源性与外源性风险，因此失独家庭并不是"贫困家庭"，而是"痛苦家庭"。政府对该群体的物质补助投入相对降低（即没有随物价生活水平的提高而提高），此时效用开始下降，降低至 U_2。

当失独老人的总效用水平降低至 U_2 时，无差异曲线 U_2 与预算约束线 AB 出现两个交点，说明 AB 的投入配置没有实现效用最大化。从理论上讲，追求效用的最大化应重新配置政府对失独老人的投入，以实现 U_2 的效用最大化，即将投入预算约束线由 AB 降低至 AD。但是作为一个负责任的政府，它始终会把人民的利益放在第一位，不仅要保障失独老人的基本生活，更要帮助这些老人重新找回自信与尊严。因此，不能按照理论原则所显示的，将投入的预

算约束线由 AB 降低至 AD。由图 2-10 可知,总效用从 U_2 重新提高至 U_1,新的预算约束线即补偿约束线 CD 与 U_1 的交点 $N(X_2,I_2)$ 为效用最大化点。即必须重视对失独老人心理方面的支持与引导,不仅仅是给这些老人提供物质补助,更要与他们平等地对话,设身处地地为他们考虑,让失独老人感到自己被接纳与尊重、并未被社会所抛弃。通过以上分析可知,政府社会应该加大对其心理方面的救助。政府的投入无差异曲线用 CD 表示,此曲线的含义是政府在一定时期内的社会补助投入。效用的预算约束线的位置在社会发展的不同时期不断地变化着。此曲线上的任意点表示的效用是相同的,可以通过不同的救助组合达到。其中,$N(X_2,I_2)$ 是最佳投入配置组合点。

二、卫生服务需求模型

当一个人患病或受伤后,其首先会想到寻求卫生服务,卫生服务消费的目的是为了改善健康状况,同时由于卫生服务费用的开支会减少患者对其他商品的消费,因此患者在决定是否寻求保健的同时,还要决定去哪一级别的卫生服务机构接受治疗。所以,除了研究消费者行为理论之外,研究消费者卫生服务需求模型也十分重要。

对于卫生服务需求模型的研究最早可以追溯到 20 世纪中叶,艾罗对卫生服务特点的分析奠定了卫生服务需求理论的基础。早期的卫生服务需求模型源于效用最大化假设下的简单平衡方程。格罗斯曼、埃克申和克里斯塔森通过在需求方程中引入时间和人口变量对模型进行了边际改善。但是这些模型并没有注意到卫生服务质量的重要性,直到海勒、艾肯及其他研究者利用发展中国家的数据,研究了卫生服务影响因素的非连续性选择方程,卫生服务质量对于需求的意义才得到经济学家的重视。第一个完整的现代卫生服务需求模型由格特勒等提出,他们对卫生服务需求模型进行了一般化定义。比特兰等对有关发展中国家卫生服务需求的研究进行了梳理。此后,经济学家一方面不断丰富该模型的理论内容,另一方面利用该模型取得了大量经验分析结论。

对卫生服务需求模型估计方法的讨论是一个非常重要的问题。最初的研究使用多项式逻辑模型(multinomial logit model,MNL)对需求进行建模,再进行估计。但 MNL 需要满足不相关选择的独立性(independence of irrelevant alternatives,IIA)条件,即患者每次治疗时对卫生用服务的选择是唯一的。如果个人需求模型并不遵循 IIA 条件,将导致 MNL 估计的参数估计量的不一致性。为解决该问题,麦克法登提出,如果个人需求模型并不遵循 IIA 条件,需求函数可采用嵌套的多项式逻辑模型(nested MNL,NMNL)。

本节主要引用格特勒和范德加格的静态卫生服务需求模型,该模型认为效用主要依赖于对健康和除保健之外的其他商品的消费。在消费者面前有一系列可供选择的卫生服务机构(包括自我保健),每个卫生服务机构都有其相应的服务和对应的价格,其中价格包括货币价格和非货币价格,诸如患者就医时在路上和等待就诊所花的时间。这些机构对他们的健康有着不同的潜在的影响,这个影响取决于患者的个人特征和一些反映卫生服务效用的随机项。所以患者在权衡不同卫生服务机构的信息和他们自己的收入后,会选择一所使他们的预期效用达到最大的卫生服务机构。

患者在获得特定机构的卫生服务后的预期效用函数为

$$U = U(H, Y - P) \qquad (2-13)$$

式中：U 指患者在特定卫生服务机构获得治疗后的效用；H 指患者在得到治疗后的预期健康状况；$Y-P$ 在这里是指消费，它是患者的收入减去其所支付的卫生服务费用，患者的收入在这里假定为外生变量。式(2-13)代表患者到某一卫生服务机构接受治疗后得到的效用，可是当有许多卫生服务机构可供患者选择时，他们就面对许多可能的效用，每个效用对应一个备择的卫生服务机构。假定某人面对 $j+1$ 个可行的备择卫生服务机构(当 $j=0$ 时是自我保健)，他要从中选择一个能使其预期效用最大的那个，这样最大预期效用函数为

$$U^* = \max(U_0, U_1, \cdots, U_j) \qquad (2-14)$$

U^* 是最大效用，U_j 定义为

$$U_j = U(H_j, Y - P_j) \qquad j = 1, 2, \cdots, j \qquad (2-15)$$

患者在综合各个卫生服务机构的质量、价格和自己的收入后，选择一个能使其预期效用达到最大的机构。效用来自对健康和除保健外的其他商品和服务的消费。换句话说，患者选择机构 i，当且仅当

$$U_i > U_j \qquad j \neq i \qquad (2-16)$$

式(2-16)就是我们要估计的对不同级别卫生服务机构需求的决定因素。

模型的具体分解为：式(2-16)产生的结果是一系列以被选择的卫生服务机构的概率形式出现的需求函数。某一卫生服务机构被选择到的概率等于该被选中的卫生服务机构在所有可被选择的卫生服务机构中产生的效用最高的概率。例如，在模型中有 5 种可被选择的机构，如果某人选择了第 2 种机构，那么概率 $P_r(2) = P(U_2 > U_1, U_2 > U_3, U_2 > U_4, U_2 > U_5)$，对他来说第 2 种卫生服务机构能给他产生的预期效用最大。需求函数的形式取决于条件效用函数的形式和一些随机变量的分布。

由于我们无法观察到与患者选择相关的所有因素，所以我们假定患者在某一卫生服务机构接受治疗后所获得的效用由可观察变量 V_j 和不可观察变量 μ_j 这两部分组成，则

$$U_j = V_j + \mu_j + \varepsilon_j \qquad j = 1, 2, \cdots, j \qquad (2-17)$$

式中：V_j 是选择卫生服务机构 j 所对应的可被观察到的那部分效用，如净消费 $(Y-P)$ 和个人特征；而决定个人健康状态的个人属性项 μ_j 则是一个观察不到的变量，诸如遗传性体质、个人的生活行为方式等；ε_j 是随机变量分布。

通过以上的描述，我们可以发现不同人因为有不同的 μ_j 值而选择不同的卫生服务机构，但不同被选择的卫生服务机构其可被观察到的那部分效用是相等的。因此在式(2-16)中，当患者选择卫生服务机构 i，我们用概率来观察这一事件就是

$$P_i = P_r(U_i > U_j) = P_r(V_i + \mu_i > V_j + \mu_j) = P_r(\mu_i > \mu_j + V_j - V_i) \qquad (2-18)$$

为了估计产生这些概率的未知参数，我们进一步设定 V_j，μ_j 和 ε_j。我们让 V_j 为

$$V_j = \beta_{0j} + \beta_j X + \alpha_1(Y - P) + \alpha_2(Y - P)^2 \qquad j = 1, 2, \cdots, j \qquad (2-19)$$

式(2-19)是间接效用函数方程，其中净消费的二次方 $(Y-P)^2$ 表示收入的边际效用的变化；式(2-19)中的人口特征变量的系数 β_j 是随备择卫生服务机构的改变而改变的，而在经济学变量前的系数 α_1 和 α_2 在各种备择卫生服务机构中是常数；除自我保健之外的选择的条

件效用函数的分布是相互独立的。

用式(2-19)进行估计。在该模型中有 5 种卫生服务机构可供选择,多项变量 X 前共有 5 个系数 $\beta_1,\beta_2,\beta_3,\beta_4,\beta_5$,条件变量 $(Y-P_1,Y-P_2,Y-P_3,Y-P_4,Y-P_5)$ 及 $[(Y-P_1)^2,(Y-P_2)^2,(Y-P_3)^2,(Y-P_4)^2,(Y-P_5)^2]$ 前共有 2 个系数 α_1,α_2 被选择到的卫生服务机构一定是效用最高的。假定某人选择第 3 种卫生服务机构,那么对他来说,$V_3>V_1,V_3>V_2,V_3>V_4,V_3>V_5$。我们还假定联合分布 μ_j 和 ε_j 呈极端值分布特征,这样被择机构的误差项之间就互不关联了。我们把选择 0 定为自我卫生服务,选择 1～4 为各种被选择的卫生服务机构,麦克法登已证明了选择自我保健的概率公式为

$$\text{Prob}(\text{Choic}=0)=\exp V_0/\exp V_0+\sum \exp V_j \qquad (2-20)$$

选择各种不同卫生服务机构的概率公式为

$$\text{Prob}(\text{Choic}=i)=\exp V_0/\exp V_0+\sum \exp V_j \quad i=1,\cdots,4 \qquad (2-21)$$

$$\sum P_r(\text{Choic}=i)=1 \qquad (2-22)$$

这样我们就能用模型对图 2-11 所示从下至上进行参数估计,分析消费者的就医行为。通过对参数模型进行估计,就可以知道影响消费者卫生服务需求行为改变的因素有哪些,然后再对这些因素进行具体分析,为政策制定者制定和修改政策提供可靠的参考依据。

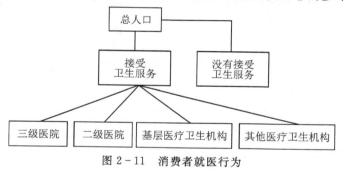

图 2-11　消费者就医行为

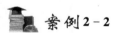 **案例 2-2**

卫生服务需求模型与就医选择

慢性病全称是慢性非传染性疾病,不是特指某种疾病,而是对一类起病隐匿,病程长且病情迁延不愈,缺乏确切的传染性生物病因证据,病因复杂,且有些尚未完全被确认的疾病的概括性总称。2019 年,中国居民因心脑血管疾病、癌症、慢性呼吸系统疾病和糖尿病等四类慢性病导致的过早死亡率为 16.5%。中国慢性病患者的基数还在不断扩大,同时因慢性病死亡的比例也在持续增加,截至 2019 年,中国因慢性病导致的死亡人数占总死亡人数的 88.5%,其中心脑血管疾病、癌症、慢性呼吸系统疾病死亡比率合计占到了 80.7%。根据《中国居民营养与慢性病状况报告(2020)年》,随着慢性病患者生存期的不断延长,人口老龄化、城镇化、工业化进程的加快和行为危险因素流行对慢性病发病的影响,中国慢性病患者基数仍将不断扩大,慢性病防控工作仍然面临巨大挑战。

思考与讨论

1.卫生服务需要和需求之间的区别和联系是什么？卫生服务需求具有哪些特点？卫生服务需求的影响因素有哪些？

2.什么是需求交叉价格弹性？需求的交叉价格弹性为＋6.5是什么意思？此时，两种商品是替代品还是互补品？

3.简述价格弹性的类型及其所反映的价格与需求量之间的关系。

4.卫生服务需求有哪些特性？

第三章　卫生服务供给

 本章导学

随着社会经济的发展,居民的卫生服务需求呈现多元化、高质量化趋势,这对卫生服务供给的结构、能力与效率提出了更高的要求。在当前背景下,如何优化卫生服务供给,实现卫生服务需求、资源、供给三者之间的动态平衡,成为推动卫生服务体系可持续发展的核心议题。本章将主要介绍卫生服务供给弹性、卫生服务供给的相关理论,探讨卫生服务供方诱导需求的原因及测量方法。

学习目标

1. 熟记卫生服务供给的基本概念。
2. 掌握卫生服务供给曲线以及变动。
3. 熟悉卫生服务供给的特点。
4. 了解卫生服务供给的弹性和卫生服务供给者行为理论。
5. 了解卫生服务供方诱导需求。

情境导入

实施"健康中国"战略标志着我国卫生健康事业发展进入新时代,卫生健康服务供给体系建设有了新定位、新目标。新一轮医疗改革以来,人民群众"看病难、看病贵"仍然是由于医疗卫生服务供方对资源控制不当导致的卫生服务诱导需求的社会热点问题,卫生健康服务供给侧改革十分迫切。

深化卫生健康服务供给侧结构性改革需着重解决补短板、补空白、降成本等问题。新医改的文件明确提出要"建立分工明确、信息互通、资源共享、协调互动的公共卫生服务体系;提高公共卫生服务和突发公共卫生事件应急处置能力"。

那么什么是卫生服务供给?哪些因素会影响卫生服务供给?什么是卫生服务供给弹性?什么是卫生服务供给者行为理论?接下来我们将学习卫生服务供给的相关知识。

第一节　卫生服务供给概述

一、卫生服务供给的定义

在卫生领域中,卫生服务供给是指卫生服务提供者在某一特定时间内,在某一价格下,愿意而且能够提供的卫生服务的数量。同时,卫生服务供给具备一般商品或劳务供给的两个条件：①卫生服务提供者必须有提供卫生产品或卫生服务的意愿；②卫生服务提供者具备提供卫生产品或卫生服务的能力。卫生服务供给分为个别供给和市场供给。个别供给是指单个卫生服务部门对某种卫生服务或卫生产品的供给；市场供给是指该项卫生服务或产品市场所有个别供给的总和，即与每一种可能的售价相对应的每一个卫生服务部门供给量的总和。

二、卫生服务供给的目的和特点

(一)卫生服务供给的目的

对于一般商品或服务的生产者而言，供给的主要目的是产量最大化或利润最大化。而卫生服务供给的目的是通过卫生服务的提供，承担起保护生产力和人们身心健康的社会职能，保护和增进人群健康。

但是，应注意到卫生服务供给目的的多元性，即不同的卫生服务提供者具有不同的供给目的。①对于营利性的卫生服务提供者，提供医疗服务的目的是追求利润最大化；②对于非营利性的医疗服务提供者，提供医疗服务的目的除了要达到一定的经济收益外，更重要的是为了提供社会福利，以获得社会效益；③对于一些非营利性的医疗服务提供者，其为了追求效用的极大化而提供医疗服务。

医疗服务的供给目的不同，医疗服务提供者所表现的行为也不相同。如果医疗服务提供者提供医疗服务的目的是为了达到利润最大化，可以通过两种手段来实现：①在一定成本下实现服务量的最大化；②在一定服务量的前提下实现成本最小化。实际上就是少投入多产出，这样才能获得最大的利润，从而促使提供者提供更多的服务。相反，如果医疗服务提供者提供医疗服务的目的主要是追求社会效益，则在没有利润的情况下其也会提供服务，因而，可使医疗服务的供给量达到最大化。因此，供给的目的决定了医疗服务提供者的行为，从而也决定了医疗服务的供给量。

(二)卫生服务供给的特点

供给是为需求服务的，供给必须符合需求。因此，从"按需供给"这个角度看，医疗供给本身是被动的。但由于供给的对象是有生命的患者，而且医务人员对医疗服务供给本身又具有他人无法替代的职业"特权"，这样一来，与其他服务行业的"供给"相比，医疗服务供给又具有自身的若干特点。

1. 及时性

供给必须及时，因为医疗服务的对象是生物性和社会性相统一的患者，病情本身又是瞬息万变的，所以在诊疗过程中，时间就是生命，贻误了时间就可能造成不堪设想的后果。为尽快消除患者疾苦而争分夺秒，则是医务人员应尽的责任。卫生服务的生产行为与消费行为同时发生，生产过程即是消费过程，无法事前生产、储存、运输、批发零售。

2. 准确性

医疗服务是以保护人的健康和生命为目的的，这就要求供给者提供的医疗服务必须准确无误，容不得一丝差错。准确性的核心是医疗服务的质量，医疗质量的高低主要表现在诊断的准确率、治疗的成功率、患者的费用负担水平和诊疗时间的长短等方面。

3. 垄断性

医疗服务供给的垄断性主要表现在三个方面，或者说反映在以下三层含义上。

（1）从业资格的法制垄断性。凡是从事医疗服务供给的人，只能是受过正规医学专业教育并取得了受法律限制的执业资格证书和行医许可证的一部分人员，只有这些人员才有资格从事这一职业。

（2）医务人员由于享有处方权、诊治权等职业特权，对于就诊患者的医疗服务供给，在内容、数量和档次上其都具有控制和诱导作用。

（3）在某些地域，由于历史或现实的原因，医疗机构少或规模过小，出现医疗机构供不应求的局面，处在这种特定环境中的医疗机构，也就自然地成了该地域医疗服务供给的垄断者。

这三种垄断表现极可能引发的医疗服务行为偏差，对医疗服务管理者来说，是很值得注意的问题。

4. 公益性

卫生服务供给不完全等同于一般商品的供给，其中一些卫生服务属于公共产品，具有非排他性（在技术上或经济上不可能把不支付费用但需要消费的人排除在外）和非竞争性（无论增加多少消费者，都不会减少其他人的消费）的特点，如公共卫生服务的提供。从某种程度上说，不具有足以刺激生产者进行生产以实现利润最大化目的的价格。《关于卫生改革与发展的决定》指出，我国卫生事业是政府实行一定福利政策的社会公益性事业。

5. 外部性

同一般商品和服务不同，卫生服务是一种特殊的劳务，卫生服务供给具有外部性的特征。这种外部性包括正外部性和负外部性，其划分取决于个人是否无偿地享有额外收益，或者是否承受了不是由个人导致的额外成本。正外部性是指卫生服务提供者的生产行为对他人产生了积极有利的影响，但自身并未从中获得相应的收益（如传染病的预防），这将导致具有正外部性的产品在市场上可能会供给不足。负外部性是指那些供给者的生产行为对他人产生了不利的影响，使他人为此付出了代价而并未得到补偿（如滥用抗生素）；如果缺乏政府的有效干预，具有负外部性的产品在市场上可能会供给过量。

6. 信息不对称

卫生保健服务的不确定性产生的部分原因是缺乏信息。有时，某一方知道的所需信息多于其他方知道的信息，例如，对于某种疾病的治疗方案和转归等，卫生服务提供者掌握这些信息，而患者则知之甚少，因而出现了信息不对称问题。如消费者可能不知道哪家医院诊治质量更好，哪个医生医疗水平更高；一旦患病可能不知道应到哪里就诊，缺乏信息使得消费者有时只能依靠卫生服务提供者做出决定，从而形成一种特殊的委托-代理关系。

7. 主导性

在生产和提供卫生服务的过程中，由于信息不对称，卫生服务的消费者缺乏足够的信息，使其对卫生服务的需求难以拥有主导地位，具有被动性。在卫生服务利用选择上，提供者是需求者的代理人，处于主导地位。

三、卫生服务供给曲线及变动

（一）卫生服务供给曲线

1. 供给曲线

供给曲线是表示产品供给量和价格之间函数关系的一种几何图形。供给曲线也是一条光滑的曲线,它建立在价格和供给量的变化是连续假设的基础上。

供给曲线有多种形状,即价格和供给量的关系可以是线性关系或非线性关系。当价格和供给量为一元一次线性函数时,两者为线性关系,供给曲线为直线型。非线性关系是指供给函数为非线性函数时,供给曲线为曲线型。

本节介绍的供给曲线是经济学中最常使用的图形,如图 3-1 所示,图中的纵轴 P 表示每单位商品或服务的价格,横轴 Q 表示单位时间内供给的产品或服务的数量,曲线向右上方延伸,斜率为正,它表示生产者在每个价格上愿意生产和出售的某种产品或服务的数量。从图中可以看出,供给曲线表明价格与供给之间存在着同方向变动的关系,即在其他条件不变的情况下,供给量随着价格的上升而增加,随着价格的下降而减少。

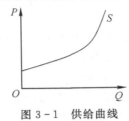

图 3-1　供给曲线

表 3-1 为某种产品或服务的供给表,其中 P 为产品或服务的价格,Q 为产品或服务对应价格下生产者供给的产品或服务的数量,A、B、C、D、E 分别代表不同的场景或情景。从表 3-1 可以发现,生产者在价格较高时比价格低时更愿意生产并出售更多的产品。这是因为供应商是产品价格的收付方,对他们而言价格代表着收入,提高收入是生产和销售产品的动机所在。

表 3-1　某种产品或服务的供给表

场景	P	Q
A	5	18
B	4	16
C	3	12
D	2	7
E	1	0

2. 供给函数

价格与供给量之间的关系还可通过供给函数式来表达。若把影响供给量的因素作为自变量,把供给量作为因变量,用 a, b, c, $\cdots$, n 代表影响供给的因素,则供给函数为

$$Q_s = f(a, b, c, \cdots, n) \qquad (3-1)$$

假定其他因素不变,只考虑商品或服务自身的价格与该商品或服务的供给量的关系,以 P 代表价格,则供给函数可写为

$$Q_s = f(P) \qquad (3-2)$$

如果商品或服务的供给量与其价格为线性关系,供给函数就是线性的供给函数,则供给曲线是一条直线。线性供给函数表达为

$$Q_s = c + d \cdot P \qquad (3-3)$$

如果供给量与价格之间是非线性关系,供给函数就是非线性供给函数,供给曲线是曲线。非线性供给函数表达为

$$Q_S = \lambda P^\beta \qquad\qquad (3-4)$$

式中:c、d、λ 和 β 为数值为正的常数,P 为商品或服务的价格。

(二)卫生服务供给变动

在学习卫生服务供给时,应了解和区分供给与供给量的变化,供给曲线的移动是由供给数量的变动所致的,供给数量的变动包括以下两种情况。

1. 供给的变动

供给增加使曲线右移,供给减少使曲线左移。如图 3-2 所示,供给增加使曲线 S_1 右移至 S_2,供给减少使之左移至 S_3。供给变化的原因是一个或多个影响供给的因素发生了变化,通常是指某种商品或服务价格不变的前提下,其他因素(如生产成本、相关商品或服务的价格、预期价格等)变化所导致的该商品或服务供给数量的变化。

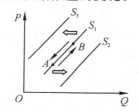

图 3-2 供给曲线的移动

2. 供给量的变动

供给量的变动是指在其他条件不变的前提下,某种商品或服务的价格变化引起的该商品或服务供给数量的变化。供给量的变化即同一供给表中价格数量组合的变化,在几何图形上表现为同一供给曲线上的点的移动,如图 3-2 所示,即由 A 点移至 B 点,移动的原因是该产品的价格发生了变化。如某种药品的价格由每盒 5 元降到 3 元,将会使这种药品的供给量由 2 亿吨减少到 1 亿吨。这是供给量的变化,不是供给的变化。供给是价格与数量关系的整个函数表,当价格变化时,该函数表并不发生变化。

(三)供给与卫生服务供给的决定因素

供给的决定因素很多,既有经济方面的因素,也有非经济方面的因素。

1. 生产者的目标

在经济学中,一般假定生产者的目标是利润最大化。在此假定条件下,生产者供给量的多少往往取决于这些供给能否给其带来最大利润。如果生产者的目标并非利润最大,而是产量最大或效用最大,则会产生不同的供给水平。

2. 生产成本的变化

生产成本的变化是决定供给曲线移动一个主要因素。当一种物品的生产成本低于市场价格时,对于厂商来说供给大量这种物品就会盈利。当生产成本高于价格时,厂商就会减少生产,而转向生产其他的产品,或者可能停产。

生产成本主要由"投入的价格"和"技术的改进"所决定。生产产品所需的"投入的价格"

（如劳动力、能源或者机器的价格）对既定产出的生产成本具有重要的影响，一种商品或服务的供给量与生产其所用的投入的价格负相关。如果投入品的价格下降，则会出现供给曲线右移的状况。例如，由于中药材变得便宜了，降低了生产这种中药制剂的成本，其供给曲线则会向右移动，即在相同价格上，生产者愿意提供更大的供给量。对生产成本同样重要的另一个决定因素是"技术的改进"，它能够减少生产同样产出所必需的投入的数量。例如在近三十年中，计算机工业正是由于技术进步，使市场供给曲线向右移动。

3. 产品的价格

产品本身的价格也是决定商品和服务供给量的因素之一。价格与供给量正相关，当其他条件相同时，一种产品的价格上升，供给量就相应上升；价格下降，供给量则相应下降。价格与供给量这种特殊的关系称为供给法则。

除此之外，影响供给的因素还有：①其他相关物品的价格。制造某种产品（如西药）的生产者可以利用其设备和人力资源生产其他产品（中药）。中药的价格越高，就越有可能促使生产者将生产西药改为生产中药，使西药的供给量下降。②市场上的供给者数量。一般地，在其他因素不变的情况下，供应商越多，市场供给越大。随着更多生产者的加入，其供给曲线将向右侧移动。反之，供应商越少，市场供给就越低。

此外，税收和补贴也可以影响供给。对一般商品而言，销售税或财产税的增加将使生产成本上升，从而使供给下降。相反，补贴则是一种"反向税"，如果政府补贴一种商品或服务的生产，实际是降低了该产品的生产成本，从而增加了供给。

第二节 卫生服务供给弹性

一、卫生服务供给弹性的定义

经济学分析关注的是两个或多个经济变量的关联性。弹性是指自变量变化一个百分比引起的因变量变化的百分比，是反映因变量变化对自变量变化反应的敏感程度的指标。供给弹性表示某一商品或服务的供给量变化对价格变化的反应程度，表示价格变动与数量变动之间的相对关系，而不是绝对关系。

如果以 E_s 表示供给弹性，以 Q_s 表示供给量，以 P 表示价格，则供给的价格弹性可表示为

$$E_s = \frac{dQ_s}{dP} \times \frac{P}{Q_s} \qquad (3-5)$$

供给弹性可分为供给的点弹性和供给的弧弹性，两种弹性具体表述如下：

供给的点弹性表示某种服务供给曲线上某一点的弹性，用 Q 表示供给数量、P 表示价格，则点弹性公式为

$$E_s = \frac{dQ}{dP} \times \frac{P}{Q} \qquad (3-6)$$

供给的弧弹性是某种服务供给曲线上两点之间的弧的弹性，弧弹性公式为

$$E_s = \frac{\Delta Q}{\Delta P} \times \frac{P}{Q} \qquad (3-7)$$

二、卫生服务供给弹性的种类

对于不同的商品或服务,供给弹性是不相同的,可以根据供给弹性系数 E_s 值的大小,将供给弹性分为五种类型:供给完全无弹性、供给完全弹性、供给为单位弹性、供给缺乏弹性和供给富有弹性,见表 3-2。

表 3-2　供给的价格弹性

弹性	特性	价格上升1%对供给量的影响
$E_s=0$	完全无弹性	零
$E_s=\infty$	完全弹性	无限上升
$E_s=1$	单位弹性	上升1%
$0<E_s<1$	缺乏弹性	上升小于1%
$E_s>1$	富有弹性	上升大于1%

1. $E_s=0$,供给完全无弹性

供给完全无弹性的供给曲线是与纵轴平行的一条垂线,如图 3-3(a)所示。极其稀缺、珍贵、无法复制的商品,如土地、文物等属于这一类。

2. $E_s=\infty$,供给完全弹性,即弹性无穷大

供给完全弹性的供给曲线是与横轴平行的一条水平线,如图 3-3(b)所示。只有在商品出现严重过剩时,才可能出现类似的情况。

3. $E_s=1$,供给为单位弹性

供给为单位弹性的供给曲线如图 3-3(c)所示,这也是现实中极少出现的一种情况。

4. $E_s<1$,供给缺乏弹性

供给缺乏弹性是指供给量变动幅度小于价格变动幅度,其供给曲线的形状比较陡,如图 3-3(d)所示。卫生服务的供给大多属于此类。

5. $E_s>1$,供给富有弹性

供给富有弹性是指供给量变动的幅度大于价格变动的幅度,其供给曲线形状较平缓,如图 3-3(e)所示。

一般来说,不同类型的卫生服务,供给弹性有所差别。劳动密集型服务,供给弹性较大,如体检;而资本密集型服务供给弹性较小,如 CT 检查。

假设现有某项手术治疗价格为 100 元,供给量为 20 人;当价格上升为 150 元时,供给量为 40 人。

计算弧弹性为

$$E_s = \frac{40-20}{150-100} \times \frac{100+150}{20+40} = 1.67$$

计算点弹性为

$$E_s = 0.4 \times 100/20 = 2$$
$$E_s = 0.4 \times 150/40 = 1.5$$

该项手术治疗的供给价格弹性属于富有弹性,价格增加1%,而供给量增加幅度超过1%。

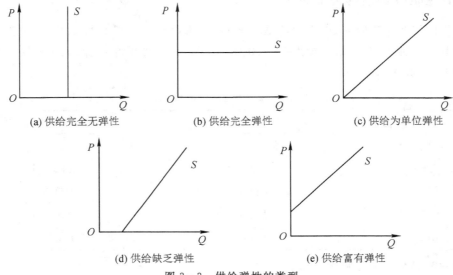

(a) 供给完全无弹性   (b) 供给完全弹性   (c) 供给为单位弹性

(d) 供给缺乏弹性   (e) 供给富有弹性

图 3 - 3　供给弹性的类型

三、卫生服务供给弹性的影响因素

经济学家认为,决定供给弹性系数的因素主要有以下三方面。

1. 产量调整的伸缩性

决定供给弹性的一个主要因素取决于卖者改变其生产产品或服务产量的伸缩性,即卖者能否易于增加产量。诸如汽车和电视等属于产量增减具有伸缩性的产品,因为生产这些产品的企业可以对其价格的上升做出积极反应,决定对产量进行调整,增加该产品的生产,这些产品的供给显然是富有弹性的。

其他自然资源(如土地)的供给曲线通常都是垂直的,大自然决定着其可利用的数量,而不是价格。厂商不能使其生产数量增加在原有可利用数量之上,且它们不论价格如何,供给量不会改变。在此,供给曲线具有零弹性,即不论价格是否变化,也不论价格变化有多大,都不能改变生产的数量。此时,消费者对不变的供给竞相出价,需求的移动只引起价格的变化。

2. 时间因素

时间因素也是供给弹性大小的一个关键决定因素。通常,一种产品在短期内供给弹性较小,在长期内供给弹性较大。如果时间很短,生产者不能轻易地改变工厂的规模来增加或减少一种物品的生产,因此,在短期内供给量对价格是不敏感的。但是,在长期内,随着时间的推移,企业可以建立新工厂,吸收新的劳动力。此外,新的企业也可能被组建并进入市场,旧企业也可以关闭。因此,在长期内供给量可以对价格做出较大的反应。

3. 替代品

替代品也是影响供给弹性的因素之一,包括替代品的数目和替代品的相似程度。对于一般商品或服务来说,替代品数目越多,相似程度越大,弹性系数就越大。如果生产一种商品或服务所用的投入的价格上涨,因此,生产者就会不用这种投入而用其他投入来替代。当这种商品由于投入的价格上涨而提高价格时,原来用于生产其他商品的投入就会被转用来生产这种商品,由此可以提高这种商品的供给量。在这种情况下,供给弹性系数就大。反之,供给弹性系数就小。

同时,替代品的使用也与时间有关。一般地,生产者不可能因为生产一种产品的某一投入价格的上涨而很快用其他投入来替代。然而,时间越长,生产者用其他投入替代这种投入的可能性就越大;当这种产品因其投入价格的上涨而提高价格时,生产者就会大大增加供给量。

影响供给弹性的因素还有生产成本的高低和产品生产周期的长短。通常增加产品供给量所引起的成本上升越多,供给弹性就越小。产品生产周期越长,供给弹性也越小。因为这两种情况下价格的上涨都不大可能引起供给量的大量增加。

案例3-1

大医院"豪华风"劲吹,加剧"看病贵"

近年来,医院劲吹"豪华风":大医院的楼房越来越高,医疗设备越来越先进,装修越来越豪华。在"看病贵、看病难"问题日益突出的今天,医院"豪华风"引起了人们的思考:医院为何热衷于走"豪华"之路?

在××市,各大医院的豪华大楼一幢幢拔地而起,许多医院的大楼相继投入使用。某大医院投入使用的综合医疗大楼,3层VIP病房可根据患者需要提供套间、单人间和双人间病房,套间床位费每天为1000～1200元,单人间床位费每天660元。其中,套间面积约为100平方米,配备有进口的全自动电子病床,价值人民币4万余元。某三甲医院院长说,20世纪90年代以来,各大医院纷纷盖大楼、更新医疗设备,谁的设备好,就医环境好,谁就能赢得更多的患者,业务收入就会大幅增长,就会进入快速发展的良性循环轨道。

大医院购买大型设备,新建大楼,改善"硬环境";中型医院也纷纷跟进;最后,连县级医院也不能免俗。谁先跟进,谁就抓住了机遇,走上了发展快车道。而一些基础薄弱的医院因无力跟进,患者日益减少,从而陷入恶性循环。

大医院门庭若市,小医院门可罗雀。大医院门诊大楼内熙熙攘攘,自动扶梯上站满了人,就诊高峰期,其热闹景象就像节假日里的大商场、大超市。而在一些社区医院,一天没有几个人来看病,其日均门诊量只有二三十个人。

某医院院长说,小医院发展不足,患者不愿来看病,连员工工资都难保证,医院哪能留住人?而大医院门庭若市,业务收入高,员工奖金丰厚。这样一来,导致医院救治实力两极分化:大医院"吃不了",一再扩张,盖豪华大楼,添置新设备;小医院"吃不饱",不断萎缩。

某省医院协会常务理事说,大型医院设备先进,CT、核磁共振、血管造影仪等大型仪器设备基本上都是"洋货"。这些设备多被一些世界级大品牌垄断,价格不菲,医院最终又将负担转移到患者身上。

有关人士认为,当前"看病贵"的成因十分复杂,但医院的"豪华风"加剧了"看病贵"。

医疗费用增长过快,已超过普通居民的承受能力。因为看病贵,很多人选择有病不看。原卫生部第三次全国卫生医疗调查显示,我国城乡居民应就诊而未就诊的比例已达48.9%;在住院患者中,主动提出提前出院的比例为43.3%。

为什么人们都钟爱大医院?在某高校供职的沈女士的想法颇具代表性,她认为:"大多数大医院都是公立医院,集中了我国大部分的高级医疗人才,集中了顶尖的设备,基本上代表了国内的最高医疗水平。去大医院看病让人放心。"

一位业内人士说，现实的情形是，一些乡镇卫生院设备还停留在"血压计、听诊器、温度计"的水平。小医院的发展不足，使人们对小医院失去"信任"。患者有了常见病、多发病也挤到大医院看，城镇居民看病要出社区，农民看病得进城，造成了"消费高移"，这是导致"看病贵"的重要原因之一。

卫生专家建议，大医院运行成本高，小病去大医院是不划算的。社区居民要走出"误区"，不要"迷信"大医院。常见病和多发病，尽量去社区医院看，这样既减轻了自己的经济负担，也能促进医疗资源的合理利用，减轻大医院的就诊压力。

一些专家呼吁，政府有关部门要切实履行责任，做好规划，加大对卫生事业的投入力度，积极引导和扶持农村卫生院和社区卫生院的发展，推进基本医疗保障进社区，让居民能就近得到医疗服务，以缓解"看病贵"问题。大医院应从诊治常见病、多发病中"解放"出来，将主要精力集中在疑难病的治疗上。基于我国国情，"豪华之风不可长"，对一些片面追求豪华的公立医院，有关部门也要出台相应的调控措施。

第三节 卫生服务供给的相关理论

一、生产理论

卫生服务供给是卫生服务提供者在一定时间内，在一定价格或成本消耗水平上，愿意且能够提供的卫生服务数量。卫生服务供给的数量受社会经济发展水平、卫生服务价格、服务成本、服务需求水平、资源与医疗保障制度等因素的影响。卫生服务供给的基础是生产，要研究供给者行为必须从研究生产开始。卫生服务生产理论著则主要关注卫生服务的提供过程、生产要素的组合以及生产效率的提升。

（一）生产要素

1.生产要素的含义

生产要素是进行社会生产经营活动时所需要的各种社会资源，是维系国民经济运行及市场主体生产经营过程中所必需的基本因素，是进行物质生产所必需的一切要素及其环境条件。一般而言，生产要素至少包括人的要素、物的要素及其结合因素，劳动者和生产资料是生产的最基本要素。

2.生产要素的构成

生产要素经过了从配第提出的"生产要素二元论"，到萨伊开创的"生产要素三元论"，再到经济学家阿尔弗里德·马歇尔论述的"生产要素四元论"，最后到罗福凯主张的"生产七要素论"一系列的改进过程。目前，我们将生产要素分为四项，分别是劳动、资源、资本和企业家才能。

劳动是指人们在生产过程中以体力和脑力的形式提供的各种劳务，是最重要的经济资源和生产要素。资源（或土地）不仅指土地本身，还包括与土地有关的一切自然资源。资本是指生产过程中投入的物品和货币等，如厂房、机器设备、动力燃料和流动资金等。企业家才能是指建立、组织和经营企业所表现出来的才能，包括企业家经营企业的经营能力、管理能力和创新能力等。

随着经济学理论和实践的不断发展,生产要素的分类和内涵也在不断丰富。在现代经济中,技术和信息的重要性日益凸显,它们成为推动经济发展的重要因素。

(二)生产函数

1. 生产函数的定义

生产函数表示在一定时期内技术条件不变的情况下,生产要素的投入数量与所生产的产品或所能提供服务的产量之间的关系,反应某种商品或服务投入与最大产出的内在联系。其函数表达式为

$$Q = f(x_1, x_2, \cdots, x_n) \tag{3-8}$$

式中:$x_1, x_2, \cdots, x_n$ 依次表示某产品生产过程中所使用的 n 种生产要素的投入数量,Q 表示所能生产的最大产量。

在经济学分析中,通常只使用劳动(L)和资本(K)这两种生产要素,所以生产函数还可以写成

$$Q = f(L, K) \tag{3-9}$$

生产函数建立的前提条件是一定时期内的生产技术水平不变。

2. 生产函数的分类

1)一种可变投入的生产函数

一种可变投入的生产函数是指对既定产品,技术条件不变时固定投入(通常是资本)、可变动投入(通常是劳动)与可能生产的最大产量间的关系。

(1)总产量、平均产量与边际产量。

总产量(P_T):指与一定的可变投入相对应的最大产量。

平均产量(P_A):指单位可变投入的产量,即总产量与可变投入量(L)之比。

边际产量(P_M):指增加一单位可变投入量所引起的总产量的改变量,即 $P_M = \Delta P_T / \Delta L$(总门诊数的增量比医生数的增量)。

总产量、平均产量和边际产量之间的关系具有以下特点:

①随投入量 L 的增加,P_T、P_A 和 P_M 都是先递增,到一定程度后就分别递减。

②当 P_A 上升时,$P_M > P_A$;当 P_A 达到最大值时,$P_M = P_A$;当 P_A 下降时,$P_M < P_A$。这说明当边际产量大于平均产量时,平均产量就增加,反之,平均产量就降低;而当平均产量与边际产量相等时,平均产量达到最高值。

③当 $P_M = 0$ 时,总产量 P_T 达到最大值。

④当 P_T 下降时,P_A 继续下降,而 P_M 为负值。

(2)边际收益递减规律。

当其他投入要素数量保持不变时,如果一种投入要素不断地等量增加,超过一定数量后,产出量的增量将会越来越小,即该种投入要素的边际产量是递减的。

(3)生产的三个阶段。

根据可变投入的总产量曲线、平均产量曲线和边际产量曲线之间的关系,可将生产分为三个阶段,如图 3-4 所示。图中 P_T 为总产量曲线,P_A 为平均产量曲线,P_M 为边际产量曲线。

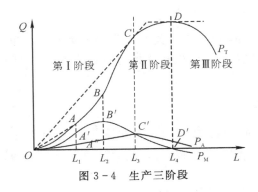

图 3-4　生产三阶段

第Ⅰ阶段：收益递增阶段。该阶段平均产量是持续上升的，且在可变投入为 L_3 时，达到最高点 C'。边际产量始终大于平均产量，但边际产量呈现先上升再下降的趋势，在可变投入为 L_2 时，达到最大值，即从原点到 L_2 时，总产量一直是增加的，且增加的比率是递增的。当边际产量开始下降，即可变投入从 L_2 到 L_3 时，总产量仍然增加，但增加的比率是递减的。在该阶段，生产者只要增加可变投入，就可以增加总产量，任何理性的生产者都不会在该阶段停止生产。

第Ⅱ阶段：收益不变阶段。该阶段为生产者短期生产的决策区间。在可变投入为 L_3 时，平均产量等于边际产量，此时平均产量达到最大值 C'，当可变投入为 L_4 时，边际产量为 0，总产量达到最大值 D。生产者所应选择的最佳可变投入最终在第Ⅱ阶段的哪一点，还需要与成本收益和利润进行进一步分析。

第Ⅲ阶段：收益递减阶段。该阶段可变投入的边际产量降为负值，总产量和平均产量均为下降趋势，这说明可变投入的增加，反而会带来总产量和平均产量的下降，即使这种可变投入是免费的，理性的生产者也必须通过减少可变投入来恢复总产量的上升。

可见，可变投入量并不是越多越好。只有当可变投入量与不变投入量相匹配时，才能够获得最大产量。

2）两种可变投入的生产函数

经济学认为，一种可变投入的生产函数在现实社会中很少遇到，往往很多产品的生产需要两种及以上的投入。

（1）两种可变投入的不同组合既可以有不同的服务产出量，也可以有同样的服务产出量。这说明两种投入是可以互相替代的，增加一种生产要素的投入可减少另一种生产要素的投入，在产量一定的情况下，生产者可以对两种要素进行不同的组合。

（2）规模收益。规模收益是指当所有的投入同比例增加时，总产量的反应程度。规模收益可以分为三种情况：①规模收益不变。表示所有投入的增加导致产出同样比例增加。②规模收益递增。发生在所有投入的增加导致产出水平以更大比例增加。③规模收益递减。发生在所有投入的均衡增加导致总产出以较小比例增加。

规模收益先递增后递减的现象带有普遍意义，其原理与投入要素的收益递减率十分相似。

（3）等产量线。等产量线是指在技术水平不变的条件下，生产同一产量的两种生产要素投入量的各种不同组合的轨迹，表示两种生产要素的不同组合给生产者带来同等的产量。在图 3-5 中，横坐标 L 为劳动数量，纵坐标 K 为资本数量。Q_1、Q_2、Q_3 分别为不同效用下的等产量线,其中 $Q_3 > Q_2 > Q_1$。以 Q_1 为例,在 Q_1 中的任何一点,尽管所对应的劳动与资本数量组合不同,但都可以给生产者带来 Q_1 所对应的同一产量。

例如,有劳动和资本两种生产要素,它们生产等量产品可能组合有四种,如表 3-3 所示,表中 L 为劳动投入量,K 为资本投入量,Q 为生产的产品量。

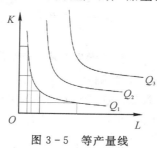

图 3-5 等产量线

表 3-3 同一产量下不同要素的组合

组合方式	L	K	Q
A	1	6	300
B	2	3.8	300
C	3	2.5	300
D	6	1	300

等产量线具有以下特点。

①在一个坐标平面上可以有无数条等产量线。每一条等产量线都代表一个产量水平,不同的等产量线代表不同的产量水平。等产量线与原点之间的距离表示产量水平的高低,离原点越近(或越远)的等产量线代表产量水平越低(或越高)。

②等产量线是一条凸向原点、向右下方倾斜的曲线,且斜率为负,这表示当一种投入很少时,增加少量的该投入就可以减少很多的其他投入;但当该种投入较多时,即使投入增加很多,也只能减少很少量的其他投入,这是由于边际收益递减规律所致的,即当一种投入不断增加时,它所能替代的另一种投入的数量就会越来越少。

③同一坐标平面上的任何两条等产量线不能相交。

3. 常见生产函数模型

作为研究生产函数发展过程中应用最早的模型之一,柯布-道格拉斯生产函数是生产函数模型应用中最为广泛的。美国数学家柯布和经济学家道格拉斯根据 1899—1922 年美国工业生产统计数据,提出了这个著名的模型。虽然之后许多其他的生产函数也逐步被开发和应用,但是柯布-道格拉斯生产函数是最常用于教学来阐述生产过程的模型。该模型表达式为

$$Q = AL^{\alpha}K^{\beta}u \qquad 0 < \alpha < 1, 0 < \beta < 1 \tag{3-10}$$

式中:Q 为产出,A 为常数项,L 为劳动的数量,K 为资本的数量;α 和 β 分别表示劳动和资本的产出弹性系数,u 表示随机干扰项的影响。

其中,当劳动量与资本量增加 X 倍时,产量也增加 X 倍,因此,柯布-道格拉斯生产函数为线性齐次生产函数。产出弹性系数表示当其他因素不变时,投入增加 1% 所引起的产量增加的百分比。

下面以我国 2000—2022 年宏观经济增长趋势情况为例讨论柯布-道格拉斯生产函数的模型运用。GDP 随着劳动力和资本存量的变化而改变,根据三者的关系可通过下式进行生产函数的测算。

$$GDP = 1.0184L^{0.7779}K^{0.2221}$$

表 3-4 显示了 GDP 的变化,如同任何一个生产函数一样,对于任何投入的组合都将有特定的产出最大化。

对照式 3-10,$A = 1.0184$,可视为全要素生产率,代表着中国 2000—2020 年的技术进步、经营管理、制度创新等方面的综合影响;$\alpha = 0.7779$,为劳动的产出弹性系数;$\beta = 1 - \alpha = 0.2221$,为资本的产出弹性系数。这意味着在 2000—2022 年,劳动力增加 1% 时,总产出就增加 0.7779%;资本存量增加 1% 时,总产出就增加 0.2221%。

表 3-4 2000—2022 年的 Y、L、K 估算额

年份	资本存量/亿元	不变价 GDP/亿元(2020 年价格基期)	劳动力/万人
2000	181658.00	50886.7	73992
2001	201158.67	108639.2	74432
2002	224264.70	118561.9	75360
2003	253870.82	130463.2	76075
2004	288423.38	143657.8	76823
2005	327685.00	160027.0	77877
2006	372125.81	211147.7	78244
2007	424379.59	241195.8	78645
2008	482074.13	264472.8	77046
2009	559288.62	289329.9	77510
2010	646931.41	320102.6	78388
2011	741559.73	451480.1	78579
2012	843003.23	486983.3	78894
2013	952723.06	524803.1	79300
2014	1064084.40	563773.8	79690
2015	1174128.46	603470.9	80091
2016	1289741.76	736036.5	80694
2017	1408289.21	787170.4	80686
2018	1533109.42	840302.6	78653
2019	1657763.04	890304.8	78985
2020	1776264.63	910235.6	78392
2021	1926205.10	1099197.9	78024
2022	2097510.86	1131631.6	76863

$\alpha + \beta$ 用来反映卫生机构的规模报酬情况,即在其他条件不变的情况下,卫生机构内部各

种生产要素按相同比例变化所引起的卫生服务产出量的变化,以决定是继续对卫生机构增加投入,还是减少投入。当 $\alpha+\beta>1$ 时,表示规模报酬递增,此时卫生服务产出量的增加幅度大于对卫生机构增加投入使其规模扩大的幅度,可继续增加对卫生机构的投入。当 $\alpha+\beta=1$ 时,表示规模报酬不变,在现有技术水平下卫生机构的生产效率已达到最高。当 $\alpha+\beta<1$ 时,表示规模报酬递减,主要原因是卫生机构规模过大,使得提供卫生服务的各个方面难以协调,运转不良,从而降低了生产效率,不应再继续增加对卫生机构的投入。

二、成本理论

卫生服务成本是指卫生机构在提供卫生服务过程中消耗的所有资源(人力、物资、经费、信息等)折合为货币表达的数量,它是卫生服务生产的基础,直接影响卫生服务的价格和可及性。卫生服务成本理论则着重分析这些资源的成本构成、计算方法以及成本在卫生服务定价、资源配置和政策制定中的应用,对于理解卫生服务的经济性质、制定卫生政策、评估卫生项目效益等方面具有重要意义。

(一)成本要素

1. 成本要素的含义

成本要素是指企业在生产经营过程中,为生产商品所发生的各项要素费用。这些费用包括消耗的各种材料、燃料、动力以及计入生产费用的职工工资、折旧费、大修理费、日常设备维护费、利息支出和其他支出等。成本要素主要涉及劳动对象方面的消耗、劳动手段方面的消耗和活劳动方面的消耗,是确定补偿价值的重要基础,也是反映生产消耗的直接依据。通过成本要素的反映,可以考核各项定额和生产费用计划的执行情况。由于成本要素中反映了材料物资的消耗,因此可以为核定企业流动资金定额和编制采购资金计划提供数据。此外,成本要素提供了物化劳动耗费和活劳动耗费的具体指标,为计算工业净产值和国民收入提供了重要数据。

2. 成本要素的构成

卫生服务成本主要由人力、物资、经费、信息和其他要素构成。其中,人力成本主要包括医务人员的工资、福利、培训等费用。医务人员是卫生服务生产的主体,其知识和技能是卫生服务价值的重要体现。物资成本主要包括药品、医疗器械、耗材等费用。这些物资是卫生服务过程中不可或缺的部分,其质量和数量直接影响到卫生服务的效果。经费成本主要包括房屋租金、设备折旧、水电费、管理费用等。这些费用是维持卫生机构正常运转所必需的开支。信息成本主要包括信息系统建设、维护、升级以及信息获取、处理等费用,其在卫生服务中的作用越来越重要。其他成本则主要指卫生服务机构在承担科研、教学、培训等活动中所产生的费用,以及其在环保、安全、卫生、法律咨询等方面的支出。

(二)成本分类

卫生服务成本的分类方式多种多样,常见的分类方式如下。

1. 按成本性质分类

按成本性质分类,成本可分为固定成本和变动成本。

(1)固定成本是指在一定时期和一定业务范围内,不随卫生服务量的增减变动而变动的成本,如房屋租金(或折旧)、大型设备折旧费、行政管理人员工资等。固定成本在一定业务量范围内是相对稳定的,但当业务量变化超出一定范围时,固定成本也会发生相应的变化。

(2)变动成本是指随卫生服务量的增减变动而变动的成本,如药品费、材料费、低值易耗品消耗、业务费等。变动成本与卫生服务量成正比,服务量增加,变动成本也随之增加;反之,服务量减少,变动成本也相应减少。

2. 按成本对象分类

按成本对象分类,成本可分为直接成本和间接成本。

(1)直接成本是指可以直接计入某一成本计算对象(如科室、项目、病种等)的成本(如药品费、材料费、人员工资等),能够直接反映该成本计算对象的成本水平。

(2)间接成本是指不能直接计入某一成本计算对象,而需先按一定标准归集后,再按照一定的方法分配到各成本计算对象的成本,如行政管理部门的管理费用、水电费等公共费用。间接成本需要通过合理的分摊方法才能计入各成本计算对象。

(三)成本函数

1. 成本函数的概念

生产函数描述了投入和产出之间的关系,成本函数则描述了产出与成本之间的关系。

生产者的最优选择不仅取决于生产函数,还取决于成本函数。现在,我们来讨论成本函数的基本概念及其在卫生服务供给中的作用。

生产者为了进行生产必须购买或投入生产要素,为此而支付的代价为生产的成本。表示成本与投入的关系的方程就是成本方程,即

$$C = P_1 X_1 + P_2 X_2 \tag{3-11}$$

式中:假定 P_1 和 P_2 是两种生产要素 X_1 和 X_2 的价格,为已知常数;成本 C 是生产要素 X_1 和 X_2 的函数,即对各个最优组合的要素价格所支付的成本,也就是扩展线上各点所表示的成本。

另外,扩展线上各点的成本都对应于一定的产量,因此,也可以把成本 C 表示为产量 q 的函数,即成本函数。成本函数表示总成本和产量之间的关系,公式为

$$C = F(p, q) \tag{3-12}$$

式中:q 是产量,C 是为生产 q 所需的最低的总成本。总成本是生产一定产量所必须支付的全部成本。

2. 等成本线

等成本线是在给定的成本和生产要素价格条件下,生产者可以购买到的两种生产要素的各种不同数量组合的轨迹。等成本线是一个和消费者选择理论中的预算线非常相似的分析工具,其公式可以表示为

$$C = rK + wL \tag{3-13}$$

式中:C 为总成本,K 和 L 分别为能够购买到许多可能的资本和劳动组合,r 为资本的租金率,w 为劳动的工资率。等成本线如图3-6所示。

等成本线具有以下特点。

①等成本线是一条直线,它表示既定的全部成本所能购买到的劳动和资本的各种组合。

②横截距 $\dfrac{C}{w}$ 表示既定的全部成本都用于购买劳动时所能购买到的数量,纵截距 $\dfrac{C}{r}$ 表示

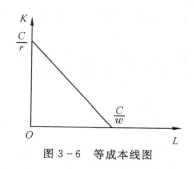

图 3-6 等成本线图

既定的全部成本都用于购买资本时所能购买到的数量,连接这两点的线段就是等成本线。

3.生产要素的最优组合

生产者的最优选择不仅取决于技术方面的可行性,还取决于经济方面的合理化,既要考虑生产函数,也要考虑成本。

生产者为取得最大利润,必然会以最小的成本生产最大的产量。由于投入是可以互相替代的,所以产量一定时,要使成本最小,则应使投入组合具有最低成本;成本一定时,要使产量最大,则应使投入组合具有最大的产量。无论是前者还是后者,投入组合都是在等产量线和等成本线的切点上的组合,此为最优生产要素组合。它能使生产者以最小的成本获得最大的产量,从而获得最大的利润。

生产要素的最优组合原则为:两要素的边际产量之比等于两要素的价格之比,即可实现在既定成本条件下产量最大化,或在既定量条件下成本最小化。它表示生产者可以通过对两要素投入量的不断调整,使得最后一单位的货币成本无论用于购买哪一种生产要素所获得的边际产量相等。

三、卫生服务供给者行为

卫生服务供给者在一定时间、一定价格、一定条件下,愿意并且能够提供的卫生服务质量和数量受到市场和供给者行为的影响。这种行为的目标设置是将目标转化为绩效,控制过程中对目标进程进行反馈以影响行为计划。

(一)根据行为目标分类

1.营利性卫生服务供给者行为

提供卫生服务的目的是为了获得最大的利润,收入完全从市场中获得:非服务性收入的数额不随服务量的增减而变化,只影响单位服务的利润;非服务性收入水平与提供的服务量有关,随着供给量的增加,边际收入也相应增加,其行为由于考虑了两种来源的边际收入而发生变化,最大服务量有可能随之增大。

2.非营利性卫生服务供给者行为

(1)非营利性或以社会效益为目的的供给者行为。此种行为的目的是追求社会效益,表现为追求卫生服务数量与质量的最大化。卫生服务的质量与数量常常是不可分割的两个方面,在实际中,如果增加卫生服务的数量,卫生服务的质量就会降低,反之亦然。因此,必须在卫生服务提供的质量与数量之间进行权衡,但应在保证一定质量的前提下,再追求卫生服务的提供数量。

(2)追求效用最大化的供给者行为。提供卫生服务的目的是追求效用最大化,而不是为了经济利益,其行为和该种服务的提供量不能够用前述理论和规律去描述。

(二)根据行为原则分类

1. 效用最大化

效用可以分为两种:一种是无形的效用,一种是有形的效用。通常追求无形效用的提供者对提供该种服务的直接成本收益考虑不多;有形效用主要体现在设施的先进程度上。追求有形效用的行为易导致卫生资源的浪费,也易产生诱导需求现象。

在研究非营利医院行为的过程中,学者们提出了效用最大化或利润最大化模型。纽豪斯在 1970 年提出效用最大化模型,主要用于阐述非营利性生产者行为。在该模型中,假定医院决策者追求两个目标:服务数量与质量的最大化。他把服务质量与医院的声誉联系起来,并用其取代利润作为医院决策者的目标。假定随着服务质量的提高,卫生服务需求曲线上移,他认为,医院目标是决策者效用最大化。生产者的效用与消费者效用的含义是类似的,它是一个用来衡量满意度的指标。

在此基础上,纽豪斯进一步提出医院效用受工资、信誉和工作是否舒适等因素的影响。影响效用的因素又取决于医院的目标,每个医院管理者都有相应的目标。假定医院管理者只关注服务的数量与质量,此时,医院的决策具有效用最大化。

$$U = U(N, S) \tag{3-14}$$

式中:U 表示效用,N 为治疗的患者数量,S 为服务质量。医院可以产生任何水平的它们所期待的质量,但是质量越高,成本越高。

在该模式中,医院追求的是产出的数量与质量。不同的人对产出有不同的衡量标准。一些高层决策者对服务质量很看重;而其他人可能更强调医生和护士的技术;有的人重视医院的声誉;还有一些人则关注对服务对象的关爱程度。

图 3-7 呈现了医院数量与质量的权衡。U_o 表示最大效用曲线,A 点表示质量为 q^*、数量为 Q^* 下的最大效用,C 点表示医院更重视服务质量最大化,即 q 最大,B 点表示医院更重视数量最大化。

非营利性医院决策人员有自己的目标,但不一定把成本最小化作为目标,即决策人员的目标未放在成本最小化上。

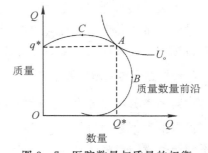

图 3-7 医院数量与质量的权衡

2. 利润最大化

该模型首先假定非营利性医院的行为与营利性医院相同,即谋求利润最大化;但是这个"利润"将归属于社区,而不是医院自身。从经济学理论中我们得知,利润最大化的原则是边际收益等于边际成本。为了谋求利润最大化目标的实现,医院应选择的价格在需求曲线上,即其边际成本曲线与边际收益曲线相交点的价格。

如图 3-8 所示,图中 C_A 表示平均成本曲线,C_M 表示边际成本曲线,D 表示需求曲线,R_M 表示边际收益曲线。$A(Q_1, P_1)$ 点为边际收益曲线与需求曲线的交点,代表生产者的边际成本等于消费者的边际收益,即资源配置达到了帕累托最优状态,是生产和消费之间的最佳平衡点。$B(Q_2,P_2)$点表示产品的平均成本与消费者对该产品需求价格相等,在该价格水平下,市场达到一种特殊的均衡状态,称为"长期均衡"。

利润最大化模型显示,随着需求的增加,或者投入要素价格的增高,医院都会提高服务的价格。

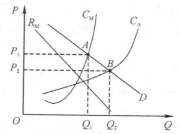

图 3-8 利润最大化医院的价格和产出

由于卫生行业自身的特点,不能以追求最大利润为目标,同时不能完全遵循成本最小和产出最大的两重性原则。但是,一些西方经济学家认为,医院虽然不完全等同于以追求最大利润为目标并遵循成本最小化原则的企业,并且生产理论在卫生服务领域的应用上还具有一定的局限性,但是在竞争的环境中,一所医院为了自身的生存与发展需要,应该确立自身的经营目标。这意味着医院或者应选择最节约的成本,即成本最小化;或者选择产出最大化。

案例 3-2

药物售卖中的经济理论

脊髓性肌萎缩症(SMA)是一种遗传性疾病,是由于脊髓前角运动神经元变性导致的肌无力、肌萎缩,如果病情不断发展,可能出现脊柱侧弯、呼吸衰竭等并发症,严重影响患者生活质量,其中最严重的 1 型 SMA 被称为"婴幼儿头号遗传病杀手"。由于是遗传性疾病,SMA 从前被认为是不能根治的,只能通过多学科的管理延缓疾病的发展。2019 年 4 月,诺西那生钠注射液在中国批准上市,它成为国内首个 SMA 的疾病修正治疗药物,给 SMA 患者群体带来了希望。但当时诺西那生钠一支药售价 70 万元,昂贵的药费是压在 SMA 患者家长身上的一座大山,仅有少数家庭买得起这种药,而多数家庭无力承担,只能眼睁睁看着孩子的病情逐渐恶化。2022 年 1 月 1 日,经过多次谈判,诺西那生钠注射液正式纳入中国国家医保目录,药企也将价格由之前的 70 万元降至 33000 元,甚至经过医保报销,每支药患者只需要承担 1 万多元的药费。由于罕见病药物的研发非常艰难,初期的投入成本也很高,如果药物上市后,药企没办法在较短时间内回笼资金,不仅会大大打击其后续研发药物热情,就连企业本身的生存可能都是问题。所以,药企想要在医保谈判中给自己留有更多的盈利空间,也是可以理解的。从最后达成成交的结果来看,药企也确实在自己的利益和医保要求之间取得了有效平衡,不失为一种双赢。据统计,2022 年 1—9 月,使用诺西那生钠的新增患者有 2000 多人,销售针数 1 万多针,分别超过上年同期的 10 倍和 40 倍,形成了药企、医院、患者三赢的良好局面。

第四节　卫生服务供方诱导需求

一、供方诱导需求的概念

在我国,健康经济学多被译为卫生经济学,它是一门充满活力的学科,同时也极具争议性,从 20 世纪 80 年代卫生经济学发展到 21 世纪初期,我国卫生经济学研究重点也从过去的医疗卫生财务管理这一狭窄领域逐步向医疗体制改革和健康事业发展的重大理论实践问题转变。纵观其发展历程,我国卫生经济学可简要归纳为两点:①传统卫生经济学逐渐褪去部门经济学色彩,向内涵更丰富、范围更广阔的健康领域拓展;②我国卫生经济学也逐步融入健康经济学本身,进而与欧美已成熟的卫生经济学接轨。

"供方诱导需求"这一命题最初起源于罗默,即"病床供给创造病床需求":当病床数量增加时,病床的需求也会随之增加,被称为罗默法则。事实上,罗默等研究结论属于供给诱导需求范畴,是指医疗设备和服务由于可以得到,继而被使用的现象;而供方诱导需求研究的是医生作为供方,即供给者,诱导患者的医疗服务,两者是有区别的。在医疗领域,供方诱导需求也被称为医生诱导需求,是一个极具争议性的话题,备受研究者重视,但其研究进展缓慢,在对有关概念的界定、理论、实证方法和研究结论方面存在多种解释,是卫生经济学领域一个难以绕开的命题。

蒙迪把医生诱导的动机作为区分标准,将众多的供方诱导需求定义分为四类(见表 3-5)。在 2000 年前,人们普遍接受的是第二种定义,即认为供方诱导需求完全是一种负面行为。蒙迪认为,在讨论供方诱导需求时经常忽略两个重要方面:①仅仅认为诱导行为一定带来坏的结果,而忽略了可能诱导出对患者的有利结果,这取决于医学价值或临床服务的有效性。②忽略了除医患关系之外的另一个代理关系:卫生服务创立者或管制者与医生之间的代理关系。患者、医生、管制者两两之间存在代理关系,而且相互影响,因此,如果管制者制定一些临床指南,监督、检查或激励医生,那么必然对医患之间的代理关系产生影响。事实上,正是由于存在着三种代理关系之间的制约,现实生活中供方诱导需求才大大减小。

表 3-5　供方诱导需求的定义分类

定义标准	代表人物	观点	包含范围
实证且无价值判断的定义	福斯(1974) 哈德里、霍拉汉和斯坎伦(1979) 保利(1991)	供方诱导需求是指医生有能力在给定价格下改变医疗服务的需求量,即有能力诱使患者在不降价的情况下增加需求。当治疗水平偏离了患者的边际收益,等于边际成本原则确定量时,供方诱导需求产生了;这种偏离可能带来诱导需求,也可能带来医疗服务供给不足	不定

续表

定义标准	代表人物	观点	包含范围
规范且带有负面内涵的定义	弗兰德、古德曼和斯塔诺（2001）	当医生为了个人所得而滥用他们对患者的代理关系时,供方诱导需求产生。其原因是医生比患者拥有更多的信息和专业知识。因此,诱导需求被归因于医患之间的不完美代理关系,其动机是医生为了个人收益对患者施加的"过度"影响	宽泛
规范且带有复杂内涵的定义	布拉德福德和马丁（1995）	供方诱导需求可能会包括不必要的现有治疗方式和新的治疗方式。只有那些不存在治疗价值以及被认为是由于（医生的）利润而不是治疗原因而使用的治疗才被视作诱导需求,医生处于患者考虑或非利润动机的劝导治疗行为不应被视为诱导需求	狭窄
规范且带有中性内涵的定义	拉贝尔、斯托达特和黑瑟（1994）	一个有效的供方诱导需求的定义必须包含两点:一是要考虑代理关系的有效性,二是对诱导出的临床服务有效性的评估。只有这样政策制定者才能判定医生是不是完美的代理者	狭窄

二、卫生服务供方诱导需求新解释

《"健康中国 2030"规划纲要》中提出的"大健康"概念以及与之相关的健康中国五大健康战略任务,为我们提供了构建中国特色健康经济学的理论坐标。大健康理念下可由学者们施展才华的健康经济学创新不胜枚举,目前已经呈现出蓬勃发展态势的主要有两大研究方向:①我国目前健康医疗大数据日趋完善和相关产业突飞猛进,经济学基本理论与实践在大健康领域的应用将会成为中国特色健康经济学创新领域的主战场;②行为经济对于研究人的非理性行为和心理活动。

传统经济理论模型包括价格刚性模型、目标收入模型、效用最大化模型以及利润最大化模型等,这些模型都在某种角度上对诱导需求进行了较为合乎逻辑的解释。但这些方法又都在一定程度上存在不足。因此,经济学家尝试将新的方法引入这方面的讨论,从而打开患者行为这一侧的"黑箱",在一定程度上改善了理论现实说服力弱的不足。近年来,随着信息经济学与行为经济学的发展,学者们开始尝试利用新的理论去解释这一现象。

（一）信息经济学理论解释

从信息经济学角度看,医疗服务领域存在着严重的信息不对称,主要是指在医疗活动中,医方比患方掌握更多的信息,从而使得医方处于信息优势,患方处于信息劣势。正是由于存在着信息不对称,才给供方诱导需求创造了条件,即信息不对称是诱导需求的必要条件。

信息不对称理论是信息经济学研究的核心内容,它打破了传统经济学关于完全信息的假设。信息不对称理论是由英国剑桥大学教授詹姆斯·莫里斯于 20 世纪 60 年代提出的,莫里斯开创性地建立了委托人-代理人关系的基本模型,并在 20 世纪 70 年代中期奠定了委托-代理关系的模型框架和模型方法。在此基础上,斯蒂格利茨对医疗市场和一般商品市场进行比较(见表 3-6),发现医患信息高度不对称正是医疗市场的特征之一,也是医疗市场区别于其他市场的重要特征。

表 3-6　医疗市场与一般商品市场的比较

市场	一般商品市场	医疗市场
信息	需求方的信息是充分的	信息高度不对称,需求方缺乏信息
供给	存在很多供给方	医院数量受到限制
产品	具有同质性	具有异质性
目标	利润最大化	多数医院是非营利性的
费用	消费者直接支付	消费者可能支付一部分费用

医疗服务市场是不完全竞争市场,存在市场垄断和竞争垄断,卫生服务需求具有信息不对称性,构成医患间不完全信息动态博弈。不同于一般商品市场,医疗市场中卫生服务具有极高的专业性和技术性,消费者对医疗信息严重缺乏,只能依赖于医生了解病情的严重程度和紧迫性,医生作为供方处于信息的优势一方,而患者作为需方,消费主权严重缺失。医患双方信息严重不对称,供求双方的不平衡性为卫生服务诱导需求提供了客观条件,医生决策违背理性,医疗服务过程存在信息负担和不对称,医嘱依从性影响治疗效果,以致出现医患矛盾。

从理论上讲,如果医疗市场中拥有信息优势的一方将信息传递给缺乏信息的另一方,或者处于信息劣势一方能够诱使对方提供信息,那么双方知识不对称的问题可以缓解;对于一方对另一方的行为无法管理和约束,可以通过委托人设计一个或一系列最优的激励合同以诱使代理人选择自己希望的行动。信息交换、激励合同的本质是合作,通过合作解决信息不对称状态下的医患博弈问题。

应用信息经济学模型解释供方诱导需求大大增强了理论模型的现实解释力,通过构建模型及引入参数来刻画医患双方的行为特征,可以说明诸多诱导需求中产生的现象,但这种方法也存在一个较大缺陷,即过于精巧的模型导致实证验证的困难,尤其是采取何种指标才能去准确度量理论模型中的参数,如信息、交互程度、信用程度等。因此,卫生经济学家又引入了现实说服力更强的行为经济学。

(二)行为经济学理论解释

随着行为经济学引入卫生经济学中,医疗服务市场中的认知错误、市场摩擦、医患间的交互关系等与行为经济学理论高度相关的现象得到了很好的解释与说明。从行为经济学角度来看,有学者认为医生有可能通过影响患者的参照点来诱导需求,从而引入经济学的参照点理论。

参照点理论由以卡尼曼和特维斯基为代表的学者提出,个体在进行决策时依据的不是决策方案各种可能结果的绝对效用值,而是以某个既存的心理中立基点即参照点为基准,把决策结果理解为实际损失量和收益量与心理参照点的偏离方向和程度。卡尼曼和特维斯基在前景理论中表明,损失带来的伤害是等量收益带来快乐的两倍,即损失厌恶理论。因此,与即将拥有的东西相比,人们更看重自己已经拥有的东西,也就是理查德·泰勒提出的禀赋效应。

在医疗服务过程中,医生在治疗时会自觉或不自觉地向患者建议更妥善、更全面的治疗方案,当然费用也会随之提高。由于医患双方参照点不同,他们对同一医疗服务的收益或损失认定存在偏差。对于患者而言,患者将自己的身体状况作为自己的一部分禀赋,假使治疗方案并没有产生预计的效果,那么参考点以下的所有得益均被视为损失。对于医生而言,设定较高的参考点,一方面可以规避不必要的治疗风险与治疗责任;另一方面,客观上也能获取更多的经济收益。这种为了免责而产生的诱导需求行为是否被划分到供方诱导需求中去也成为学界的主要争议点之一。

当前用行为经济学的理论来解释诱导需求仍处于较为初级的阶段,尚未形成较为完整与统一的框架,某些基础概念的重新界定也需要卫生经济学界取得一致的认同,但在对某些现象的说明上,行为经济学已经展现出强大的解释能力。

从 2015 年起,官方开始认可互联网上的医疗机构,"互联网＋医疗"正式开始萌芽。2020年 7 月,国家卫健委发布《关于印发医疗联合体管理办法(试行)的通知》,鼓励利用医疗联合体的方式促进分级诊疗,同时结合"互联网＋医疗"在医疗联合体中进行应用。国家对于"互联网＋医疗"有着明确的定位,即通过"互联网＋医疗"的技术手段完善分级诊疗、促进分级诊疗。

三、供方诱导需求的实证法

(一)供方诱导需求识别策略

在实证领域研究中,供方诱导需求面临着更多的争议与挑战。研究供方诱导需求的最主要问题不在于如何去定义,而在于采取何种实证策略对其进行有效的识别与测量。当前,国际学界一般采用医生分布密度、收费结构及方式和医生发起或患者发起的治疗访问三种研究策略来对供方诱导需求进行实证分析。

1. 医生分布密度

通过确定医疗服务需求与医生分布密度(医生/人口比)之间的关系,研究收入效应对诱导效果的影响。按照一般的设定,由于医生密度上升,平均到每个医生的医疗服务量将可能下降,因此医生收入会下降,医生有动力通过诱导需求来弥补可能的收入损失。一项基于大规模的调查数据实证研究显示,医生数量增加导致消费者满意度提高,且消费者满意度与医生密度之间呈规模报酬递减的趋势。但是,仅仅使用医生/人口比这种方法受到了很多批评,供方诱导需求存在必然而非充分条件,有三个方面的原因:可能是反向的因果关系,即需求增加导致供给增加,医生总是愿意选择居住在高医疗消费的地区;费用提高是由于可及性的提高,而不是由于诱导需求的存在;可能是由于其他原因而不是医生的诱导产生了需求增加的现象。因此,一般认为只用医生分布密度(医生/人口比)这个指标不足以说明存在供方诱导需求。

2. 收费结构及方式

收费结构是指存在医疗保险的情况下,患者可能只需支付一定比例而不是全部的医疗费用;收费方式是指不同的医疗费用收入方式,大类可分为预付制与后付制以及两者的混合制。预付制包括总额预付、按病种收费、按人头付费;后付制包括按服务项目支付、按服务单元付费。如果医生收费的变化来自规制政策,而这种变化对于医生和消费者而言都可以被视为一种外生变化,从而避免了内生性问题。医生对支付制度变化的反应所产生的诱导需求效果,主要视经济学上的收入效应与替代效应的相对力量大小而定。一旦面临给付方式变化、收入减少的压力,医生会利用代理人身份增大诱导需求。

3. 医生发起或患者发起的治疗访问

另外一种检验是否存在诱导需求的策略是区分医生发起的治疗与患者发起的治疗行为,并认为如果诱导需求存在的话,随着医生数量的增加,为了保持收入不下降,医生发起的治疗数量就会增加。这种方法有两个方面的不足:首先,医生发起的治疗访问并不能代表就一定是医生诱导需求,即医生发起的治疗访问并不一定都是无谓的治疗。其次,诱导需求也不需要仅仅通过访问次数增加这种方式,更重要的可能是每次治疗中会诊的时间长度或医生做出了什么决策。

与理论解释相比,诱导需求的实证解释争议更多。迄今为止,供方诱导需求仍然缺乏一致认可的检验方法,这与诱导需求只能间接检验、医疗服务市场被政府大量介入、收集的数据带有大量的"噪声"等因素相关。从当前得出的实证结论看,其呈现出以下特点:研究结论差异很大,但存在诱导需求(大或小)的观点占多数,趋势是随着医疗政策的进一步完善,诱导需求有逐步减弱的趋势;研究结论不够稳健、可靠;研究方法及数据需要突破。

(二)供方诱导需求测量方法

与供方诱导需求的理论解释相比,其在实证领域面临的挑战与争议更多,最主要的挑战是实证估计供方诱导需求的大小。当前的争议主要在于如何识别供方诱导需求,采用何种实证方法测量以及实证研究结果是否支持存在供方诱导需求。

1. 判别供方诱导需求的测量方法

一项使用中国健康与养老追踪调查(CHARLS)数据分析中国医疗体系是否存在诱导需求以及诱导程度的问题,使用两阶段栅栏模型建立计量模型分析医疗机构数量与医疗服务利用量的关系,从而判断中国医疗服务体系中是否存在供方诱导需求及其程度大小。医生密度可以使用每千人医疗机构数来衡量。在控制了正常的医疗需求之后,如果医疗机构数量显著正向影响就医次数,那么就可以合理地判断其为诱导需求的影响。通过构建一个两阶段栅栏模型可以区分不同的影响路径:第一阶段,患者决定是否去看门诊;第二阶段,医生与患者共同决定去看门诊的次数。利用两阶段模型,可以有效区分合理需求和诱导需求。

两阶段栅栏模型如下:

$$P\{Y=0 \mid x\}=1-P_1(x\gamma) \tag{3-15}$$

$$P\{Y=y \mid y>0,x\}=P_2(x\beta) \tag{3-16}$$

$$P\{Y=y \mid x\}=P\{w=0 \mid x\}$$
$$P\{Y=y \mid xw=0\}+P\{w=1 \mid x\}$$
$$P\{Y=y \mid xw=1\} \tag{3-17}$$

定义 $w=1[y>0]$,利用全概率公式可以计算出 Y 以 x 为条件的概率密度函数,整理得到

$$P\{Y=y \mid x\}=[1-P_1(x\gamma)]^{1[y=0]}$$
$$[P_1(x\gamma) \cdot P_2(x\beta)]^{1[y=0]} \tag{3-18}$$

进一步求出如下对数似然方程:

$$l(\gamma\beta) = \log(L_1(\gamma)) + \log(L_2(\beta)) \tag{3-19}$$

整理后得到

$$l(\gamma\beta) = \sum_{y=0}\log(1-P_1(x\gamma)) + \sum_{y>0}\log(P_1(x\gamma)) + \sum_{y>0}\log(P_2(x\beta))$$

式（3-19）中：右侧相加的两部分分别代表就医行为的第一阶段和第二阶段。第一阶段决定是否就医，该阶段决策使用的是二值响应模型；第二阶段决定就医次数，该阶段决策使用的是零处左断尾计数模型。在相关文献中，P_1 通常被设定为逻辑回归（Logit）、多元概率比回归（Probit）、泊松分布（Poisson distribution）或是负二项分布，P_2 通常被设为泊松分布或是负二项分布。

1）小区域差异法

小区域差异法属于抽样调查研究范畴，这一方法的基本逻辑是：不同的小区域内，在影响医疗卫生服务的因素中，若除供给外的其他条件基本相同，而供给越多，则按一般供求关系，价格应会较低；但是，若价格并不降低，而医疗服务利用反而增加，就可以推断这种增加是由医疗服务的供给者诱导出来的。

对数-线性模型如下：

$$\ln(\text{门诊住院人数}) = a_1 + \sum b_{1i}X_i \tag{3-20}$$

$$\ln(\text{住院人次数}) = a_2 + \sum b_{2i}X_i \tag{3-21}$$

式（3-20）和（3-21）中：X_i 代表前述的各个解释变量；a_1 代表自变量 x_i 均为 0 时，门诊住院人数的对数值；a_2 代表自变量 x_i 均为 0 时，住院人数的对数值；b_{1i} 代表对应 x_i 每增长 1 个单位时，门诊住院人数增长率；b_{2i} 代表对应 x_i 每增长一个单位时，住院人数增长率。

2）广义矩估计法

广义矩估计法是一种基于模型实际参数满足一定矩条件而形成的参数估计方法，是矩估计法的一般化。广义矩估计法最大的优点是仅需要一些矩条件而不是整个密度。

一项 1979—1993 年 4500 名法国个体医生的代表性样本的研究中使用了面板微观数据和广义矩估计法，本方法可以具体分析固定或随机的个体效应并可以把诸如道德水平和行医模式等不可观察的变量考虑进去并在此基础上检验诱导需求。

假设有 n 个来自某统计模型的观测值 $\{z_1, z_2, \cdots, z_n\}$，并且知道下列 q 个矩条件成立：

$$E(m_1(z_i, \theta)) = 0, \cdots, E(m_q(z_i, \theta)) = 0 \tag{3-22}$$

式中：E 表示期望值，$m_q(z_i, \theta)$ 是关于观测数据 z_i 和参数 θ 的某个函数，通常是关于观测数据的 q 阶原点矩，θ 是一个关于该统计模型的 q 维未知参数。另外，定义 $m(z_i, \theta) = (m_1(z_i, \theta), \cdots, m_q(z_i, \theta))$，它是关于 θ 的 q 维矩函数。所以，有条件

$$E(m(z_i, \theta)) = 0 \tag{3-23}$$

给定一个 $q \times q$ 的权重矩阵 W，自然有

$$E(m(z_i, \theta)'\ Wm(z_i, \theta)) = 0 \tag{3-24}$$

2. 供方诱导需求大小的测量方法

1) 双边随机前沿模型

现有国内外研究中几乎没有针对供方诱导需求大小及影响程度的研究,近年来国内学者通过构建一个医疗服务市场上信息不对称的测度模型,利用中国健康与营养调查(CHNS)中微观个体调查数据,使用双边随机前沿法测得供方诱导需求的影响程度。假定在一个典型的医疗服务市场中,存在众多医疗服务供给方和需求方,医生和患者都掌握着一定的信息。医疗信息可表述为如下形式:

$$P = \underline{P} + \eta(\overline{P} - \underline{P}) \tag{3-25}$$

式中:P 为医疗信息,$\underline{P}$ 为医生所可能接受的最低医疗服务价格,$\overline{P}$ 为患者所愿意支付的最高医疗服务价格。$\eta(0 \leqslant \eta \leqslant 1)$ 用于衡量医疗服务的最终定价中掌握的信息程度,因此,$\eta(\overline{P} - \underline{P})$ 反映了在医疗服务价格达成过程中医生所获取的剩余。

$(\overline{P} - \mu(x))$ 代表着在医疗服务价格达成过程中患者的预期剩余;$(\mu(x) - \underline{P})$ 代表医生的预期剩余。而哪一方能够获取更多的剩余将依赖于他们所占有的信息程度以及基于此的讨价还价能力。可以用这些剩余的定义将式(3-25)重新表述为

$$P = \mu(x) + [\underline{P} - \mu(x)] + \eta[\overline{P} - \mu(x)] - \eta[\underline{P} - \mu(x)]$$
$$= \mu(x) + \eta[\overline{P} - \mu(x)] - (1 - \eta)[\mu(x) - \underline{P}] \tag{3-26}$$

式(3-26)表明,医生可以通过获取患者预期剩余的一部分来提高医疗服务价格,所获取剩余规模为 $[\overline{P} - \mu(x)]$;同样患者可以通过获取医生剩余的一部分来实现降低医疗服务价格,所获取剩余规模为 $(1 - \eta)[\mu(x) - \underline{P}]$。

因此在本模型框架下,医生信息因素对于达成的医疗服务价格具有正效应,患者信息因素具有负效应,即信息因素对于医疗价格形成的影响是双边的,我们可以将医疗服务价格模型简写为如下形式:

$$P_i = \mu(x_i) + \xi_i$$
$$\xi_i = w_i - u_i + v_i \tag{3-27}$$

该模型是一个典型的双边随机前沿模型。其中 $\mu(x_i) = x_i'\beta$,β 为待估计参数向量,x_i 为样本个体特征,医生可以通过获取患者的预期剩余来提高医疗服务价格,这可以通过 w_i 来体现,而患者可以通过获得一部分医生剩余来降低所支付的医疗服务价格,这可由 v_i 来描述。而这些获取所得剩余的规模取决于医患双方掌握的信息程度 η、患者预期剩余 $[\overline{P} - \mu(x)]$ 和医生预期剩余 $\mu(x) - \underline{P}$。

相对于以前使用的计量经济学中的成熟方法,如普通最小二乘法、二阶段最小二乘法等,栅栏模型与广义矩估计模型近年来逐渐兴起。现有的研究都将供方诱导需求视为每个医疗机构的一种现象,日本的最近一项研究试图增加一种尚未被讨论过的新的识别来源,即来自周围医疗机构的外部竞争性,识别由医疗机构之间的相互作用和竞争产生的医师诱发需求,竞争影响卫生服务质量和价格。研究表明,竞争改变了医生从事机会主义行为的动机,诱发了医生诱

导需求,这称为竞争驱动的医生诱导需求假说。例如,一家医院购买核磁共振扫描仪后不久,住在附近的患者开始前往该医院就诊,这将减少附近其他医院的患者数量,这种效应被称为"商业盗窃效应"。

供方诱导需求的研究具有很强的政策意义,它利用已有的研究成果来更好地分析中国现象,进而提出有针对性的解决措施。在我国的医疗改革中,必须结合实际,设法遏制医生诱导需求问题。如何在借鉴国内外相关模型及实证方法的基础上,从理论及实证检验方面严格地解释中国的供方诱导需求现象,将是一个既富有吸引力又颇具挑战的课题。

案例 3 - 3

由于医疗服务的专业性以及医患之间的信息不对称,作为医疗服务供给方的医生可能利用其信息优势,诱导患者接受不必要的医疗服务,从而造成医疗资源的浪费。"大处方""大检查"的现象,从某种程度上证明了供方诱导需求的存在,这也是造成看病贵和医疗费用增长过快的重要原因。2016 年,国家提出推进"健康中国"建设的目标和任务,并正式公布《"健康中国 2030"规划纲要》。在这一背景下,如何通过优化医疗资源配置改善全民健康成为政府与社会各界共同关心的问题。2017 年 10 月,党的十九大报告正式提出"健康中国"战略,居民健康需求急剧增长,基本医疗保险作为补偿病患因疾病所致的经济损失的托底工具,参保人数进一步增长,至 2018 年底参保人数已逾 13.5 亿人。随着医疗保险覆盖面的不断扩大,居民医疗费用与日俱增,"看病贵"问题愈发尖锐。

分级诊疗的目标是依据患者所患疾病诊疗难度进行分流,常见病、慢性病由基层医疗机构诊治,疑难杂症、危急重症由二级医院、三级医院诊治。二级医院、三级医院遇到需要住院的常见病患者,经过畅通的转诊通道将其转至基层医疗机构,通过专家坐诊互联网医院,有针对性地面向多家基层医疗机构开展诊疗,提升上级医院与基层医疗机构的协作效率。此举让专家免于往返奔波,而患者也能够在家门口享受便利就医。

本章小结

1. 卫生服务供给应具备一般商品或服务供给的两个条件:提供者具有提供卫生服务的愿望;提供者具有提供卫生服务的能力。

2. 卫生服务供给的目的不同于一般的商品或服务的生产。卫生服务供给的目的是通过卫生服务的提供,承担起保护生产力和人的身心健康的社会职能,保护和增进人群健康。

3. 成本函数主要描述产出与成本之间的关系。最优要素(投入)组合,是指无论产量既定时成本最小,还是成本既定时产量最大,都是等产量线和等成本线切点上的组合,即最优生产要素组合。它能使生产者以最小的成本获得最大的产量,从而获得最大的利润。

4. 在卫生服务市场中,由于消费者的信息缺乏,供需双方存在明显的信息不对称,可从信息经济学、行为经济学角度对供方诱导需求进行新解读。

思考与讨论

1. 医院利润最大化是否等同于医生收入最大化？为什么？

2. 投入替代的弹性受什么因素的影响？卫生服务供给的概念是什么？与一般商品的供给相比，它有何特点？

3. 卫生服务供给的影响因素有哪些？

4. 请阐述生产函数的概念和意义，并思考其在卫生系统中的意义。

5. 如何理解供方诱导需求？如何区分供给诱导需求和供方诱导需求？

第四章　卫生服务市场

本章导学

社会的发展,卫生服务需求和卫生费用的不断增长,人们对卫生服务不断提升的期望与卫生资源的有限性,以及整个世界在社会、政治、经济、人口、技术、疾病方面的变化,都给各国带来很多新的问题,促使各国对卫生服务领域加强改革。在改革中,如何促进市场机制与政府作用的有机结合、充分发挥市场与政府作用成为关键问题之一。本章将主要介绍市场经济的相关理论,分析卫生服务市场特征、如何在卫生服务领域引入市场机制、市场机制与政府作用二者如何有机结合等。

学习目标

1.熟悉市场结构
2.熟记卫生服务市场的概念
3.熟悉卫生服务市场的构成及特征
4.理解卫生服务市场中市场机制失灵的原因
5.理解市场机制和政府干预在卫生服务领域的作用

情境导入

16岁男孩被眼镜蛇咬伤,情况危急,急需抗眼镜蛇毒血清救治,但当地医院普遍没有这种血清。后来其家属和媒体多方寻找,却被多地医院告知"已用完"。直到次日,救命血清才从外省一医院送达到当地相关医院。查询《国家基本药物目录》,抗蛇毒血清中抗眼镜蛇毒血清赫然在列。但像涉事男孩这样一剂难求、各大医院遍寻无着的案例已多次发生。目前,中国只有上海S公司生产抗蛇毒血清,别无分号。抗眼镜蛇毒血清自2010年停产后,血清频频告急。而短缺的更深层次原因,则在于被剧毒蛇咬伤毕竟属于偶发,S公司在血清生产上长期处于单品亏损状态。由于需求量和利润都有限,医药企业对此难免不感兴趣。而使用率偏低、保质期偏短、报废率较高、需在特定温度下才能保存等因素,也让医院不愿意选择启用。正因为"市场失灵",抗眼镜蛇毒血清才会有一剂难求。抗蛇毒血清属于基本医疗服务,带有准公共物品的性质,但为什么在此案例中救命血清一剂难求呢?这反映了卫生服务市场存在什么问题?应该如何进行管制?接下来我们将学习卫生服务市场的相关知识。

第一节 市场概述

一、市场的概念

古典经济学认为市场是一只看不见的手,能够通过供求及价格机制对稀缺资源进行配置以实现资源均衡。因此,市场通常是一种组织经济活动的好方法。那么,什么是市场呢?市场是商品和服务价格建立的过程。狭义的市场指商品交换的场所,广义的市场指商品交换关系的总和。社会分工的存在决定了各生产经营者之间相互交换产品的必要性,而生产资料及产品分属于不同的所有者,则决定了在市场中进行商品买卖的交换形式。所以只要有上述条件的存在,商品经济关系必须通过市场,借助于市场机制的调节才能得到实现。因此,市场是社会分工和商品生产的产物,哪里有社会分工和商品交换,哪里就有市场。

市场的基本要素有五种:①可供交换的商品及交换场所,可供交换的商品既包括有形的物质产品,也包括无形的服务,以及各种商品化的资源要素,如劳动力、信息、技术、资金等;②商品交换的媒介,即货币,是买卖双方得以实现交易的媒介手段;③市场需求和供给;④以价格为核心的各种市场信号,即指市场自身运转的信息系统,内容包括商品的价格,以及各种生产要素商品(资本、劳动力、技术等)的价格信号;⑤市场活动的主体,即商品的提供者和消费者。

二、市场机制

(一)市场机制的概念

市场机制就是市场上的各种要素相互联系、相互作用、相互制约所构成的经济运行的内在机理,是商品经济条件下社会经济运行和资源配置的基础性调节机制,是商品经济的普遍规律(即价值规律)的具体表现和作用形式。一般情况下,市场机制是指在任何市场经济中都存在并发生作用的机制,主要包括价格机制、供求机制、竞争机制和风险机制等。

价格机制是指在市场竞争过程中,市场上某种商品市场价格的变动与市场上该商品供求关系变动之间的有机联系的一种机制。它通过市场价格信息来反映供求关系,并通过这种市场价格信息来调节生产和流通,从而实现资源配置。另外,价格机制还可以促进竞争和激励、决定和调节收入分配等。

供求机制是指通过商品、劳务和各种社会资源的供给和需求的矛盾运动来影响各种生产要素组合的一种机制。它通过供给与需求之间在不平衡状态时形成的各种商品的市场价格,并通过价格、市场供给量和需求量等市场信号来调节社会生产和需求,最终实现供求之间的基本平衡,如图4-1所示。供求机制在竞争性市场和垄断性市场中发挥作用的方式是不同的。

竞争机制是指在市场经济中,各个经济行为主体之间为了自身的利益而相互展开竞争,由此形成的经济内部必然的联系和影响的一种机制。竞争机制通过价格竞争或非价格竞争,按照优胜劣汰的法则来调节市场运行,能够激发企业的活力和发展的动力,促进企业生产,使消费者获得更大的实惠。

风险机制是指市场活动同企业盈利、亏损和破产之间相互联系和作用的一种机制。在市场经济条件下,任何一个经济活动主体,都面临着盈利与亏损、成功与失败的可能性,都必须承担相应的利益风险,这是商品经济运行中一种最重要的强制力量。市场风险主要来源于市场

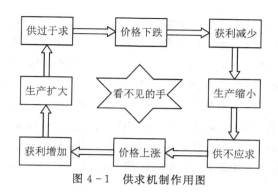

图 4-1　供求机制作用图

竞争,其大小主要取决于**市场竞争的规模、激烈程度和竞争方式**。风险机制涉及处于不同层次的经济活动主体在以经济利益为动机的条件下,在风险和机会之间的权衡抉择。在产权清晰的条件下,风险机制对经济发展发挥着至关重要的作用。

激励机制是通过有效的刺激、奖励等措施激发系统内成员,以达到系统目标的一种运行机制。激励机制对供求关系的影响主要表现在对生产者进步的影响作用上,它是促进企业技术创新、提升产业素质、调整产业结构的有效机制,促进企业不断发展自己,从而焕发出更大的活力,以适应不断变化的市场需求。

这些机制不是彼此孤立的,而是相互制约、相互作用的,统一在市场机制这个机体内,通过市场上各种价格的变动、供求关系的变化及生产者之间的竞争,来推动经济的运行、实现资源的配置。

(二)市场机制的主要功能

市场机制利用这只"看不见的手"对资源的分配和要素组合起到调节作用,使社会资源的配置趋于合理和优化。其标准是帕累托最优,也称为帕累托效率,它是资源分配的一种理想状态。如果在一定资源配置状态下,任何一方当事人的经济福利的增加必然使其他当事人的经济福利减少,这种状态的资源配置就实现了帕累托最优。如果经济上可以在不减少某个人效用的情况下,通过改变资源的配置可以提高其他人的效用,这种资源配置状态为"帕累托无效率",这种改变称为帕累托改进。帕累托最优状态就是不可能再有更多的帕累托改进的余地,换句话说,帕累托改进是达到帕累托最优的路径和方法。帕累托最优是公平与效率的理想王国,回答的是效率问题。从社会福利角度出发,用效率来评价总体经济运行有其合理性,因为如果资源配置未达到帕累托最优,那么,总有一些人能改善境况而没有人会受损,也就是说,社会福利总量肯定能上升,那么通过一种恰当的分配或补偿措施,能使所有人的境况都有所改善。发展社会主义市场经济,必须充分发挥市场机制的功能,使其在资源配置中起基础性作用。市场机制具有以下主要功能。

(1)市场价格的形成功能。商品的价值是在生产过程中形成的,但商品价值要通过交换才能实现,要通过供求机制和竞争机制转化商品价格,最终形成一般价格水平。

(2)资源配置的优化功能。市场机制以价格水平的变化,灵敏、高效地向市场中的各个主体提供信息,作为他们决策的依据,同时也为国家提供宏观调控的基本参数。各市场主体出于对自身利益的考虑,不断地重组和改变资源配置状况,政府也根据市场价格的变动调整各项宏观政策,从而影响生产要素在社会各部门和企业的投放比例,由此灵活地引导资源在各部门、各行业之间的自由流动,使全社会的资源配置不断地趋于优化,实现资源配置的效率。

（3）供求关系的平衡功能。由于信息的不对称等原因,个别商品的供给与需求、社会总供给与总需求在总量上和结构上经常会发生不平衡。在市场经济条件下,供求与价格相互作用,调节着供给和需求,推动经济总量在动态中实现平衡。

（4）提高效率的激励功能。市场的竞争机制可以使商品生产的个别劳动时间低于社会必要劳动时间的企业获得超额的利润,从而在竞争中处于优势地位,又会使商品生产的个别劳动时间高于社会必要劳动时间的企业产生亏损,从而形成被淘汰的压力。这种作用会使企业基于对经济利益的追求,不断采用新技术,加强管理,拓展市场,以提高劳动生产率,降低生产成本,优化产品结构。

（5）经济利益的实现功能。在市场经济中,商品生产者、经营者都是从自身的经济利益出发,从事生产、经营活动的。而经济利益的实现,不仅取决于生产者本身的生产努力程度,还取决于市场状况和生产者在市场竞争中的实力。市场机制客观上起着经济利益的实现和调节功能。

（6）经济效益的评价功能。市场经济中经济主体经济活动的效果如何,不是取决于这些主体的主观评价,而是取决于他们生产的产品在市场上实现的程度。只有经过市场机制的检验、在市场上实现了的产品才被证明是为社会所承认的,才是有效益的。这样,市场就成为社会各种经济活动效益的客观评价者。

但是,市场机制并不是万能的。它所具有的功能的发挥是有条件的。价格是市场机制的核心。只有在那些可以用价格度量的领域内,市场机制才能充分、有效地发挥作用。由于市场价格随着供求状况的变化进行波动,具有短期性和滞后性的特点,因此,市场机制的调节作用往往会造成企业视野的短期性和市场反应的滞后性。市场机制还存在盲目性的弊端。盲目性是相对于计划性而言的,主要是指社会经济不是按照某种预定的统一计划协调发展,因而会出现经济波动、资源浪费现象。

市场机制充分发挥作用的条件假设包括完全竞争市场的假设、经济信息完全和对称的假设、规模报酬不变或递减的假设、企业与个人经济活动没有任何外部经济效应的假设、交易成本可以忽略不计的假设、经济当事人完全理性的假设。其中,完全竞争市场是指竞争充分而不受任何阻碍和干扰的一种市场结构。在这种市场类型中,买卖人数众多,买者和卖者是价格的接受者,资源可自由流动,信息具有完全性。它需要的先决条件是有许多供方和需方、买卖双方成交由价格来决定、没有外部的成本和效益、买卖双方均有充分的信息、没有进入或退出市场的障碍。

三、市场结构

市场结构是指市场在组织和构成方面的一些特点,它能影响企业的行为和活动。商品市场的价格是由供给和需求共同决定的,但是,在不同类型的市场中,供给和需求的变化规律是不同的,产品价格的决定也各不相同。

经济学上主要根据四种特征来区分市场结构:①参加交易的买卖双方数量,特别是卖方的数量;②产品是否具有同质性;③进入市场的难易程度;④买方和卖方对市场价格的影响程度。根据以上特征,可以将市场分为完全竞争市场和不完全竞争市场。不完全竞争市场又可以进一步分为垄断竞争市场、寡头垄断市场、完全垄断市场,如图 4-2 所示。

完全竞争市场是一种竞争不受任何阻碍、干扰和控制的市场结构。要想达到完全竞争市

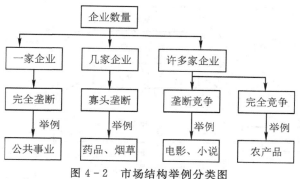

图 4-2 市场结构举例分类图

场,必须同时具备四个方面的条件:有大量的买者和卖者、企业生产的产品同质、行业可以自由进出、信息充分。

垄断竞争市场是指一种既有垄断又有竞争的市场结构。在垄断竞争市场中,产品之间存在差别,市场上有较多彼此之间存在激烈竞争的企业,企业进入市场比较容易。卫生服务市场就是一种垄断竞争的市场。众多的卫生机构,不仅在医院间有等级差别,而且在服务质量上也存在着差异。医疗技术又带有很强的专业性和垄断性,就医者可以自由选择医疗提供者,医疗单位之间则展开竞争。

寡头垄断市场是指同时包含垄断和竞争的因素,但更接近于完全垄断的市场结构。寡头垄断市场中的企业很少,且相互依存,市场的进出存在一定的困难。卫生服务市场中的生物制品、药品就是一个寡头垄断的市场,如乙型肝炎疫苗的定价是通过几个生产疫苗生物制品所的协议制定的管理价格。

完全垄断市场是指整个行业的市场完全由一家企业控制的状态。企业就是行业,其产品不能被替代,价格由企业独自决定,企业可能为了获得超额利润而实现差别定价。

第二节 卫生服务市场

一、卫生服务市场概念及构成

(一)卫生服务市场的概念

卫生服务市场具备市场的五大基本要素:存在商品交换的场所、有供需双方、有需求和供给、有可供交换的商品、以货币作为商品交换的媒介。所以,在卫生服务领域,市场客观存在。卫生服务市场是指卫生服务产品按照商品交换的原则,由卫生服务的生产者提供卫生服务消费者的一种商品交换关系的总和。①卫生服务市场是卫生服务商品生产和商品交换的场所,即发生卫生服务的地点和区域;②卫生服务市场是卫生服务提供者把卫生服务作为特定商品并以货币为媒介,提供给消费者的商品买卖交易活动;③卫生服务市场是全社会经济体系的一部分,它同整个市场体系的运行有着密不可分的联系。

(二)卫生服务市场构成

卫生服务市场中除了市场的直接产品或服务的提供者和利用者外,市场内还有一个第三方付费人、卫生服务筹资机构的存在,如图 4-3 所示。

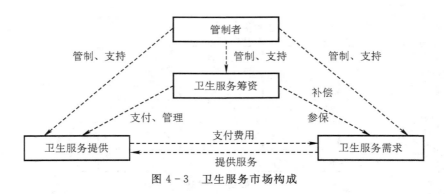

图 4-3 卫生服务市场构成

1. 卫生服务要素市场

卫生服务要素市场即卫生服务投入市场,主要包括卫生人力市场、药品市场、材料市场和仪器设备市场等。这些市场和卫生服务活动紧密相关,又和整个社会经济大环境密不可分。其市场的供给方是医药企业或学校,需求方是卫生部门。卫生人力市场是卫生人力实现就业的市场,卫生人力市场的供方主要为医学教育机构,需方主要为医疗卫生机构、医学教育和科研机构等,市场中的交换对象即卫生人力资源。2018 年,世界卫生组织公布的《卫生人力资源全球战略:卫生人力 2030》提出,卫生人力资源对于加快实现可持续发展目标、建设公平的初级卫生保健系统至关重要。世界卫生组织估计,到 2030 年,预计将短缺 1800 万卫生工作者,主要是在中低收入国家。

2. 卫生筹资市场

资金筹集的渠道、方式及各渠道来源资金的投入方向,都将影响卫生服务需求者和供给者的行为,影响卫生服务供给者各个生产要素的可得性。中国的医疗卫生改革总目标是建立起全民基本卫生服务系统,向全体居民提供安全、有效、便利和负担得起的卫生服务。卫生筹资政策能确保资金得到有效分配,不同人群尤其是最脆弱人群和高危人群能获得负担得起的卫生保健服务。

二、卫生服务产品类型及特征

(一)卫生服务产品的类型

卫生服务市场与一般商品市场一样,市场里具有可供买卖双方交换的产品。按照卫生服务的内容,可将卫生服务分为四类:预防服务、保健服务、康复服务和医疗服务。按照卫生服务的经济学特征,可将卫生服务产品分为公共产品与私人产品。

1. 公共产品

公共产品是可以供社会成员共同享用的物品。萨缪尔森曾把纯公共产品的概念定义为"每个人对这种产品的消费,都不会导致其他人对该产品消费的减少",即公共产品具有非竞争性和非排他性。

公共产品的特征包含以下几个方面。

(1)效用的不可分性。公共产品是向整个社会提供的,具有公共受益或消费的特点。其效用为整个社会的成员所享有,既不能将其分割成若干部分,分别归属于某些个人或厂商,也不能按照谁付款谁受益的原则,限定为付款的个人或厂商享用。

（2）供给不具有竞争性。即同一产品可供所有的人同时消费,任何人对这种物品的消费都不会导致其他人消费的减少。即当增加一个人消费该产品时,并不会导致边际成本的增加。

（3）消费不具有排他性。即不可能把特定个人排除在物品的消费之外,也就是说,不管付费与否,每个人都成为公共产品事实上的消费者,个人没有意愿去购买这些产品。

从经济学角度看,公共产品大多具有较高的社会效益和经济效率。这类产品在卫生服务领域有许多,如空气污染的治理、水污染的治理、消灭钉螺等。以消灭钉螺为例,钉螺的消灭,将使所有人都能享受到避免感染血吸虫的益处,一个人获得此效益并不影响其他人获益,而且无论其是否付款都能享受该服务的益处。

由于公共产品存在的非竞争性和非排他性,作为"经纪人"的消费者都会试图"免费搭车",因此,在自由市场经济条件下,作为个人对这类公共产品的需求很小,供给者提供这类产品也不会获得理想的利润,因此,就不会生产这类公共产品。结果在自由市场机制下,公共产品的市场会处于极端的萎缩状态,导致公共产品供给的短缺。

2. 私人产品

私人产品是指那些具有效用上的可分割性、消费上的竞争性、收益上的排他性的产品。私人产品缺乏外部效应,即私人产品一旦产品被人消费,则其他人将无法再消费该产品。私人产品可分为必需品和特需品。

必需品是指那些被社会认为是人人应该得到的卫生服务。这类服务具有以下特点:①从经济学角度,这类服务的价格弹性比较小,也就是说,提高这类服务的价格,需求不显著减少,降低这类服务的价格,需求不显著增加;②必需性卫生服务一般有显著的疗效,成本效益好,如急诊就诊、接生、阑尾炎手术等。

特需品是指那些被大多数人认为可有可无的,根据人们的消费能力和偏好可自由选择的卫生服务。这类服务具有以下特点:①服务的需求价格弹性大,卫生服务的价格变化会导致需求的明显变化;②没有确切的治疗和防病效果,成本效益差,如美容手术。

综上所述,卫生服务产品各有其特性,为了更好地探讨卫生服务中市场机制与政府干预的引人,按产品类型形成了如图 4-4 所示的卫生服务分类与卫生服务产品矩阵。

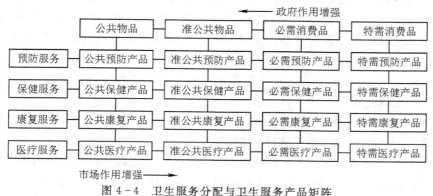

图 4-4 卫生服务分配与卫生服务产品矩阵

（二）卫生服务产品的特性

卫生服务是以服务形态存在的劳动产品,其生产和消费具有时间和空间上的同一性。这使它不能像其他商品那样通过运输、流通等环节异地销售,也不能储藏、保存。因而,其生产和消费受到地理范围的影响和限制,其市场范围受到接受服务的方便程度的影响,如就诊的距离或可及性等。随着科学技术的发展,通过移动服务、远程服务等方式可以在一定程度上提高卫生服务优质资源的可及性。

卫生服务的产品中有大量的产品为公共产品和准公共产品,而这类产品虽然具有较为显著的社会效益和经济效率,但由于其具有非排他性、非竞争性,导致在完全依靠市场机制调节时供给短缺。从这个意义上讲,市场机制在卫生领域中不能完全实现卫生资源的有效配置。

卫生服务的最终产品是人们健康水平的改善。卫生服务关系到人的健康,因而在卫生服务领域,不仅要追求效率的提高,而且必须追求获得基本卫生服务的公平性、健康的公平性。而且由于卫生服务关系到人的健康,许多卫生服务需求具有紧迫性,如危重疾病、急性伤害必须获得及时的处理和治疗,因而消费者的基本卫生服务需求对价格的敏感性较低。

三、卫生服务市场特征

卫生服务市场除了具有与一般商品市场所共有的性质外,还具有以下一些自身的特征。

(一)卫生服务产品的特殊性:成本与效益的外部性

许多卫生服务产品生产与消费的成本和效益存在外部性特征。在卫生服务消费和生产过程中,除了对交易双方产生成本和效益外,对未直接参与交易的其他方也产生了负面或者正面的影响,交易产生了外部的成本和效益,从全社会的观点看,这类产品通常表现为生产或消费的不足或过度,妨碍市场资源的最优配置。

1. 需方外部性

当某种产品或服务的边际社会效益偏离边际个人收益时就产生了需方的外部性。正的需方外部性表现为边际社会收益大于边际个人收益,负的需方外部性表现为边际社会收益小于边际个人收益。

例如:吸烟者导致周围人群被动吸烟。吸烟所带来的成本不仅仅是香烟交易过程中的成本以及消费者自己吸烟对其身体的损害,同时对被动吸烟者的身体健康也带来危害,产生外在的成本,社会成本大于吸烟者个人成本。这是一种负的需方外部性的体现。因此,在一些国家通过提取香烟附加税,以此影响香烟供需双方生产和消费行为。药物滥用同样也是一种具有负的需方外部性的行为。

免疫接种是一种具有正的需方外部性产品。一个个体接受免疫接种服务,在使其防止疾病感染的同时,也防止疾病从该个体传播给周围人群,其收益出现外溢。图 4-5 显示正的需方外部性对资源配置的影响。根据消费者行为理论(即消费者追求效用最大化),在自由市场中,当消费者决定是否要进行免疫接种时,会将其边际收益和价格相比较,市场于 Q_0 达到均衡,此时边际个人收益等于边际个人成本。但此时,市场中边际社会效益大于边际社会成本,所以该市场资源的配置处于帕累托无效率状态。当资源配置出现 Q_1 时,边际社会收益等于边际社会成本,达到资源的有效配置。由此可见,当产品出现正的需方外部性时,$Q_0 < Q_1$,市场出现产品供给不足的现象。

2. 供方外部性

当某种产品或服务产生的边际社会成本偏离边际个人成本时就产生了供方的外部性。正

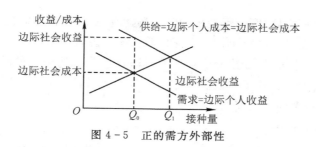

图4-5 正的需方外部性

的供方外部性表现为边际社会成本小于边际个人成本,负的供方外部性表现为边际社会成本大于边际个人成本。

卫生服务领域同样存在供方外部性情况。在卫生保健服务提供的过程中,会产生许多的医疗垃圾。如某些带有致病性微生物的注射器流失在生活环境中,会带来公众感染疾病的危险。从医院的角度,直接将垃圾丢弃,带来的边际成本很小,但从公众的角度,有害医院垃圾的成本使公众感染疾病的危险增加。此时,边际社会成本大于边际个人成本,社会边际成本大于社会边际收益,市场出现过度生产的现象,如图4-6所示。

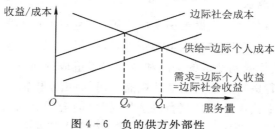

图4-6 负的供方外部性

医院在服务提供过程中,主要考虑边际个人成本等于边际个人收益,所愿意提供的服务量为 Q_1,但是边际社会成本大于边际个人成本,从社会角度,合适的均衡数量应该是 Q_0 的水平。因此,在出现负的供给外部性时,导致供给的过度,妨碍资源的最优配置,如医院抗生素的过度提供是一种突出的表现。在2003年非典期间,医疗机构提供服务边际个人成本大于边际社会成本,出现正的供方外部性,如果完全依赖市场机制调节,会出现资源供给不足,资源配置低效,如图4-7所示。

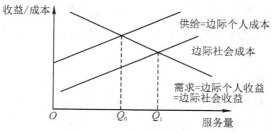

图4-7 正的供方外部性

(二)卫生服务市场经济主体的特殊性

在一般商品市场中,生产者和消费者是市场的经济主体,在传统的卫生服务市场中,卫生服务调控的经济主体主要是由卖方医疗机构和买方患者构成的。随着社会经济发展,卫生服务市场又多了一个经济主体"医疗保险机构",市场拥有三个经济主体,使得传统的卫生服务市场中的双边交易关系变成了医疗机构—医疗保险机构—患者的三方交易关系。医疗保险机构的介入,打破了医患双边关系,变成交换需要通过医疗保险机构进行的间接的、三方的商品交换活动。医疗价格的变动在这里对供需双方的调节不灵敏,特别是医疗消费者对价格的变化反应迟钝,价格对消费者的约束变弱。

(三)供需双方信息不对称

卫生服务市场存在信息不对称。在卫生服务市场里,消费者由于缺乏医疗保健知识,往往不能完全判断是否需要医疗服务以及医疗服务的数量和质量。而由于疾病的不确定性,患者不能根据自己的经验重复使用治疗方法,也不可能像购买其他商品那样可以根据个人的经验、商品的说明和广告信息等来判断医疗服务的质量。由于卫生服务领域中患者和医生间委托代理关系的存在,决定医疗服务数量和质量的是掌握专门知识的医生,即卫生服务的提供者。这种供需双方信息不对称,使得消费者处在一种被支配的地位,使卫生服务产品的交换双方处于不平等的地位。

(四)存在垄断与诱导需求

卫生服务市场具有垄断性。根据市场结构分析,卫生服务市场既具有完全垄断市场的特点,受政府管制程度较高,又具有垄断竞争的特点,医疗机构间存在竞争。卫生服务市场具有的垄断性主要有两种:法律限制造成的垄断和技术权威造成的垄断,因而,服务供给必然受到医学教育程度的制约和行医许可制度的法律限制。另外,由于供需双方信息不对称,医疗服务的提供者在代表消费者做出医疗服务消费的选择时,可能会受到自身经济利益的影响而产生诱导需求。垄断和诱导需求造成的服务低效率,使卫生服务市场价值规律遭到破坏,将会刺激卫生服务规模的不合理膨胀,造成社会资源分配与利用的低效率。

(五)卫生服务需求弹性小,需求和供给具有不确定性和紧迫性

医疗消费虽有许多层次,但是在总体上属于维护生命健康权利的基本消费。价格变动对于医疗需求,特别是对基本医疗需求的调节不灵敏。众所周知,人的生、老、病、残、死是一种客观存在,带有偶然性,难以对个人的突发性疾病和意外伤害进行预测。在具体的卫生服务中,一方面,疾病治疗费方案也有很大的差异,导致卫生服务的供求存在不确定性;另一方面,由于个体差异,即使有相同病症的人,获得医疗服务后的服务效果也有很大的不同。另外,卫生服务涉及生命健康,面对一些危重疾病、急性伤害时,必须立即得到处理和治疗,这就使医疗服务需求表现出紧迫性。

(六)提供者目标多元化

按照市场经济理论,商品或服务的提供者是追求利润最大化的,他们会把商品的成本降到最低限度。但是卫生服务提供过程不满足上述假设。正如上文所述,中国卫生事业的性质是实行一定福利政策的社会公益事业,卫生机构不能以追求利润为纯粹的目的,而是把社会效益、救死扶伤放在首位。即使是营利性卫生服务供给单位也不能单纯追求利润最大化,在满足消费需求时必须考虑社会公众利益,体现出以人为本的社会效益。因此卫生服务提供者的目标是多元化的,主要表现为其一方面是体现公益性的社会效益目标,一方面是体现资源使用经济效率的经济效益目标。

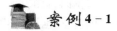 **案例4-1**

抗生素滥用

抗生素是现代医学上伟大的成就之一,自从1928年弗莱明发现盘尼西林之后,抗生素拯救了无数人的生命,其延长人类平均寿命超过20年。但也正因为如此,我们忽略了抗生素同时会伤害人体健康的另一面。抗生素的适当使用对人类健康的贡献是毋庸置疑的,但抗生素的不当使用或过度使用都会对健康造成深远影响。

世界卫生组织将"自我药疗"定义为消费者使用药物处理其自己意识到的不适或症状,或暂时或持续地自行使用有医嘱的针对其慢性或再发病症的处方药物。我国老百姓普遍存在自我药疗的现象,其中自行使用抗生素是自我药疗不当的重要方面。哈佛大学、伦敦大学和浙江大学等高校学者在2020年联合发表一项研究,包括了我国6个省份一共2834名大学生样本,当中有33.4%的人自我诊断患感冒(急性上呼吸道感染),这些人中有接近一半(48.8%)自行使用非处方来源抗生素"治疗",而选择就医的大学生中,25%的人会给医生压力让医生开处方类抗生素,研究人员认为大学生对抗生素的认识不足导致抗生素滥用。研究同时认为,基于大学生比一般老百姓的教育水平和健康水平高,老百姓的抗生素滥用很可能更为严重。

2020年7月,国家卫生健康委员会发布《关于持续做好抗菌药物临床应用管理工作的通知》,这是继《关于加强医疗机构药事管理促进合理用药的意见》和《遏制细菌耐药国家行动计划(2016—2020年)》后,我国就抗菌药物管理下发的又一重要文件。抗生素并非万能,相反很多大众认为应使用抗生素的场景中,抗生素都是无效的或帮助甚微的;非必要不要使用抗生素,因为使用抗生素是以损害健康代价的;不要非处方使用抗生素,不要自己到药房买抗生素,不要把上次剩下的抗生素作为"家居必备"的保健药物;病毒感染如感冒和一般咳嗽等,不需要使用抗生素,就算是细菌感染的某些疾病,如咽炎,抗生素的帮助都甚微,不值得付出使用抗生素的健康代价。

四、影响卫生服务市场的因素

受卫生服务市场特殊性的影响,卫生服务市场的影响因素不同于一般的商品市场。同时,卫生服务市场是市场经济体系的一部分,同整个市场体系的运行存在着不可分割的联系,其变化与发展受到许多外部环境的影响与制约。

(一)政治、经济、社会环境对卫生服务的影响

任何一个国家的政府对卫生事业制定的发展规划、建立的卫生体制、确定的卫生发展目标、构建的卫生服务组织形式等,都对一个国家卫生服务体系的形成、性质、面貌、发展方向起着决定性的作用。世界各国政府都为卫生服务制定了法律、法规和一定的规章,而政府的政策和管理方式也直接影响着卫生服务市场。

经济发展状况和经济发展水平会影响卫生服务的发展状况和水平。总体上说,当一个国家的整体经济发展良好、经济发展水平较高的时候,卫生服务也会相应得到发展,因为一个国家的卫生服务是不可能脱离国家的整体经济实力而单独发展的。经济体制的改变也直接影响卫生服务市场,随着中国经济体制下市场化进程的不断加快,卫生服务领域也开始了放权搞活、关注市场需求、允许多种所有制并存、引入市场机制等改革,医疗体制发生了与经济体制相适应的转变。

经济水平的变化、整体生活水平的提高将对需求者的医疗消费心理、需求收入弹性和就医行为发生影响。随着居民收入的增加，卫生服务的支付能力增强，居民对卫生服务提供者的要求也更高，从而促进卫生服务提供者加强卫生服务管理和改善医疗服务质量，使供需达到在新水平上的平衡。同时，社会环境的变化，如健康水平、人口年龄结构、疾病谱、饮食结构、生活习惯的改变等，将影响社会人群对卫生服务利用的数量和质量，从而对卫生服务市场产生影响。

（二）相关市场对卫生服务市场的影响

除了政治、经济、社会环境等因素外，卫生服务市场直接受相关市场的影响和制约。卫生服务相关市场主要包括卫生服务筹资市场和要素市场。

在市场经济体制下，卫生资金的筹集也必须依靠市场。通过改革，中国的卫生筹资市场已初步建立起来。目前，卫生资金的来源有政府的卫生投入、社会卫生保险投入、社会各界的卫生投入、个人卫生费用的支出等。卫生机构也积极面向市场，利用贷款、集资、发行股票等方式筹集资金。卫生资金的数量对卫生服务市场产生的影响主要有两个方面：①改善卫生服务条件，保证卫生服务的顺利进行，有利于提高卫生服务质量，同时也有利于卫生服务机构本身的发展；②由于资金来源广，筹资方式多样，也使卫生服务市场中的关系比过去更复杂，从而使卫生服务市场的制约因素增加。例如，由于卫生保险机构的参与，卫生保险机构介入原有的卫生服务供需双方。对卫生服务供方具有一定的监督与管理作用，促使卫生服务提供者不断改善服务，提高效益。

在市场经济体制下，卫生服务人力的供给和需求都离不开人才市场。人才市场的发展和人力供应情况，影响着卫生服务机构人力的数量、质量、结构和各类人力的比例关系，从而影响着卫生服务机构能够提供什么样的服务以及服务的数量和水平等问题。由于卫生服务机构的经营状况、社会声誉和收入水平都与其所拥有的卫生人才的数量和质量有关，所以，人才市场对卫生服务市场有着更大的影响。卫生服务的其他要素市场，如药品、卫生材料、物资、仪器、设备、技术、信息市场等，与卫生服务市场直接相关，并影响着卫生服务市场的发展状况。各要素市场的发育和完善、运行状况、要素供给数量和质量等，影响着医疗服务的提供、质量与市场运行。各要素的市场价格，影响着卫生服务的成本和价格。同时，在市场经济体制下，复杂的要素市场多元化利益主体，也对卫生服务机构提出了管理专业化、职业化的客观要求。

第三节　卫生服务市场失灵

一、市场失灵

市场失灵又称为"市场失效""市场缺陷"，是指市场机制不能实现资源最优配置的情况。市场失灵理论认为：完全竞争的市场结构是资源配置的最佳方式；但在现实经济中，完全竞争市场结构只是一种理论上的假设，理论上的假设前提条件过于苛刻，现实中是不可能全部满足的。由于垄断、外部性、信息不完全和在公共物品领域，仅仅依靠价格机制来配置资源无法实现效率-帕累托最优，出现了市场失灵。卫生服务市场是一个不完全竞争的市场，存在信息的不对称、效益的外在性、一定程度的垄断等问题，导致市场机制的作用难以有效发挥，而同时由于市场机制自身的缺陷，导致卫生服务领域存在市场作用的失灵。

外部性又称外部效应，指某种经济活动给与这项活动无关的主体带来的影响，也就是说，这些活动会产生一些不由生产者或消费者承担的成本(称为负外部性),或不由生产者或消费者获得的利益(称为正外部性)。在有负外部性时,社会边际成本大于私人边际成本,但私人边际利益与社会边际利益仍然相同,所以,当私人边际成本等于私人边际利益时,社会边际成本大于社会边际利益。这时,从私人角度看,市场调节是有利的,但从社会角度看,不是资源配置最优。这就是外部性引起的市场失灵。例如,建在河边的工厂排出的废水污染了河流,对他人利益造成损害。工厂排废水是为了生产产品赚钱,工厂同购买它的产品的顾客之间的关系是金钱交换关系,但工厂由此造成的对他人的损害却可能无须向他人支付任何赔偿费。这种影响就是工厂生产的外部性影响。从私人来看,资源配置最优,但从社会角度来看,并不是资源配置最优。

二、卫生服务市场失灵的原因

卫生服务市场具有信息不对称、公共品、外部性、契约不完备等特殊性,因而存在广泛的市场失灵现象。

(一)信息不对称导致市场失灵

信息不对称的分析,一般是在委托代理理论框架下进行的。委托代理关系实质上就是位于信息优势和劣势的参与者之间的关系。在医疗服务体系中,同样也构成了信息不对称的要件。①医生和患者作为医疗服务的供给和需求双方构成了市场的基本要素。②医生和患者都是相互独立并有交易意愿和能力的经济实体,构成信息不对称理论成立的行为主体,同时医疗服务也是一种商品,遵循市场经济原则。③医生和患者拥有的信息是不对称的,但双方都是"经济人",具有追求利益最大化的诉求。医生和患者之间信息高度不对称是医疗市场区别于其他市场的重要特征。在医疗市场中存在服务提供者、服务需求者、服务筹资机构和管制者这几个主体,这四方之间存在信息不对称,从而造成市场作用的失灵。信息不对称在市场交易发生之前主要表现为逆向选择,在市场交易发生之后主要表现为道德风险问题。

逆向选择是指由于交易双方拥有的信息不对称,导致拥有信息不真实或者拥有信息较少的一方倾向于做出错误的选择。医疗服务市场中逆向选择主要体现为:由于卫生服务的需求者缺乏卫生信息服务,导致供需双方在卫生服务利用过程中信息的不对称。医生或者医疗机构作为代理关系中的经纪人,有追求经济利益最大化的倾向,受经济利益的驱使,利用其在信息上的优势,向患者提供过度的、不合理的服务,比如不必要的检查、化验和药物等,这正是"看病贵"的重要原因之一。而对于患者而言,由于自身信息局限,没有能力了解相关医疗知识,从而逆向选择医疗水平不佳的医疗机构或医生,所以患者作为需求者通常是医疗市场中的弱势方。卫生服务供需双方信息不对称导致的市场失灵意味着资源配置没有达到最优的经济效率,因而,政府需对卫生服务的提供者的权利和活动进行管制。

信息不对称极易导致道德风险发生。对于信息优势方而言,出于人的机会主义动机,加上信息不对称形成的隐蔽行为和隐蔽信息使信息劣势方无法进行限制,道德风险就会出现。在医疗服务领域同样存在道德风险,具体表现在以下几个方面:①医疗服务供给方的道德风险。医生作为医疗机构代理人,存在根据个人偏好而不一定是医院目标来看病的动机。对一些风险性较高的患者或者疾病治疗采取回避的态度,倾向于保守治疗,以此规避自身风险。②患者道德风险。患者并非完全是被动的消息劣势方。患者作为医疗服务对象,在讲述病史完整性、治疗活动配合以及自身实际健康状况等方面,相较医方,更具有信息优势。一般认为,在自我保障情况下,患者出于节约医疗成本会较少使用医疗资源,但在第三方筹资机构参与的医疗健康保险市场上,情况就发生了根本变化。被保险人无须为医疗服务付费或者只需付出较少的成本,被保险人的需求便会大于自身的实际需求。因此患者倾向获取更多医疗资源,便会产生"一病多医"或"一人保险、全家吃药"的道德风险。

(二)垄断导致的低效率

市场失灵的经典例子就是垄断。垄断者在边际收益等于边际成本的水平上生产,从而达到利益最大化。因为边际收益线位于需求曲线的下方,因此垄断者索取的价格将超过生产的边际成本,此时,价格与边际成本之间的差距导致了福利损失。

图 4-8 代表了垄断的福利损失,R_M 为边际收益。假设市场内长期的供给都是完全弹性的竞争性供给,供给曲线同时代表了产业的平均成本 C_A 和边际成本 C_M,竞争性的价格与产量分别是 P_C 和 Q_C。此时,如果当该产业开始垄断并且需求和成本是不变的,那么利润最大化的产出为 Q_M,此时 $R_M=C_M$,垄断价格为 P_M,高于 P_C。社会福利包括供给者剩余和需求者剩余,福利损失是指完全竞争市场社会福利减去垄断市场社会福利,在图中由三角形 ABC 表示。

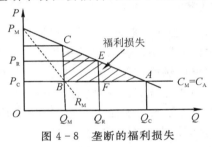

图 4-8 垄断的福利损失

垄断会极大程度降低市场配置资源的效率,导致整个经济处于低效率之中。在卫生服务市场中,由于供需双方信息不对称、卫生服务与人的健康和生命息息相关,因此卫生服务的需求者总是处于被动的劣势方,供方处于主导地位,从而造成供需双方的不平等竞争,形成垄断。另外,卫生服务领域的法律规制、技术权威都导致卫生服务领域形成垄断。卫生市场领域中的垄断,影响市场机制在卫生服务领域发挥良好的作用,出现"市场失灵"现象,导致资源配置及资源使用效率低下、技术进步受限,也在卫生资源可及性、卫生服务质量等方面存在问题。同时也要注意到,垄断在某种程度上是不可避免的,比如在一个小型市场,总需求也许只够支持一家医院生存。事实上,如果需求进一步减少,甚至这个仅有的医院也可能无法生存。

(三)效益外部性对资源配置的影响

不同于纯公共物品与准公共物品,有一类物品的公共品特性是变化的,由存在第三方影响的物品构成,这也被称作外部效应,即一项活动给当事人以外的其他人带来的某种影响。如果在密闭空间,周围有人吸烟影响了你,那么负的外部性就产生了。

在卫生服务领域,许多服务都具有效益的外部性。一种情形是由于负外部效应的存在,医疗服务提供者或消费者的经济活动给社会其他成员带来了危害,但是他自身却不用为这一行为支付成本,此时这个人为他的活动所付出的私人成本就小于他自身所造成的社会成本。比如医疗废弃物不按规定处置会影响周围居民健康,抗生素的不合理利用导致需方耐药性问题加重。这两个例子中作为提供者的医疗机构能够降低成本、获得更高的收益,但是这种行为导致社会承担了有害的外部影响,从而造成损失,导致社会成本大于私人成本,影响卫生资源配置。

另一种情形是在正外部效应的影响下,即使某提供方或需求方所做的意向经济活动为社会或周围人员带来了好处,但是自己本身却没有因为这一行为得到奖励或补偿。此时,他在自身的行为活动中得到的私人利益小于该行为活动所带来的社会利益。基于此,更多的行为主体便会较少地做出对社会或他人有利的活动和行为。在市场经济情形下,生产者的产量仅仅依据自身能得到的私人利益,而不根据社会利益,这样生产者往往会减少生产对社会有益的产品,当对社会有益的产品少于社会最优的产量从而使得资源配置不能达到最优效率。比如医疗机构对实习医生进行培训,在这个培训过程中医疗机构会投入人力、物力等大量资源,培训完成后,这些人员都转到其他医疗机构工作,但培训的医疗机构并不能向其他单位索要培训费用或其他形式补偿。这种情况下,该产品的社会利益大于私人利益。

通过以上对外部性的分析,发现其改变了价格机制,此时价值系统无法传递正确的信息,这一结果使资源在配置过程中无法达到帕累托最优,市场调节在外部性的影响下失去作用。

除了市场失灵之外,"合成谬误"现象所引起的市场经济宏观失控是政府宏观调控的另一个理由。有些事情从微观上看是合乎常理的,但如果所有人都这样做,在宏观上合成所得到的结果就会发生危害社会的现象,例如曾经发生过的投资热、建房热以及各种各样的"设备大战"。政府向医院提供政策,在政策导向下,医院都进行装备竞赛,从而使卫生总费用失控,就是合成谬误的一个例子。在这个时候,政府就应当承担责任,利用"看得见的手"进行宏观调控。

此外,每个人都有平等获得基本卫生服务的权利。然而,如果不对卫生服务市场加以管制引导,卫生市场将会以支付能力和支付意愿为基础来配置资源。由于人群中的社会经济地位不同导致对医疗服务的支付能力存在差异,最终使得在卫生服务利用、健康水平等方面产生不公平性,尤其是贫困人口和脆弱人群的基本卫生服务需要难以得到保障。因此,政府对卫生市场领域的调控不仅要以经济为基础,还要面向社会效益,兼顾效率与公平。卫生服务的宏观调控政策要有利于面向公共卫生、面向基层、面向医疗资源薄弱地区。即使这样做不一定符合"最优配置基本定理",但却是社会主义市场经济的必然要求。

(四)市场机制的局限性

市场运行机制不能解决贫富悬殊问题,不能兼顾公平和效率,是市场的痼疾。经济学家认为,收入分配有三种标准:①贡献标准,它是按生产要素的价格,即按社会成员的贡献来分配国民收入。这种分配标准能保证经济的效率,但由于社会成员在能力和机遇上的差别,这种分配标准又会引起收入分配上的不平等。②需求标准,它是按社会各成员对生活必需品的需要来分配国民收入。③平等标准,它是按公平的准则来分配国民收入。后两个标准虽然有利于收入分配的平等化,但不利于经济效率的提高。如果我们只强调效率而忽视平等将会影响社会的安定;反之,如果我们只强调平等而忽视效率,就会限制经济的增长,导致贫穷。可以说在资源的配置与收入分配上,平等与效率是一个两难的选择、难解的矛盾。市场竞争是天然有利于强者、不利于弱者的,其结果必然是两极分化,带来收入分配的不公平。

社会追求的目标,绝不止于提高效率和促进经济增长,而是要把效率和公平结合起来。在不同的市场经济发展阶段上两者的重点应有所不同。在市场经济发展早期,可能更关注于效率的提高;在市场经济较为发达、完善的条件下,应注重强调收入公平等社会目标的实现。市场机制遵循的是资本与效率的原则。资本与效率的原则又存在着"马太效应",可能导致一些人成为亿万富翁,而另一些人却遭遇饥寒交迫、无家可归,尤其是那些没有较多技能和资产的一些弱势群体(如失业者、老人和儿童、丧失工作能力的患者)更难以生存。这种差距的拉大又由于影响到整体消费水平而使市场相对缩小,进而影响到生产,制约社会经济资源的充分利用,使社会经济资源不能实现最大效用。

现代市场经济学普遍认为,仅仅通过自由市场机制的自动反应不能实现市场总需求与总供给的均衡。在卫生服务领域,不能期望依靠市场机制就能够实现卫生资源的拥有量与卫生服务总需求之间的总体平衡。这个总体平衡只有依靠政府制定区域卫生规划、由政府业务主管部门实行全行业系统管理来加以实现。

市场机制的调节是自发性的、事后的调节,而在卫生服务领域,存在各种卫生问题,需要按照一定的计划逐步解决。所以政府必须继续承担中长期卫生计划的任务,只不过这个计划的实现主要不是依靠指令性计划,而是通过信息预报、项目预算、行业管理、立法控制、价格引导等,实现指导性的区域卫生规划。

资源的有限性决定了社会必须最优配置资源,同时也必须关注社会的公平、稳定、可持续发展。市场机制最主要的作用是优化资源配置,但是在卫生服务领域,市场机制在调节资源配置时,完全根据市场需求配置资源,会造成资源在经济贫困地区的短缺、公共卫生服务产品供给的短缺,会出现无序竞争,也不能解决规模布局、总量控制和长远发展等问题,从而导致不公平和效率低下问题。由于卫生服务市场的失灵,在卫生服务领域不能单纯依靠市场机制的作用,必须加强政府的干预,发挥政府的作用。而政府干预一方面能解决市场调节所带来的不公平问题,弥补市场机制不能解决的宏观总量控制与长远发展问题;另一方面能规范市场,促进市场机制作用的有效发挥,以促进社会公平稳定和卫生资源配置效率的提升。政府干预可以采取多种手段,主要的手段有制定规则规范卫生服务市场、实现政府直接管制、提供公共卫生服务、为基本卫生服务提供筹集资金、通过税收和补贴改善公平问题。但政府干预也会存在失灵的问题,因此在卫生服务领域需要政府与市场机制调节作用相结合。同时,非政府组织及社会团体在卫生资源配置尤其是卫生资源筹集中也起到了重要的作用。

三、卫生服务市场失灵表现

(一)卫生资源利用率不足

卫生资源利用率低是卫生服务市场失灵的主要表现之一,是指卫生资源的浪费和不合理使用,主要指医疗卫生领域存在的过度医疗现象,包括过度治疗和过度检查,这是当前卫生服务市场普遍存在的问题。主要包括两方面内容:①医生为逃避医疗责任或迎合医疗机构要求创造自身收益而进行重复检查、滥用医疗器械、滥做高消费手术;②患者医疗卫生知识有限,对病情过度紧张,要求住院、开贵药、做检查等。

(二)公共卫生服务不足

卫生服务关系到公民的生命健康,多数卫生产品具有准公共产品甚至纯公共产品的特性。如前所述,在自由市场机制下,此类产品的供给极度缺乏或供给不足,社会卫生资源受市场机制影响大多数转向经济效益较好的私人产品,公共卫生服务产品的供给始终无法满足社会的需要。

(三)卫生事业发展结构性失衡

市场机制的作用只会扩大地区之间的不平衡现象,一些经济条件优越、发展起点较高的地区,发展也越有利。随着这些地区经济的发展,劳动力素质、管理水平等也会相对较高,可以支付给被利用的资源要素的价格也高,也就越能吸引优质的各种资源,以发展当地经济。那些落后地区也会因经济发展所必需的优质要素资源的流失而越发落后。卫生服务市场失灵也会带来卫生事业发展的结构性失衡,如我国卫生事业发展的几个失衡方面表现为:①区域性结构失衡,中国东中西部地区卫生事业发展能力差异大;②城乡结构失衡,受中国固有的城乡二元结构影响,城乡卫生发展同样存在很大差距,大医院、高水平人才大多集中在城市;③不同级别医疗机构发展失衡。卫生资源在不同级别医疗机构中呈现"倒三角"配置,即卫生资源的总体配置出现了高层次卫生机构的资源多于中层次,中层次卫生资源配置又多于基层资源配置的状态,而这与居民的"正三角"型卫生服务需要结构不相匹配。

(四)卫生服务市场公平性缺失

市场机制不能解决贫富悬殊,不能兼顾公平和效率。市场交易原则上是平等和等价的,但在市场经济条件下,由于人们的素质、所拥有的资源存在差别,因而收入水平会有所差别。市场的自发调节往往容易引起收入差距的扩大,从而影响人们在支付能力上的差别。因此,市场机制在提高效率方面可以发挥其有效作用,但往往难以实现社会公平的目标。早在 1978 年,《阿拉木图宣言》中就提出"人人享有卫生保健"的口号,卫生保健是以公平原则占主导地位的保障服务,特别是老年人、丧失劳动能力的患者、妇女、儿童等脆弱人群。然而,没有管制的卫生服务市场是以支付能力和支付意愿为基础来配置资源的。由于人们的收入水平、支付能力的差异,导致卫生服务的利用、健康水平等方面出现不公平。

 思考与讨论

1. 卫生服务市场具有哪些特征?
2. 公共卫生服务可以依靠市场提供吗?为什么?
3. 外部经济效应如何影响市场机制对资源的配置?
4. 卫生服务市场失灵的原因是什么?

第五章　卫生服务市场政府干预

 本章导学

在国家治理体系和治理能力现代化的大背景下,中国医药卫生体制改革不断深化,对政府在卫生服务市场治理中所应发挥作用的要求越来越高。卫生服务市场失灵要求政府进行干预,然而政府干预也可能存在内在缺陷,出现政府失灵。因此,矫正市场与政府双失灵成为中国医药卫生体制的改革方向。本章将主要围绕政府在卫生服务市场中的职能和作用、卫生服务市场政府干预目标和内容、卫生服务市场政府失灵和矫正三方面内容进行讲述。

学习目标

1. 掌握政府在卫生服务市场中的必要性和作用
2. 熟悉卫生服务市场政府干预手段与目标
3. 熟悉卫生服务市场政府失灵及其矫正

情境导入

党的二十大强调要"充分发挥市场在资源配置中的决定性作用,更好发挥政府作用",这是实现经济社会高质量发展的必然要求。国家强调在市场和政府关系上,要讲辩证法、两点论,"看不见的手"和"看得见的手"都要用好,努力形成市场作用和政府作用有机统一、相互补充、相互协调、相互促进的格局,推动经济社会持续健康发展。卫生服务市场中同样涉及市场与政府的关系。那么在卫生服务市场环境下,为什么政府要进行干预? 政府在卫生服务市场中又承担什么样的职能和作用?

第一节　政府在卫生服务市场中的职能和作用

一、政府在卫生服务市场中的职能

市场调控自身存在的缺陷及卫生服务市场的特征会导致卫生服务市场失灵。市场失灵作为政府职能的出发点,政府干预将在此发挥重要的作用。

(一)政府在卫生市场中的经济职能

社会主义国家的经济职能一般由政府执行,概括起来主要包括三方面:①作为国有资产所具有的职能;②作为社会管理者所具有的职能;③作为宏观经济调控者所具有的职能。随着社会主义市场经济体制的建立,必然会使政府管理职能发生转变,即由直接控制转为间接控制,由过去的直接对微观经济活动干预转变为宏观调控。具体来说,就是做好规划、协调、监督、服务等工作。规划即制定经济与社会发展的战略、方针和政策,做好重点工程项目的建设。协调即要处理好地区、部门和企业之间的经济关系,协同运用经济、法律等必要的行政手段,保持经济稳定发展。监督即确保企业按要求执行法律法规,保证国有资产保值,以及使企业厂长、经理依法执行企业经营权等。服务即积极构建和发展市场体系,建立和完善社会保障制度,为企业的发展提供多方面的服务,创造良好的社会环境。政府作为社会公共权威,其最主要、最基本的经济职能是提高效率、促进公平、确保稳定。

1. 提高效率

政府提高效率主要是针对经济领域中的卫生服务市场失灵而言的。政府在这方面主要是制定相应的政策,规范卫生服务市场,弥补市场机制的缺陷。这些政策主要包括以下几种:①依法制止各类不正当行业竞争、防止价格垄断竞争的政策;②关于提供福利或用于资助农村公共基本物品生产活动的配套政策;③与有效处理社会外部性变化相关问题的具体政策;④一些与有效处理各种信息不对称情况有关问题的经济政策。

2. 促进公平

公平和效率是一对相互矛盾的概念。一般来说,市场对效率能起到较好的作用,但是对公平问题却没有很好的解决办法,因此,必须由政府进行干预,从而促进社会公平。市场经济中,通过市场对生产要素提供供给和报酬是收入分配的基本依据,每位社会成员都是生产要素的提供者,通过提供生产要素从市场中获得报酬。市场则根据生产要素的稀缺程度和生产的经济效率高低来支付相应报酬。在生产要素的稀缺程度一定时,生产者的经济效率越高,市场能提供的报酬就越多,此时提供者个人的收入就越高;反之,当提供者的经济效率越低,市场所能提供的报酬就越少,此时提供者所得到的经济收益就越少,因此会导致在收入上存在不均等。如果收入分配不均等的程度进一步加剧至严重,可能会引起一系列社会问题,此时政府必须通过一定的干预措施来解决该问题。政府所起的作用是可以通过它的权威对收入进行适当再分配,主要是通过税率调整,对高收入者多收税,对低收入者少收税或不收税,然后通过社会福利、救济或失业补助的方式,把收入再分配给那些自己不能通过竞争的方式获取收入的人。

3. 确保稳定

稳定的社会环境是经济平稳发展的前提。实施税收、财政支出、国债等财政手段是调控经济稳定的重要方式。在经济发展的不同时期,应分别采取不同的财政政策,以实现社会总供给和总需求的基本平衡。当经济下滑的时候,社会总需求不足,失业增加,此时政府应采取扩张性的财政政策;当经济膨胀的时候,社会总需求过度,引起通货膨胀,此时政府应采取紧缩性的财政政策。除了维持经济稳定,在维持社会和政治稳定上政府也具有相应职能。在政治和社会方面,政府建立健全相关规章制度,全面深化改革,促进依法治国,鼓励民众参政议政,扩大民主,最终实现社会发展的良性运行机制。

(二)政府在卫生服务市场的其他职能

除了在经济方面所承担的职能,政府在卫生服务市场中也具有其他重要职能。自市场化和医疗卫生改革以来,中国卫生服务事业取得了重大成就,在从微观到宏观转变的过程中,将无限政府转向有限政府,才能实现卫生管理职能的转变。

1. 制定国家卫生投资规划,实现卫生服务资源有效调控与资源高效配置

政府机构要科学制定地方卫生和事业发展长期规划目标和短期发展实施工作计划,制定

区域卫生发展资源配置指导标准文件和全国区域经济卫生综合发展体系规划,并用法律、经济政策乃至国家行政手段全面加强宏观领域卫生发展管理,调控优化卫生社会资源配置,建立完善的卫生行业管理制度。

2.树立公共财政理念,强化社会公共产品和卫生资源的供给与有效管理

政府机构要按照科学财政要求,加强公共医疗筹资,规范完善政府补助对基层卫生事业机构的补助支持范围,调整基本卫生公共支出补助结构,加大社会公共机构卫生投入补助力度;加大公共卫生产品供给和社会福利产品如慢性疾病防控、卫生健康监督、计划和免疫、妇幼保健、健康教育、基本医疗保健服务等的综合供给,实现卫生服务与其他基本医疗服务之间的协调性、可及性与公平性;转变现代公共卫生社会管理的模式,建立与健全社会公共卫生监测与应急预警处理体系,加强城乡公共卫生基础设施信息化建设,推动基层公共卫生监督管理实现法制化。

3.依据社会经济综合发展水平,建立健全健康及养老保障制度

社会保障制度要与经济发展水平相适应,既不能落后,否则发挥不了应有的作用,也不能超出社会的承受能力。加强各级政府的协调、组织与支持力度,建立健全覆盖全民尤其是弱势群体的、适应经济发展需求的、多形式多层次的全民健康保障体系,以防范个人和家庭难以负担的健康风险,这是卫生服务市场发展的要求。

4.强化医药卫生政府监督服务职能,健全卫生服务市场体系

依据卫生服务市场规律,要依法强化政府市场规制地位,严格实施市场准入制度,强化市场监管,引导市场良性运行,规范卫生市场秩序,披露市场信息,实现市场主体分类多元化,建立健全规范统一、开放竞争、有序运行与公平高效的多层次卫生服务市场体系。为此,政府首先要退出原有竞争性和半营利性卫生服务领域,实现医院分类审批管理、医药分业经营和行政管理职能的根本性变革,促进卫生服务市场的可持续、协调发展。

5.制定卫生经济政策,调控卫生经济发展

制定实施各类综合性卫生经济政策,确保卫生服务功能和保障弱势群体享受基本医疗服务;确定实行政府定点卫生医疗补贴措施的目标服务人群,实施各类卫生社会救助制度与专项扶贫;明确对城乡不同类型卫生服务收费的各项补助支持政策、税收政策、价格政策、分配政策,激励基层卫生服务人员的低价有效供给;加强学术骨干及专家团队建设,在实践中开展中国卫生经济研究与健康管理研究;促进卫生服务管理法制化,推进依法行政进程。

二、政府在卫生服务市场中的作用

由于市场失灵的存在,因此在卫生领域不能单纯依靠市场机制的作用,必须加强政府的干预,突出政府在卫生服务市场中的作用。政府在卫生服务市场中的作用集中体现在克服市场失灵和弥补市场不足上。

(一)克服市场失灵

克服整个卫生服务市场失灵最佳的治理办法是依靠政府予以规制,即允许政府依据服务市场的失灵程度对造成市场失灵效应的政府行为进行适当、合理的引导和限制。由于各国造成卫生市场失灵问题的具体原因不同,经济上规制交易的适用对象和措施方法均不同,政府一般可制定有效的法规、政策以对企业的经济行为进行限制,维护卫生服务市场交易活动的正常竞争秩序,等等。目前,对于制定区域人口卫生需求规划、卫生公共急需物品服务项目的计划供给机制等,政府都可依据服务市场规律的要求,使现有卫生供给资源达到高效优化配置,保证现有卫生供给服务市场良性、平稳、快速地发展。

(二)弥补市场不足

政府除了要依法限制部分医疗卫生经济主体本身的某种不规范的经济行为外,还要适当限制整个卫生服务市场非经济主体的各种经济行为,更是要设法促使部分卫生服务市场经济主体之间的合理价格行为。政府在弥补市场不足上可以采取诸多具体的措施,主要的措施有制定卫生服务市场规范、为卫生服务筹集资金、促进市场信息传递等。

1. 制定卫生服务市场规范:规制与反垄断

通过各种管制规范卫生服务市场上各经济主体参与的经营行为,促进市场安全、有序、规范运行是中国政府肩负的主要责任之一。管制市场是国家运用非市场活动的一种方法来对需要投入市场流通的特定商品的数量、价格和交易情况进行的调节。由于卫生服务市场是一个不完全竞争的市场,缺乏政府的管制将导致市场的无序竞争,资源难以达到优化配置。为了保障对人民提供基本的保护、确保人人获得基本的卫生服务,以提高社会公平、纠正市场失灵,政府通过制定规则和管制措施来影响资源配置。

医疗机构是政府管制的重点对象。政府应转变职能,强化对各级医疗机构的日常监管力度。其主要管制策略包括:严格控制各种医疗服务项目的价格范围与诊疗服务的审批数量、规范医疗中介服务场所的安全质量标准、控制医疗提供服务场所的业务人员数量、严格把控医疗机构的执业资格与准入门槛、审核医院基本建设投资决算、改革并推广大医院建设项目的电子支付监管系统、全程监控医疗服务结果等。

在医疗保险市场中,缺乏有效管制往往引发需方的"逆选择"和供方的"风险选择",导致诸如不合理收费、不合理利用卫生服务等"道德风险"问题。为此,政府可采取以下措施:通过实施强制参保政策来约束需方行为;监控保险机构的偿付能力,设定最低资本要求、盈余标准,并执行严格的财务报告制度,以保障参保人的合法权益;在保险公司、各地区疾病基金会或不同保险计划间进行风险调整,以实现均衡;引入共付率机制,激励投保者更加关注医疗费用的节约与卫生资源的合理利用;为了保护弱势人群,政府可进行直接和间接的补助,以提高医疗保险的覆盖率或降低特定服务的成本负担。

要素市场体系的行政管制也是政府管制经济的重要领域。而对于药品市场的有效管制是当前各国要素市场管制的重点。药品具有潜在毒性,政府有责任保护消费者获得安全的药品,药品的安全性是新药管制的源动力,政府通过建立严格的新药审批制度来保障大众获得的药品的安全性。药品价格是影响医疗服务成本的重点,政府要实现对药品价格的管制,控制医疗服务价格的不合理增长。

经济学界还对机构垄断问题存在争议。有相当一部分学者赞成垄断,认为相较于单个机构,机构间的联合垄断更能促进有效竞争,更易于联合开展大规模生产,更有利于共同推进资源研究合作与经济开发工作。但目前更多学者极力反对垄断,认为实行垄断有许多消极弊端,主要表现为:①一些垄断企业通过人为控制产量、提高原材料价格等手段攫取高额利润,导致经济资源配置与劳动收入分配不公;②垄断可能造成企业经济萎缩和工业技术更新停滞;③垄断经济与国家政治利益的结合,往往更有利于垄断集团而损害社会整体利益。因此,他们主张政府必须努力反对价格垄断,促进行业竞争,让"看不见的手"发挥最大作用。

2. 为卫生服务筹集资金

中国的卫生健康事业是政府实行一定福利政策的社会公益事业。政府对发展卫生健康事业负有重要责任。社会主义卫生健康事业的重要地位和作用以及市场在卫生服务领域作用的局限性,决定了政府必然成为卫生事业筹资的主体。

(1)政府是卫生筹资市场的主体。政府在不断增加卫生投入的同时,还要广泛动员和组织社会各方面筹集发展卫生事业的资金,如开征必要的有关卫生方面的税费。实行对一部分卫生机构的财政补贴制度,确保整个国家卫生服务最终达到收支平衡。

(2)人人享有卫生保健,提高全民族的健康素质,这是社会主义现代化建设的重要目标,然而疾病的不确定性和高风险性,以及各地区、各企业经济发展的不平衡性,制约着这一目标的顺利实现。因此,需要政府进一步改革和完善社会医疗保障制度,更好地为广大人民群众提供疾病经济风险保护。全民健康保险是先进国家的标志和目标,健康保险是现代医疗服务市场必不可少的一环,它既调节着医疗需求,又调节着医疗供给,是医疗服务费用的主要支付者和医疗行为的主要调节者。政府通过制订全民健康保险或医疗保障计划,可以对卫生服务市场进行有效的干预和调控。动员公民个人增加对自身医疗保健的投入,通过发展多种形式的社会医疗保险,逐步使全社会成员能够获得基本卫生服务保障。

(3)市场在卫生服务中的作用具有很大的局限性。公共卫生、疾病控制、卫生防疫等公共卫生服务,无法单纯地利用市场机制(依靠消费者的支付能力)来解决,需要政府为这些服务支付费用。基本卫生服务的提供也不能完全利用市场机制来解决消费者支付能力,为缺乏支付能力的消费者提供费用去接受这些服务也是各级政府的基本职责之一。因此,政府要为公共卫生、预防服务、卫生基建发展和特殊疾病的治疗提供资金,对老人、穷人、儿童、军人等特殊人群的医疗服务提供补助。

3. 促进市场信息传递

在卫生服务市场上,卫生服务的供给者拥有多于需求者的信息,存在信息不对称性。在这种特定情况下,伪劣产品就会堂而皇之地进入市场,在一个局部市场里甚至会排挤其他优质产品,迅速占据市场制高点,使消费者享受的产品效用价值和其他产品生产者创造的价值利润同时受到重大损失,这就是所谓的"劣品驱逐优品"的现象。为解决该现象,一方面,优质产品的提供者不会甘心被伪劣产品产品逐出服务市场,为了尽可能让消费者首先发现并能够相信自己提供的产品的确是一项优质服务,优质产品提供者也可以尝试采取"信号显示"的方法。通过显示这些信号,优质产品的提供者就更能在各种伪劣产品的竞争中脱颖而出。伪劣产品的生产者可能无法提供这些信号,或者它们所提供的信号的成本会非常高,在自行提供一个信号产品后,伪劣产品本身与优质产品本身相比,在制造成本上都不再可能具有其他任何优势。在卫生服务领域,卫生服务的质量在消费者心中尤其重要,为此消费者愿意支付高价来取得质量保证。另一方面,政府监管也在信息资源整体传递问题中具有十分重要的作用。政府应该通过立法逐步建立并完善药品法律法规,如药品广告规定体系等;通过立法加大监管部门对各类假冒伪劣农资产品、无证违法行医人员的监管打击查处力度,切实保障维护消费者权益;通过加强信息市场的全面公开及透明,如产品价格数据、服务对象质量情况和收取费用水平等公开披露,促进市场信息透明规范地双向传递。

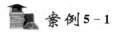 **案例 5-1**

政府购买公共卫生服务

政府购买服务是指各级国家机关将属于自身职责范围且适合通过市场化方式提供的服务事项,按照政府采购方式和程序,交由符合条件的服务供应商承担,并根据服务数量和质量等因素向其支付费用。统计显示,2020年全国政府采购规模为36970.6亿元,货物、工程、服务采购规模分别为9175.8亿元、17492.4亿元和10302.4亿元,占比分别为24.8%、47.3%和27.9%,可见服务采购在政府采购中占有重要地位。

近年来,政府购买服务改革在改善人民群众生活、促进经济社会发展、助力疫情防控等方面发挥了重要作用。但是,在改革推进过程中,还存在政府购买服务合同管理不够规范、绩效管理需要进一步加强、购买边界把握不够准确等问题,需要进一步加大政府购买服务改革力度、规范政府购买服务管理。

财政部要求,统筹群众需求和财力许可,坚持尽力而为、量力而行,采取有力措施深入推进重点领域政府购买服务改革,不断提升公共服务质量和效率,持续增进民生福祉,切实支持市场主体培育发展,有效加强和创新社会治理。

在积极推进政府购买城乡社区公共服务方面,财政部提出,按照国务院关于"十四五"时期城乡社区服务体系建设相关要求,在社区养老、托育、助残、矫正、未成年人关爱、就业、卫生、教育、文化、体育、科普、法律、应急等公共服务领域,鼓励通过政府购买服务将适合市场化方式提供的服务事项交给社会力量承担,提升城乡社区服务效能,助推城乡社区公共服务体系建设。

同时,加大政府购买公共卫生服务力度。鼓励通过政府购买服务方式开展公共卫生服务工作,提高应对突发公共卫生事件的能力。

此外,推广政府购买基本养老服务。积极应对人口老龄化,鼓励有条件的地区务实拓展政府购买养老服务的领域和范围,优化城乡养老服务供给,支持社会力量提供日间照料、助餐助洁、康复护理等服务。

资料来源:节选自《财政部明确今年改革重点——政府购买公共卫生服务力度将加大》,经济日报,2022年4月26日。

第二节　卫生服务市场政府干预目标和内容

一、卫生服务市场政府干预目标与形式

(一)卫生服务市场政府干预目标

1.信息传递更加通畅,信息渠道公开畅通

对医疗机构、医务人员及自身健康状况的不了解使得患者在选择医疗机构就医时产生许多因信息匮乏所造成的问题,甚至可能出现供方诱导卫生服务需求的可能。针对这一问题,可以通过政府宣传,公开发布患者想要了解的医疗机构和医务人员执业信息,弥补患者因为信息缺乏造成的选择障碍或困难。

2. 主体行为更加规范

卫生服务市场涉及的主体复杂,除了有一般经济活动涉及的供需两方主体外,还有医疗保险机构这个特殊的第三方主体,每一方主体会因为各自的利益需求和其他方面的需要,或多或少地产生一些有损于地方和整个社会福利及公平正义要求的行为。政府在卫生服务市场上进行干预,其中一个目标就是让各方利益主体能够按照行为规范,在卫生服务市场恰当行事,公平合理地追求自己的经济目标及实现其他方面的价值追求。

3. 促进卫生事业可持续发展

各国政府收入分配政策的目标,都是力图既要有利于经济效率,又要增进公平,促进社会稳定。一般说来,多数国家以贡献标准作为收入分配的基本准则,而卫生领域的卫生筹资、卫生服务利用即健康的公平性则成为国家卫生资源分配的重要准则。促进收入分配的公平及社会的稳定等,主要通过税收政策、财政投入政策、社会福利政策来实现。单靠市场滞后自发的调节,是不能实现卫生事业的可持续发展的,其实现一定要政府进行主动、有目标的干预。

(二)政府干预的形式

政府可以利用各式政府工具来调节和影响资源配置或收入分配,这些政府行为可称为政府干预。政府干预的形式在不同领域显示出不同特点,在卫生服务市场的政府干预主要类别有针对性的税收政策、对医院的支持、医疗保险等。总的来说,政府干预的形式主要包括公共供给、再分配、管制以及通过法律体系和机构设置的规范和完善来进行干预调节。

1. 公共供给

公共供给是政府的一种行政安排,它使物品和服务能为公民或特定的公民享用。这种供给可以通过公共资助、专用票证等方式实现。政府公共供给指标体系是政府用于评估和管理公共产品和服务供给效率与质量的重要工具。设计政府公共供给指标体系必须具备以下三个原则。

(1)公共性原则。政府公共供给指标必须针对公共领域,具有公共价值观的内涵。政府公共供给指标的选择必须是政府公共事务领域的公共产品,是政府具有比较优势的公共领域。政府公共供给指标必须是公正、公平和正义这些公共价值观的具体体现。

(2)总括性原则。政府公共供给指标必须是符合社会发展规律和政府发展规律的概括性表述,必须内在地反映社会要素之间的客观逻辑关系与发展规律。政府公共供给指标首先要便于在不同发展水平的国家之间进行比较,必须有国际统计惯例作为基础;公共供给指标的演化要能反映社会发展的客观进程,如出生时预期寿命指标的不断提升必须反映由于经济进步所必然引发的出生时预期寿命的客观逻辑;公共供求指标一定是关系社会发展和政府发展的关键性指标和代表性指标。

(3)系统性原则。公共供给指标之间必须有内在的逻辑联系,公共供给指标要共同构成描述政府公共供给水平的全面图景,能够全面表述政府公共服务与公共产品供给的全貌。公共供给指标要能从静态和动态两个方面描述公共供给的发展水平,每年度政府公共供给指标构成静态指标,而各年指标递增或递减构成政府公共供给的动态指标;以动态指标为基准,我们可以绘出政府公共供给曲线。

道路、自来水、教育、警察和消防只是政府提供的众多物品和服务中的几个例子。这些物品中大多都不是纯公共物品。国防是一个典型的既有非竞争性又有非排他性的例子。预防接种是具有竞争性和排他性的,即使它们会带来明显的正外部性。

卫生保健的公共供给是一个复杂过程,需要对每个社会都会面临的三个基本经济问题——提供什么、如何提供、为谁提供做出判断。"提供什么"的问题是指提供的卫生服务的类型——是有限的服务还是全面的服务,以及它们的数量和质量。政府是自己提供服务以及如何提供,还是选择其他安排,如与私人机构签订合同等,则是"如何提供"问题的一部分。"为谁提供"的问题涉及医疗服务的筹资与分配。

2. 再分配

再分配也称社会转移分配,是在初次分配结果的基础上各收入主体之间通过各种渠道实现现金或实物转移的一种收入再次分配过程,也是政府对要素收入进行再次调节的过程。再分配的形式有多种,商品税和补贴、转移支付是其中最具代表性的例子。

1)商品税和补贴

当市场上存在正向外部性时,竞争市场会丧失其效力。下面以传染病预防接种为例,对税收和补贴纠正外部性的功能进行阐述。

如图 5-1 所示,若需求线 D 和供给线 S 分别等于预防接种的边际个人收益(B_{MP})和边际个人成本(C_{MP}),即 $D = B_{MP}$,$S = C_{MP}$。在均衡产量 Q_1 处,B_{MP} 和 C_{MP} 相等,但是若那些疫苗接种者对他人产生了正的边际外部效益(B_{ME}),竞争性安排就会无效。在 Q_1 处的接种量太少了,因为在此处边际社会收益 B_{MS}($B_{MP}+B_{ME}$)大于边际社会成本(C_{MP},没有外部成本)。帕累托原则要求消除三角形 ABC 所表示的福利损失,所以要求接种量从 Q_1 增加到 Q_2,此时边际社会收益与边际社会成本相等。

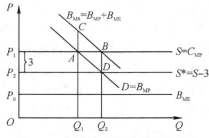

图 5-1 用商品补贴消除正外部性

强制的商品税或补贴是可以用来纠正外部性的方法。简单地说,假设预防接种单次的边际外部总收益是 3 元,为了纠正外部性,政府能够给生产者提供单次 3 元的补贴,消费者面临的供给曲线将按照补贴额下移至 S^*,生产者为了提供与原供给曲线对应的产量,就会从消费者处少收取 3 元。在新的供给下,消费者支付的均衡价格降为 P_2,且均衡产量增至最优产量 Q_2。政府付给生产者 $3 \times Q_2$ 元,也即矩形 P_1BDP_2。

这个例子说明补贴具有如下几个特征:①只有当供给完全有弹性、需求完全无弹性时,消费者少支付的价格才会与补贴额完全相等。在其他情况下,如果供给曲线斜率为正,消费者少支付的价格将不会等于补贴额。包括补贴在内,生产者将得到一个比之前更高的价格,补贴的好处会由供需双方分享。②决策者对外部性的货币价值以及供需弹性要准确估计,这样才能达到效率目标。否则,外部性纠正带来的好处将不能抵消管理税收和进行准确估计的成本。③决策者需要准确监控哪些人接种了疫苗、哪些人没有接种疫苗,从而通过向未接种疫苗者征税的方法来提高疫苗的接种量。④如果某种商品的消费将导致负的外部性,在做决策的过程中,不仅要考虑边际个人成本,还要考虑边际外部成本。竞争性产出将大于最优产出,从而必须抬高价格来抑制消费。价格的升高可以通过纠正性税收和补贴的形式得到实现。

2) 转移支付

除了商品税和补贴,转移支付是通过收入再分配来进行政府调节的另一方式。转移支付又称为无偿支出,是包括养老金、失业救济金、退伍军人补助金等政府或企业支出的一笔款项。现金转移支付接受方可以自主决定转移支付金额的用途。另外,实物转移也能实现收入再分配,它们的目的在于增加受益者对特定商品或服务的消费,如食物券、住房供给等。

3. 管制

对管制所做的定义有如下几种:管制是政府以强制手段,对个人或组织的自由决策的一种强制性限制。管制是行政机构制定并执行的直接干预市场机制或间接改变企业和消费者供需决策的一般规则或特殊行为。管制是社会公共机构依照一定的规则对企业的活动进行限制的行为。管制是政府以命令的方式改变或控制企业的经营活动而颁布的规章或法律,以控制企业的价格、销售或生产决策。总而言之,管制是指政府通过制定规定、制度、举措等调节资源的分配。极端情况是,政府可以完全禁止某些商品的生产和消费,比如毒品。就一般情况而言,政府对商品生产消费的形式只进行一定程度的管制。在卫生服务市场,管制的形式可以是授权、价格管制、许可证等。

4. 法律体系

卫生服务市场有其自身的特殊性,不同于一般商品和服务市场。在卫生服务市场上进行交换的“商品”是卫生服务,一般情况下,即预防、保健、康复和医疗。这类服务的供求量不明确,且有明显倾向于供方的信息不对称性,加之在这个市场上存在着一般市场不具备的第三个主体——医疗保险机构,其存在使得卫生服务供需双方之间通过价格进行的信息交流更加迟钝。在这样一个多主体、多重关系相互影响作用的复杂的卫生服务市场,政府想要对其进行干预和调控,就必须要依据一套较为成熟和完备的法律法规体系。

根据卫生法律的调整对象,中国卫生法律分为卫生机构法律制度、卫生职业法律制度、公共卫生法律制度、卫生服务法律制度。这些法律制度主要就卫生服务某一具体领域进行规范指导。但是,中国目前尚缺乏可以统帅卫生法律体系、连接宪法与具体卫生法律法规的综合性法律。

中国的卫生法律绝大部分属于卫生行政法规。除了全国人大常委会颁布的法律外,国务院制定了《医疗机构管理条例》《医疗事故处理条例》《中医药条例》《突发公共卫生事件应急条例》《护士条例》等38项行政法规。除此之外,还有大量地方法规、部委和地方政府规章和规范性文件等。

5. 机构设置

政府干预卫生服务市场,要通过设置相关机构部门进行。在中国,对健康服务、卫生事业等负责干预管理的机构部门主要是国家卫生健康委员会、国家医疗保障局、国家药品监督管理局等,其职责涉及医疗、医保、医药和公共卫生等各个方面,充分体现着政府对卫生服务市场进行干预的合法有序性。

二、卫生服务市场政府干预的内容与成就

(一)推动和促进医疗卫生事业发展

新中国成立时,我国立即组建成立了国家卫生部,2013年国家机构改革,我国重新组建了国家卫生和计划生育委员会(简称国家卫计委)。2018年,中共十九届三中全会审议通过《深化党和国家机构改革方案》,整合原国家卫计委、国务院深化医药卫生体制改革领导小组办公室等部委职责,组建国家卫生健康委员会,作为国务院组成部门。

国家卫生健康委员会贯彻落实党中央关于卫生健康工作的方针政策和决策部署,其主要职责是:拟订国民健康、卫生事业发展政策,从宏观上把握中国卫生事业和国民健康的发展状况,同时协调推进深化医药卫生体制改革。制定、组织落实医疗机构、医疗服务行业及药物相关管理办法和措施并予以监督。制定并组织落实疾病预防控制规划、国家免疫规划以及严重危害人民健康公共卫生问题的干预措施,制定检疫传染病和监测传染病目录。负责卫生应急工作,组织指导突发公共卫生事件的预防控制和各类突发公共事件的医疗卫生救援等。

新中国成立之初,中国卫生事业在一穷二白的状况下,经过几十年发展,已稳健发展出根基。根据2021年我国卫生健康事业发展统计公报数据,到2021年末,全国医疗卫生机构总数达到1030935个。其中:医院36570个,基层医疗卫生机构977790个,专业公共卫生机构13276个,其他机构3299个。全国共设置10个类别的国家医学中心和儿童类别的国家区域医疗中心。全国医疗卫生机构床位944.9万张,其中:医院741.3万张(占比78.5%),基层医疗卫生机构171.2万张(占比18.1%),专业公共卫生机构30.2万张(占比3.2%),其他机构2.2万张(占比0.2%)。

(二)实施国家基本公共卫生服务项目

公共卫生服务是一种成本低、效果好的服务,但又是一种社会效益回报周期相对较长的服务。各国政府的干预作用在公共卫生工作中是不可替代的。许多国家对各级政府在公共卫生中的责任都有明确的规定和限制,以利于更好地发挥各级政府的作用。

新中国成立前,农民和工人在社会经济中处于弱势地位,传染病、寄生虫疾病、营养不良性疾病在工农群体中肆虐。在建设社会主义的过程中,新中国把工农兵作为最重要的服务对象。1949年9月,第一届卫生行政会议中确定了全国卫生工作的四大方针:面向工农兵、预防为主、团结中西医、卫生工作与群众运动相结合。强调预防为主,而不是治疗为主。在新中国成立后相当长的时间里,与世界上其他国家相比,中国实际上把更多的人力、物力投入到预防部门而不是医疗部门。

2009年3月,《中共中央 国务院关于深化医药卫生体制改革的意见》指出,"加快医药卫生事业发展,适应人民群众日益增长的医药卫生需求,不断提高人民群众健康素质",为了有效解决中国医药卫生工作中存在的"公共卫生和农村、社区医疗卫生工作比较薄弱"等问题,《中共中央 国务院关于深化医药卫生体制改革的意见》明确提出四大体系建设,全面加强公共卫生服务体系建设是其中之一。围绕如何全面加强公共卫生体系建设问题,《中共中央 国务院关于深化医药卫生体制改革的意见》明确提出了促进城乡居民逐步享有均等化的基本公共卫生服务,以基本公共卫生服务项目为落脚点,加强公共卫生体系建设。截至2019年,国家基本公共卫生服务项目已实施了十年,项目的实施使基本公共卫生各服务项目人群覆盖率大幅度

增长,重点人群健康管理水平明显提升,基层医疗卫生机构服务能力不断加强,人民对基本公共卫生服务的获得感明显提升。

国家基本公共卫生服务项目是面向全民健康的中国实践,其核心理念包括了保基本、全覆盖、均等化,与全民健康覆盖的目标高度吻合。①服务覆盖:基本公共卫生服务项目由政府出资,通过项目实施,为居民免费提供必要的免疫接种、健康管理、健康教育、疾病管理和传染病防控等基础性公共卫生服务,满足城乡居民的基本需求。②人群覆盖:截至 2021 年底,全国近98 万家基层卫生机构构成了中国基本公共卫生服务"网底",成为守护全民健康的第一道屏障,服务人群包括以孕产妇、新生儿、婴幼儿、学龄前儿童、老年人为主的特殊人群,也包括了一般人群,在服务人群上实现了制度层面的全民覆盖。③保障覆盖:项目以按人头拨付经费的筹资方式,由政府买单,免费向居民提供基本的服务,体现了筹资保障的全覆盖和均等化。由此,国家基本公共卫生服务项目在"服务覆盖""人群覆盖""保障覆盖"三个维度上均促进了中国全民健康覆盖目标的实现。

(三)建立覆盖全民的基本医疗保险制度

医疗保险是社会进步、生产发展的必然结果,反过来,医疗保险制度的建立和完善又会进一步促进社会的进步和生产的发展。一方面,医疗保险缓解了劳动者生病后无钱医治的后顾之忧,使其可以安心工作,提高了劳动生产率,促进了生产力的发展;另一方面,医疗保险有效促进了劳动者的身心健康,保证了劳动力正常再生产。

医疗保险通过征收医疗保险费和偿付医疗保险服务费用来调节收入差别,是政府的一种重要的收入再分配手段,体现了社会公平性。此外,医疗保险对患者给予了经济上的帮助,有助于缓解因疾病经济风险带来的社会不安定因素,是调节社会关系和化解社会矛盾重要的基本医疗保障网。

2018 年,我国组建了国家医疗保障局,完善统一了城乡居民基本医疗保险制度和大病保险制度,不断提高医疗保障水平,确保医保资金合理使用、安全可控,统筹推进医疗、医保、医药"三医联动"改革,更好地保障老百姓病有所医。

国家医疗保障局的主要职责是:拟订医疗保障制度相关法律法规;组织制定并实施医疗保障基金监督管理办法、医疗保障筹资和待遇政策;组织制定城乡统一的药品、医用耗材、医疗服务项目、医疗服务设施等医保目录和支付标准及药品、医用耗材价格和医疗服务项目医疗服务设施收费等政策;制定药品、医用耗材的招标采购政策并监督实施,指导药品、医用耗材招标采购平台建设;等等。

截至 2021 年底,中国基本医疗保险参保人数达 136424 万人,参保覆盖面稳定在 95% 以上。其中参加职工基本医疗保险人数 35422 万人;在参加职工基本医疗保险人数中,在职职工人数 26099 万人,退休职工人数 9323 万人。参加城乡居民基本医疗保险人数 101002 万人。

(四)药品监督管理

由于药品监管的特殊性,1978 年国家医药管理总局成立。1998 年,国务院组建国家药品监督管理局,为国务院直属机构,是国务院主管药品监督的行政执法机构。2003 年,在国家药品监督管理局的基础上组建国家食品药品监督管理局,仍作为国务院直属机构。2013 年,组建国家食品药品监督管理总局并加挂国务院食品安全委员会办公室牌子。2018 年 3 月,根据第十三届全国人民代表大会第一次会议批准的国务院机构改革方案,将国家食品药品监督管理总局的职责整合,设立了国家药品监督管理局,由国家市场监督管理总局管理。市场监管实行分级管理,药品监管机构只设到省一级,药品经营销售等行为的监管,由市县市场监管部门统一承担。

其主要职责是:①负责药品(含中药、民族药,下同)、医疗器械和化妆品安全监督管理。拟订监督管理政策规划,组织起草法律法规草案,拟订部门规章,并监督实施。研究拟订鼓励药品、医疗器械和化妆品新技术新产品的管理与服务政策。②负责药品、医疗器械和化妆品标准管理。组织制定、公布国家药典等药品、医疗器械标准,组织拟订化妆品标准,组织制定分类管理制度,并监督实施。参与制定国家基本药物目录,配合实施国家基本药物制度。③负责药品、医疗器械和化妆品注册管理。制定注册管理制度,严格上市审评审批,完善审评审批服务便利化措施,并组织实施。④负责药品、医疗器械和化妆品质量管理。制定研制质量管理规范并监督实施。制定生产质量管理规范并依职责监督实施。制定经营、使用质量管理规范并指导实施。⑤负责药品、医疗器械和化妆品上市后风险管理。组织开展药品不良反应、医疗器械不良事件和化妆品不良反应的监测、评价和处置工作。依法承担药品、医疗器械和化妆品安全应急管理工作。⑥负责执业药师资格准入管理。制定执业药师资格准入制度,指导监督执业药师注册工作。⑦负责组织指导药品、医疗器械和化妆品监督检查。制定检查制度,依法查处药品、医疗器械和化妆品注册环节的违法行为,依职责组织指导查处生产环节的违法行为。⑧负责药品、医疗器械和化妆品监督管理领域对外交流与合作,参与相关国际监管规则和标准的制定。⑨负责指导省、自治区、直辖市药品监督管理部门工作。⑩完成党中央、国务院交办的其他任务。

至 2019 年底,全国共有原料药和制剂生产企业 4529 家;有药品经营许可证持证企业 54.4 万家,其中批发企业 1.4 万家,零售连锁企业 6701 家、零售连锁企业门店 29.0 万家,零售药店 23.4 万家;有医疗器械生产企业 1.8 万家,其中可生产一类产品的企业 8232 家,可生产二类产品的企业 10033 家,可生产三类产品的企业 1977 家;共有二、三类医疗器械经营企业 59.3 万家,其中仅经营二类医疗器械产品的企业 34.7 万家,仅经营三类医疗器械产品的企业 6.9 万家,同时经营二、三类医疗器械产品的企业 17.7 万家。

案例 5-2

基本医疗服务界定方法研究

2009 年 3 月,《中共中央 国务院关于深化医药卫生体制改革的意见》发布,其中明确提出"把基本医疗卫生制度作为公共产品向全民提供",为中国医疗卫生事业的转变、卫生服务市场中政府责任的明确提供了决策依据和理论支持。明确基本医疗服务的边界成为国家确定基本医疗保障范围和政府在医疗卫生服务提供体系中功能定位的关键,对于深化医疗卫生体制改革、实现社会保障全民覆盖、建立人人享有基本医疗卫生服务具有重要的指导意义。同时,对于确定政府干预项目和范围提供了参考。

对于基本医疗服务的界定方法有多种,如以成本效果好的病种作为基本医疗服务项目等,但由于基本医疗界定难度大,现有界定方法在理论上和实践上都有诸多不完善之处,尤其是界定理论基础薄弱、界定方法可操作性差,难以发挥对医疗卫生体制改革的指导作用。我们采用线性支出系统方法,通过对西安市碑林区公费医疗费用的拟合,测算基本医疗费用,为基本医疗服务的界定提供了参考。

线性支出系统,即对需求系统的研究,又称消费结构研究。线性需求系统是一个经济意义清楚、广泛应用的需求函数模型系统。在需求系统中,设变量 $X_1, X_2, \cdots, X_n$ 是对每种商品服务的需求量,它们作为内生变量,变量 $P_1, P_2, \cdots, P_n$ 为相应商品的价格,它们作为外生变量。通过建立联立方程模型估计需求系统的参数。估计这一需求系统要事先确定需求函数的具体形式,应用最为广泛的是英国经济学家斯通提出的线性支出系统。线性支出系统的效用函数为

$$U = \coprod_{i=1}^{n} (X_i - X_i^0)^{\alpha_i} \tag{5-1}$$

式中,$0 < \alpha_i < 1$,$\sum \alpha_i = 1$,X_i^0 是非负常数,且 $X_i > X_i^0$,X_i^0 可以看作是第 i 种商品(服务)的最低需求量。

得到线性支出系统:

$$P_i X_i = P_i X_i^0 + \alpha_i (C - \sum P_i X_i^0) \qquad i = 1, 2, \cdots, n \tag{5-2}$$

式中,$P_i X_i^0$ 为第 i 种商品(服务)的最低需求量(最低限度消费量),是待估计参数;$P_i X_i$ 为第 i 种商品(服务)的消费支出;C 为总消费支出;$C - \sum P_i X_i^0$ 为可任意支配的预算支出;α_i 为边际预算份额,在可任意支配的预算支出额中用于购买第 i 种商品(服务)的份额,为待估计参数。

线性支出系统假定某一时期对各种商品(服务)的需求量仅取决于人们的预算支出和各种商品的价格,而且将人们对各种商品(服务)的需求划为基本需求和基本需求之外的需求两个部分。其基本思想是在一定的价格和总消费水平下,消费者首先购买多种商品(服务)的基本需要量 $X_1^0, X_2^0, \cdots, X_n^0$,然后在消费总支出中扣除基本消费需求之后的剩余部分 $(C - \sum P_i X_i^0)$,按不同比例 $\alpha_1, \alpha_2, \cdots, \alpha_n$ 在各种商品(服务)之间分配。据此,可将人们对医疗服务的需求划分为基本医疗需求 $(P_i X_i^0)$ 和超出基本医疗需求之外 $(C - \sum P_i X_i^0)$ 的两个部分。按照式(5-2)估计参数,可计算出各项基本医疗需求估计值和边际预算份额估计值。

具体做法分如下三步:

第一步,将线性支出系统式(5-2)变换为

$$P_i X_i = \beta_i + \alpha_i C \qquad i = 1, 2, \cdots, n \tag{5-3}$$

利用截面资料估计其中的参数 β_i 和 α_i。

第二步,利用额外信息,估计某一项基本支出 $P_k X_k^0$,例如药品费用。

总基本支出为

$$\sum P_i X_i = (P_k X_k^0 - \beta_k) / \alpha_k \tag{5-4}$$

第三步,推算其余各项基本需求支出。各项基本消费支出 $P_i X_i^0$ 的估计为

$$P_i X_i^0 = \beta_i + \frac{\alpha_i (P_k X_k^0 - \beta_k)}{\alpha_k} \qquad i = 1, 2, \cdots, n; i \neq k \tag{5-5}$$

最终,估计出各项基本医疗费用、基本医疗需求系数(基本医疗费用占医疗费用实际支出比重)、基本医疗消费结构(各项医疗消费支出在总医疗消费支出中的构成)、基本医疗消费结构(各项基本医疗消费支出在总基本医疗消费支出中的构成)、预测基本医疗需求结构(人均医药费用支出变化时,各项医疗费用及基本医疗费支出的结构)。通过比较医疗消费结构与基本医疗消费结构,可反映医疗消费实际支出的不合理部分。

第三节　卫生服务市场政府失灵和矫正

一、卫生服务市场政府失灵

(一)卫生服务市场政府失灵的含义

由于市场失灵的存在,卫生服务市场不能自发地进行调节以实现资源的合理有效配置,因此需要政府对卫生服务市场进行干预,以弥补市场失灵,维持市场的正常运行。然而,政府的干预也在一定程度上存在内在的缺陷,政府失灵可能出现。政府失灵是指政府在弥补市场缺陷的过程中,又致使政府活动产生了新的非市场缺陷,通常是政府为克服市场功能的缺陷而选择不同的规划手段、经济手段、行政干预及法律手段以及在实施这些手段的过程中,政府出现失误,导致出现资源浪费、目标置换或偏离等一系列问题。

由于医疗卫生服务以信息不对称和委托代理关系为主要特征,具有公共物品的属性和外部效应,同时医疗服务市场具有较强的垄断性,卫生服务市场失灵现象突出。仅仅依靠卫生服务市场实现医疗卫生资源的合理有效配置难以实现,因此需要政府在一定程度上对卫生服务市场进行干预,以弥补市场不足和纠正存在的问题。然而,政府职能转变不到位、主管部门不能正确处理患者与医院之间的不平等关系、监管力度有待提升等问题,致使卫生事业中的政府失灵现象加剧。

(二)卫生服务市场政府失灵的原因

1. 政府的自利性

公共性是政府的基础属性,它要求政府以寻求社会公正、促进经济发展和繁荣、保障民主和自由、实现社会福利最大化和公共利益为根本目标。然而,现实并非如此,政府在为社会提供公共服务和公共产品的基础上,也存在追求自身利益的自利性。公共选择学派把政府官员视作"经济人",认为政治家和官僚们在政治市场上也追求着自身利益的最大化(权力、地位、威望、收入等)。自利性本身具有一定的合理性,但若政府部门过度追求自利性,政府干预不仅不能纠正市场失灵,反而会扭曲资源配置,造成更严重的问题。以中国公立医院公益性为例,公立医院和卫生部门出于组织的自利性的特点,具有规避责任和扩张权利的内在驱动,而这种自利性是造成公立医院公益性淡化的重要原因。

2. 政府的决策能力

政府进行干预,隐藏的假设是政府知道市场中是否需要干预以及哪一种干预手段是正确的。但是,这一假设的成立并不简单。因为政府制定和执行公共政策的过程即干预的过程是一个涉及范围广、错综复杂的决策过程。正确的决策必须依靠充分、准确的信息作为科学依据,但由于卫生服务领域的复杂性和多变性,政府难以获取和处理正确决策所需要的各种信息,这也就容易导致政府决策的失误,同时,正确决策对政策制定者本身的决策能力具有较高的要求。政府进行干预,必须基于对市场运行情况的准确判断,制定正确的干预策略,采取合适的干预手段和干预力度。但在现实中,政府部门人员往往不具备完成上述工作的决策能力。

3. 政府干预行为的效率和官僚主义

(1)政府干预具有不以营利为目的的公共性。政府为了弥补市场失灵往往会选择那些成本和收益难以测定的公共产品进行直接干预。政府不能通过价格的交换对公共物品受益对象直接收取费用,而主要是依靠财政维持公共产品的供给,不存在产权约束问题。

(2)政府官员通常追求政府规模最大化,以此提升自己的政绩,增加升迁机会。追求利润最大化、成本最小化和高效率并不是他们的目标。

(3)政府干预具有一定的垄断性。政府处于"某些迫切需要的公共产品(如国防、公路)的垄断供给者的地位",只有政府才能从外部对市场运行进行干预或调控,这种垄断地位可能导致政府部门的过度膨胀和预算规模的不合理扩大。同时,政府干预不是依靠单一的部门进行的,而是需要政府各个部门间的协调配合共同实施宏观调控。但由于部门之间的职权划分、部门利益等的冲突,政府干预并非一帆风顺。

(4)对政府官员严格和科学的制约、监督、考核机制缺乏也会使他们出台某些利于自身利益而不利于公共利益的政策,最终导致资源的低效配置和使用,如药品集中招标采购中的腐败、低效问题。

此类官僚行为会对资源的合理配置和社会福利产生负面影响。如图 5-2 所示,最优服务量为 Q_1。此时,项目的边际社会收益(B_{MS})等于边际社会成本(C_{MS})。但是这个最优水平可能无法达到。项目的支持者会因追求自身利益的最大化而夸大或低估该项目的成本。若社会收益被夸大到 B'_{MS},则会认为最优水平为 Q_2,但实际上这是一个被夸大且资源配置效率缺乏的水平。"官僚行为"也可从另外一个角度进行解释。在有效水平 Q_1 上,存在由三角形 ABC 代表的消费者剩余,这意味着在 Q_1 的水平上,总社会收益大于总社会成本。权利和炫耀的刺激可能会使具体负责该项目的政府官员把项目扩大到 Q_3:总社会收益等于总社会成本。在这一水平上,原本在有效的水平上可得到的福利(三角形 ABC 的面积)恰好被因无效扩大而产生的福利损失(三角形 AEF 的面积)所抵消。

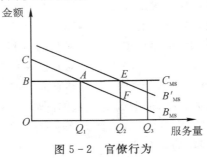

图 5-2 官僚行为

4. 政府决策实施过程中的不确定性

即使政府有能力、有正确的动机能够做出正确的决策,但在决策具体实施过程中也会因受到各种因素的干扰而无法实现预期的目标。决策方式可能存在缺陷,各个政府部门的独立性和复杂性使得部门之间难以协调,政府部门难以采取针对性的措施应对复杂多变的干预对象,政策时滞的存在导致政策极易在不适当的时候发挥不适当的作用,政策效果可能存在不确定性,政府官员自身利益和有效监督可能存在问题等,这些问题均会在不同程度上造成政府决策过程中的不确定性。

5. 政府的寻租活动

寻租是政府干预的必然产物,当政府对市场进行干预时,会形成集中的经济利益和扩散的经济费用,带来以"租金"形式出现的经济利益。垄断导致寻租活动的产生,寻租又会使政府官员的行为扭曲,使政府官员不公正、滥用权力的腐败现象滋生。政府利用垄断性行政权力和法律手段干预市场,获利的人采用较低的贿赂成本来获得较高的收益和超额利润。寻租活动排除了竞争,会造成政府部门经济上的特权,阻碍了生产效率的提高,同时寻租活动把医疗卫生资源浪费在无助于医疗卫生服务的活动上,使得资源配置无效率和分配不公问题突出。

(三)卫生服务市场政府失灵的表现

政府失灵一方面是政府干预力度不足或者范围偏差,或者方式欠佳,不能有效满足市场机制正常运行的需要;另一方面是政府干预过度,即干预的范围、力度超越了市场机制正常运行的需要。

1. 政府干预不足

如果政府宏观调控力度不足、覆盖范围不广或干预方式选择不恰当,不能有效满足市场机制正常运行的需要,政府失灵现象就会出现。卫生服务市场下的政府干预不足表现为:①药品价格管理的政府失灵,包括政府缺乏合理的药品定价机制和完善的药品管理制度。②医疗行业招标采购的政府失灵,包括政府在招标采购法律方面的规定欠缺、系统的药品定价机制尚未形成。③财政投入的政府失灵,包括政府财政投入过少,与公立医院的发展水平存在不同步现象;财政投入方式单一且财政补助分配存在不均衡问题;财政投入和产出不相符,缺乏针对此方面的绩效评价考核指标。

2. 政府干预过度

政府干预过度,即政府干预的范围、力度远远超过卫生服务市场正常运行的需要。卫生服务市场下的政府干预过度表现为:①公共卫生政策导致的市场失灵,包含公共卫生政策冗余、公共卫生政策错误、公共卫生政策无效。②卫生领域的贿赂现象导致的政府失灵,包括政府的寻租活动,政府机构规模扩张、运行成本提升。

二、卫生服务市场政府失灵的矫正

(一)政府失灵的矫正

矫正政府失灵,可以保障公民的权益,促进市场的健康发展,提高行政效能,加强社会稳定和信任,并推动治理体系的现代化。这有助于实现公共利益的最大化,促进社会的可持续发展和人民的幸福生活。政府失灵的矫正措施可能包括重新审视市场与政府的关系,确保政府的行动在合理适度的范围内进行。同时,提高政府机构的效率、加强社会监督与约束也是解决政府失灵问题的关键方面。

1. 必须正确认识和把握市场与政府的关系

市场失灵可以借助政府干预去弥补和纠正,然而并不能认为政府能够完全有效地弥补和纠正所有的市场失灵。实际上,在许多情况下,市场解决不了的问题,政府也不一定能解决,即使能解决也不一定比市场解决更有效。在理论和实际生活中,不存在一种政府能代替市场、解决市场失灵的简单规则。

在市场和政府之间的抉择问题上,一方面,必须认识到政府能够采取行政、立法等手段改善和扩大市场的作用,但也不能过分夸大政府弥补和纠正市场失灵的能力。另一方面,市场和政府,既相互对立,又相辅相成。不能把政府与市场的作用公式化,而是要根据社会经济的发展水平和客观的经济环境条件,不断调整两者的关系,实现政府与市场的有效组合。

2. 必须严格划定政府活动的范围,采取合理、适度的干预方式

市场失灵是政府干预的重要前提之一,但有些市场缺陷是政府干预难以有效弥补或者是低效率的,即政府干预导致政府失灵。政府干预本质上是一种经济行为,只有当其收益高于成本时才是合理的。因此,政府的规模、功能应该严格限制在经济合理的范围内,而不能随意扩张。此外,要使政府干预发挥作用,必须采取正确的干预方式和合适的力度。只有这样,才能达到政府干预的预期目标。

3. 核心问题是提高政府机构的效率

公共选择理论认为,要提高政府机构的效率,需要做到:①在公共部门建立竞争机制,打破政府对公共产品供给的垄断地位。竞争机制的建立可以通过公共部门权力分散化、借助私营企业提供公共产品、强化地方政府间的竞争来实现。②允许机构负责人将生产过程中节省的那部分成本以奖金的形式发放给部门员工或者作为预算外开支。③加强对政府税收和支出的约束。

4. 必须加强社会监督与约束

如果没有约束,政府部门和官员所拥有的权力就会变成谋求个人利益的手段而偏离公共利益。社会监督和约束,既包括公众监督与约束、新闻媒介、舆论的监督与约束、社会组织的监督与约束等外部监督,也包括政府机构自上至下的纵向监督与约束、同级机构之间的横向监督与约束。要实现有效的监督与约束,前提条件是确定合理评价政府投入产出效率的指标体系。但由于政府处于垄断地位,因而对其进行评价也较为困难,需要强化对政府预算的监督和约束,通过约束政府预算的过度增长,防止规模的膨胀和由此导致的低效率。

(二)卫生服务领域政府失灵的矫正

政府在卫生服务领域扮演着重要的角色,其职责在于保障公民获得高质量、可及性和可负担性的卫生服务。矫正政府失灵不仅对于保障公众的健康和福祉至关重要,也为卫生服务市场的健康发展提供了必要的条件。卫生服务领域政府失灵的矫正措施包括纠正公共决策失误、引入市场机制、建立有效的制约与监督机制等。

1. 纠正公共决策失误,提高决策的科学性

要提高政府卫生决策的科学性,最先需要解决信息的有限性问题。政府需要充分、准确的信息作为决策的依据,而政府往往难以全面掌握公共卫生信息。卫生市场的复杂性和多变性增加了政府信息获取和处理的难度,导致政府决策的失误。因此,需要为决策者提供可靠的、充分的信息,为其决策提供科学的依据;加强决策者的决策能力和素质的培养,提高其决策的水平;需要决策部门充分听取各界的意见,学习和借鉴改革经验,在此基础上制定和执行政策;在政策的执行过程中,加强信息化建设,开展监督和监测。

2. 权衡政府宏观调控与市场机制的关系,引入市场机制

政府在公共卫生产品供给中的垄断地位是政府机构低效率的根源,建立竞争机制是解决这一问题的最佳方法。首先要增加市场主体数量,培育多元化的市场主体,逐步放宽医疗机构的准入条件,并对其信用情况、从业条件等进行严格审查,形成多元化并且资源充足的医疗供应体系。例如,政府通过购买服务和产品的方式,依靠市场提供部分卫生服务。

3. 建立有效的制约与监督机制

实施有效的监督与约束,把内外监督相结合,建立科学、合理的管理制度和制约规范,在法律上、制度上、机制上保证政府机构正常运行。一方面,通过立法手段来完善政府决策监督和约束制度,尽可能减少或避免卫生决策的失误、无效或冗余,限制其对卫生服务市场的干预程度和范围,提高违规成本,有法必依、执法必严、违法必究。另一方面,提高政府决策、政策执行的透明度与公众的参与度,强化社会监督作用。

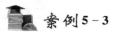 案例 5-3

分级诊疗在优化卫生资源配置中的重要作用

作为医疗资源配置的核心机制,分级诊疗体系发挥着优化资源配置的重要作用。2009 年 3 月,《中共中央 国务院关于深化医药卫生体制改革的意见》出台,其初衷就是致力于缓解"看病难、看病贵"问题,并提出要逐步实现社区首诊、分级医疗和双向转诊的目标。但是"新医改"实施以来,医疗体系的资源配置结构性失衡和低效率并没有改善,"看病贵"问题也依然存在。"新医改"实施以来,一方面,政府不断加大对医疗领域的财政投入,个人现金卫生支出在全社会医疗费用中的占比不断下降,由 2009 年的 37.5% 下降至 2019 年的 28.36%,这与社会卫生支出占比、政府卫生支出明显的上升趋势形成了鲜明的对比。另一方面,虽然个人现金卫生支出占比有所下降,但人均总体医疗费用仍在持续快速增长:2009 至 2019 年人均医疗总费用从 1314.3 元增长至 4702.8 元,增长 3.58 倍,远高于同期人均 GDP 的增长(2.71 倍)。

《"健康中国 2030"规划纲要》指出,工业化、城镇化、人口老龄化、疾病谱变化、生态环境及生活方式变化等,给维护和促进健康带来了一系列新的挑战,健康服务供给总体不足与需求不断增长之间的矛盾依然突出。作为医疗资源配置的核心机制,分级诊疗体系的建立被寄予厚望,但是中国目前的分级诊疗体系建设并算不成功,没有发挥出引导医疗资源配置和医患诊疗行为的关键作用。医疗资源配置失衡会导致中国医疗系统运行效率低下,分级诊疗体系中医疗资源配置失衡已经成为中国民生领域亟待解决的重大现实问题。

资料来源:节选自《中国医疗资源配置结构性失衡与"看病贵"——基于分级诊疗体系的视角》。

 思考与讨论

1. 试述卫生服务市场中进行政府干预的原因。

2. 卫生服务市场中的政府干预措施有哪些?

3. 政府失灵的原因及矫正策略是什么?

第六章 卫生资源配置与区域卫生规划

本章导学

如何最优地利用和配置稀缺资源,最大限度地满足人群的欲望与需求是经济学研究的核心内容之一。在卫生领域,健康及卫生资源的稀缺性与居民健康需求的无限性之间的矛盾,也需要通过合理地配置卫生资源进行化解。从卫生决策或卫生政策制定的角度而言,卫生资源配置就是一个抉择过程,而这个抉择的目标是在兼顾公平和效率的同时,获得全社会健康收益最大化。本章将对卫生资源配置的概念、理论、原则和方法等进行系统讲述,分析医疗卫生机构、医院床位、卫生人力资源、卫生设备资源等卫生资源配置与测算方法,总结卫生资源配置评价的内容和指标,并进一步探讨如何开展区域卫生规划。

学习目标

1. 掌握卫生资源配置的基本概念、理论依据和原则
2. 熟悉卫生资源配置标准的制定与测算方法
3. 了解卫生资源配置和区域卫生规划的意义
4. 了解卫生资源配置和区域卫生规划的必要性

 情境导入

2015年3月,国务院办公厅发布了《全国医疗卫生服务体系规划纲要(2015—2020年)》,旨在指导全国各地进行"十三五"期间的卫生资源配置和区域卫生规划,从而优化中国医疗卫生资源配置,促进服务可及性、服务能力和资源利用效率的提高。该纲要指出在"十三五"初期,中国医疗卫生资源存在总量不足、质量不高、结构与布局不合理、服务体系碎片化、部分公立医院单体规模不合理扩张等问题,期望通过优化医疗卫生资源配置,在2020年实现构建与国民经济和社会发展水平相适应,与居民健康需求相匹配的整合型医疗卫生服务体系的发展目标。其中提出在2020年每千常住人口医疗卫生机构床位数达到6张,每千常住人口执业(助理)医师数达到2.5人。2021年7月,国家卫生健康委员会发布的《2020年我国卫生健康事业发展统计公报》数据显示,中国2020年每千常住人口医疗卫生机构床位数为6.5张,每千常住人口执业(助理)医师为2.9人,从资源总量的角度来看,实现了2015年规划的发展目标,体现出了纲要对中国卫生资源配置的指导作用。通过以上有关卫生资源配置的内容展示,我们不禁会想:卫生资源指的是什么?卫生资源配置又是什么?卫生资源配置和区域卫生规划的意义是什么?卫生资源配置标准的制定原则和方法有哪些?这些就是接下来本章将要学习的内容。

第一节　卫生资源配置概述

一、卫生资源配置的概念

(一)卫生资源的定义与特征

1. 卫生资源的定义

卫生资源从广义来讲是指以维护人群健康为目的而开展的必要的卫生保健服务所使用的全部社会资源。因健康的含义已不仅仅是指无疾病或非虚弱状态,而是指生理、心理和社会功能完好的状态,并且随着以"治病为中心"向以"人民健康为中心"转变的发展理念被世界各国所广泛接受,卫生保健服务的内容也随之得到拓展,因此卫生资源的定义也在不断更新和变化。从狭义来讲,卫生资源可以概括为卫生人力资源、卫生物力资源、卫生财力资源、卫生技术资源与卫生信息资源。

卫生人力资源是指所有从事旨在提高人们健康水平的活动的人,包括正在从事或正在接受培训即将从事维持或提高人们健康水平的活动的所有人。具体而言,卫生人力资源包括临床医疗技术人员,如医生、护士、药剂师和影像或检验技师,以及管理和后勤人员,即那些不直接提供服务但对卫生系统的绩效至关重要的人员,如医院行政管理人员、财务人员救护车司机等。一个国家或地区实现其卫生目标的能力在很大程度上取决于负责组织和提供卫生服务的人员的知识、技能、积极性和配置情况。有研究证据表明,卫生人力资源的数量与人口健康状况之间存在着直接和积极的联系。因此,卫生人力资源是卫生资源中极为重要的资源,正如同人力资源是社会经济发展的第一资源一样。

卫生物力资源是指在开展卫生健康服务过程中所需要的各种物质资料的总称,根据与卫生健康服务的关联程度可以将其概括为直接物力资源和间接物力资源。直接物力资源主要包括药品、卫生耗材、检查及检验设备等,间接物力资源主要包括医疗卫生机构基础设施、急救车辆、水电气暖等。

卫生财力资源是指一个国家和地区在一定时期内投入到以维持或提高健康为目的的社会活动中的经济资源总和,其一般以货币形式来衡量,具体可用卫生总费用来表示。卫生财力资源是其他卫生资源得以发展和补充的重要保障。

卫生技术资源是指应用在卫生健康领域的所有科学与技术,具体包括诊疗技术、医学研究技术、疾病治疗与健康促进技术等,医疗卫生技术是推动医疗卫生事业发展的重要动力,也是维护人群健康的主要手段。

卫生信息资源是指有关人群健康分布、疾病发生发展过程、供需双方医疗行为、医疗卫生资源使用与储备的各种信息的总称,它是制定卫生政策与法规的重要依据。

2. 卫生资源的特征

一般情况下,将卫生资源的特征总结为三点:①有限性,即社会可能提供的卫生资源与人们卫生保健实际需要之间总有一定的差距;②多样性,即人们的卫生保健需求具有多样性、随机性和差异性,因此卫生资源必须投向诸如医疗、预防、妇幼保健、人口发展、环境保护、医学教育、医药科研、药品器械生产等方面;③选择性,由于卫生资源的有限性和人们卫生保健需求的多样性,卫生资源在实际使用过程中总是被有选择性地投入到某个卫生服务领域,而非在所有卫生服务领域内平均分配。

(二)卫生资源配置的定义

卫生资源配置是指一个国家或政府如何将筹集到的卫生资源公平且有效率地分配到不同的卫生健康领域、地区、部门、项目和人群中去。根据卫生资源存在状态的不同,卫生资源配置可以分为存量配置与增量配置两个层次。存量配置是指对现有的资源进行再次分配,通过改变不合理的配置结构实现优化配置的目的,一般也称为卫生资源的转移,或称为再配置。增量配置顾名思义是指对新增加的资源进行配置的过程,一般也称为卫生资源的分配,或称为初配置。

卫生资源在其配置过程中需要关注三个方面的内容:①卫生资源的配置总量是否满足人民群众的健康服务需要;②卫生资源的配置结构是否合理;③卫生资源配置的效率、公平与质量是否达到合理的状态。

卫生资源配置标准是指一定区域内,通过政府的指令性计划和行政手段决定资源的分配与组合。根据本地区实际情况,对主要卫生资源的配置做出具体的量化规定,一般规划期为5～10年。该量化规定要根据不同区域的具体情况,区别对待,分类指导。目前,卫生资源配置标准主要针对医院床位数、卫生技术人员数、医疗仪器设备数等做出具体量化规定。各省、直辖市、自治区将卫生资源配置标准以文件的形式下发至各个相关部门。该文件一般包括七章,分别为总则、卫生机构配置、床位配置、卫生人力配置、大型医用设备配置、卫生事业经费配置、附则。卫生资源配置标准除医院床位数、卫生技术人员数、医疗仪器设备数等量化规定外,其他标准结合本地区实际情况参照相关配套指导标准。

(三)卫生资源优化配置的定义

卫生资源优化配置是指在卫生资源合理配置的基础上,使卫生资源的配置发挥最佳的功能和产生最大的效益。具体而言,卫生资源优化配置是指在效率优先、兼顾公平以及最优化原则的基础上通过对有限的卫生资源的配置取得最大社会效益。卫生资源优化配置有两个基本要求:①达到卫生资源的供需平衡;②实现效率和效益的最大化。实现卫生资源的供需平衡是优化配置的初级状态,一般情况下称为合理配置;实现效率和效益的最大化是优化配置的关键。

二、卫生资源配置的意义与原则

(一)卫生资源配置的意义

卫生资源和其他社会资源一样,都是社会生产不可缺少的生产要素,由于其稀缺属性的存在,因此都会面临如何分配的问题,但无论是通过市场配置还是政府配置的方式对卫生资源进行转移和分配,在一定时期后都会在效率、公平性、供给和需求方面表现出一定的问题,产生这些问题的原因是国民经济和社会发展水平在不断变化,人群的健康危害因素也随之改变,居民对于卫生健康服务的需求和期望也逐渐提高,而这些问题就需要通过卫生资源配置来解决,实现卫生资源优化配置,使其与经济社会发展水平相适应、与居民健康需求相匹配。为了体现社会经济水平变化对卫生资源配置的重大影响,以下从两方面加以说明。

(1)居民对医疗服务的需求在不断增加。2018年第六次全国卫生健康服务调查数据显示，城、乡因经济困难需住院而未住院的居民人数比例从 1998 年的 18.3% 和 24.5% 分别下降到 2018 年的 9.0% 和 10.2%，调查地区居民未利用医疗服务比例下降。调查居民的两周病伤中，有 88.1% 的病伤在医务人员的指导下接受了治疗，两周患病未治疗人数占比 1.7%。因经济困难而未能接受任何治疗的患者占两周患者数的 0.59%，与 2013 年调查结果相比，出现明显的下降趋势。调查地区居民年住院率为 13.7%，比 2013 年的 9.0% 增加了 4.7 个百分点。其中城市地区由 9.1% 增加到 12.9%，农村地区由 9.0% 增加到 14.7%。

（2）人口老龄化程度日渐加重，人口出生率逐渐下降。2020 年第七次全国人口普查报告显示，2020 年 60 岁及以上人口占全国人口的 18.70%，其中 65 岁及以上人口占比 13.50%。与 2010 年第六次全国人口普查相比，0 到 14 岁人口的比例上升 1.35 个百分点，15 到 59 岁人口的比例下降 6.79 个百分点，60 岁及以上人口的比例上升 5.44 个百分点，65 岁及以上人口的比例上升 4.63 个百分点。不仅如此，过去十年间年均人口增长率是 0.53%，较前一个十年下降了 0.04 个百分点。2019 年全年出生人口 1465 万人，人口出生率为 10.48‰；2020 年全年出生人口 1200 万人，人口出生率降至 8.50‰，2020 复合生育率为 1.3。

医疗服务需求的增加会对卫生资源总量及服务能力提出更高的要求，老龄化的加重会增加人们对慢性疾病及长期医疗照护等服务的需求，并且进一步刺激卫生服务利用的增加，这就需要卫生资源在总量和结构方面都做出及时调整。

（二）中国卫生资源配置面临的主要问题

1. 医疗卫生人力资源总量增加但人才队伍学历层次整体不高

医疗卫生人力资源总量无法与经济社会发展和人民群众日益增长的服务需求相匹配。每千人口执业（助理）医师数、护士数、床位数相对较低。2020 年末，每千人口执业（助理）医师 2.9 人，每千人口注册护士 3.3 人；每万人口全科医生 2.9 人，每万人口专业公共卫生机构人员 6.6 人，相较于十年前提升明显。但是卫生技术人员学历结构仍整体偏低，本科及以上人员仅占 42.0%，大专以下学历人员占比 19.8%。从技术职务结构来看，高级（主任及副主任级）仅占 8.8%、初级（师、士级）及未聘级占比超过 70%。

2. 资源布局结构不合理

资源布局结构不合理影响了医疗卫生服务提供的公平与效率。2020 年末，卫生人员机构分布中，医院卫生人员 811.2 万人，基层医疗卫生机构卫生人员 434.0 万人，专业公共卫生机构卫生人员 92.5 万人，本应该承担大部分卫生健康服务的基层医疗卫生机构人员占比却较低，医院拥有过高比例的人员；床位资源也不例外，全国医疗卫生机构床位 910.1 万张，其中医院床位 713.1 万张，基层医疗卫生机构床位 164.9 万张。公立医疗机构占比过大问题虽有所改善，但与基层医疗卫生机构相比，占比仍过高，床位占比近 90%，体现卫生资源要素之间配置结构失衡。

3. 卫生资源配置效率不高

随着新医改政策的出台，基本医疗卫生制度逐步建立，医疗卫生服务的公平性得以不断改善，而医疗卫生服务的低效率却一直困扰着卫生相关行政组织。有研究表明，医疗卫生资源浪费的最主要原因之一是低效率的医疗卫生服务系统。中国医疗卫生服务的物力、人力、财力投入在增加，可是其产出增加得很缓慢，甚至在减少，这就意味着需要更加关注卫生资源的生产效率，注意医疗卫生服务的投入去向等。有研究表明：中国存在不少卫生资源投入高、产出低、效率低的地区,这些地区的卫生资源配置可以考虑适当控制其投入的规模,而着重分析其卫生资源的产出情况,找到效率提高的可行途径,加大对投入低、产出高、效率高或者投入低、产出低、效率低的地区的卫生资源投入,提高卫生服务利用效率。

4. 资源配置方法不合理

从配置方法上看,中国实行的卫生资源配置方式以供方为主导,造成了资源配置缺乏合理性的恶性循环。哪里医院数量多、规模大、人员数量多,资金配置就流向哪里,刺激了卫生机构、病床、卫生人力资源的不断膨胀,造成在大城市、大医院和大设备方面卫生资源的过度集中。从专项资金配置看,科学的配置标准缺乏,严格的监控机制不健全,必要的论证不充分,资金分配的随意性较大。高级卫生技术人员、先进的医疗仪器设备等卫生资源集中在经济发达的地区。部分大城市某些高精尖医疗仪器设备的配置规模已经接近甚至超过发达国家的水平,部分地区甚至出现供大于求的情况。而中国农村地区卫生资源贫乏、质量不高的现象却很普遍。

5. 医疗卫生服务体系碎片化的问题比较突出,缺乏医防融合体制机制

此类问题主要表现在:公共卫生机构、医疗机构分工协作机制不健全、缺乏联通共享,各级各类医疗卫生机构合作不够、协同性不强,服务体系难以有效应对日益严重的慢性病及突发的重大传染性疾病,等等。

(三)卫生资源配置的原则

1. 与国民经济和社会发展相适应的原则

国民经济和社会发展水平直接影响着国家和政府对包括卫生事业在内的公共事业的经费投入以及本国居民的收入和消费水平。以上两方面的变化直接对卫生资源的供给能力和需求水平产生重大影响。①国民经济的发展会带来更多的财政收入,在公有制经济为主体或者国民医疗保障模式的国家中,财政收入的增加,可以加大对医疗基础设施的建设和对医疗保障体系的投资和补助。②经济的发展使得居民医疗健康服务的支付能力得到提高,一方面会使更多的潜在需求转变为现实需求,另一方面居民对于医疗健康服务的期望也会提高,对服务质量和服务内容会提出更高的要求。③社会水平的发展会引起人群生活方式的变化和疾病谱的改变,居民对于医疗健康需求的种类也会随之发生变化。因此,与国民经济和社会发展相适应是卫生资源配置的基本前提。

2. 兼顾效率与公平的原则

根据古典经济学观点,卫生资源相对于人们对卫生健康服务的需求来说永远是有限的,社会应该合理地分配和利用这些资源。效率就是利用有限的卫生资源获得最大的卫生产出。在利用卫生资源的过程中,常常将效率分为技术效率和配置效率。技术效率是指在既定产出下如何使得投入最小,配置效率是指在既定投入下如何获得最需要的产出。以上所讲的是经济效率。另一种是社会效率,是指社会生产提高社会全体成员生活质量、促进社会发展的能力。显然,卫生资源配置追求的是经济效率与社会效率的整体最大化。

卫生领域里的公平是指无论收入水平高低和支付能力大小,居民都应该有相同机会和权利获得所需的卫生健康服务,卫生资源的分配不应该取决于社会地位的高低和收入的多少,而应该取决于其对卫生健康服务的需要程度,即按需分配和按能力支付。这里涉及两个层次的公平：①机会公平，即相同卫生健康服务需要的人应该有相同的权利和机会能够使用卫生资源；②结果公平，即相同卫生健康服务需要的人应该利用相同的卫生资源。

卫生资源配置的公平和效率是卫生事业可持续高质量发展过程中一直努力解决的关键问题。"效率优先，兼顾公平"一直是中国社会主义市场经济体制建设和发展的一个原则，但是随着国民社会和经济水平的极大发展，效率和公平的优先级会发生转变以顺应时代的发展，效率和公平本身就是辩证统一的关系。

3. 以健康需要和卫生服务需求为依据的原则

在确保公平和追求整体效率最大化的前提下，卫生资源的配置就必须要从居民的健康需要出发。以促进人群健康为中心、满足社会需求为导向是卫生资源配置所应遵循的核心原则。以健康需要和卫生服务需求为依据来配置卫生资源是实现卫生资源优化配置的必然要求，因此想要实现卫生资源的供需平衡就需要准确测量居民的各类健康需要及其支付能力，这就要求在选择卫生资源配置标准计算方法时，应选择最能反映居民卫生健康服务需要和需求的指标。

4. 重点倾斜与兼顾全局的原则

卫生资源是有限的以及不同时期社会经济发展水平是一定的这两个前提的存在，使得卫生资源在其分配过程中必然无法做到完全兼顾，那么优先解决当前阶段的主要卫生健康问题，同时兼顾其他卫生健康需要就成为卫生资源配置的可行性路径。如《"健康中国2030"规划纲要》中所提出的，在现阶段至2030年之前，卫生事业的发展要把握健康领域发展规律，坚持预防为主、防治结合、中西医并重，转变服务模式，构建整合型医疗卫生服务体系，推动健康服务从规模扩张的粗放型发展转变到质量效益提升的绿色集约式发展，推动中医药和西医药相互补充、协调发展，提升健康服务水平。同时以农村和基层为重点，推动健康领域基本公共服务均等化，维护基本医疗卫生服务的公益性，逐步缩小城乡、地区、人群间基本健康服务和健康水平的差异，实现全民健康覆盖，促进社会公平。

5. 投入与产出的原则

为了实现卫生资源优化配置的目标，遵循成本效益原则就成了必然选择。重视提高卫生资源的效率和效益是社会主义市场经济的要求，在对有限的卫生资源进行组合和分配时，要重点考虑存量资源结构的调整，依据盘活存量适当增量的原则，充分发挥现有资源的最大效益。

三、卫生资源配置的理论依据及主要方式

（一）卫生资源配置的理论依据

卫生资源配置的本质是通过规划或规制的手段确保为一定区域内的居民提供必要的卫生资源，从而实现满足该区域内居民的健康需要和需求，并最终实现促进居民健康的愿景，其基本手段是编制卫生资源配置标准，作为一个地区实施区域卫生规划的资源配置依据。卫生资源配置及其标准制定的基本理论依据是卫生资源配置要与一定时期社会经济发展状况、人口状况、居民文化生活状况、居民健康状况相适应。卫生资源利用效率是一定卫生服务需求状况下卫生资源供给适宜程度的反映，它实质上反映了在一定卫生服务需求下卫生资源配置的合理程度；卫生资源配置要综合考虑社会经济发展状况及卫生服务需要需求状况。

1. 帕累托最优理论

帕累托最优理论也称为帕累托效率,是西方经济学中的一个重要概念,最早由意大利经济学家维弗雷多·帕累托提出。帕累托最优本质描述的是一种理想的资源配置状态,指的是资源配置无法在不降低任何一个人效用的情况下,使其他人的效用得到提高,通俗表述即是任何改变都不可能使一个人的境况变好,而又不使别人的境况变坏。当得到这样一种状态时,资源配置就实现了帕累托最优或称之为经济效率,不满足帕累托最优状态的资源配置就是缺乏效率的。

2. 凯恩斯的有效需求理论

凯恩斯的有效需求理论是指商品的总供给价格和总需求价格达到均衡时的社会总需求,即为有效需求,也即有支付能力的社会总需求。它包括消费需求和投资需求两部分,有效需求不足是因为货币购买能力不足所导致的,从而引起经济萧条。凯恩斯认为,有效需求总是不足的,该理论建立在三大心理规律基础上:①边际消费倾向递减,即消费者的收入增加,会引起其消费也增加,但消费的增加不与收入成比例增加,而是消费增量小于收入增量,这会造成消费需求不足;②资本边际效率递减,即增加投资时的预期利润率降低,导致投资需求不足;③流动性偏好规律,即人们基于不同的动机,总会把一定数量的货币保持在手里,当利率低于或接近投资的预期利润率时,人们就不愿投资,从而导致投资需求不足。凯恩斯认为,市场机制不能解决由上述这些原因引起的有效需求不足问题。凯恩斯理论的政策含义就是要通过政府干预来扩大有效需求,这种干预被称为"需求管理",即一旦社会出现有效需求不足,政府就必须利用财政或货币政策主动干预经济,通过增加政府公共支出、刺激消费来促进经济增长。由于市场机制缺陷或外部环境的限制,会出现市场失灵,从而使得市场机制难以实现资源的有效配置,所以一般情况下卫生资源配置多由政府主导。

3. 公共产品理论

公共产品理论是现代西方财政学的核心理论之一,其研究的是公共部门应提供何种服务以及何种程度服务的问题。公共产品理论的有关内容最早可以追溯至17世纪中叶,英国学者霍布斯在1657年提出社会契约论和利益赋税论,这是后来公共产品理论的重要思想来源。对公共产品概念做出比较系统的描述的是萨谬尔森在1954年发表的《公共支出纯理论》,其中将序数效用、无差异曲线、一般均衡分析与帕累托最优等运用到公共产品上来,构建了一般均衡模型来实现资源在公共产品和私人产品之间的最佳配置,达到社会福利最大化。公共品的基本特征是非竞争性、非排他性和不可分割性。

西方经济学认为,由于存在市场失灵,使得市场机制难以在一切领域达到帕累托最优,尤其是在公共产品方面,导致纯公共产品、准公共产品和私人产品在资源配置方面各不相同。公共产品理论认为,公共产品的供给模式存在四种观点:①政府供给论,其认为政府存在的意义就是向公众提供公共产品;②市场供给论,其认为由市场进行公共产品的供给需要解决排他性问题,而这一些问题是否能得到解决取决于政府是否为市场供给公共产品提供有效的制度安排;③第三部门供给论,第三部门是指除政府部门和企业之外的不以营利为目的的志愿团体、社会组织和民间协会等,其认为向公众提供公共产品的职责可以由第三部门承担;④公共部门与私人企业合作模式,即PPP(private public partnership)模式,其是西方公共部门私有化改革的延续,兴起于20世纪90年代的英国,PPP模式的特征在于双主体供给、政企分开、代理运营机制、效率与公平兼顾,可以通过与私营部门合作,使得有限的公共资源得到充分利用,提供社会整体福利水平。

(二)卫生资源配置的主要方式

经济学是研究如何有效配置资源的学科,而稀缺资源的配置问题在经济学的研究中一直是重要的研究领域。判断某种经济体制或经济政策的优劣时,最终都是以是否能够有效配置资源并提高经济效率作为衡量标准的。截至目前,人类社会共探索出两种主要的资源配置方式:①以行政手段为基础的计划配置或行政配置;②以市场机制为基础的市场配置。卫生资源作为众多社会资源中的一种,其配置方式也不外乎以上两种。

1. 以计划配置为主

计划配置是指用一套预先编制的计划来配置资源,编制计划的主体一般是政府,其主要特点是政府统一分配卫生资源、统一制定卫生经费投入规模、统一制定医疗卫生机构建设规划等。马克思和恩格斯设想的"自由人的联合体"就是提倡采用行政手段配置资源。计划配置一般有两种方式:指令性和指导性。指令性计划是指政府下达的、具有强制性质的、执行单位必须保证完成的计划;指导性计划是指政府下达的、可参照执行的计划,可以根据市场情况和实际条件进行合理的调整和修改,其具有一定的操作弹性。在社会主义市场经济体制下,指令性计划的作用和使用范围在逐步缩小,计划配置多以指导性计划的形式出现。

计划配置从全局和整体利益出发,通常在卫生资源配置过程中能够保证较好的整体性和公平性,但其在制订计划和执行计划时,难以避免地会遇到信息方面的障碍和执行方面的困难,这会导致卫生资源利用效率较低,无法充分发挥卫生资源的效应,满足居民多层次的健康需求。

2. 以市场配置为主

市场配置是指从市场实际出发,遵循市场的供求机制、价格机制和竞争机制,按照市场需求和市场机制来配置卫生资源。主张市场配置资源的观点中著名的当属亚当·斯密关于市场是只"看不见的手"的观点,其认为市场可以合理地引导生产者为了自己的利益去满足社会的需要。市场配置的特点在于充分考虑了市场的实际情况和经济效益的大小,能够充分发挥其在提高资源配置效率方面的优势。

3. 计划与市场配置相结合

计划配置与市场配置并不是对立的,二者可以相互结合,形成复合配置方法,具体是指在政府宏观调控下,以计划配置为主导、市场配置为基础对卫生资源进行配置。中国的实践证明,单一的计划配置和市场配置都无法实现卫生资源的优化配置,只有计划和市场相结合才是卫生资源配置的最优方案。

4. 区域卫生规划

中国对卫生资源配置的研究始于 20 世纪 80 年代,1997 年《中共中央、国务院关于卫生改革与发展的决定》和 1999 年国家计委、财政部、卫生部联合制定的《关于开展区域卫生规划工作的指导意见》掀起了中国卫生资源配置研究的高潮,各省市对卫生资源的研究全面开展。

区域卫生规划是指在一个特定的区域范围内,通常为市级行政区域内,根据社会发展、经济发展、人口总量与结构、居民健康水平、卫生服务需求等多方面因素,确定区域内卫生发展的目标、模式和方向，通过合理配置卫生资源，合理布局不同等级、不同功能定位、不同规模的医疗卫生机构，来满足区域内居民的医疗卫生需求，实现保护和促进居民健康的目的。

区域卫生规划的最终目标是在提高卫生资源利用效率和保障卫生服务供需平衡的前提下，达到成本效益最优，实现区域内全部居民的健康需求得到满足的目标。区域卫生规划的周期一般与国民社会经济发展规划相适应，一般为5年一个规划周期。

第二节　卫生资源配置与测算

一、医疗卫生机构配置与测算

卫生资源配置是指根据一定原则并通过一定方式和手段对各类卫生资源的增量进行分配和组合，对存量进行重组或转移，简单地说，就是指卫生资源在不同用途之间的分配，既包括在空间上的分配（如在不同层级、地区、专业等之间的分配），又包括在时间上的分配（在不同时期的分配）。其中，卫生资源的配置结构包括：①纵向结构，即卫生资源在不同层级之间的配置；②横向结构，即不同类别卫生资源的配置（如人员和床位之间的比例）、卫生资源的地区结构（如城乡分布）、专业结构（如医疗与公共卫生服务、通科与专科）、人力资源的职业结构（如医护比）、学历结构、职称结构和年龄结构等。医疗机构设置规划每5年更新一次，根据考核评价的情况和当地社会、经济、医疗需求、医疗资源、疾病等发展变化情况，对所定指标进行修订。

我国现使用的《医疗机构设置规划指导原则（2021—2025年）》已于2022年1月正式发布。医疗机构设置规划是以区域内居民实际医疗服务需求为依据，以合理配置、利用医疗卫生资源，公平、可及地向全体居民提供安全、有效的基本医疗服务为目的，将各级各类、不同隶属关系、不同所有制形式的医疗机构统一规划、设置和布局，有利于引导医疗卫生资源合理配置，充分发挥有限资源的最大效率，建立结构合理、覆盖城乡，适应中国国情、人口政策和具有中国特色的医疗服务体系，为人民群众提供安全、有效、方便、价廉的基本医疗卫生服务。现阶段机构设置应逐步构建以国家医学中心和区域医疗中心为引领，省级医疗中心为支撑，市、县级医院为骨干，基层医疗卫生机构为基础，公立医院为主体、社会办医为补充，与国民经济和社会发展水平相适应，与健康需求相匹配，体系完整、分工明确、功能互补、密切协作的整合型医疗卫生服务体系和分级诊疗就医格局。

公立医院的设置要综合考虑当地城镇化、人口分布、地理交通环境、疾病谱、突发事件应对等因素合理布局，实施分区域制定床位配置原则。在县级区域，原则上设置1个县办综合医院和1个县办中医类医院（含中医医院、中西医结合医院等），50万人以上的县可适当增加县级公立医院数量。在地市级区域，每100万～200万人口设置1～2个地市办综合医院，服务半径一般为50公里左右，地广人稀地区人口规模可以适当放宽；在省级区域划分片区，每1000万人口规划设置1～2个综合医院，地广人稀地区人口规模可以适当放宽。在全国规划布局若干国家医学中心和区域医疗中心，在省级区域根据医疗服务实际需要设置职业病和口腔医院。省、地市、县均设置1所政府举办标准化的妇幼保健机构。在地市级以上，根据医疗服务实际需求，设置儿童、精神、妇产、肿瘤、传染病、康复等专科医院，服务人口多且地市级医疗机构覆盖不到的县（市、区）可根据需要建设精神专科医院，形成功能比较齐全的医疗服务体系。

完善以社区卫生服务机构为基础的新型城市医疗卫生服务体系，建立城市医院与社区卫生服务机构的分工协作机制;进一步健全以县级医院为龙头、乡镇卫生院和村卫生室为基础的农村医疗服务网络;促使城市各级各类医院、社区卫生服务机构、县级医院、乡镇卫生院、村卫生室层次清晰、结构合理、功能到位,这有利于发挥整体效能,构建有序的分级诊疗模式。在医疗机构配置过程中,应遵循公平性、整体效益、可及性、分级诊疗、以公有制为主导、中西医并重等原则。

二、医院床位配置与测算

医院床位的配置方法主要有床位需要量法、服务目标法、供需平衡法、数学模型法等。

(一)床位需要量法

床位需要量法计算医院床位需要量的公式如下:

$$医院床位需要量 = \frac{人口数 \times 年实际住院率 \times 平均住院天数}{平均年床位开放日数} \qquad (6-1)$$

由于该方法测算时没有考虑患者支付能力、时间等因素,所以测算结果一般会高于居民实际需求数,导致床位资源的闲置。

(二)服务目标法

服务目标法计算基年标准床位数的公式如下:

$$基年标准床位数 = \sum \frac{各级医院年实际占用病床日数}{365\ 天} \qquad (6-2)$$

或也可以使用

$$基年床位数 = 实际床位数 \times 床位使用率 \qquad (6-3)$$

$$年潜在需求增长率 = 1 + 年人均收入增长率 \times 医疗服务需求弹性系数 \qquad (6-4)$$

$$预测年床位数 = 基年标准床位数 \times (1 + 年人口自然增长率)^n \times (年潜在需求增长率)^n$$

$$\qquad (6-5)$$

式(6-5)中:n 表示基年到预测年的年数。该方法使用现有的数据计算基年标准床位数,通过人口自然增长率和医疗服务需求弹性系数对目标年床位数进行预测。

(三)供需平衡法

供需平衡法计算床位需求量的公式如下:

$$床位需求量 = 人口数 \times 年住院率 \times \frac{平均住院天数}{365} \div 标准床位利用率 \qquad (6-6)$$

根据不同的医院等级,标准床位利用率可依照 90%、80%、70%、60% 计算。

现阶段必需床位数测算主要由以下三部分组成。

1. 普通床位数计算

$$普通床位数 = \frac{\sum (A \times B + C - D)}{床位使用率} \times \frac{1}{床位周转次数} \qquad (6-7)$$

式中:A 表示以年龄划分的分层地区人口数(人口数是户籍人口、暂住人口及流动人口日平均数之和);B 为以年龄划分的住院率,按每 5 年划分年龄段;C 为其他地区流入本区域的住院患者数;D 为本地区去外地的住院患者数。

2. 各专科床位数的计算

各专科床位数的计算按照上述公式中的住院率、床位使用率、住院患者数以各专科住院率、床位使用率、住院患者数替换即可。专科床位数包括专科医院床位数和综合医院中的专科病房床位数，按照人口总数及其构成、居民的专科疾病发病情况、服务半径、医疗卫生资源状况确定。尚未具备条件进行精细测算的，可参照各科专科床位每千人口 1 张计。

3. 各级各类医疗机构床位数的确定

根据分级诊疗格局，前瞻性论证不同级别医院应就诊的各专科病种，然后由各专科病种床位数分别计算出各级医院床位数，为应急突发公共卫生事件预留一定床位。

(四)数学模型法

灰色模型在近年来应用较多，其优点在于对样本的分布无特殊要求，不要求历史资料完整，计算结果可以修正，受概率分布和样本含量的限制较小。灰色模型是根据原始数据累加生成后的数据再建模，而不是对原始数据进行建模，并且运算过程简单，对于预测短期目标较为实用。

趋势外推法即利用一元线性回归分析预测。该方法利用以往年份的卫生技术人员数与床位数配置之间的关系进行相关回归分析，得出一元回归方程，再根据预测年的卫生技术人员数，推算规划年床位数。该方法使用的前提条件是目前卫生资源配置是合理的，并且该方法在测算中未考虑区域经济、文化及人口老龄化等因素的影响。

三、卫生人力资源配置与测算

卫生人力的合理需求与配备是提高卫生资源投资效果的重要方面，是卫生人力开发研究的重要环节。国内外卫生人力预测常用的方法主要有健康需要法、健康需求法、服务目标法、人力/人口比值法、医院规划模式法、灰色模型法、任务分析法等。其中前 4 种方法是 WHO 推荐使用的卫生人力预测方法，在这里主要介绍健康需要法、健康需求法、服务目标法和人力/人口比值法、医院规划模式法。

(一)健康需要法

健康需要法是指为了保护人群健康，根据服务数量计算应该提供的服务项目及其服务量。健康需要法是建立在假设人们对卫生服务费用均有支付意愿和支付能力的前提下的。健康需求是指在一定时期内在一定价格水平上人们愿意且有能力购买的卫生服务量。

人群的健康需要水平可以通过对人群健康状况的测量来反映，反映人群健康状况的指标很多，包括死亡指标、残疾指标、疾病指标、营养及生长发育指标、心理指标、人口指标等。目前最常用的是死亡指标和残疾指标。常用的反映医疗需要量的疾病指标有两周患病率、慢性病患病率、人均年患病天数、人均年休工天数、人均年卧床天数、人均年休学天数等，这些指标反映了疾病患病水平及严重程度；反映医疗需要类型的疾病顺位与构成指标有两周患病疾病构成、慢性病构成等。

健康需要法的人力配备步骤为：①收集患病率、发病率资料，按年龄、性别分组；②对患病资料的准确性做出估计，预测目标年度患病率可能发生的变化；③患者利用服务的标准，如初诊、复诊、家庭访视、化验、手术、住院、预防保健服务等，对于不同疾病患者提出不同的标准，在不同年龄、性别人群中，服务利用标准也不相同；④计算各种服务的时间，一项服务项目由不同人员组合时,应分别计算各种人员参与服务花费的时间;⑤根据总人口、患病率、服务次数、提供服务人数及服务时间计算服务总时间;⑥制定1年1名卫生人员全时工作提供服务时间,用服务总时间除以全时工作提供服务时间,得出卫生人力需要量。

健康需要法的人力配备计算公式为

$$W = (P \times C \times V \times T)/S \tag{6-8}$$

式中:W 为某类卫生技术人员需要量;P 为目标服务人口数或规划人口数;C 为平均每人每年预期发病和患病次数;V 为平均每年需要提供给每名患者服务类型的次数;T 为平均完成1次服务所需要的时间;S 为1名卫生人员1年直接参与卫生服务的总时间。

该方法预测卫生人力需要量,往往建立在理想条件的基础上,即在资源不受制约的条件下做出判断。但是专业人员的判断往往与实际情况有很大差距,计算过程中需要大量的资料,且要统一标准,许多影响因素不易控制。因此计算出的卫生人力需要量只能做出粗略的估计。从人群健康及生物学需要出发提供卫生服务,不考虑社会经济因素对接受服务的制约,是一种符合理想状态的卫生人力需求模式,常用于某些类型的卫生服务,如公共卫生、妇幼保健等。

(二)健康需求法

健康需求法计算的服务利用是建立在有效需求(即卫生服务的实际利用)的基础上的,而不是建立在分析人群健康状况,即生物学的服务利用基础上的。这种方法的关键是确定目标年度卫生服务利用率。

采用健康需求法进行卫生人力配备的一般步骤为:①组织家庭健康询问调查,收集有关健康需求资料和卫生服务利用资料;②根据人口数变化和就诊率变化,预测目标年度人口数和就诊数变化百分比;③制定卫生技术人员产出量标准,包括大、中、小医院医师和护士比,医师、护士和病床比,人口与病床比以及每名医师、护士1年内能够提供的服务量;④根据服务需要量和卫生人员产出量计算卫生人力需求量;⑤计算招生数、流失率、未来人员供应量,分析卫生人力供需平衡的程度。

健康需求法的人力配备计算公式为

$$W = (P \times C \times D \times T)/S \tag{6-9}$$

式中:W 为某类卫生技术人员需求量;P 为目标服务人口数或规划人口数;C 为平均每人每年预期发病和患病次数;D 为平均每年每名患者实际可能接受的平均服务次数;T 为平均完成1次服务所需要的时间;S 为1名卫生人员1年直接参与卫生服务的总时间。

健康需求法得到的卫生人力配置数量是满足居民卫生服务需求所应达到的最低数量标准,所提供的卫生服务是社区或居民个人有支付能力的、能够实现的卫生服务,是一种用居民对卫生服务利用率来反映人群的健康需求水平及类型,进而推算医生配置数的方法。需求法计算人力的出发点是群众对医疗卫生服务的利用。因为,并非所有患者都会去就医,总会有部分患者因经济、时间、交通、出差、无人协助或自认病情较轻等原因未去就诊,就诊人数少于患者人数。由于这种方法所需的数据要尽可能完整详尽,所以其在实际运用中也受到了诸多因素的限制。

(三)服务目标法

服务目标法也称工作量法。服务目标法是从服务提供的角度确定服务产出量目标,只要服务产出量目标确定了,卫生人力需要量就可以得出。服务目标可以从经验管理积累的数据、专家调查得出的结论、国家卫健委颁布的法则和标准等方面确定,还可以应用专家咨询法对目前还没有可供借鉴的服务目标提出参考标准。

服务目标法的人力配备计算公式为

$$W = (S_{HN} \times P_r)/S \qquad (6-10)$$

$$应该完成的卫生服务总量 = 目标年人口数 \times 一年内确定的服务量标准 \qquad (6-11)$$

式中:W 为某类卫生技术人员需求量;S_{HN} 为应该完成的卫生服务总量;P_r 为某类人员完成总服务量的百分比;S 为某类人员人均年完成服务总量。

(四)人力/人口比值法

人力/人口比值法既可预测卫生人力需要量,又可预测人力供应量,且简便易行,只要掌握了预测人口数及人力人口比值数,就可计算出目标年度卫生人力数。对于目标年卫生资源/人口比值数的确定,可以参考其他国家经验,或根据本国正在采用的行之有效的人力人口比值,也可结合历史资料使用德尔菲法或趋势外推法等方法获得。

人力/人口比值法的人力配备计算公式为

$$未来卫生人力需要量 = 目标年人力/人口比 \times 目标年人数 \qquad (6-12)$$

人力/人口比值法简单易懂,主要用于结构简单、卫生服务量比较稳定的指标,如床位配置、人力资源配置和大型医疗设备配置。但它也有一定的缺陷:不能解释卫生部门的工作状况,不能解释卫生人力在供需之间的相互关系,不能回答提供的结果能否满足社会需求;由于计算过程没有引入服务的概念,难以了解卫生人力内部结构及提高产出量和改善工作效率等在人力规划中的作用;选用不合适的人力人口比值作为预测标准,可能浪费资源,对人力政策产生不利影响。

(五)医院规划模式法

医院规划模式法是由美国学者托马斯·L.霍尔博士提出的。他将卫生人力需要量预测中的健康需要法、健康需求法、服务目标法、人力/人口比值法四种方法相结合,并联系实际,对卫生人力资源配置进行中长期的预测。具体测算方法是:根据预测区域的大小,建立以一定数量的人口为基数的医院模型,其中包括该模型的医院卫生人力数量,依据目标年预测地区的经济、政治、卫生等方面的发展与变化趋势,预测出目标年需要该模型的医院数量以求得卫生人力需要量。

(六)其他方法

其他方法(如灰色模型法、任务分析法、趋势外推法、多元线性回归法等)同样可以应用于卫生人力资源的预测。

四、卫生设备资源配置与测算

卫生设备主要包括常规医疗设备和大型医疗设备两大类。中国医疗设备配置规划中提出,医疗设备要以省级区域或跨省域为规划单位,综合考虑经济社会发展水平、区域功能定位、医疗服务能力、配置需求、社会办医发展等因素,合理规划配置数量。卫生设备的配置必须与当前卫生机构层次、功能相适应,提倡应用适宜技术和常规设备。其中,甲类大型医用设备根据工作需要按年度实施,乙类大型医用设备由省级卫生健康部门制订年度实施计划。

2020年8月,《国家卫生健康委关于调整2018—2020年大型医用设备配置规划的通知》,

将充分发挥大型医用设备配置规划管理在卫生健康资源调控中的重要作用，促进卫生健康资源科学流动、合理布局，与下一轮大型医用设备配置规划有序衔接。加快新设备、新技术临床应用，提升重大突发公共卫生事件应急救治能力，推动医疗服务提质增效，保障人民群众医疗服务安全。

此前，国家卫健委发布《2018—2020 年全国大型医用设备配置规划》，明确到 2020 年底，全国规划配置大型医用设备 22548 台，其中新增 10097 台，分 3 年实施。调整后，2018—2020 年甲乙类大型医用设备规划 12768 台，其中甲类大型医用设备配置规划 281 台，乙类大型医用设备配置规划 12487 台。通过发布 2018—2020 年大型医用设备配置调整规划，进一步调整大型医用设备规划具体品目和区域数量分布情况，优化大型医用设备配置，促进医疗资源科学合理布局，适应卫生健康事业建设发展新形势需要，更好地满足临床诊疗、医学研究和人民群众多层次、多元化医疗服务需求，贯彻落实以人民健康为中心的理念，全面推进健康中国战略实施。

大型医用设备中甲类和乙类分别由中央和省级负责配置管理。甲类大型设备是指资金投入巨大、使用费用很高、技术要求特别严格的大型医疗器械，配置数量较少，一般按省级或跨区域配置。以下 3 个条件具备 2 个以上的，原则上纳入甲类管理：采购价格在 3000 万元（或等额美元，考虑汇率变化和管理实际等情况，目前为 400 万美元）以上；单次检查或治疗收费价格在 1 万元以上且相对应用面广、使用率高；临床使用风险很高，对使用人员资质、能力和相应配套设施设备要求特别高，使用不当会对医疗质量安全产生重大影响或进入临床应用时间不长，技术发展不成熟，尚需谨慎使用探索经验。考虑新设备配置管理需要，将新取得医疗器械注册证、首次配置的整台（套）单价在 3000 万元或 400 万美元以上的大型医疗器械作为兜底条件，暂列为甲类设备，根据使用评估结果再明确具体管理类型。

乙类大型设备是指资金投入大、运行成本和使用费用高，技术要求严格的大型医疗器械，一般以省级及以下区域为规划配置单位。以下 3 个条件具备 2 个以上的，原则上纳入乙类管理：采购价格在 500 万～3000 万元（或等额美元）间；单次检查或治疗收费价格在数百至数千元以上且相对应用面广、使用率高；技术应用成熟，使用人员资质能力和相应配套设施设备必须满足特定要求以保障医疗质量安全。新取得医疗器械注册证、首次配置的整台（套）单价在 1000 万～3000 万元（或等额美元）的大型医疗器械暂列为乙类设备，根据使用评估结果再明确具体管理类型。

与其他国家和地区相比，管理目录设定的原则和思路大致相同，均考虑资金投入、使用成本和临床应用风险等因素。甲类管理目录包括重离子放射治疗系统和质子放射治疗系统、正电子发射型磁共振成像系统（英文简称 PET/MR）、高端放射治疗设备以及首次配置的整台（套）单价在 3000 万元以上的大型医疗器械。乙类管理目录包括 X 线正电子发射断层扫描仪（英文简称 PET/CT，含 PET）、内窥镜手术器械控制系统（手术机器人）、64 排及以上计算机断层扫描仪（CT）、1.5T 及以上磁共振成像系统（MR）、伽马射线立体定向放射治疗系统（包括用于头部、体部和全身）、直线加速器以及首次配置的整台（套）单价在 1000 万～3000 万元的大型医疗器械。

大型医用设备的配置方法也可按照需要理论与方法、需求理论与方法、效率理论与方法测算配置其数量。①需要理论与方法。需要理论与方法依据设备服务的人口数量、服务的病种、人群疾病两周患病率、设备的年最大工作量、理想的工作效率等进行测算，也可通过专家咨询法获得相应指标。②需求理论与方法。需求理论与方法通过剔除对患者的支付能力、时间等因素实际上没有住院治疗的情况,以及大型设备利用中存在的道德风险和诱导需求等问题的考虑,在理论基础的方法上计算设备量。③效率理论与方法。效率理论与方法从供方角度出发,依据供需平衡的原则进行资源的配置,通过对大型设备的技术效率分析和决定是否需要该设备。

第三节　卫生资源配置评价

卫生资源配置的目标是实现卫生资源的优化配置,这也是卫生资源配置的最重要和最根本任务。《"健康中国2030"规划纲要》中提出"县和市域内基本医疗卫生资源按常住人口和服务半径合理布局,实现人人享有均等化的基本医疗卫生服务,省级及以上分区域统筹配置,整合推进区域医疗资源共享,基本实现优质医疗卫生资源配置均衡化"。如何检验资源配置是否达到均衡化是卫生资源配置评价的主要内容。

一、卫生资源配置的评价内容

狭义的卫生资源包括卫生人力、物力、财力以及卫生技术与卫生信息资源,卫生资源配置也可以分为与之对应的内容,但是具体来讲卫生资源配置的具体内容主要涉及卫生人员配置、病床位配置、卫生经费配置、医疗卫生机构设置、信息资源配置、医疗设备配置及技术配置等。

(一)卫生资源配置总量

卫生资源配置总量是指所有需要配置的卫生资源的总和,主要包括人员、病床位、设备、机构等的数量和质量。

卫生资源配置应以健康需要和卫生服务需求为依据。因此,衡量卫生资源总量是否满足区域内居民健康需要、卫生服务需求和利用,是评价卫生资源配置的重要内容。

反映居民健康需要的指标包括:①疾病发生频率指标。常用指标有两周患病率、慢性病患病率、健康者占总人口百分比。②疾病严重程度指标。常用指标有两周卧床率、两周活动受限率、两周休工(学)率。

反映居民卫生服务利用的指标包括:①预防保健服务利用指标。该指标包括计划免疫、健康教育、传染病控制、妇幼保健、儿童少年健康等。常用指标有健康教育覆盖率、健康管理率、预防接种率、健康教育参与率等。②医疗服务利用指标。该指标主要分为门诊和住院两大类,门诊服务利用指标主要有两周就诊率、两周应就诊而未就诊率。住院服务利用指标主要有住院率、人均住院天数、应住院而未住院率。③卫生资源利用效率指标。该指标主要包括每门诊医师年均接诊人次数、每住院医师年均担负床日数、病床使用率、病床周转率、大型医疗设备使用率等。

(二)卫生资源配置结构

卫生资源配置结构是指所有卫生资源在不同地区、不同人群、不同功能的分布状况及相对比例关系,其可以分为横向和纵向两种结构。

1.卫生资源配置横向结构

卫生资源配置横向结构主要指卫生资源在同一层级内的配置情况,这里的层级可以是地区,也可以是机构级别或类型。例如:①同一地区内部,城乡之间的卫生资源配置;②同一类型医疗卫生机构内部,卫生技术人员学历、职称、职业结构;③同一类型和级别医疗卫生机构内部,病床位与医护人员的比例;④同一行政级别地区之间,卫生资源配置情况比较,如不同市之间基层医疗机构卫生技术人员配置量比较等。

2. 卫生资源配置纵向结构

卫生资源配置纵向结构主要指卫生资源在不同层级内的配置情况,这里的层级与上述相同。例如:①不同级别医疗机构之间卫生资源配置情况,如省、市、县(区)级医疗机构之间资源的配置比较;②不同类型的卫生资源配置情况,如医疗、预防、康复等卫生资源配置。

(三)卫生资源配置公平性

卫生资源配置公平性是指每个公民有权利平等地获得卫生资源。卫生资源优化配置需要考虑不同地区之间的差异,结合不同地区的社会经济水平、人群健康状况、卫生服务需求与需要水平以及人口规模和机构,充分体现公平性。卫生资源配置公平性是卫生服务体系绩效的重要结构性因素,也是区域卫生规划的重要依据。卫生资源配置公平性评价包括按人口分布的公平性、按地理分布的公平性、按经济水平分布的公平性等。

与卫生资源配置公平性评价相关的指标包括:①社会经济指标,如城镇居民可支配收入、农村居民纯收入、就业率、失业率、人均国内生产总值等;②人口学指标,如人口总数、流动人口数、不同年龄段人口比例、性别比、人口密度、出生率、死亡率、人口自然增长率等;③卫生资源配置指标,如每千常住人口床位数、每千常住人口卫生技术人员数等;④健康水平指标,如平均期望寿命、孕产妇死亡率、新生儿死亡率、五岁以下儿童死亡率、慢性病患病率、疾病谱等;⑤自然条件指标,如地理环境、交通环境、居住地与医疗机构的距离等。

常用于评价地区卫生资源配置公平性的方法有洛伦兹曲线、基尼系数、泰尔指数、集中曲线及集中指数、集聚度、阿特金森指数等。

(四)卫生资源配置效率

资源配置效率是指在一定的技术水平条件下各投入要素在各产出主体的分配所产生的效益。卫生资源配置的效率是投入的卫生资源与取得的产出的对比关系,评价是否以更经济、更少的资源投入获得同样的产出,或者以有限的资源获得更大的产出。卫生资源配置效率评价通常包括技术效率评价和配置效率评价。

技术效率是指在技术和市场价格不变的条件下,按照既定的要素投入比例,生产一定量的产品所需的最小成本与实际成本之比,经济学中把技术效率也称为管理效率。可以看出,技术效率的评价指标是投入产出比,投入一定时,追求产出最大;产出一定时,追求投入最小。评价卫生资源配置技术效率的常用方法有综合指数法、秩和比法、比率分析法和数据包络分析法、随机前沿分析法等。

配置效率是指以投入要素的最佳组合来生产最优的产品数量组合,即在投入不变的条件下,通过资源的优化组合和有效配置实现提高效率和增加产出的目标。卫生资源配置效率的常用评价指标有医疗和预防服务比例、基本医疗和非基本医疗比率、卫生总费用的来源与流向等。在评价方法方面,生产函数经验模型、数据包络分析法、目标分解最优指数法等方法常用于卫生资源配置效率的评价。

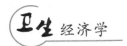

二、不同卫生资源类型的主要评价指标

1. 卫生财力配置指标

卫生财力配置是指国家、社会和个人在一定时期内对卫生领域投入流动货币形式表现的卫生资金,该指标通常包括卫生总费用、政府卫生支出、社会卫生支出、个人现金卫生支出、医疗卫生机构之间的费用比例以及以上这些指标在不同地区分布情况等。

2. 卫生物力配置指标

卫生物力配置主要指医疗卫生机构的房屋建筑、病床、设备、药品及医用材料等,通常对其重量、构成及分布情况进行评价。该指标一般采用每千常住人口床位配置量、每万常住人口设备配置量来衡量。

3. 卫生人力配置指标

卫生人力配置是指卫生人员数量与分布、卫生人员等职业结构、学历机构、职称机构等。该指标包括每千常住人口卫生技术人员数、每千常住人口执业医师数、每千常住人口护士数、医护比、床护比等。

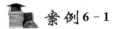 **案例 6-1**

某省卫生资源配置测算

卫生资源配置(供给)要与一定时期经济社会发展状况、人口状况、居民文化生活状况、居民健康状况相适应。因此,利用综合指数法建立反映特定时期(2010—2019 年)某省各市(区)经济社会、人口等发展的综合指数。

卫生资源利用效率反映了一定卫生服务需求状况下卫生资源供给适宜程度及合理程度。因此,利用服务效率目标法,以特定时期(2010—2019 年)卫生资源利用效率和配置量为基础,转换成有效利用状态下卫生资源配置量。

根据"卫生资源配置(供给)要与一定时期经济社会发展状况、人口状况、居民文化生活状况、居民健康状况相适应"这一准则,结合"卫生资源利用效率反映了一定卫生服务需求状况下卫生资源供给适宜程度及合理程度",某省采用模型法对主要卫生资源(床位、医师、注册护士)配置量化标准进行测算。该方法通过将健康相关社会发展指数法与服务效率目标法相结合,通过建立模型,测算规划期卫生资源配置标准。

以床位配置为例,根据理论假设,即每千人口床位与社会经济发展水平、人口状况、妇幼保健及公共卫生发展水平有关,将综合指数法与服务效率目标法结合,建立以有效利用状态下每千人口床位数为因变量、综合指数为自变量的预测模型,预测规划期不同有效利用状态下每千人口床位数,如表 6-1 所示。

表 6-1 不同服务效率目标下某市床位数配置标准测算与预测 单位:张/千人

年份	床位使用率50%	床位使用率60%	床位使用率70%	床位使用率75%	床位使用率80%	床位使用率85%
2010	4.98	4.15	3.56	3.32	3.11	2.93

续表

年份	床位使用率50%	床位使用率60%	床位使用率70%	床位使用率75%	床位使用率80%	床位使用率85%
2011	4.77	3.97	3.40	3.18	2.98	2.80
2012	4.66	3.88	3.33	3.11	2.91	2.74
2013	5.05	4.21	3.61	3.37	3.16	2.97
2014	5.30	4.42	3.79	3.53	3.31	3.12
2015	5.56	4.63	3.97	3.71	3.47	3.27
2016	5.37	4.48	3.84	3.58	3.36	3.16
2017	6.23	5.19	4.45	4.15	3.89	3.66
2018	6.68	5.57	4.77	4.45	4.18	3.93
2019	7.54	6.29	5.39	5.03	4.71	4.44
2025（预测值）	9.11	7.59	6.51	6.07	5.69	5.36

第四节　区域卫生规划

一、区域卫生规划的目标与原则

（一）区域卫生规划的目标

《全国医疗卫生服务体系规划纲要（2015—2020 年）》指出，中国 2015—2020 年的区域卫生规划目标为优化医疗卫生资源配置，构建与国民经济和社会发展水平相适应、与居民健康需求相匹配、体系完整、分工明确、功能互补、密切协作的整合型医疗卫生服务体系，为实现 2020 年基本建立覆盖城乡居民的基本医疗卫生制度和人民健康水平持续提升奠定坚实的医疗卫生资源基础。中国的区域卫生规划最早始于 1999 年国家计委、财政部、卫生部联合发布的《关于开展区域卫生规划工作的指导意见》，此文件是为了落实 1997 年《中共中央、国务院关于卫生改革与发展的决定》的精神而制定的，之后全国各省市开始积极部署区域卫生规划工作。

区域卫生规划是以区域内居民实际医疗服务需求为依据，以合理配置、利用医疗卫生资源，公平、可及地向全体居民提供安全、有效的基本医疗服务为目的，将各级各类、不同隶属关系、不同所有制形式的医疗机构统一规划、设置和布局。这样有利于引导医疗卫生资源合理配置，充分发挥有限资源的最大效率，建立结构合理、覆盖城乡，适应中国国情、人口政策和具有中国特色的医疗服务体系，为人民群众提供安全、有效、方便、价廉的基本医疗卫生服务。

（二）区域卫生规划的原则

1. 坚持健康需求导向

以健康需求和解决人民群众主要健康问题为导向，以调整布局结构、提升能级为主线，适度有序发展，强化薄弱环节，科学合理地确定各级各类医疗卫生机构的数量、规模及布局。

2. 坚持公平与效率统一

优先保障基本医疗卫生服务的可及性，坚持公平、公正原则。同时，注重医疗卫生资源配置与使用的科学性与协调性,提高效率,降低成本,实现公平与效率的统一。

3. 坚持政府主导与市场机制相结合

切实落实政府在制度、规划、筹资、服务、监管等方面的责任,维护公共医疗卫生的公益性。大力发挥市场机制在配置资源方面的作用,充分调动社会力量的积极性和创造性,满足人民群众多层次、多元化医疗卫生服务需求。

4. 坚持系统整合

加强全行业监管与属地化管理,统筹城乡、区域资源配置,统筹当前与长远,统筹预防、医疗和康复,中西医并重,注重发挥医疗卫生服务体系的整体功能,促进区域均衡发展。

5. 坚持分级分类管理

充分考虑经济社会发展水平和医疗卫生资源现状,统筹不同区域、类型、层级的医疗卫生资源的数量和布局,分类制定配置标准。促进基层医疗卫生机构发展,着力提升服务能力和质量;合理控制公立医院资源规模,推动发展方式转变;提高专业公共卫生机构的服务能力和水平。

二、区域卫生规划的发展

区域卫生规划作为近年来国际社会普遍推崇的卫生发展模式,体现了整体和协调管理的思想。在20世纪50—60年代,世界上许多国家,包括西方一些发达国家的卫生事业发展相当迅速,大批的社会医疗机构和卫生教育、科研机构纷纷建立,医学科技进步使新技术、新设备层出不穷,同时带来卫生事业费用以超过经济增长的速度迅速攀升,卫生事业发展处于无序状态,卫生资源分配和利用不合理。面对这些问题,世界卫生组织在组织世界各地专家研究各国的经验与教训的基础上,倡导各国推行区域卫生规划。已经在英国、韩国、日本、澳大利亚以及北欧国家如瑞典、芬兰、挪威等取得了成功的经验。英国及其他实施国家医疗保险的国家在区域卫生规划方面做出了很好的表率。它们在划定卫生服务区域的基础上根据居民的健康需求和主要健康问题确定各级医疗卫生机构的主要功能、卫生服务供给量,以此为基础确定每一个医疗机构的人力资源总量和专业构成。

中国从20世纪80年代中期起在较高层次的卫生管理部门和学术界开展了区域卫生发展的理论研究,先后于1986年和1987年举办了卫生经济研讨会和卫生发展战略研讨会,卫生部提出卫生事业要走社会化、区域化的发展道路。20世纪80年代末,利用世界银行的贷款,卫生部在江西省九江市、浙江省金华市、陕西省宝鸡市实施了"综合性区域卫生发展项目"的试点工作。在卫生部有关司局、卫生经济研究所和《健康报》的推动下,成立了全国性"区域卫生发展研究所"。1994年初,又发展和组建了"区域卫生发展协作组",有20多个地级市及省会城市从不同领域研究和探索区域卫生规划的制定、实施与评价,在理论与实践研究工作方面取得了一批成果,并不断有新进展。1997年以来,各地在卫生资源优化配置和区域卫生规划实践方面又进行了众多富有积极意义的研究和尝试。在卫生部门的大力倡导下,各省、直辖市、自治区成立了区域卫生规划领导小组,在卫生资源配置标准制定方法上开展了大量研究,各地根据本地的实际情况总结出一系列卫生资源配置方法。

制定区域卫生规划不应只是对现有卫生资源配置格局的确认与肯定,而是要科学预测医改各项政策的实施对卫生资源配置的影响。区域卫生规划编制内容包括分析社会经济、居民健康和卫生资源状况,确定主要卫生问题,制定规划目标和资源配置标准,提出对策措施,实施监督评价。这是政府对卫生事业发展进行宏观调控的主要手段,它以满足区域内的全体居民的基本卫生服务需求为目标,对医疗机构、人员、床位、设备、经费等进行调控,形成区域卫生的整体发展。

三、区域卫生规划的内容

(1)明确卫生资源配置现状。分析区域社会经济发展情况、卫生资源配置情况、医疗服务利用情况、需求情况以及居民健康状况等,提出存在的主要问题,分析目前可能面临的形式和挑战。

(2)确定区域规划的总体目标和基本原则。根据区域总体发展战略和布局,确定区域卫生规划及医疗机构设置规划的指导思想、总体目标和基本原则。

(3)制定区域卫生规划及医疗机构设置标准。结合国家及省市的医疗资源配置要求,针对本区域自身的发展需要,确定医疗区域卫生规划的具体设置标准,如医院、基层医疗卫生机构、专业公共卫生机构(疾病预防控制机构、妇幼保健计划生育服务机构、医疗救治和卫生应急机构、血站、综合监督执法机构)、其他社会办机构等。同时,对床位、卫生人力、医疗设备、医疗卫生技术、卫生事业经费和卫生信息资源等配置进行说明。

(4)明确现阶段及今后的重点任务。根据国家及省市的要求,结合目前的社会经济发展,明确本区域的重点任务,加强制度与人员建设等。

(5)提出确保规划稳步实施的相关建议。为了确保规划的有效实施,对相关医疗机构的监督与保障措施提出必要的建议。

四、区域卫生规划的特征

(1)规划从区域和人群实际情况出发,以居民主要卫生服务需求和问题为规划依据,以居民健康水平提升为目标,而不是医疗机构发展或床位、人员增长等。区域卫生规划应综合考虑未来短期或长期内该区域医疗卫生事业发展的环境,当前的发展基础和发展条件,满足该区域居民多层次卫生服务需求,构建体系完整、分工明确、功能互补、紧密协作的整合型医疗卫生服务体系。既要关注当前卫生健康事业发展中的突出矛盾和问题,提出切实可行的解决方法,又要紧紧围绕长期性、深层次、战略性的重大问题,确定区域卫生发展的目标和方向,使卫生政策措施和各项规划工作更具有针对性,促使该区域卫生事业有序协调发展。

(2)规划以优化区域卫生资源配置为核心,以区域人群健康目标为中心,对区域各项卫生资源进行"规划总量、调整存量、优化增量"规划布局。特别是对存量卫生资源分别从结构、空间分布上进行横向和纵向调整,按照公平、效率的原则合理配置综合利用,构建与当前区域经济和社会发展水平相适应的有效、经济、公平的卫生服务体系和管理体系。结合实际问题综合考虑如何优化配置和布局,使有限的经济、卫生资源得到充分的利用,争取实现医疗卫生服务与居民卫生服务需求的供需平衡。

(3)规划应采用产出决定投入的计划模式,要求采取的干预措施符合成本-效益的原则,推动卫生资源向成本低、效益高的卫生服务领域流动,更好地提高卫生事业的社会效益和经济效益。对于成本高、效益低的卫生服务要减少卫生资源的投入,使得卫生服务更加具有普适性,满足广大群众的卫生服务需求。

（4）规划应着眼于提高区域卫生系统的综合服务能力和水平,明确各层次各类医疗卫生机构的地位、功能及相互协作关系。在对区域卫生资源配置和居民卫生服务需求动态分析的基础上,经科学测算,从卫生资源配置的总量、结构、布局三方面制定规划,明确不同类别医疗机构的床位、人员、设备的配置标准和数量等,形成功能互补、整体的、综合的卫生服务体系。

（5）规划应从编制、实施到评价有一套科学完整的管理评价流程。加强规划目标任务、重点项目、保障措施等的前后链接,增强规划实施的可操作性和持续性,从管理的体制、制度、技术措施、运作机制等方面进行全面的规划改革。完善配套政策,建立完善的信息管理系统,利用系统监管布局实施进度,保证规划的顺利实施落地。

五、区域卫生规划的编制程序

1. 分析区域卫生形势

收集该地区与卫生资源配置有关的社会、经济和生态环境状况,居民健康状况,卫生资源现状等信息。各种必需的信息资料是编制区域卫生规划的基础,是控制、监督和评价区域卫生规划实施的重要手段。参照全国卫生服务调查方案等,进行本区域医疗资源和医疗服务调查,确定本区域居民医疗服务需求和影响因素,综合考虑城镇化、人口分布、地理交通环境、疾病谱等因素。

信息资料的收集要尽可能准确、齐备。编制区域卫生规划所需要的信息资料主要来源于以下几个渠道。

（1）凡在常规统计系统中能够收集到的数据均应从这些系统获得。常规统计系统可以提供大量的信息资料。

（2）对编制区域卫生规划所必需但在常规统计系统又收集不到的数据,如居民健康需求、病种分类、疾病经济负担等资料数据的获得需要组织专题调查。

（3）用数据做分析、推论、判断时,所使用的技术参数如各层次医院的平均住院日、卫生人员的合理工作量等,要注意利用社会上已有的研究成果。

（4）除了收集定量的信息资料以外,还应收集一些必要的定性资料,如与实施区域卫生规划相关的部门和机构对规划的预期与响应程度等。

信息资料的收集与分析是技术性很强的工作,为保证信息资料的可靠性,应发挥专家的作用,对信息资料从收集到分析进行质量控制。在收集各类信息后要进行综合分析整理,正确判断卫生资源分布现状,使卫生资源配置标准的制定更具实用性和针对性。

2. 确定主要问题

区域卫生规划要保证卫生事业的发展水平与国民经济和社会发展的协调发展程度相一致,要充分考虑卫生资源与相关因素的关系,包括外部环境因素(政治、经济、社会、人群健康状况、居民卫生需求等)和内部环境因素(卫生资源投入和配置状况、区域医疗卫生服务现状等),对居民健康状况和已有卫生资源利用状况进行综合分析,确定主要问题。在现状分析的基础上,依据疾病顺位、死因顺位等,查找本区域居民的主要健康问题及其影响因素(包括医疗服务供需状况、医疗事业发展和社会影响等),确定本区域医疗机构合理设置的思路。

3. 制定规划目标与指标

规划目标的制定是整个区域卫生规划的核心,直接涉及区域内卫生资源的配置。要根据区域发展实际,规划制定主要目标及未来发展重点。

4. 制定实施规划,编制费用预算

制定区域内各级实施的具体规划,并对规划所需经费进行预算。

5. 规划的评价与调整

区域卫生规划方案草稿形成以后,需要组织有关部门和有关专家对规划草稿进行科学性和可行性论证与评价。根据专家论证与评价的结果,对规划方案进行修改、补充与完善。如有可能,可以在计算机上进行模拟,以检验规划方案的可行性,然后再做修正,形成送审稿。

6. 规划的送审与立法

规划必须经过必要的立法程序方可生效,只有通过后才具有法律效力,方可执行。

六、区域卫生规划的制定、组织实施与管理

各级地方卫生计生行政部门(含中医药行政部门)在同级政府领导下,具体负责区域卫生规划的制定和组织实施。省级和县级区域卫生规划要以设区的市级区域卫生规划为基础。区域卫生规划制定权限和程序包括以下方面。

1. 县级卫生健康行政部门

(1)在设区的市级卫生计生行政部门规划框架内,拟订、论证本县医疗机构设置规划方案,上报设区的市级卫生计生行政部门。

(2)按照规划方案进行县级医疗机构配置布局。

(3)按照设区的市级区域卫生规划,将有关本县的医疗机构设置部分报县级政府批准实施。

2. 设区的市级卫生健康行政部门

(1)拟订、论证区域卫生规划方案。

(2)按照区域卫生规划方案组织进行具体工作。

(3)在省级卫生计生行政部门宏观调整和县级医疗机构配置布局完成之后,形成区域卫生规划方案,报设区的市级人民政府批准实施。

(4)组织区域卫生规划的实施。

3. 省级卫生健康行政部门

(1)在设区的市制定区域卫生规划时,省级卫生计生行政部门提出宏观调控的指导意见。

(2)按照国家有关规定和政策、本省实际,综合各设区的市级区域卫生规划,制定省级区域卫生规划。

(3)将省级区域卫生规划报省级政府批准实施。

(4)组织规划的实施。

各区域卫生规划一般每5年更新一次,根据考核评价的情况和当地社会、经济、医疗需求、医疗资源、疾病等发展变化情况,对所定指标进行修订。

同时要建立有效的监督评价机制。建立督导制度,每年开展一次专项督导。针对主要指标和重要任务,制定考核评价办法,强化对约束性指标的年度考核。建立考核问责机制,对各地区、各部门、各单位等的落实情况进行考核评价,把考评结果作为对各地区、各相关部门绩效

考核的重要依据。成立专门的评价工作小组,组织开展阶段性实施进度和效果评价,及时发现实施中存在的问题,并研究解决对策。必要时开展联合督查,以推动规划落实,实现医疗卫生资源有序发展、合理配置、结构优化。对考评结果好的地区和部门,予以表扬并按照有关规定给予适当奖励;对进度滞后、工作不力的地区和部门,及时约谈并督促整改。各相关责任部门每半年报告一次工作进展。做好专项调查,探索建立第三方考核评价机制。

 思考与讨论

    1.什么是卫生资源配置?

    2.什么是区域卫生规划?

    3.卫生资源配置有哪些原则?

    4.区域卫生规划包含哪些方面?

第七章　卫生筹资

 本章导学

随着社会经济的发展，人们对卫生服务的需求不断增加，而可使用的卫生资源相对需求而言却是有限的。这种供需之间的固有矛盾，构成了卫生领域长期面临的挑战。为确保卫生服务体系的有效运行与功能发挥，需要构建一套科学、合理的卫生筹资机制。卫生筹资不仅涉及卫生资金和资源的筹集，还包括如何分配和有效利用卫生资源。本章在介绍卫生筹资基本概念、功能和目标的基础上，深入分析中国卫生筹集的现状与挑战，学习卫生筹资的国际经验，从宏观、微观两个层面分析卫生筹资系统的评价方法。

学习目标

1. 理解卫生筹资的基本概念
2. 理解卫生筹资的功能
3. 掌握卫生筹资的主要目标
4. 熟悉卫生资金筹集的来源
5. 了解国际卫生资金筹集的策略与方法
6. 了解中国卫生筹资的现状
7. 熟悉卫生筹资评价的方法与指标

情境导入

为了指导国家医药卫生体制改革，相关部门针对卫生筹资制度展开了讨论。专家一致认为，应当降低个人直接付费的比例，提高抵御疾病经济风险的能力。但是，专家在采取何种降低个人直接付费机制时，出现两种不同的意见：一种意见认为，中国应当建立以社会医疗保险为主体的卫生筹资制度；另一种意见认为，中国应当借鉴英国的经验，建立以税收为主的卫生筹资制度。那么，什么是卫生筹资？卫生筹资的方式和机制包括哪些？不同的筹资模式有什么区别？接下来我们将学习卫生筹资的相关知识。

第一节　卫生筹资概述

一、卫生筹资的概念与功能

(一)卫生筹资相关概念

1. 卫生筹资的定义

卫生筹资是指为提供卫生服务而进行的资金筹集活动，是为实现一定的社会目标而选择的一种手段。卫生筹资有广义和狭义之分,从狭义而言,它只包括卫生资金的筹集。从广义而言,开展卫生筹资研究不仅包括卫生资金筹集的来源和渠道,还包括卫生资金的分配和使用,即不仅要研究卫生资金从何而来、资金来源渠道和各渠道的数量,还要研究资金的去向和数量,即分配流向,以及资金的使用效率、公平性等问题,进而使稀缺的卫生资源在卫生事业发展中发挥最大的效益,如图7-1所示。因此,卫生筹资是研究在一定时期和一定社会环境下卫生领域资金的筹集、合理分配和有效使用的活动。

世界卫生组织更是把卫生筹资活动界定为"实现足够的、公平的、有效率和效果的卫生资金的筹集、分配和利用活动的总和"。它包括四个方面的内涵:如何为卫生服务筹集足够的资金;如何合理分配资金及组织服务;如何提高资金的利用效率;如何控制卫生费用不合理增长对卫生筹资的评价,主要是对各种不同筹资方式的评价。

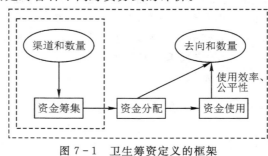

图7-1 卫生筹资定义的框架

2. 卫生资源和卫生资金

卫生资源是指卫生领域占用的社会劳动,是卫生机构在提供卫生服务过程中使用和消耗的各种生产要素的总和,主要表现为人力资源和物力资源。而卫生资金是卫生资源的核心形式与货币表现,通常卫生资源以货币形式流入卫生领域,然后通过各种形式的卫生服务实现其消耗和补偿,从而实现人群健康的改善,我们将这一过程称之为卫生资金运动。

3. 卫生资金分配

卫生资金分配是通过政府的宏观调控和市场调节,科学合理地对所筹集到的卫生资金进行优化配置以提高其使用效率,在卫生服务系统的各区域、各类医疗机构、各类医疗卫生服务以及各类患者之间进行分配的过程。卫生资金的分配处于资金筹集和使用的中间层次,对卫生资金的筹集来源和使用消耗起着制约作用。卫生资金的分配结构描述了卫生资源将最终流向哪些机构、项目或地区。根据卫生资金的机构流向,中国卫生资金的分配划分为医疗机构费用、公共卫生机构费用、卫生发展机构费用,如图7-2所示。医疗卫生服务水平是卫生资金分配的最直接产出,它能清晰地体现一国医疗卫生水平,是反映一个国家卫生服务提供能力的重要指标。

4. 卫生资金使用

卫生资金使用是指卫生服务的各个领域将分配到的资金合理运用到各个项目上,追求以最小的成本达到最大和最优的卫生服务产出。卫生资金使用的主体包括医院、社区卫生机构和公共卫生机构,它们既是卫生费用的支付对象,也是卫生服务相关产品的提供者,如图7-3所示。卫生资金使用的形式有诊疗费、检查费、医药费、健康教育费、预防保健费和突发公共卫生机构建设费等。

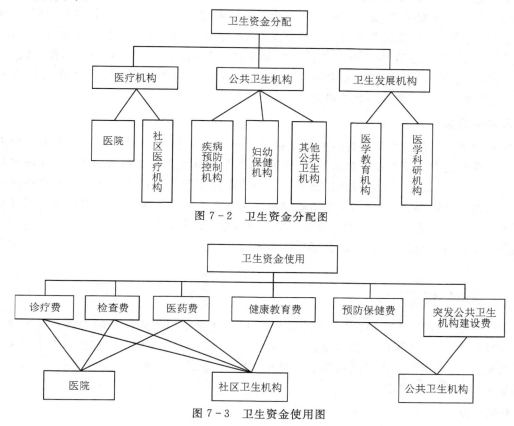

图 7-2 卫生资金分配图

图 7-3 卫生资金使用图

（二）卫生筹资的功能

WHO 在 2000 年世界卫生报告中提出,卫生筹资具有三个功能:资金筹集、风险分担和服务购买。如何发挥卫生筹资的功能对卫生系统功能的体现有重要的意义,因为当前和将来可获得资金的数量决定着人群可获得的基本卫生服务水平和财政保障水平、筹集资金的经济效率、人群在经济上和地域上对医疗卫生服务的可及性以及服务的成本效果和分配效率。

1. 资金筹集

资金筹集是卫生筹资的基本功能,是卫生系统从政府、社会、家庭和商业部门筹集资金的一种方式,在资金筹集的过程中要考虑谁来支付、支付多少、怎样支付及哪个机构来筹集资金等问题。资金筹集的形式也包括很多种,如税收、强制性或自愿性的医疗保险或个人现金的直接支付。资金筹集的功能与基本原则要体现公平与高效,既要筹集足够、可持续的资金,满足人群基本医疗卫生服务提供的需要,并足以防范因病致贫和因病而无法得到基本卫生服务,后者也是筹资体系最直接的作用。

2. 风险分担

风险分担功能应确保一个国家所选择的筹资方式能够满足公平有效地用于人群分担风险。通过较大范围人群中的资金收集、积累和管理,形成了一个风险池,当群体中部分人需要利用卫生服务时,其所发生的财务风险可以被这一群体的所有人所分摊,因而疾病发生时的财务风险不是和个人相关,而是和群体利用卫生服务的需要相关。这主要包括三个层面:①风险补贴,即对医疗风险从低风险到高风险的交叉补贴;②收入补贴,从富人到穷人的交叉补贴,以体现公平性;③年龄补贴,从生命周期的生产时段到非生产时段的交叉补贴。目前,从国际上来说,分摊机制已成为各国卫生筹资体系中最基本的一环,同时结合辅以个人的直接现金支付,从而形成一个医疗费用的共担机制。

3. 购买服务

购买服务是指确保所筹集的基金能够购买卫生保健服务,并改善医疗卫生服务效率和质量。购买服务包含了基本服务包的设置、服务提供、资源配置以及支付方式等。购买既可以是被动过程,也可以是有计划的行为。被动性购买是指遵循预先制定的预算方案购买或仅仅是支付产生的各种账单;计划性购买是指通过确定需要购买哪种干预措施、怎样购买以及从何处购买来持续地寻找能够最大限度地发挥卫生系统性能的途径。购买主体通过不同的手段来对卫生服务提供者进行支付,其中就包括预算的方式。大多数国家采用多种形式相结合的购买方式。

二、卫生筹资的目标

卫生筹资不仅决定卫生服务利用的可及性,同时还决定因疾病带来的灾难性卫生支出的风险保障程度,进一步影响人群健康及健康公平性。因此,卫生筹资的目标是为卫生系统筹集足够的资金,以确保所有人都能利用卫生服务,同时不会因为这些服务交费而遭受经济困难。在衡量卫生筹资目标实现的水平时,通常用中间目标和最终目标两类来衡量。

(一)中间目标

卫生筹资的中间目标主要包括卫生筹资的公平、效率、风险共担与可持续性。

1. 卫生筹资的公平

卫生筹资的公平是指居民收入水平和支付能力不同,对卫生服务也应有不同的支付额,收入水平高的居民应比收入水平低的居民对卫生服务的支付额高。世界卫生组织对其解释为:如果每个家庭按其支付能力对卫生系统分担了相应的份额,而且分担的份额与家庭成员的健康状况以及对卫生系统的使用是不相关的,则这个卫生系统实现了卫生筹资公平。卫生筹资的公平可用三种方法来检验:垂直公平、水平公平和代际公平。

1)垂直公平

垂直公平是以效用的"平等贡献"原则为基础的。垂直公平体现了累积性问题及依据支付能力来进行筹资的理念。由于收入的边际效用随收入的增加而减少,这一原则就要求支付能力越高的人,支付水平以及支付的比例越高。比如两个不同收入的人,从筹资公平的角度来讲,收入高的人比收入低的人所支付的要多。筹资的公平性往往用一个比例来体现,即个人卫生支出占个人总收入的百分比。

2)水平公平

水平公平是指相同支付能力的人(不论其性别、婚姻状况、职业、国籍等)实际达到的支付水平相同,它强调分担或风险的等分,具体指具有相同收入水平的人支付相同的医疗费用。在实际中,设计筹资体系时应考虑不同人群的不同疾病风险。水平的不公平可能有一系列的原因。在税收筹资体系,水平的不公平性可因体制的一些例外而产生(如某些税收的减免),而在指令性的社会保险体系,不同职业的人群可能适合不同的卫生保险计划或可以有不同的保险费缴纳程序。

3)代际公平

代际公平是指当代人和后代人在利用资源、满足自身利益、谋求生存与发展方面权利均等,是可持续发展战略的重要原则。代际公平是可持续经济学强调的一个资源配置概念,要求人类在发展经济时要对自己的后代负责,多考虑后代的生存和发展,把对单纯物质财富的追求和满足转变为对人的全面发展的追求,在经济发展中既满足当代人的需求,又不对后代人的经济发展构成危害。

2. 卫生筹资的效率

效率是指利用有限的卫生资源投入达到最大的卫生产出,更好地利用卫生资源为健康服务。通常,卫生领域涉及的效率问题包括筹资效率、卫生服务供给效率。

1)筹资效率

税收是卫生资金筹集的主要方式,谈到筹资效率就不得不提影响税收收益的税收额外负担。所谓额外负担(也称"自重损失"或"效率成本"),是税收引起的超税负担,这种税外负担的形成主要是因为课税对市场机制运行造成扭曲后形成资源配置非最优化,产生负面效应,从而造成社会福利损失。从税收中支付公共服务,额外负担就转嫁成为公共服务的副产品,从而影响了卫生筹资的效率。不同形式的税收会造成不同水平的额外负担。对于政府来说,要寻找一种既能使额外负担最小化,同时又可达到高公平性的所谓的适宜税收无疑是一种挑战。

2)公共服务供给效率

政策制定者更重视卫生保健体制的需方,然而卫生资源的利用在很大程度上由供方市场决定。因此,为提高效率与公平而采取的供方约束就成为卫生保健体制整体上能够成功的先决条件。卫生服务供给的效率大体包括配置效率、生产效率和管理效率。

(1)配置效率研究如何在收益最佳的项目上分配有限的资源。它确定哪一种投入能够以最低成本获得特定的高水平产出(如健康)。例如有两个项目——治疗项目和预防项目,配置效率就是将资源投资到能够达到成本最小、产出最高的项目中。

(2)生产效率也称技术效率,是指投入和产出之间的关系。无论各种投入如何组合,它必须能有最大的产出。它引出这样一个问题:"如果某一个活动是值得去做的,那么其实施的最佳途径是什么?"因此,生产效率可以解释为在限定资源水平下追求最大的产出,或以最小成本获得限定的产出水平。

(3)管理效率是指在卫生筹资机制的制约下,激励卫生管理人员利用最少的管理费用和最有效的方法去提高卫生服务的质量。

3. 卫生筹资的风险共担

由于疾病风险危害的是人,而这种危害带来的不仅仅是经济上的损失,更重要的是生命和健康的损失。疾病对每个家庭、每个人发生频率之高是其他风险无法比拟的。人类的各种风险中,疾病风险是危害严重、涉及面广、直接关系每个人基本生存利益的特殊风险。而有些疾病由于具有传染性,使疾病危害具有可传导性,进而影响他人。如果根除了传染源,那么受益者就不单纯是患者,而是与之接触的人群乃至整个社会。此外,卫生服务的提供也具有外部经济效应,即提供卫生服务对他人造成了影响,也就是说出资者可以获益,不出资者也可以获益,因此,卫生筹资要风险共担。

4. 卫生筹资的可持续性

可持续性的定义分为狭义和广义两种。狭义的可持续性指一个体系使其用户和资金持有者有足够的资源用于继续进行有长期受益的活动的能力。研究者提出了可持续性的广义的定义:"如果通过某一项目或计划提供的服务所取得的产出可以说服地方和中央政府为得到长期收益而愿意提供继续服务所需要的时间、资源和政治支持,这一项目或计划可称为有持续性。"卫生筹资的可持续性包括筹资的可持续性、政治的可持续性、组织和管理的可持续性及立法的可持续性。

1)筹资的可持续性

在经济不稳定的状态下,如何维持稳定的卫生筹资已成为至关重要的问题。筹资的可持续性问题与成本剧增和低收入人群的可承受能力密切相关。各国都在为实现可持续性筹资做出相应的努力与尝试,如社会保险、自愿的私人健康保险等。虽然这些机制在实现可持续性方面取得了一定成效,但它们仍受到非政府组织和学术机构的批评。其原因是它们造成了意想不到的后果,如对于穷人服务可及性的负面影响、给患者增加不公平的经济负担等。

2)政治的可持续性

政治决定了可提供的税收的数量及如何用于卫生保健。这些政策依赖于政府的稳定和领导人在位的时间。在低收入国家,一些项目由国外资助者和国外贷款机构支持,国际政治会影响这些资金的稳定程度。

3)组织和管理的可持续性

虽然足够的资金支持是一个有可持续性的卫生保健制度的基础,但是卫生计划的成功还要依靠组织管理。组织管理的可持续性有赖于政治与市场力量的变化,还有赖于管理与技术能力和训练有素的卫生专业人员等因素。

4)立法的可持续性

保证立法筹资的可持续性是政府的责任和义务,大量事实证明仅靠有关职能部门和地方政府的约束力是不够的,不能保证各项政策很好地落实,从而影响了卫生服务目标的实现。只有通过立法,在法律上确保了各方的责任与义务,才能保障卫生筹资的可持续性。

(二)最终目标

卫生筹资的最终目标主要包括健康状况的改善、筹资的风险保障、患者满意度。

1. 健康状况的改善

健康状况的改善是多种因素共同作用的结果,如人均收入、教育、卫生服务等。健康状况的改善,是指要保证当人们出现健康方面的需求时,能及时获得医疗保健的服务,包括预防、治疗、康复等一系列的健康促进服务,也即经常被提及的卫生服务可及性。要保证卫生服务可及性,必须使人们在使用卫生服务时能够负担得起,不会因为经济上无法承受而放弃卫生服务从而影响健康。因此要做到这一点,每个国家必须建立起一个良好的卫生筹资系统,通过多种筹资渠道保证人们在有卫生服务需求时能够负担起所需的服务。

2. 筹资的风险保障

卫生筹资的目的是为了降低人们在寻求卫生服务时产生的风险,并且筹资的效率决定了风险保护的程度。通常来说,卫生筹资体系通过税收、社会医疗保险等形式筹集社会公共资源,在不同健康状况、不同支付能力的人群中进行分摊,并利用这些筹集的资源向卫生服务提供方购买服务。在人们利用卫生服务时,通过筹资体系,所发生费用中的一部分通过筹资的分摊方式被补偿,个人只需要支付一部分费用,这部分费用称为个人现金支付。如果卫生筹资系统内出现较高的现金支付则意味着卫生服务更趋向于一种市场商品,富裕者有更高的现金支付能力,因而能购买更多服务,贫困人群虽然有相同的需要,但可能因为无法负担而放弃治疗,从而降低了该部分人群对卫生服务需要的可及性,最终导致健康水平的下降。

3. 患者满意度

患者满意度是指人们基于在健康、疾病、生命质量等诸多方面的要求而对医疗保健服务产生某种期望,然后对所经历的医疗保健服务进行比较后形成的情感状态的反映,是对所经历的医疗保健服务情况进行的一种评价。患者满意度是评价卫生筹资的重要指标,满意度调查可以客观公正地收集患者及家属对卫生筹资各方面工作的意见和建议。患者满意度调查对于提高卫生筹资质量具有重要意义。

第二节　卫生资金的筹集

一、卫生资金的筹集来源

卫生筹资有不同的来源方向,每种来源都有其优点和不足。一个国家选择何种卫生筹资方式很大程度上取决于该国的历史、文化、现行体制以及政府在众多国家事务间的权衡,同时政府也会考虑所选的模式是否具有可操作性,是否能达到既定的目标。从世界各国卫生筹资的种类来看,卫生筹资包括政府卫生筹资、社会健康保险、私人健康保险、现金支付及社区卫生筹资。从卫生筹资机制来看,卫生筹资可分为预付制和现付制。预付制一般是指在医疗费用发生之前,政府或保险方按一定的标准将医疗费用预先支付给医疗服务提供方,即医疗机构。支付标准在一定时期内是固定的,一段时期后按实际情况的变化再做相应的调整,一般包括政府卫生筹资、社会健康保险、商业健康保险三种形式。现付制是被服务者直接向服务提供者支付费用,主要形式是现金支付。一个健全的卫生筹资系统,其筹资来源通常采用不同形式的组合。

(一)政府卫生筹资

政府卫生筹资的筹资主体是政府,是卫生筹资的主要来源,通过税收与赤字财政、通货膨胀、专项税、政府发行彩票和组织赌博业等渠道筹集资金并分配使用于卫生领域,向居民提供规定的卫生服务项目。

政府卫生筹资的优点有两点:①通过政府筹资,能实现更大范围的人群的覆盖,而且政府筹资对象广泛,可以将筹资负担分散到全人群。②政府卫生筹资治理模式简单,并具有实现行政效率和成本控制的潜能,这使得政府在组织卫生系统时更具效率,并减少了交易成本。

政府卫生筹资的缺点有两点:①不稳定性。由于卫生系统的资金来源于政府的预算,卫生部门需要同其他部门竞争同一资源,同时易受政治压力或外部冲击的影响,使得政府筹资具有不稳定性。②让富人受到更大的益处。由于穷人面临地域可及性问题或时间成本问题而倾向于更少的利用服务,富人往往利用的是成本较高的医疗服务。

1. 普通税收

政府获得收入的主要来源是普通税收,其典型来源包括直接的个体和商业所得税,以及其他直接或间接的税收途径,如进口税、执业税、财产税、销售和贸易税、登记注册税等。在发展中国家,由于大部分的经济活动群体主要是在非正式部门从业,因此通过税收筹资的数额较小。研究表明,在低收入国家,税收占国家收入比例平均是 18%(波动幅度在 8%~44%),而在高收入国家这一比例为 48%。尽管在低收入国家政府对卫生服务的筹资具有同样的重要性,但是低税率往往使得政府筹资能力有限,对卫生服务筹资不足。

2. 财政赤字

财政赤字是政府在每一年财政年度支出大于财政年度收入的经济现象。世界各国为了弥补财政赤字,一般会采用增值税、发行公债以及增发货币等方式。

3. 通货膨胀

通货膨胀是一种隐蔽性的税收途径。当一个经济市场中的大多数商品和劳务的价格连续在一段时间内普遍上涨时,宏观经济学就称这个经济市场经历着通货膨胀。通货膨胀可造成社会财富转移到富人阶层,再更大比例以税收的形式转移到政府。如果能将通货膨胀控制在适当范围内,国家可利用通货膨胀进行卫生筹资来服务大众。

4. 专项税

专项税是指用于具体用途的税种。一些国家建立了专门用于卫生的税收,比如可以在全国或特定的地区范围内针对某些产品征收专项税用于卫生领域,一般从酒类、烟草、消遣娱乐等方面征收。这些专项税收往往很难实施,也不受欢迎,通常也存在一些消极的影响,如按比例征收,低收入家庭往往承担得更多。该筹资渠道的优点是可以通过建立新税种为某些重要项目筹资,例如提高烟草税可以为卫生系统筹集更多的资金。

5. 政府发行彩票

在许多国家还可以看到政府通过发行彩票等方式来进行卫生筹资。此外,还有通过效率收益进行卫生服务筹资。这个领域涉及的范围有通用药品的竞争性采购,签订合约来购买特定的服务,改变保险下的支付结构,关闭利用不足的卫生机构。通过这样的改革方式可提高卫生系统的效率,并获得额外的收益。

(二)社会健康保险

社会健康保险是由劳动者、用人单位或社区以及国家三方共同筹资,通过保险方式对劳动者及其直系亲属因遭受疾病或者意外伤害事故所发生的医疗费用支出或收入损失给予物质补助的保险保障制度。

社会健康保险有两个优点:①能为卫生系统筹集更多的资金,对政府预算的依赖性不强,在政府没有空间增加卫生费用的投入时,更为稳定的筹资来源的社会健康保险是比较好的选择。②社会健康保险将劳动者的保险费筹集在一起,实现高收入和低收入人群、高风险人群和低风险人群的风险分担。

社会健康保险也有缺点:①它将许多人排除在外,如非正式部门雇员以及老人、儿童等,存在覆盖不全面的现象。②它对经济会产生负面影响,在劳动力市场缺乏竞争的情况下,雇主不可能通过降低雇员的工资来支付增长的保险费,由此导致劳动力成本增加,并可能导致更高的失业率。③社会健康保险管理复杂且成本较高,在运作过程中,为了防止对服务的滥用、过度需求和过度服务,提高基金的运作效率,对服务提供者以及就诊患者的就医行为进行管理和监管是必要的,所有这些因素导致社会健康保险具有较高的管理成本。

1. 覆盖人群

社会健康保险覆盖的人群包括公立部门的雇员、半国有企业和私人企业中少数特定的工作人员。社会健康保险一般是从雇员的工资中按照一定的比例扣除,这部分费用由雇员和雇主共同承担。此外,国家也会有一定的补助。

2. 组织形式

社会健康保险的组织形式包括疾病基金会和工资税筹集两种类型。在疾病基金会形式下,保险计划由非营利性组织建立和实施管理并在严格的监管下相互竞争参保人,在欧洲、拉丁美洲的大部分国家都采用这种类型。但在加拿大,社会健康保险却由一个单独的半国有机构进行管理。

3. 特点

社会健康保险具有强制性,一个符合社会健康保险条件的群体,其每一成员都必须加入,而且都必须缴纳保险费;社会健康保险缴纳的保险费及所享受的好处比私人健康保险容易获得。社会健康保险并不是全体公民都能享受的一种权利,而只有那些符合有关规定并且按照规定缴纳了保险费的人群才有权利享受。

(三)私人健康保险

私人健康保险是指由非营利或营利性保险公司提供,消费者自愿选择适合自己偏好的保险项目,保险费根据个体疾病风险特征和选择风险的保险业而确定。私人健康保险业务面向个体和群体。

1. 私人健康保险与社会健康保险的区别

私人健康保险与社会健康保险相比,主要有三方面的区别:①私人健康保险一般不具有强制性,是一种自愿性的保险。②私人健康保险不为较高疾病风险的人群如残疾人和老年人提供健康保险,或被要求支付更高的保险费用。③私人健康保险中,保险费的制定不是根据风险共担的原则,而是根据个人的风险性和个体或投保人群中发病的可能性确定的,是通过保险统计测算出来的。通常情况下,保险的业务费和管理费加上剩余利润约占到保险费的40%～50%。由于费用较高,私人保险业最关心的是消费者的逆向选择。在某些社区,存在更高的平均医疗成本,因此收取的保险费也更高。

2. 优缺点

私人健康保险是一种非常有用的筹资补充渠道。①私人健康保险有很多险种,不同的险种提供的保障不同,消费者可以根据自己的保障需求进行选择。②保障范围广,商业医疗险通常不限社保目录,且可覆盖非正式部门雇员、儿童及老年人等非劳动人口。③私人健康保险的保额可以由消费者自由选择,保障额度高。

私人健康保险市场最令人担忧的是风险选择。保险商更愿意选择健康者参保,有些参保人会隐瞒自己的真实病情,而健康者却不愿参保,最终造成保险业的死循环:健康者退出参保→保险基金损失→保险费率增加→更多的健康者退出→保险服务的运作成本提高→健康和非健康的参保者不得不支付更高比率的保险费,再进入下一轮循环,即经济学所称的"劣币驱逐良币"现象。私人健康保险有许多不平等的地方,如一些手工业从业人员和一些老雇员有着更高的疾病风险。另外,私人健康保险的管理成本很高,与社会保险相比,在同样覆盖水平下,私人保险的保费成本将高出 25％～40％,在发展中国家,私人健康保险的覆盖水平仅在 2％。

(四)现金支付

现金支付是指患者在接受医疗服务时,直接向服务提供者支付费用。

1. 特点

使用者付费则是现金支付的一个种类,具体指患者在公立医疗机构就诊时支付的服务费用。多数情况下,使用者付费是在公共筹资不足、政府有效分配卫生资源能力缺乏、公立机构提供基本卫生服务效率低下、卫生服务提供者收入水平较低、人群有意愿自付医疗费用以减少因交通和等待带来的成本损失以及诸如药品等关键医疗产品提供不足等问题存在的情况下发生的。在许多国家,此种筹资模式被认为在行政管理上是可行的,可以为机构和某些活动筹集额外资金,是非常具有吸引力的筹资方式。

2. 优缺点

现金支付是很容易进行管理并有效的筹资渠道,它能在一定程度上鼓励人群先利用初级卫生保健服务,再到医院获取服务,能有效抑制过度医疗服务,提高了卫生服务系统的宏观效率。当政府为卫生服务筹资的意愿或能力有限时,现金支付应作为第二个好的筹资策略。此外,现金支付可以针对特定人群实施费用的部分或全部免除,防止穷人陷入经济困难,这在许多非政府组织的卫生机构得到了成功的实施。

现金支付的缺点表现为:①现金支付往往延迟了人们的就诊行为,这影响了公众的健康,并增加了治疗成本;②在现金支付存在的情况下,通过实施费用减免来补偿特定的人群,往往操作起来较为困难,达不到期望的效果;③如果以现金支付代替政府的预算筹资责任,往往会造成初级卫生保健机构资金的匮乏,导致人们绕过初级卫生保健机构去寻求高一级的卫生服务,降低卫生服务提供的宏观效率。因此在用现金支付方式进行筹资时,需要关注贫困人群卫生服务的可及性、对大病的卫生费用支出提供筹资保障,同时通过公共预算(而非现金支付)的再分配,将资金由医院转向筹资不足的初级卫生保健领域。

(五)社区卫生筹资

社区卫生筹资是一个社区中(在一个农村地区、行政区、其他地理区域或者同一个社会经济的或者种族的群体)的各个家庭为既定的一系列卫生服务相关费用筹集或协作筹集资金的一种卫生筹资机制。值得注意的是,社区卫生资金的筹集不仅仅局限于家庭,还有来自中央政府、地方政府、国内或国际非政府组织以及双边援助国的经费支持。现存的社区卫生筹资通常是一种自愿保险形式,人群自愿参与到这个方案中,参与者的多少决定了该方案吸引力的大小以及该方案的可行性。

1. 特点

社区卫生筹资是卫生筹资体系的一个有用的组成部分,相比于其他筹资途径,社区卫生筹资基于社区而建立,强调社区参与管理。受益者往往是被其他形式的健康保险排除在外的群体。在许多低收入国家,在无法获得其他保险所提供的医疗保障时(如社会健康保险或私人健康保险),社区筹资发挥了重要的作用。

2. 优缺点

社区卫生筹资通过减少卫生服务直接的现金支付,提供适宜水平的风险分担。此外,增加卫生服务可利用的资源,能让低收入人群获得卫生服务,提高了更大范围人群的健康保险覆盖水平,增加了卫生服务的可及性,比如为农村中等收入者和非正式部门劳动者提供医疗保障。这也是政府发起建立此种筹资方案的原因之一。在某些地区,它也为到私人医疗机构就诊的服务行为筹资。

社区卫生筹资的缺点具体表现为:①筹资规模过小,居民健康状况的地域关联性尤其是疾病流行或自然灾害、自愿参与导致的风险选择以及有限的管理技能都对社区卫生筹资的可持续性提出了挑战。②贫困者获益水平有限和对卫生服务质量或效率方面的影响有限,社区卫生筹资为那些参与了该方案的人群服务,即受益者往往是相对富裕的人群。有研究表明,如果没有政府或其他合作伙伴的资助,非常贫穷的人就无法从该方案中获益,因为他们无法参与到该方案中。此外,如果服务提供者对贫困人群的歧视态度和缺乏地理可及性等非经济因素,也可使得贫困人群不能从该方案获益。

二、中国卫生筹资现状

(一)中国卫生资金筹集、分配和使用现状

从新中国成立初期到20世纪80年代初,中国处于计划经济时期,卫生资源由政府通过计划手段进行配置。卫生资金的筹集渠道比较单一,卫生资金主要来源于政府拨款,国有企业和集体企业卫生保健经费支出和农村集体经济卫生支出。医疗服务费用几乎由政府、全民所有制企业和集体经济包揽。在当时经济不发达的情况下,中国以较少的卫生投入获得了较大的健康产出,让绝大多数国民享受到了预防服务和初级卫生保健服务。

随着计划经济体制向市场经济体制转变,中国逐渐形成了多渠道、多层次、多主体的卫生筹资体制。政府一方面鼓励公立医疗机构依靠使用者付费来维持其运转,另一方面则重点建立基本健康保险制度。

从广义上讲,卫生筹资的研究包括资金的筹集、分配和使用。如果仅从卫生资金的筹集来源进行分析,不能反映卫生资金的分配和使用方向以及进行卫生资源配置公平性和合理性的分析和评价。因此,有必要在理清筹资来源的基础上进行资金的分配和使用的分析。中国从全社会筹集到的卫生资金,主要流向各级各类医疗卫生机构。本部分包含了中国卫生资金的分配和使用情况。

1. 中国卫生资金筹集渠道和现状

根据现行体制和卫生政策分析需要,从出资者角度,中国卫生筹资的主要来源包括政府卫生支出、社会卫生支出和个人卫生支出。

1)政府卫生支出

政府卫生支出是指各级政府用于医疗卫生服务、医疗保障补助、卫生和医疗保障行政管理、人口与计划生育事务性支出等各项事业的经费,包括上级财政拨款和本地区财政拨款。上

级财政拨款是指上级政府财政部门或卫生部门对自身或下级政府所属卫生机构进行的财政预算补助。本级财政拨款是指本级政府对所属卫生机构进行的财政预算补助。政府卫生支出的费用主要来自税收。在社会保险、商业保险及其他多种筹资途径无法覆盖大部分人群时,税收仍是重要的筹资来源,尤其是在卫生领域许多公共卫生和基本医疗等面临市场失灵的部分,更强调政府筹措资金的责任。2020 年,政府卫生支出占卫生总费用的比例达到 30.40%,如表 7-1 所示。

表 7-1　中国卫生筹资结构

年份	卫生总费用/亿元	政府卫生支出		社会卫生支出		个人现金卫生支出	
		总额/亿元	占卫生总费用比例/%	总额/亿元	占卫生总费用比例/%	总额/亿元	占卫生总费用比例/%
1978	110.21	35.44	32.16	52.25	47.41	22.52	20.43
1990	747.39	187.28	25.06	293.10	39.22	267.10	35.73
2000	4586.63	709.52	15.47	1171.94	25.55	2705.17	58.98
2001	5025.93	800.61	15.93	1211.43	24.10	3013.88	59.97
2002	5790.03	908.51	15.69	1538.38	26.59	3342.14	57.72
2003	6584.10	1116.94	16.96	1788.50	27.16	3678.67	55.87
2004	7590.29	1293.58	17.04	2225.35	29.32	4071.35	53.64
2005	8659.91	1552.53	17.93	2586.41	29.87	4520.98	52.21
2006	9843.34	1778.86	18.07	3210.92	32.62	4853.56	49.31
2007	11573.97	2581.58	22.31	3893.72	33.64	5098.66	44.05
2008	14535.40	3593.94	24.73	5066.60	34.85	5875.86	40.42
2009	17541.92	4816.26	27.46	6154.49	35.08	6571.16	37.46
2010	19980.39	5732.49	28.69	7196.61	36.02	7051.29	35.29
2011	24345.91	7464.18	30.66	8416.45	34.57	8465.28	34.77
2012	28119.00	8431.98	29.99	10030.70	35.67	9656.32	34.34
2013	31668.95	9545.81	30.10	11393.79	35.98	10729.34	33.88
2014	35312.40	10579.23	29.96	13437.75	38.05	11295.41	31.99
2015	40974.64	12475.28	30.45	16506.71	40.29	11992.65	29.27
2016	46344.88	13910.31	30.01	19096.68	41.21	13337.90	28.78
2017	52598.28	15205.87	28.91	22258.81	42.32	15133.60	28.77
2018	59121.91	16399.13	27.74	25810.78	43.66	16911.99	28.61
2019	65841.39	18016.95	27.36	29150.57	44.27	18673.87	28.36
2020	72175.00	21941.90	30.40	30273.67	41.94	19959.43	27.65

资料来源:中国卫生总费用研究报告、中国卫生健康统计年鉴。

2)社会卫生支出

社会卫生支出是指政府预算外社会各界对卫生事业的资金投入,主要包括社会健康保险

（如城镇职工基本医疗保险、城镇居民基本医疗保险和新型农村合作医疗）、私人健康保险（如商业保险）和社会其他保险中的医疗卫生费用（如失业保险、工伤保险、生育保险等社会统筹基金中按规定支付的医疗卫生费用）。除此之外，还有非卫生行政事业单位办医支出、企业医疗卫生支出、农村乡镇企业职工医疗卫生经费、卫生预算外基本建设支出、私人开业医生初始投资、公共卫生机构预算外资金收入、村集体经济卫生投入等。

3）个人现金卫生支出

个人现金卫生支出是指城乡居民自己可支配的经济收入，在接受各类医疗卫生服务时的现金支付。改革开放之初，中国居民个人现金卫生支出在卫生统筹系统中仅处于补充地位（占卫生总费用的20％）。但是，随着公共卫生筹资力度的下降，各种筹资渠道发展不平衡，导致卫生筹资结构严重失衡，居民个人现金卫生支出经济负担加重。1978年，居民个人现金卫生支出占卫生总费用的比例为20.43％，2000—2008年居民个人现金卫生支出占卫生总费用的比例均超过40％。由于医疗保障制度不够完善，政府投入不足，医疗机构主要业务收入特别是药品加成收入维持机构运营，导致医疗费用上涨过快，个人经济负担过重，人民群众对此反映强烈。为此，21世纪初，中国大力推进城镇职工基本医疗保险制度改革，在城乡先后实施城镇居民基本医疗保险制度和新型农村合作医疗制度，政府卫生支出和社会卫生支出占卫生总费用的比例均呈上升趋势，居民个人现金卫生支出占卫生总费用的比例有所下降，2020年中国个人卫生支出占卫生总费用的比例为27.65％，达到"十三五"卫生事业发展规划设定的"28％左右"的目标。

2. 中国卫生资金分配实践

当筹集到资源后，接下来的任务是怎样使用以及为谁使用，这些都决定了谁能获得卫生服务、获取何种类型的卫生服务，以及确保服务的数量和质量。需要进行资源分配起源于这样一个令人沮丧的事实：人类的需求超过了可获得的资源。为分配资源，我们需要做出抉择，需要选择为卫生服务支出多少费用，并使支出的费用能获得最大可能的结果。下面主要从不同类型医疗卫生机构、不同地域、不同级别医疗机构等方面去分析中国卫生资金的分配情况。

1）不同机构的卫生资金分配

从机构角度划分，卫生资金的分配具体表现为医疗机构费用、公共卫生机构费用、药品零售机构费用、卫生行政管理机构费用及医学科研机构费用等。政府对医疗机构的投入主要是预算经费和一些专项投入。预算经费主要投给政府部门举办的医疗机构；专项投入除政府举办的医疗机构外，还有非政府举办的医疗机构，如特定时期要求医疗机构承担某些特定服务时投入的专项经费，或当前政府对所有基层卫生提供公共卫生服务给予的投入等。从卫生资金的机构流向结构来看，医疗费用（包括医院费用、门诊机构费用、药品零售机构费用）是卫生资金分配的主要组成部分，与此形成鲜明对比的是，公共卫生费用（包括公共卫生机构费用、卫生行政管理机构费用）只占相当小的比例。

2）不同区域的卫生资金分配

从中国卫生资金分配的地区结构来看，卫生总费用在城乡间、省份间的分布极不均衡。从城乡差距来看，2016年中国城镇人均卫生总费用为农村人均卫生总费用的2.5倍；从省际差距来看，各省级行政单位居民人均卫生总费用的差距同样较大，以人均卫生经费为例，2019年全国省级行政区中，北京市人均卫生经费是广西人均卫生经费的4倍多。不仅如此，在中国现行卫生投入体制下，公共财政多被用于城市，包括大中型医院的建设、城市居民医疗补助等；而农村,容纳着中国大多数的人口,卫生资源占比却极小,与其人口比重相比出现严重偏差。

3)基层与非基层的卫生资金分配

无论是城市还是农村,基层医疗机构分配的资金都显著低于非基层医疗机构。虽然基层医疗机构在数量方面占据主体,但超过70%的卫生总费用流向了二、三级医院,且近年来持续增长,而基层医疗卫生机构费用占医疗机构费用总额的比例不升反降。从全国各地观察来看,经济越是发达的地区,医疗机构费用占比越高,但其中的基层医疗机构费用占比往往越低。

3.中国卫生资金使用实践

中国是一个典型的城乡二元社会,农村卫生事业的发展与城市卫生事业的发展存在显著差距,利用卫生费用数据评价卫生资金在城市及偏远地区的使用结构具有重要意义。总体来讲,在卫生资金的使用过程中,城市人群比农村人群收益更多,发达地区比欠发达地区人群收益更多。诊疗服务与药品消耗费用的比较,涉及医疗资源消耗的合理性。中国卫生资源使用过程中用于药品的开支过高,医院药品收入占医院总收入的50%以上,占卫生费用的40%以上。相对于住院服务而言,门诊服务具有卫生资源利用少、医疗服务成本低等优点,伴随医学科学技术的发展,越来越多的医疗服务由门诊提供,并且平均住院日也会有所下降。

在中国,不同人群的卫生资金使用存在较大的不公平。由于不同人群在获取卫生服务方面存在不公平,往往强调政府责任的重要性,以确保人群平等享受卫生服务,如针对贫穷农村地区进行专项拨款、针对穷人进行医疗救助、针对无保障人群提供其他类型的医疗保障或通过资助帮助其参加既有的医疗保障等。

(二)中国卫生筹集面临的挑战

1.政府卫生筹资面临的挑战

1)政府卫生筹资总量不足

政府卫生支出规模直接影响卫生事业发展的速度。虽然中国政府卫生支出的绝对数呈逐年上升的趋势,但其占卫生总费用的比例并没有明显增加。1978年政府卫生支出为35.44亿元,在卫生总费用中所占比例为32.16%。到2020年,政府卫生支出增长为21941.90亿元,在卫生总费用中所占比例为30.40%。基于国际卫生领域的相关经验及中国财政收入增长的速度与规模,中国政府卫生支出占GDP的比例、政府卫生支出占财政支出的比例仍处于较低水平,还存在较大的增长空间,因此需要采取相关措施保障政府预算卫生支出的不断增加。

2)政府卫生筹资地区差异大

从政府卫生支出占财政支出比例看,地区间差异较大。截至2020年,经济发达地区政府卫生支出占财政支出比例未超过7.00%,如上海这一比例为6.72%,而中部省份该比例普遍接近10.00%,如河南这一比例为10.46%,而西部省份该比例接近9.00%,如陕西这一比例为8.59%、甘肃这一比例为8.89%。对这些地区来说,未来继续增加卫生投入的财政压力较大,卫生筹资可持续性面临挑战。

3)政府卫生筹资模式单一

国际经验表明,尽管政府主导和增加财政卫生投入能够解决卫生领域的主要问题,但仍需进一步拓宽筹资渠道,如设计专项税等,改革和完善单一的税收筹资与财政卫生投入模式,以保障卫生事业的可持续发展。

2. 基本医疗保险筹资面临的挑战

1）基本医疗保险制度全民覆盖仍需进一步深化

国际经验表明，真正的全民覆盖至少应该包括制度覆盖、服务覆盖和经济覆盖。目前中国仅是基本实现了医疗保险制度的全覆盖，并且是"低标准、广覆盖"，还需要在服务全覆盖和经济风险保护能力的全覆盖方面努力，从而完善医疗保险筹集保障机制。

2）医疗保障体系呈碎片化特征

总体来说，中国医保制度建设走的是一条"制度分设、自下而上、由点到面、增量推进"的改革路径，这种"渐进式"模式有利于减轻改革阻力，保证平稳推进，但也不可避免地出现了制度"条块分割严重、碎片化现象突出、政策制度缺乏衔接"问题，使得不同人群待遇水平相差较大，区域之间、城乡之间医疗保障事业发展失衡。同时，医保分属不同的行政部门管理，管理资源分散，既影响了经办效率，增加了管理成本，又给群众带来了不便。此外，医保统筹层次较低。国际经验表明，统筹水平越低，风险分担、合作共济的能力就越弱。

3）医保还未能切实发挥"第三方购买"的功能

从实施社会医疗保险制度的有关国际经验看，医保机构的重要职责是对服务提供方形成有效的监管和约束，主要手段既包括医保支付制度的不断调整，如实施总额预付、按病种付费等，也包括对临床路径、价格以及服务质量的全面监控，以约束服务机构行为、提高保障效率。相比而言，受管理相对粗放、统筹层次低等一系列因素影响，中国有关医疗保险在对供方监管方面的作用还不够，不仅影响参保者权益，也不利于医疗保险基金的安全。

3. 个人现金卫生支出面临的挑战

1）居民个人现金卫生支出较高

个人现金卫生支出较高，居民卫生费用负担并未实质性减轻。个人现金卫生支出占卫生总费用的比例是衡量居民疾病经济负担是否真正减轻、群众是否真正得到了改革实惠、是否有可能实现全民健康覆盖的一个至关重要的指标。近年来随着卫生筹资政策的进一步调整，个人现金卫生支出占卫生总费用的比例呈大幅下降趋势，2020年已降至27.65%，但该比例仍处于较高水平，居民卫生费用负担并未实质性减轻。

2）城乡之间卫生负担差异较大

中国城乡居民人均医疗保健支出逐年增长，但是城乡差距大。近年来农村居民人均医疗保健支出占农村居民人均纯收入的比例、人均医疗保健支出占农村居民人均生活消费支出的比例均呈增长趋势，同期城镇居民这两项比例呈下降的趋势。与城镇居民医疗卫生负担相比，农村居民医疗卫生负担相对较重，2020年城、乡居民人均医疗保健支出占城镇居民人均可支配收入的比例分别为4.96%和8.27%。2000年农村居民人均医疗保健支出占农村居民人均纯收入的比例、人均医疗保健支出占农村居民人均生活消费支出的比例分别为3.89%和5.24%，到2020年这两项比例分别增长为8.27%和10.34%。

4. 外部环境因素面临的问题及挑战

1）人口老龄化趋势明显

中国是世界上人口老龄化程度比较高的国家之一，老龄化速度快，应对人口老龄化任务重。截至2020年11月1日零时，全国60周岁及以上老年人口2.64亿人，占总人口比例达到18.70%，中国已经进入老龄化社会，而且老龄化程度还在持续加剧。到2025年，中国老年人口将超过 3 亿人；2040 年，中国老年人口将达到 4 亿人。人口老龄化对中国医疗卫生服务体系、医疗保障体系和卫生筹资体系提出了严峻的挑战。

2）疾病模式的转变

过去 30 多年来中国经历了显著的流行病学转变。虽然以法定报告传染病的发病率和死亡率为代表的指标显著改善，但慢性非传染性疾病给国家医疗卫生系统和卫生筹资体系带来了巨大的挑战。《1990—2017 年中国及其各省的死亡率、发病率和危险因素》研究发现，目前中国人死因排序前十位分别为脑卒中、缺血性心脏病、慢性阻塞性肺病、肺癌、阿尔兹海默症、肝癌、胃癌、高血压性心脏病等。影响 2017 年死亡人数和失能调整生命年百分比的前十位危险因素分别为高收缩压、吸烟、高钠饮食、颗粒物空气污染、高空腹血糖等。以肿瘤、高血压、糖尿病等病种为主的慢性病和生活方式导致的疾病已成为城市居民的主要疾病，而农村居民正面临着传染性疾病与慢性病的双重负担。

3）社会变迁

城乡二元结构体制是中国经济和社会发展中存在的一个严重障碍，在城市化进程中，城乡之间的户籍壁垒限制给中国城乡医疗保障制度特别是卫生筹资模式的改善带来了较大的难度。

（三）中国卫生筹资的发展方向和展望

世界卫生组织提出，有三个最基本的、相互关联的问题限制了各国卫生服务实现全民覆盖：①卫生服务的可获得性；②过度依赖人们在获取卫生服务时的自付费用；③卫生资源使用的效率低下和不公平。这样，实现全民健康覆盖的道路就变得相对简单。未来中国必须筹集足够的资金，减少对卫生服务自费支付的依赖，改善卫生服务的效率和公平性。因此，中国卫生筹资的发展方向包括以下几个方面：①通过增加国家征税的效率、调整政府预算优先顺序、改革筹资途径及卫生发展援助等方式为健康筹集足够的资源；②减少对患者直接支付方式的依赖，整合城乡医疗保险制度，鼓励风险共担，继续深化支付制度改革，实施预付费，建立统筹基金；③促进卫生筹资公平性，缩小不同地区、不同人群之间卫生筹资的差异，尤其加强对特殊人群和脆弱人群的倾斜；第四，提高卫生筹资的效率，引入竞争机制，注重市场在卫生筹资中的作用。

从广义上讲，卫生筹资的研究包括资金的筹集、分配和使用。如果仅从卫生资金的筹集来源进行分析，不能反映卫生资金的分配和使用方向以及进行卫生资源配置公平性和合理性的分析和评价。因此，有必要在理清筹资来源的基础上进行资金的分配和使用的分析。

三、卫生筹资的国际经验

2005 年，世界卫生组织所有成员国提出要实现全民健康覆盖，即人人都应该获得他们所需要的卫生服务，且无遭受经济损失或陷入贫困的风险。国际经验显示，确保全民健康覆盖目标的实现与该国的卫生筹资水平息息相关，为此，所有成员国都承诺完善本国的卫生筹资系统。当今全球都在应对经济低迷问题、经济全球化并存的疾病全球化问题以及随人口老龄化而来的对慢性病保健的需求日益增加的问题，各国对实现全民健康覆盖和完善卫生筹资体系的需求变得前所未有的紧迫。

通常，卫生筹资水平及筹资公平性往往受到本国经济的影响。处于同一经济发展层面的国家，在卫生筹资方面体现出许多共性。下面主要根据经济状况进行国家分类，归纳不同经济水平的国家在卫生筹资方面的总体情况和特点,如表 7-2 所示。分类标准依据世界银行 2020 年人均国民生产总值(GNP),将全球的国家分为低收入国家(人均 GNP<1036 美元)、中等偏低收入国家(人均 GNP:1036~4045 美元)、中等偏高收入国家(人均 GNP:4046~12535 美元)、高收入国家(人均 GNP>12535 美元)。从国际经验看,低收入、中等偏低收入国家和中等偏高收入国家在卫生筹资方面面临更多的挑战。

表 7-2 卫生筹资来源的国际比较(%)

国家	卫生总费用占 GDP 比例		政府一般性卫生投入占 卫生总费用的比例		个人现金卫生支出占 卫生总费用的比例	
	2012 年	2018 年	2012 年	2018 年	2012 年	2018 年
中国	4.55	5.35	55.74	56.42	39.24	35.75
低收入国家	5.52	5.23	22.47	20.78	50.71	43.41
中等偏低收入国家	4.13	4.10	36.46	36.19	53.92	51.23
中等偏高收入国家	5.38	5.82	55.93	55.78	33.4	32.87
高收入国家	11.78	12.46	62.67	61.54	14.25	13.47
全球平均	9.44	9.86	60.47	59.54	18.67	18.12

注:在本表中,卫生筹资结构只划分为政府财政支出部分和个人支出部分,和国内数据有所不同,但是不影响国际横向比较,政府卫生支出占政府总支出的比例也是如此。

(一)不同收入国家卫生筹资特点

1. 低收入国家

大部分低收入国家面临的严重挑战是为人群提供基本的医疗卫生服务并提供筹资保障。其卫生筹资的特点如下。

(1)卫生服务筹资保障较差。低收入国家社会保障较差,卫生筹资不足。因此,实现全民健康覆盖的第一步是保证最贫穷国家拥有健康资金,从而保证低收入国家可以扩大卫生服务覆盖面。

(2)卫生筹资主要依赖个人现金支付。当个人现金卫生支付在卫生筹资中占主导地位时,贫困人群和脆弱人群不可能被卫生保健所覆盖,即使能够获得卫生服务,也将面临巨大的经济障碍和致贫风险。

2. 中等偏低收入国家

中等偏低收入国家除了重点提高政府卫生筹资外,还需关注如何完善卫生筹资体系,提高筹资效率。其卫生筹资的特点如下。

(1)卫生筹资的共性。政府卫生筹资占比较低,资金筹集能量有限,中等偏低收入国家依赖于高水平的个人现金支付方式进行卫生筹资。

(2)需要增加卫生支出的公平性和效率。筹资体系不完善,筹资结构低效。中等偏低收入国家的卫生投资重点应放在覆盖全民的基本服务和一些公共卫生服务上面,推进服务购买改革。

3. 中等偏上收入国家

大部分中等偏上收入国家关注的重点是卫生服务的全覆盖、筹资保障和卫生系统的效率问题。其卫生筹资的共性有以下几点。

(1)中等收入国家有能力提供基本的公共卫生服务和初级卫生保健服务,通常由公立-私立服务体系提供这些服务,当前的卫生费用支出占 GDP 的 6.00% 左右。

(2)中等偏上收入国家也依赖于高水平的个人现金支付方式进行卫生筹资。

(3)一些中等收入国家高度集权的卫生服务体系的筹资结构是低效的,因为预算和对服务的需求不能达成一致。中东和北美地区的大部分地区为中等收入国家,其筹资体系基于国家卫生服务体系和社会健康保险的结合。

(4)过高的个人现金支付、有限的资金筹集能力、不完善的卫生筹资体系和低效的服务购买制度都对广泛覆盖和更好地实现风险分担提出了挑战。

4. 高收入国家

高收入国家在卫生筹资改革方面经历了由基于社区层面的资源保险到正规公共保险,再到社会或全民健康保险筹资体系的演变。除美国外,几乎所有高收入国家都实现了全民健康覆盖或接近全民健康覆盖。总的来看,高收入国家卫生筹资的共性包括以下几个方面。

(1)基于社会健康保险进行卫生筹资的方式更为普遍。

(2)在经济增长的同时,政治意愿对实现全面健康覆盖也至关重要。

(3)由于大部分高收入国家已经实现全民健康覆盖,改革的重点主要是通过服务购买的制度安排来实现效率产出。

(二)卫生资金分配与使用的国际经验

1. 通过使卫生支出更加合理来提高效率

卫生资金分配的重点应放在健康结果上,同时解决不公平、效率低下的问题。应通过使卫生支出更加合理来提高效率,实现卫生资金的更大价值。核心的战略行动包括以下内容。

(1)通过平衡一级、二级和三级医疗之间的资源配置来改善健康结果、实现资源全民覆盖。

(2)利用成本测算和成本效果分析、中期支出框架、公共卫生支出评估和以结果为基础的预算、测算等分析工具来提高公共支出的效率。

(3)提升实现资源有效利用的关键技能,包括卫生人员和卫生部门的管理技能等。阻止非法收费和其他漏洞,倡导居家保健等具有成本效益性的做法。

(4)及时、高效、公平地将资源分配给初级卫生保健及其他基本服务,确保资源覆盖贫困和脆弱人群以及缺医少药的偏远地区。

(5)在卫生支出中,发挥非国有部门的作用,实现资源全覆盖,加强初级卫生保健。

2. 更多地采用预付和风险共担的方法

更多地采用预付和风险分担机制可以提高公平性、可及性以及避免生病带来的经济风险。采用风险共担的预付制来扩大人群覆盖面的战略性行动包括以下内容。

(1)确定包括社会保险在内的预付方案有公平的缴费和福利。

(2)在所有的利益相关方中宣传这种可以通过一个多渠道筹资系统来实现全民可及的意识,并逐渐形成共识。

(3)加强政府对有效的预付及融资机制的承诺。

(4)通过税收、社会保险和其他预付机制相结合的方法扩大覆盖面和可及性。

(5)采取措施提高效率及绩效,同时有公共及私营部门的标准、法规和认证手段作为支持。

3. 改进供方支付方法

卫生服务提供的支付方式是卫生筹资体系中所固有的能够影响效率的关键因素,可用供方支付方式来指导所提供服务的构成,控制供方的成本,调整消费者的需求。合理的混合型支付方式比单一支付模式更有效率,在这一假设下,混合支付制度已在一些国家和地区开展,其强调将供方支付方式的改进作为一种重要的购买机制来影响供方和需方的行为并改善卫生系统绩效。战略行动包括以下内容。

(1)评价目前的供方支付方法及其对卫生体系和筹资的影响。

(2)针对每种支付方法能否更好地让服务与政策目标相匹配、控制成本、降低大病高额费用、减少对供方的不当激励机制等方面的证据进行仔细研究。

(3)对供方支付下的激励机制进行评估,让私营部门有效地参与进来。

(4)实施支持性的政策且有监管部门,保护穷人的利益。

(5)将供方支付方式纳入收集、监测和评价服务中。

4. 加强针对贫困和脆弱人群的安全网机制

社会安全网机制旨在通过减少贫困和脆弱人群获得卫生服务的障碍来加强社会保护。加强社会保护及安全网机制的行动包括以下内容。

(1)收集并分析关于健康筹资及社会决定因素的证据。

(2)确保计划好的安全网机制(如费用减免和保险费补贴等)有充分的资金保障。筹资渠道可以包括一般性税收、专项税收、交叉补贴、官方发展援助、私营部门的自愿捐助等。

(3)补贴要明确定位于满足特定脆弱人群或者特殊社会目标人群的需要,如针对被忽视的少数民族孕产妇的卫生保健或女性赋权活动。

(4)强化法律和规制框架体系,在建立筹资机制中确保满足贫困人群的需要。

(5)定期检测和评价针对贫困及脆弱人群的资金和社会保护。

第三节　卫生筹资系统评价

卫生筹资系统的运行效果可以从宏观和微观两个方面进行评价和分析。卫生筹资系统的宏观评价是指利用卫生总费用信息工具,分析一个国家或地区卫生筹资的总体水平、筹资结构、卫生总费用发展趋势,对该地区卫生筹资体制及其政策目标的实现程度进行客观评价。卫生筹资系统的微观评价是指利用居民家庭卫生服务调查资料,在家庭和个人层面,测量不同经济水平家庭卫生筹资负担状况、政府卫生补助的受益状况以及卫生筹资系统对人群卫生服务利用(风险保护)的影响。

一、卫生筹资系统的宏观评价

卫生筹资系统的宏观评价主要关注卫生资金的筹资总额、筹资结构以及经济风险的保护能力,评价指标主要包括卫生总费用占国内生产总值的比例、政府卫生投入占政府总费用的比例、政府卫生投入占国内生产总值的比例、个人患者直接支付部分占卫生总费用的比例等。

(一)卫生总费用占国内生产总值的比例

该指标反映了资本的可用性,因为卫生总费用在 GDP 中所占比例一般会随着人均 GDP

的增长而增加。世界卫生组织东南亚区域和西太平洋区域的国家制定了 4％ 的目标,不过这一目标可能无法满足资金需求。2023 年,中国卫生总费用占 GDP 的比例为 7.00％。

(二)政府卫生支出占政府财政支出的比例

该指标显示了政府对卫生的承诺。中国政府卫生支出占财政支出的比例从 2016 年 7.41％ 上升到 2022 年的 9.17％,但卫生支出所占比例仍然较低。

(三)政府卫生支出占国内生产总值的比例

该指标体现了政府为人民承担医护费用的能力和决心。如果该指标低于 4％,就很难接近全民覆盖目标,而且对很多中低收入国家来说,在短期内,即使想要达到 4％~5％ 的比例也只是一种渴望,需要进行长期的规划。而中国 2022 年该比例仅为 1.98％。

(四)卫生总费用中个人患者直接支付部分所占的比例

卫生总费用中个人患者直接支付部分所占的比例与灾难性医疗支出的发生率以及因病致贫发生率之间存在密切联系。如果卫生总费用中个人患者直接支付部分所占的比例低于 15％~20％(世界卫生组织西太平洋区域的国家制定的目标为 20％~30％),灾难性医疗支出的发生率以及因病致贫发生率就非常小。中国 2022 年这一比例为 27.00％。

二、卫生筹资系统的微观评价

从卫生筹资功能的角度出发,利用居民家庭卫生服务调查资料从微观层面对卫生筹资系统进行评价,内容包括卫生资金筹集、卫生资金分配受益和卫生筹资风险保护三个主要方面,如图 7-4 所示。

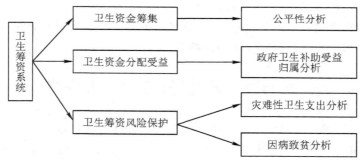

图 7-4　卫生筹资系统微观评价

(一)卫生资金筹集

1. 家庭卫生筹资额

家庭卫生筹资额是卫生资金筹集公平性分析的基础,在测算卫生筹资公平性前需要采用家庭各种消费性支出数据测算每个样本家庭在各种卫生筹资渠道上的总支出。家庭卫生筹资包括四个主要渠道:家庭税收卫生支出、社会医疗保险卫生支出、商业医疗保险卫生支出和家庭直接现金卫生支出。

1)家庭税收卫生支出

长期以来,各国的税收均被作为卫生支出的主要来源。中国的税种类型虽然很多,但最终都可以将各种税收分摊到家庭,以家庭作为所有税收最终的承担者。家庭负担的税收主要是直接税和间接税,然而由于家庭所缴纳的直接税和间接税并不是全部用于卫生支出,所以在得出每一个家庭的税收后,还要乘以一个比例。这个比例是政府卫生支出占所有税收的比例。

直接税主要是个人收入所得税,其计算方法是通过问卷调查,筛选出家庭中在岗和离退休人员数,根据这些人的职业类型将其划分为两类人群后分别计算个人所得税:一类是根据个人的工资、薪金按相对应的税率缴纳个人所得税;另一类是个体工商户根据其生产、经营所得按相对应的税率缴纳个人所得税,最后再计算出整个家庭的直接税总额。

间接税主要是对家庭负担的消费税和增值税进行计算,并以这两种税的分布为代表,总体反映全部税收在不同家庭中的分布情况。根据家庭入户调查资料中各项消费额的详细记录,结合相应商品的各种流转税的税率分类计算,主要测算消费性支出中需要缴纳税收的项目,包括食品支出、衣着及日用品支出、住房支出、娱乐等。值得注意的是,并不是所有项目的税率都是一致的,所以在计算的时候需要分别乘以每一个项目的不同税率,最后汇总整个家庭的间接税总额。

2)社会医疗保险卫生支出

目前,中国主要以城镇职工基本医疗保险、城镇居民基本医疗保险与新型农村合作医疗保险为主。对于城镇职工基本医疗保险参保人来说,需要将入户调查获取的个人账户数额与样本城市职工医保个人账户占工资的比例相结合,倒推计算个人应承担社会医疗保险的支出,进而根据家庭进行汇总。对于城镇居民医疗保险和新型农村合作医疗参保居民来说,其个人缴费部分的保费是家庭直接现金支付,该部分费用即为医疗保险支出。

3)商业医疗保险卫生支出

商业医疗保险卫生支出是指居民参加商业医疗保险所支付的保险费用。

4)家庭直接现金卫生支出

家庭直接现金卫生支出是指在调查期内,家庭成员接受各种医疗卫生服务时所支付的现金。

2. 家庭可支付能力

关于家庭可支付能力的含义,研究学者们提出两种观点:一种观点认为家庭可支付能力是指有效的非生存性收入,即在家庭可支付能力中不应该包括家庭在食品、最低限度的衣物及住所等方面的基本需要的支出;另一种观点则认为家庭可支付能力应该涵盖家庭的所有财富,即家庭各项消费总支出。无论哪一种观点,均明确指出在计算家庭可支付能力时必须包括一个家庭的全部卫生支出、所缴纳的税收和社会保险支出。对卫生筹资的评价,一般采用第二种观点,即家庭可支付能力为家庭的生活标准加上家庭缴纳的直接税和社会保险支出。故家庭可支付能力可用下式计算:

家庭可支付能力＝家庭消费性支出＋家庭缴纳的直接税＋家庭社会医疗保险支出

(7－1)

3. 卫生资金筹集的公平

卫生资金筹集的公平主要体现为人们按照其实际的支付能力来支付卫生服务费用。当前,卫生筹资公平性主要有两个研究体系:一个研究体系是 WHO 所采用的方法,另一个研究体系是欧盟所采用的方法。

1)WHO 卫生筹资公平性研究体系

该体系主要运用卫生筹资公平性指数进行筹资公平性分析。该指数最早由 WHO 公布于《2000 年世界卫生报告》,用以评价一个国家或地区卫生筹资公平性大小,通过样本家庭的卫生筹资负担贡献率计算获得。家庭卫生筹资负担贡献率指家庭卫生总支出占家庭可支付能力的比例。卫生筹资公平性指数的取值在0～1,越趋近于1,表明该国家或地区的卫生筹资系统越公平,当等于1的时候就是绝对公平。

2)欧盟卫生筹资公平性研究体系

该体系主要集中于垂直公平性,普遍使用家庭水平的数据去评价各种筹资机制下的费用支付方式,运用卡克瓦尼指数、集中曲线等,探讨与支付能力相关的因素,以及筹资机制先进性等问题。

累进性分析是定量评价卫生筹资公平程度的重要方法,其定义为:随着经济水平的提高,即家庭可支付能力的增加,卫生支出占家庭可支付能力的比例增加或减少的程度。随着收入的增加,卫生支出占家庭可支付能力的比例相应增加,可认为卫生筹资是累进的;反之,则认为卫生筹资是累退的;如果随着收入的增加,卫生支出占家庭可支付能力的比例基本保持不变,可认为是均衡卫生筹资。累进性的测量通常采用卡克瓦尼指数,数值等于卫生支出的集中指数与家庭可支付能力的基尼系数之差。如果筹资累进,卡克瓦尼指数为正值;反之,卡克瓦尼指数为负值;如果筹资不改变公平性,则相应指数为0。

(二)卫生资金分配受益公平

卫生资金分配受益公平主要体现在政府卫生补助的受益方面。作为实现再分配的手段,政府卫生补助应该向低收入人群和脆弱人群倾斜,起到缩小社会贫富差距的作用。卫生补助受益归属分析是评价政府公共补助受益分布公平性的分析方法,该方法描述政府卫生补助在不同经济水平人群间的分布,通过衡量补助的受益者中贫困人群占优势的程度来分析政府卫生投入分配的公平性。

1. 受益归属分析的分类

受益归属分析基本上可以分为两类:一类是静态受益归属分析,通常称之为标准/经典受益归属分析,研究在一段时期内政府补助在个体和群体间的分布情况;另一类为动态受益归属分析,即将历史比较和边际受益的计量经济学评价结合起来,分析政府支出的受益归属。目前,应用最多的是静态受益归属分析,简称受益归属分析。

2. 受益归属分析步骤

进行政府卫生补助的受益归属分析主要包括以下4个基本步骤。

1)按照经济水平对个体或家庭进行分类

按经济水平对人群从低到高进行排序,在此基础上进行分组。

2)描述与经济水平相联系的公共补助卫生服务利用

政府的卫生补助是通过服务转移给接受者的,因此,需要测量个体接受政府补助的卫生服务数量,此类数据通常来自家庭入户调查。

3)测算个体和群体接受的政府卫生补助值

计算个体在利用每一单位服务时获得的政府补助数量,结合个体卫生服务数量,测算个体接受的政府卫生补助值。个体接受政府卫生补助的总额等于个体从其所利用的各类卫生服务中获得的补助之和。

4)比较分析不同经济水平人群的政府卫生补助受益归属情况

通过比较各等分组人群的政府卫生补助占总补助的比例来判断其受益归属状况。随着受益归属研究的进展,目前卫生补助受益归属广泛运用集中曲线、集中指数及卡克瓦尼指数等定量指标进行分析。

(三)卫生筹资风险保护

卫生筹资风险保护的目的是在人群中实现风险分担,避免居民因为就医花费而导致严重的经济困境。其具体包括两方面的分析标准:①卫生筹资系统中不应出现因卫生支出而导致家庭正常消费结构受到严重影响,即发生灾难性卫生支出的现象;②卫生筹资系统中不应该出现个体或家庭因卫生支出而陷入贫困或加深贫困程度的现象。筹资风险保护分析主要采用微观家庭数据,内容包括灾难性卫生支出分析和因病致贫分析。

1. 灾难性卫生支出分析

1)灾难性卫生支出的内涵

灾难性卫生支出由 WHO 提出,被定义为家庭现金支付的医疗卫生费占家庭消费的比例超过一定的界定标准。家庭在一定时期内的医疗卫生支出占其消费性的比例不应过大,一旦超过了某个预先规定的界定标准,这种卫生支出就被界定为灾难性卫生支出。灾难性卫生支出的内涵是由于家庭成员患病产生的大量医疗费用导致家庭食品、服装、住房、交通、教育、文化等其他消费性支出受到灾难性的影响,从而对家庭生活水平造成不可预见的沉重打击。

2)灾难性卫生支出的界定标准

灾难性卫生支出界定标准是根据家庭现金支付的医疗卫生费占家庭消费(一般是非食品性消费)比例确定的,并没有统一规定。WHO 建议,当一个家庭的整个医疗卫生费占家庭的非食品性消费的比例达到 40% 时即作为灾难性卫生支出发生的界定标准。

3)灾难性卫生支出的衡量指标

分析灾难性卫生支出需要两个基本变量:①家庭支付的医疗卫生费变量。这是指家庭成员以现金方式直接支付的门诊、住院、护理以及其他医疗保健费用,但应扣除由各种医疗保障制度所支付的补偿金。②家庭生活水平变量。家庭生活水平可以用家庭消费、家庭支出、家庭收入或家庭财务指数来衡量。由于家庭消费反映家庭的实际生活状况,因此它是衡量家庭生活水平的最好指标。在无法获得家庭消费数据的情况下,可以采用家庭支出作为衡量指标。二者的主要区别是:①家庭消费包括自产自用物品价值,不包括家庭支出;②家庭购买的耐用品不能全部计入当年的家庭消费,而应该计算当年消耗的部分价值。

2. 因病致贫分析

因病致贫是指居民因疾病而发生的现金医疗卫生支出直接导致家庭陷入贫困,或加剧其贫困的程度。避免居民因医疗卫生支出而陷入贫困或者加深贫困的程度,是卫生筹资系统的一个重要的目标。对于因病致贫,主要是通过比较医疗卫生支出前和支出后居民贫困发生率和贫困程度的变化而进行分析。具体的分析需要考虑一条线、两个变量和三个指标。

1)一条线

一条线是指贫困线,在进行因病致贫分析前需要确定贫困线。贫困线是区分贫困人口和其他人口的标准,基于对贫困的不同理解,关于贫困线的定义也从不同角度展开。世界银行认为:贫困线是一个基本生活的标准,低于这个标准的人群为穷人。贫困线的测算方法有多种,主要包括恩格尔系数法、市场菜篮法、收入比例法、马丁法和经济计量模型法等。

2）两个变量

两个变量是指居民的个人现金卫生支出变量和发生卫生支出人口的生活水平变量。医疗费用支付前通过对生活水平变量和贫困线进行比较来分析居民是否陷入贫困和贫困的程度；医疗费用之后通过对剔除现金卫生支出后的生活水平变量和贫困线进行比较来分析居民是否陷入贫困和贫困的程度。这两个变量的测算方法与家庭灾难性卫生支出中家庭支出的医疗卫生费和家庭生活水平变量的测算方法一致，不同的是需要进一步将家庭医疗卫生费和家庭生活水平转换为个人医疗卫生费和个人生活水平。

3）三个指标

三个指标是指贫困发生率、贫困距指数和森的贫困指数，它们分别反映贫困的广度、深度和强度，贫困主要由这三个指标来测量。

（1）贫困发生率是指所有贫困个体人数之和占总人口数的份额，是从贫困人口在其人口总体中所占比例的角度反映贫困现象社会存在的面或发生率。

（2）贫困距指数是指贫困人口消费或收入低于贫困线的程度，该指标侧重从经济收入或差额的角度衡量贫困的程度，反映个体或社会离"脱贫"目标的差距，包括平均贫困差距、相对贫困差距和标化贫困差距。

（3）森的贫困指数用来分析不同经济水平贫困人群间的收入分配状况，反映穷人间相对贫困的程度。

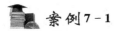 **案例 7 - 1**

灾难性卫生支出家庭纳入民政部救助范围

因大病而产生的巨额医药费用，使许多普通家庭不能承受得起。民政部副部长指出，目前的医疗保障体系虽已实现城乡全覆盖，但是水平仍有待提高，实施重特大疾病救助非常必要且重要。灾难性卫生支出家庭被纳入医疗救助范围，是我国出台的《关于进一步完善医疗救助制度全面开展重特大疾病医疗救助工作的意见》的亮点之一，该意见将救助对象范围扩大到低收入家庭中的老年人、未成年人、重度残疾人和重病患者，救助水平和过去相比，也有了大幅度的提高。

 思 考 与 讨 论

1. 卫生筹集的定义是什么？卫生筹资有哪些功能？

2. 卫生资金筹集的来源是什么？中国主要的卫生筹资渠道有哪些？

3. 卫生资金筹集、分配和使用的国际经验有哪些？

4. 中国卫生筹资存在哪些问题？你认为应该如何解决？

5. 卫生筹资系统的微观评价方法有哪些？

第八章　医疗保险

本章导学

俗话说："天有不测风云，人有旦夕祸福。"疾病风险具有不可避免性、随机性和不可预知性。为应对疾病发生给社会带来的经济损失，世界各国都在发展各自的医疗保险制度。医疗保险制度通过全体社会成员的参与来分散超出个别家庭和个人承受范围内的因医疗行为而带来的经济风险，以保证社会成员在患病时可以维持基本生活水平，减少"因病致贫、因病返贫"现象的发生。本章将在介绍医疗保险基本概念与类型的基础上，分析医疗保险中的市场失灵与政府干预，探讨医疗保险基金筹集、支付与管理和医疗保险评价内容与指标等。

学习目标

1. 熟悉医疗保险的概念
2. 熟悉医疗保险的分类
3. 理解医疗保险市场的概念与特点
4. 了解典型国家医疗保险模式
5. 了解中国现行医疗保险制度
6. 理解医疗保险的市场失灵
7. 理解医疗保险市场的政府干预
8. 熟悉医疗保险支付方式

情境导入

30 岁的何先生正处于事业的上升期，由于长期的加班熬夜、不规律饮食导致其身体状况越来越差。为此，他到医院进行检查，诊断结果为他患上腰椎间盘突出症，需要及时进行手术。虽然何先生知道去医院看病费用非常高，但是看到医院开的缴费单，他还是非常震惊，手术、住院、药物等费用加起来大概有 5 万元，何先生一下子感到了前所未有的压力。这时何先生突然想到自己参加了城镇职工基本医疗保险与商业健康保险，于是去了医疗保险机构咨询报销政策，了解报销比例与流程之后，何先生发现自己只需要支付 5000 元就可以完成此次手术治疗。你们知道什么是医疗保险吗？医疗保险机构为什么要对何先生的医疗费用报销呢？接下来我们将学习医疗保险的相关知识。

第一节　医疗保险概述

一、风险与保险

(一)风险的概念及特征

风险是阻碍事物运动发展的客观存在,是事物发生与否及其损失大小的某种不确定性。风险的发生具有一定的特征:①风险的发生是不以人的意志为转移的,具有客观性;②风险的发生贯穿于各行各业、无时不有,并威胁着人类的生命和财产安全,风险的发生具有普遍性;③尽管风险是客观的、普遍的,但就某一具体风险损失而言,其发生是不确定的,具有随机性;④尽管单一风险的发生具有不确定性,但对总体风险而言,可运用概率论和大数法则进行测量与预测,具有可测性;⑤风险的变化,有量的增减,有质的改变,还有可能消失与产生,具有可变性。

(二)保险的概念及特征

保险是指投保人根据合同约定,向保险人支付保险费,保险人对于合同约定的可能发生的事故因其发生所造成的财产损失承担赔偿保险金责任,或者当被保险人死亡、伤残、疾病或者达到合同约定的年龄期限时承担给付保险金责任的商业保险行为。保险的实质不是保证危险不发生、不遭受损失,而是对危险发生后遭受的损失予以经济补偿。保险具有以下特征。

(1)经济性。保险是一种经济保障活动,保险的经济保障活动是整个国民经济活动的一个有机组成部分,其保障的对象如财产和人身都直接或间接属于社会再生产中的生产资料和劳动力两大经济要素,其保障的根本目的,无论从宏观角度还是微观角度,都是为了发展经济。

(2)商品性。保险体现了一种等价交换的经济关系,也就是商品经济关系,即保险人出卖保险、投保人购买保险的关系。

(3)互助性。保险具有"一人为众、众为一人"的互助特征。保险人用多数投保人缴纳的保险费建立的保险基金对少数遭受风险损失的被保险人提供补偿和给付。

(4)契约性。从法律角度看,保险是一种契约行为。保险是依法按照合同的形式体现其存在的。

(5)科学性。保险是一种科学处理风险的有效措施。现代保险经营以概率论和大数法则等科学的数理理论为基础,保险费率的厘定、保险准备金的提存等都是以精密的数理计算为依据的。

二、疾病风险与医疗保险

(一)疾病风险与疾病经济风险

疾病风险狭义上是指由于身患疾病而带来的生理、心理等方面的损失的风险;广义的疾病风险包括因疾病、生育以及伤害等方面而存在或引起的风险。

疾病风险具有如下特征:疾病风险危害的对象是人,而不是财产物资;疾病风险不仅可因自然灾害、意外事故而产生,而且生理、心理、社会、环境、生活方式诸因素均可导致或表现为疾病风险;疾病风险往往与其他风险紧密相连、互相交错、相互影响,从而加重风险带来的危害和损失;其他风险可以通过采用经济上的定额补偿方法,减轻和消除风险带来的损失;而疾病风险因人而异,因病而异,不能定额经济补偿,健康的损失不一定能够用经济补偿。

疾病经济风险是指患者及其家庭因疾病发生而引致的现时及未来经济损失的可能性。这种经济损失并不仅限于患者及其家庭为治疗疾病而支付的现时费用,同时也包括因疾病发生而导致的患者及其家庭获取未来收入能力的弱化及给未来经济福利带来的危害。

(二)医疗保险的概念、分类、作用

1. 医疗保险的概念

医疗保险是由特定的经办组织或机构,在一定区域内的一定参保人群中,通过强制性政策法规或自愿缔结契约的方式筹集医疗保险基金,在参保人因疾病导致健康或经济损失时,实施经济补偿的一系列政策、制度和办法。医疗保险是保险的一种,是补偿因疾病造成经济损失的一种保险。

2. 医疗保险的分类

1)按保险的范围划分

医疗保险按保险的范围分为广义医疗保险和狭义医疗保险。广义医疗保险又称健康保险,不仅对参保人因疾病所致医药费用予以补偿,还对疾病预防、保健、康复、健康教育、生育乃至伤病、残疾、死亡等服务的费用也予以补偿。狭义医疗保险是指对参保人因病就医的医药费用予以补偿。医疗保险与健康保险在概念上并无严格界限,只是在保险范围和保险程度方面有所差异。

2)按经营性质划分

医疗保险按经营性质可分为社会医疗保险与商业医疗保险。社会医疗保险是指国家通过立法形式规定社会劳动者乃至全体公民因疾病需要治疗时,从国家或者社会获得应有的医疗服务,对因疾病造成的经济损失及医疗费用给予可能的补偿,以恢复和保障社会劳动者乃至全体公民的身体健康。商业医疗保险是指被保险人投保,在保险期内因疾病、生育或身体受到伤害时,由保险人负责给付保险金的一种保险。社会医疗保险具有福利性、公益性、普遍性、强制性、保障性、互助供给性和储蓄性等特点。社会医疗保险与商业医疗保险尽管都是对被保险人因疾病带来经济损失的一种补偿,但两者在保险的性质、管理体制、保险补偿标准等方面有很大的区别。

3. 医疗保险的作用

1)减轻疾病经济负担

医疗保险的直接作用是通过对参保患者提供医疗保险基金的补偿,分担参保患者的医疗费用,从而在一定程度上减轻患者的疾病经济负担。

2)保障居民健康

医疗保险除了能够直接减轻人们的疾病经济负担外,还可通过对参保人提供健康体检、预防接种、健康教育等多重健康保障活动,从根本上提高人们的身体素质、保障人们的身体健康。

3)规范医疗服务供需方行为

医疗保险以协议的形式要求定点医疗服务机构做到因病施治、合理检查、合理用药和合理治疗;通过费用分担的办法促进医疗服务需方形成费用节约意识,从而达到控制医疗费用过快增长的目的。

4）提高劳动生产率

医疗保险是社会进步、生产力提高的必然结果。反过来,医疗保险制度的建立和完善又会进一步促进社会进步和生产力发展。一方面,医疗保险解除了劳动者的后顾之忧,使其可以安心工作,从而提高了劳动生产率;另一方面,医疗保险也保证了劳动者的身心健康,保证了劳动力的正常再生产,而劳动力再生产是社会再生产的基础。

5）维护社会稳定

医疗保险对患病或意外伤害的劳动者给予经济上的帮助,维持这些人的正常生活,有助于消除因疾病或意外伤害带来的社会不安定因素。

6）促进社会文明与进步

医疗保险具有社会互助共济的基本性质,这种性质体现在不同收入的劳动者之间以及不同疾病风险概率的劳动者之间的风险分担和转移,是建立在互助合作的思想基础上的。医疗保险通过"一方有难、八方支援"的形式展示了一种社会互助、同舟共济的良好社会风尚,是社会文明与进步的表现。

三、医疗保险制度模式

(一)全民医疗保险模式

全民医疗保险模式也称国家医疗保险模式。在这种模式下,政府直接举办医疗保险事业,通过税收形式来筹措医疗保险基金,采取预算拨款的形式给公立医疗机构资金支持,从而为居民直接提供免费(或低收费)的医疗服务。英国是全民医疗保险模式的代表国家。该模式具有以下特点:属于福利性的医疗保险制度;医疗保险基金的来源是国家税收;医疗服务具有国家垄断性;管理体制上实行计划配置,政府卫生部门直接调配和配置医疗卫生资源,直接参与医疗机构的建设和管理;市场机制对其不产生影响和调节;保障项目水平比较高,保障范围比较广。

(二)社会医疗保险模式

社会医疗保险模式是国家立法强制推行的医疗服务制度。这种模式是由雇主和雇员依法共同缴纳医疗保险费,政府通过社会医疗保险为参加者提供基本卫生服务。与国家卫生服务模式不同,社会医疗保险不是一般意义上的公民权利,只有参加者才能获得相应的医疗服务。尽管参加者的医疗保险费是依法收取的,但不是国家税收。德国是该保险模式的典型代表国家。社会医疗保险模式具有如下特点:由国家通过立法强制实施,凡是符合条件的雇主和个人都必须参保;采取多渠道方式筹集医疗保险基金,保险基金由国家、雇主和劳动者共同负担;保险基金实行社会统筹,互助共济;社会医疗保险一般由中介机构组织实施,政府不直接参与,但政府对其实施宏观监督和管理;社会医疗保险机构作为"第三方付费"组织,统一管理医疗保险基金,并按规定在参保人发生医疗费用时,向医疗服务提供机构支付医疗费用社会医疗保险基金按照"现收现付"筹集,并根据"以支定筹、以收定付、当年收支平衡"的原则管理,除了一定的风险基金,一般没有积累;根据医疗保险筹资和偿付水平的高低确定保障水平。

(三)储蓄医疗保险模式

储蓄医疗保险模式是通过国家立法,强制个人或单位缴费建立储蓄医疗保险基金,以劳动者的个人名义单独设立医疗储蓄账户,用于支付劳动者医疗费用的社会保险制度。这种制度强调个人责任,以家庭为单位筹集,储蓄一定数额基金,延续使用,抵抗疾病风险。储蓄医疗保险只能用于个人和家庭成员的医疗消费,不能在社会成员之间互济使用,因此不具备社会医疗保险模式的共济特征。新加坡是储蓄医疗保险模式的典型代表。该模式的特点总结如下:依据法律法规强制性要求个人或家庭建立储蓄医疗保险基金,筹资方式是储蓄;强调以个人责任为主,树立自我保障意识和责任;国家主要负责组织储蓄医疗保险制度的建立和完善,保证个人储蓄医疗保险基金的保值和增值,不负担或只负担少部分费用,对医疗机构给予适当的补贴;具有个人和家庭纵向积累的功能,储蓄保险基金作为个人和家庭成员终生医疗费用保障,实行积累制,家庭成员之间可以共享,解决了年轻人与老年人之间医疗保险费用负担上的代际转移问题。

(四)商业医疗保险模式

商业医疗保险模式是把医疗保险作为一种特殊商品,按市场法则自由经营的医疗保险模式。在医疗保险市场上,卖方是指营利或非营利的私人医疗保险公司或民间医疗保险公司;买方既可以是企业、社会团体,也可以是政府或个人。商业医疗保险的资金主要来源于参保者个人及其雇主所缴纳的保险费,一般而言,政府财政部门不出资或不补贴。美国是世界上推行医疗保险市场化最具代表性的国家。商业医疗保险模式具有以下特点:①社会人群自愿投保,共同分担由意外事故所造成的经济损失;②保险人与被保险人签订合同,缔结契约关系,双方履行权利和义务;③医疗保险作为一种特殊的商品,其供求关系由市场进行调节,保险机构根据社会的不同需求开展业务;④大多数医疗保险机构以营利为目的。

四、中国基本医疗保险制度简介

改革开放以来,中国高度重视医疗保险制度建设,不断建立与完善医疗保险制度,逐渐构建起包括城镇职工基本医疗保险、城乡居民基本医疗保险、城乡居民大病保险等在内的基本医疗保险制度。

(一)城镇职工基本医疗保险

城镇职工基本医疗保险是为补偿劳动者因疾病风险遭受经济损失而建立的一项社会保险制度。城镇职工基本医疗保险基金由统筹基金和个人账户构成。职工个人缴纳的基本医疗保险费,全部计入个人账户。用人单位缴纳的基本医疗保险费全部用于建立统筹基金。城镇职工基本医疗保险一般采用混合偿付方式:起付标准以下的医疗费用,从个人账户中支付或由个人自付。起付标准以上、最高支付限额以下的医疗费用,主要从统筹基金中支付,个人也要负担一定比例。超过最高支付限额的医疗费用,可以通过商业医疗保险等途径解决。统筹基金的具体起付标准、最高支付限额以及在起付标准以上和最高支付限额以下医疗费用的个人负担比例,由统筹地区根据以收定支、收支平衡的原则确定。

(二)城乡居民基本医疗保险

城乡居民基本医疗保险的前身是新型农村合作医疗(以下简称"新农合")与城镇居民基本医疗保险。2002年10月,中国政府明确提出要建立以大病统筹为主的新型农村合作医疗保险制度,该保险制度是由政府组织、引导、支持,农民自愿参加,个人、集体和政府多方筹资,以大病统筹为主的农民医疗互助共济制度。城镇居民基本医疗保险是继城镇职工基本医疗保险制度和新型农村合作医疗保险制度推行后,党中央、国务院为进一步解决广大人民群众医疗保障问题,不断完善医疗保障制度的重大举措。它主要是对城镇非从业居民医疗保险做出了制度安排。然而两项保险制度的分割影响了社会公平的实现。后来,为促进城乡一体化和社会公平,解决城乡医疗保障制度标准不统一、城乡居民基本医疗保险待遇不一致等问题,国家于2016年提出将新农合与城镇居民两种不同的医疗保险制度进行整合,依照"提高筹资水平,提升待遇水平以及拓展目录范围"的原则建立城乡居民统一的医疗保险制度。城乡居民基本医疗保险政策的实施,使得参保的农村居民享有城市居民一样的待遇。在门诊、住院治疗等方面提升了农村居民的医疗保障待遇水平,促进了社会水平。城乡居民基本医疗保险的实施,解决了居民重复参保、重复投入的问题,节约了公共资源。同时也解决了因城乡二元结构造成的制度分离、管理分家、经办分开等问题。这样不仅适应了中国经济发展的趋势,而且整合了医疗资源,提高了医疗资源的利用率。

(三)城乡居民大病保险

医改实施以来,中国医疗保障事业取得巨大成就,基本建立起覆盖城乡的医疗保障体系。然而中国医疗保险筹资水平与保障水平较低,部分大额医疗费用参保人群在基本医疗保险补偿后仍承受着巨大的疾病经济负担,依然有部分家庭会灾难性卫生支出的现象,"因病返贫、因病致贫"现象时有发生。在此背景下,2012年中国政府开始谋划建立城乡居民大病保险体系,解决城乡居民反映强烈的"因病致贫、因病返贫"问题,使绝大部分城乡居民不再因为疾病陷入经济困境。同年,国家提出要针对城镇居民医保、新农合参保人群大病负担重的情况建立大病保险制度,在基本医疗保险的基础上,对大病患者发生的高额医疗费用给予进一步保障,通过"二次报销"的方式弥补基本医疗保险保障水平低的问题。

城乡居民大病保险是指从城镇居民医保基金、新农合基金(合并后为城乡居民基本医疗保险基金)中划出一定比例或额度作为保险资金。城乡居民大病保险由政府主导、商业医疗保险机构承办、医疗机构参与。政府在大病保险运行中引入市场机制,允许商业保险机构参与大病保险,将部分运营权交予商业保险机构,这种运营模式既节约了政府的运营管理成本,也发挥了商业医疗保险机构对于保险服务的专业性,参保者因此也能够获得更加专业的保险服务。

第二节 医疗保险市场分析

一、医疗保险市场概述

(一)医疗保险需求

1. 医疗保险需求的概念

医疗保险需求是指医疗保险需方在一定的时期内,在一定的医疗保险费(价格)条件下,愿意并且能够购买的医疗保险数量,即对医疗保险机构在一定价格条件下所提供的经济保障的需求量。

2. 医疗保险需求的影响因素

影响医疗保险需求的因素很多,可将其归结为以下几类。

1)疾病风险程度

疾病风险对医疗保险需求的影响主要表现为两个方面:疾病发生的概率与疾病损失。疾

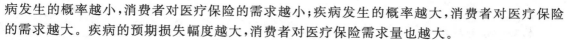

病发生的概率越小,消费者对医疗保险的需求越小;疾病发生的概率越大,消费者对医疗保险的需求越大。疾病的预期损失幅度越大,消费者对医疗保险需求量也越大。

2)医疗保险价格

医疗保险价格往往与需求成反比。价格(保险费)越高,医疗保险的需求越小。

3)消费者收入水平

对于医疗保险而言,往往收入很高或很低的消费者对医疗保险的需求相对不大。高收入群体因疾病导致的财富损失和购买医疗保险所导致的财富损失对其财富总量的影响不大;而对于低收入的消费者来说,一方面受支付能力的影响,另一方面参与保险的预期效用曲线和总效用曲线基本重合,降低了他们对医疗保险的需求。

4)医疗服务供给

医疗保险需求也受到医疗服务供给种类、质量、价格和医疗费用水平的影响。如果医疗机构所提供医疗服务的种类和质量不能满足消费者对医疗服务的需求,就会影响到他们对医疗保险的需求。

5)医疗费用支付方式

不同的医疗费用负担方式会影响消费者对医疗保险的需求。医疗费用自付比例越低,人们参保的积极性越高,反之亦然。

6)其他因素

除上述因素外,利率的高低、消费者避险的心态、受教育程度、职业、年龄和健康状况、消费者的保险意识等都会对医疗保险的需求产生一定的影响。

(二)医疗保险供给

1.医疗保险供给的概念

医疗保险供给是指在某个特定时期、一定保险费率水平上,医疗保险提供者愿意而且能够承担的医疗保险服务数量。医疗保险供给的形成必须满足供给意愿与供给能力两个条件,缺一不可。

2.医疗保险供给的影响因素

医疗保险需求是影响医疗保险供给的根本因素。除此之外,很多因素都会影响医疗保险的供给,具体可归纳为以下几类。

1)医疗保险费率

医疗保险供给与医疗保险费率呈正向相关关系,保险费率上升则会刺激医疗保险供给增加;反之相反。

2)承保能力

承保能力是指医疗保险机构提供医疗保险服务的能力。承保能力的大小往往取决于保险经营资本、管理水平、医疗保险机构人员的数量及质量等。

3)医疗保险成本

医疗保险成本是指在接受保险服务过程中所有的费用支出,包括保险费用偿付、保险机构人力资源成本、房屋租金、设备及各类管理费用等。医疗保险成本过高,意味着支出大,经济效益减少必然导致供给减少。医疗保险成本高导致保险费率增加,缴纳过多医疗保险费必然影响医疗保险需求,从而影响医疗保险供给。即医疗保险的成本越高,医疗保险的供给量也越小。

4)险种设计技术

医疗保险的专业性、技术性很强。由于医疗服务和疾病的特殊性,导致很多险种很难设计,因此,即使有很大的市场需求,医疗保险也很难供给。

5)医疗服务因素

医疗保险供给主要通过医疗服务的形式实现。提供方为患者提供合理有效的服务,有助于医疗保险基金支出的减少,从而增加医疗保险的供给。相反,如果供方医疗服务供给质量差、医药资源浪费严重,造成医疗费用开支失控,会削弱医疗保险基金的偿付能力,从而减少医疗保险的供给。

6)政策因素

政府所制定的政策、法律、法规在很大程度上决定着保险业务的发展方向。政府制定的社会经济与保障政策,在宏观上会影响医疗保险供给,健全的法规制度建设能够使医疗保险供给能力维持在均衡水平上。

(三)医疗保险市场

1. 医疗保险市场的概念

医疗保险市场是进行医疗保险产品买卖的交易场所(有形)和接触点(无形),是保险经济活动与市场机制的有机结合体。所谓市场机制,是指供求价格机制、竞争机制、利益驱使机制三者间相互作用、相互制约所构成的经济运行内在关系,是构成保险市场的主体。

在医疗保险市场中,参保人和参保人缴纳医疗保险费是医疗保险市场正常运行的前提条件,参保人参加或购买医疗保险后是医疗保险责任的开始。

2. 医疗保险需求与供给平衡

1)医疗保险供给与需求均衡

一般商品与服务的供需均衡是指在一定价格水平上,这种商品或服务的供给量和需求量相等的状态,在医疗保险领域同样存在这样的供需均衡。从经济学角度来分析,所谓医疗保险供给与需求均衡是指在某一价格水平上,医疗保险供给方所提供的保险产品或服务的数量与健康保险的需求方的需求量相等。

2)健康保险供给与需求失衡

健康保险供给与需求均衡是一种理想的状态,但是这种均衡是暂时的。当健康保险供给量与需求量不相等时,如果保险需求方的需求量不能得到满足,健康保险机构无意愿和能力提供与保险需求相等数量的产品或服务时,这种均衡就会被打破。因此,在市场竞争中,需要采取一些措施和手段保证健康保险供给与需求达到新的均衡。

(1)医疗保险供给大于需求。在一定时期内,某一价格水平上,医疗保险的需求量保持不变或者逐渐缩小,而保险的供给量相对增大,打破了保险供给与需求均衡的状态。如果医疗保险的供给与需求想要重新达到均衡的话,就要适当降低保险的价格。因为保险的价格与保险需求是负相关的,医疗保险价格越高,人们参保的积极性越小,医疗保险的需求量越少,就会出现医疗保险供给过剩的现象。在医疗保险供给大于需求的情况下,保险机构只有采取措施降低保险价格来刺激需求,才能在市场竞争中取胜。

(2)医疗保险需求大于供给。在医疗保险的供给量相对不变的情况下,医疗保险的需求量增加也会打破医疗保险市场原有的均衡状态,引起医疗保险价格的上升。当保险价格较低时,在一定程度上会刺激保险需求,导致医疗保险市场供不应求。当消费者的需求上升,保险机构提供保险产品数量未随之相应扩大时,意味着消费者的需求不能得到满足,甚至受到抑制。在医疗保险的需求大于供给时,会出现"卖方市场",保险机构可以适当提高医疗保险价格。但是,保险公司不能为了追求利润最大化而任意提价,价格上涨要控制在一定范围内。否则,当医疗保险价格超出消费者的缴费能力时,反而削弱其购买力。

3. 实现医疗保险供求均衡的措施

在医疗保险市场的实际运行中,供给与需求达到均衡状态是非常理想化的。随着影响供给与需求的各种因素发生变化,保险供给与需求必然不断变化,均衡状态是动态变化的。要实现保险供给与需求的均衡,需要综合分析各种影响供给与需求的因素,通过科学的市场调研、预测,进而做出合理的决策,不断调整政策,通过微观市场行为的引导和宏观上加强行业监管等措施来实现保险供求均衡。

二、医疗保险市场失灵与政府干预

(一)医疗保险市场失灵

医疗保险市场会因信息不对称性、效益外在性等原因产生逆向选择、道德损害和风险选择等问题,具体解释如下。

1. 逆向选择

逆向选择是指因交易双方信息不对称、市场价格下降导致劣币驱逐良币等造成市场交易产品平均质量下降的现象。具体来说,在医疗保险市场中,不同投保人的风险水平是不同的,有些人可能有与生俱来的高风险,而另一些人可能有与生俱来的低风险。由于投保人对自身健康状况更清楚,拥有保险公司无法完全掌握的私人信息,在信息不对称的条件下,对不同风险水平的投保人制定不同的保险费用是无法实现的。医疗保险公司只能根据与投保人风险水平相关的一些可获得信息,如年龄、疾病种类等,将投保人分为若干类别,对不同类别的投保人采用不同的医疗保险费用,即提供部分差别医疗保险合同。但这种分类也不足以完全消除逆向选择现象,因为同一类别的投保人的健康状况也是有差别的。因此在医疗保险公司指定的保险费用上,高风险者将购买更多的保险,而低风险者将购买较少的保险,甚至退出保险市场。结果,投保人的实际发病率或死亡率将大大高于其所在类别的整体统计概率,医疗保险公司的利益将受到损害。如果医疗保险公司为了维护自身利益而提高医疗保险费用,将使较低风险的投保人离开市场,而留下的将是更高风险的投保人,从而对医疗保险公司更不利。

2. 道德损害

道德损害是指医疗保险的利益方利用自身掌握的信息优势造成保险费用不合理增长和医疗资源过度消耗的机会主义行为,又称道德风险。医疗保险市场涉及三个利益方:需方、供方和支付方。道德风险主要表现为以下两种情况。

1)需方道德风险

需方道德风险是指医疗保险的风险共担机制,使得医疗服务的边际成本下降,从而造成需方医疗服务利用量的增加。需求方道德风险分为事前道德风险和事后道德风险,事前道德风险表现为投保人拥有医疗保险后,减少对自身健康风险的预防行为,如吸烟、喝酒、减少锻炼等；事后道德风险表现为拥有医疗保险后，过度利用医疗服务，医疗花费显著增加。在投保人追求自身利益的同时，造成了医疗资源浪费，使有限的卫生资源不能用在真正需要的人身上，侵犯了他人的应得利益，社会整体利益受到损失。

约束需方道德损害行为，控制其过度需求和不合理医疗消费的主要方式有四种：起付线法、共付法、封顶法、混合偿付方式。

2）供方道德风险

供方道德风险是指供方利用信息优势，诱导患者过度医疗。供方道德风险又可分为医院道德风险和医生道德风险。公立医疗机构可能会通过设立政府规定之外的新项目或者抬高药价的方式形成诱导需求。在收入与诊疗费用挂钩的情况下，医生的效用最大化倾向使其总是选择最昂贵而不是最有效和最节约的方案。

如何规避医疗保险中供方道德风险呢？改革支付方式与对供方的监管是限制供方道德风险发生的有效控制方法。具体措施包括：实行支付方式由后付制向预付制转变；建立医疗服务信息系统，促进信息的公开透明；加强对供方服务行为的监管。

3. 风险选择

风险选择是指保险人按照一定标准对投保人和保险标的的风险进行审核评估，以排除不合格的投保人和保险标的，防止不可保风险的介入。

保险机构为了获取更大的利润（或规避风险），尽可能地吸收高收入、年轻、健康的人参加医疗保险，而将具有高疾病风险的老年人、残疾人、低收入人群等直接排除在保险范围之外，此行为常被称为保险机构的"撇奶油"或"摘樱桃"行为。保险机构风险选择使得部分高风险、高成本的人群转嫁给社会，致使社会保险的公平性降低。最有力控制保险机构风险选择的策略是强制性要求保险公司不得以任何理由阻止符合政府规定的消费者参保；通过市场竞争促使保险人吸引更多的参保人投保。

（二）医疗保险市场的政府干预

医疗保险领域市场失灵是政府对医疗保险市场进行干预的原因，政府的作用更多地在于维护医疗保险制度的公平性。政府可以利用法律手段规范被保险人参保、保险人纳保行为，消除保险人与被保险人之间信息不对称带来的问题，避免逆向选择、道德损害、风险选择的发生。具体作用体现在以下几个方面。

1. 设计和规范医疗保险市场

政府会根据当地的政治、经济、文化、医疗卫生状况等因素，适时地设计和规划医疗保险市场的一些总体特征和总体规则，从宏观上把握发展方向，通过法律的形式对医疗保险三方地位、权力、责任和相互关系做出总体规定，使医疗保险各方的行为规范在一个基本框架之中。

2. 促进和协调医疗保险市场的发展

在医疗保险建立过程中，保险市场三方往往缺乏自觉性。保险方往往感到医疗保险风险大、利益小而缺乏积极性，被保险方缺乏保险意识和知识，医疗供方担心失去垄断地位。因此，这一阶段，政府要积极促进医疗保险市场的建立。在医疗保险的建立和运转过程中，保险市场的三方还会不断遇到矛盾，有关部门可采取制订（或调整）法规、经济抑制（或鼓励），甚至行政干预手段，努力使市场各方处于一种平等地位，保持市场的均衡状态，使其按正常轨道发展。

3. 监督和控制医疗保险市场的运行

医疗保险市场作为一种特殊市场,存在着一些不规则、不正常的市场因素。尽管在这一市场中三方之间有相互监督、制约作用,特别是保险机构可在很大程度上代表政府监督着医疗机构和被保险方。但这是不够的,保险机构本身也需要人监督。有关政府部门应该成立专门的机构和组织,建立起严格的法律和行政的医疗保险监督控制制度和手段,尽可能减少各种违规行为,保证医疗保险市场的正常运转。

4. 参与和弥补医疗市场的不足

医疗保险市场是一个不完备的市场,存在市场失灵。这时,政府需要直接参与一些医疗保险市场中的工作,以弥补医疗保险市场的不足,例如组织卫生防疫,为某些人群出钱参加医疗保险。

第三节 医疗保险基金筹集、支付与管理

一、医疗保险基金筹集

(一)医疗保险基金的概念

医疗保险基金是指通过法律或合同的形式,由参加医疗保险的企事业单位、机关团体或个人在事先确定的比例下,缴纳规定数量的医疗保险费汇集而成的,为参保人提供基本医疗保险的一种货币资金。一般来说,医疗保险基金可以分为社会医疗保险基金和商业医疗保险基金。

社会医疗保险基金是指国家为保障参保人在患病期间的基本医疗,由社会保险经办机构或税务部门按照国家的有关规定,在特定的统筹地区内,按一定的比例向劳动者所在单位及劳动者本人征缴的保险费以及以政府财政拨款的形式集中起来的,有专门机构管理的专款专用的财务资源。社会医疗保险基金的筹集和管理带有强制性,不以营利为目的。

商业医疗保险基金是保险人(保险公司)用来补偿被保险人(投保人)疾病风险的一种保险基金。商业医疗保险以营利为目的,不具有强制性。

(二)医疗保险基金的筹资模式

从资金的积累状况可将医疗保险基金的筹资方式分为以下三种。

1. 现收现付式

这种筹资方式以一定时期(一般为 1 年)收支平衡作为筹资目标,先测算出该时期需支付的纯保险费,然后制定本期的筹资标准,并按一定比例分摊到参加保险的各方。即每年筹集的医疗保险资金要全部用于支付当年的医疗费用。

这种筹资模式的特点是:①"以支定收",每年筹集的医疗保险费与当年的医疗保险基金支出基本平衡,略有结余;②费率调整灵活,易于操作;③医疗费用体现人与人之间的横向调剂,通过互助共济实现收支平衡;④通过再分配达到公平性目的。

其优点是:简单易行,有利于医疗风险的横向分摊,互济性强,只需考虑短期资金平衡,不必因维持较大数量的风险储备金而承担长期风险。其缺点在于:当人口结构和劳动力的年龄结构发生变化时,由于没有长期资金积累,会增加现有人口和劳动力的费用负担,不能妥善解决代际转移的问题。

2. 基金积累式

这种筹资方式是在对有关的人口健康指标和社会经济指标（如患病率、工资率、平均医疗费用、通货膨胀率等）进行长期宏观测算之后，将被保险人在享受保险待遇期间的费用总和按一定的提取比例分摊到整个投保期内，并对已提取但尚未支付的保险基金进行有计划的管理和运营。投保人早年付出的保险费大于保险支出，其差额作为以后年份的储备基金；随着投保人年龄增长，保险支出会逐渐超过其交纳的保险费，这时用储备基金及其利息弥补收支差额，做到整个保险期内收支大体平衡。

这是一种以远期纵向平衡为目标的筹资方式，具有储蓄性质。其优点是：可以用长期积累的基金对付可预见的和未能预见到的风险。其缺点在于：储备基金由于跨越年度长易受到通货膨胀侵蚀。

3. 混合式

混合式是将上述两种筹资方式互相结合、扬长避短的筹资方式。在混合式筹资方式下，医保基金的收支呈"T"形平衡结构，一方面，在一定区域内的社会群体中"横向"筹集医疗基金，风险分担，费用共济；另一方面，保险费中的一部分进入个人账户"纵向"积累，以劳动者年轻力壮少病时积攒的储备金弥补年老体衰多病时的费用缺口，自行缓解后顾之忧。这种把社会共济与个人保障结合起来的筹资结构，既能体现社会公平原则，又能体现效率原则。既有利于消费者（被保险人）树立费用意识，自觉约束医疗消费行为，也有利于促进消费者监督服务提供方，规范医疗服务提供方的行为。该筹资方式的难点包括如何确定个人账户与社会统筹两部分医疗基金的比例，沉淀于个人账户的基金如何保值与增值等。目前，中国城镇职工基本医疗保险采用的将"社会统筹与个人账户结合"的筹资模式，属于混合筹资方式。

二、医疗保险费用支付

（一）医疗保险费用支付的含义

狭义的医疗保险费用是指参保人员因疾病造成的风险补偿之和，即参保人员患病后根据医疗保险规定支取的医疗补偿费用。广义的医疗保险费用是指参保人员患病后发生的医疗费用总和，其中医疗保险补偿费用是主要部分，还包括个人自付费用和部分用人单位补偿的费用。

医疗保险费用支付也称为医疗保险费用偿付或结算。它是指由医疗保险机构按照保险合同的规定，在被保险人接受医疗服务后，对其所花费的医疗费用进行部分或全部补偿，也可以理解为对医疗服务机构所消耗的医疗成本进行补偿。医疗保险费用支付按照不同的分类标准，医疗保险费用可分为多种类别。按照支付时间，医疗保险费用可分为预付制和后付制；按照支付主体，医疗保险费用可分为需方支付和供方支付。

（二）医疗保险需方支付方式

采取不同需方支付的目的，是在对被保险人提供基本医疗保障的基础上，约束需方道德损害行为，控制其过度需求和不合理的医疗消费。需方支付方式主要有起付线方式、共付方式、封顶方式以及混合支付方式。

1. 起付线方式

起付线方式也称为扣除方式。该种支付方式是指保险机构事先规定了医疗保险费用偿付的最低限标准,当保险人就医时,需要首先自己支付这一最低标准以下的费用,超出最低限标准以上部分则由保险机构支付。

起付线方式具有多种优点:①有利于抑制医疗费用的过度消费。由于被保险人自己必须支付部分费用,有利于增强其费用意识,限制不必要的医疗需求。②有利于减少管理成本,提高基金使用效率。采取起付线方式,排除了大量的低费用小额补偿,使医疗保险机构的工作量大大减少,从而降低其管理成本。③确保有限的基金优先用于高费用疾病的医疗服务中,增强医疗保险分担疾病风险的能力。

2. 共付方式

共付方式也称按比例偿付,是指被保险人和保险人按照事先约定的比例共同支付医疗保险费用,这一比例又称为共付率,是医疗保险费用需方支付中最普遍的偿付方式。共付方式既可以采取固定的比例的方式,也可以采取变动比例的方式,即随着医疗费用的增加,共付比例递减或递增。共付方式的优点是在降低医疗服务价格的同时,促使被保险人去寻求较便宜的医疗服务,实现控制医疗费用的目的。共付方式的这种激励机制的作用是否有效,取决于共付率的高低及医疗服务需求价格弹性。

3. 封顶方式

封顶方式也称为最高限额。它是指医疗保险机构对被保险人一次性或一年医疗费用补偿设立的最高限额的方法,保险机构只偿付在这个限额以下的医疗保险费用,超过限额以上部分则由被保险人自己支付或通过其他的保障方式(如补充医疗保险)偿付。相比其他需方支付方式,封顶方式具有如下优势:①在社会经济发展水平和各方承受能力比较低的情况下,封顶方式将高额医疗费用剔除在保险支付范围之外,维护了基金安全;②有利于限制参保者对高额医疗服务的过度需求,以及医疗服务提供方对高额医疗服务的过度提供;③有利于鼓励参保者重视卫生保健,防止小病酿成大病。封顶方式的缺陷是使医疗保险的风险分担及保障的功能受到一定影响。

4. 混合偿付方式

单一的支付方式均存在一定的缺陷,如果将各种支付方式组合起来使用,扬长避短,互为补充,对医疗费用的控制会起到更好的效果。混合支付方式已成为目前国内外应用比较广泛的需方支付方式。中国社会医疗保险实施运用了混合支付方式,具体包括:对低费用段实行起付方式;中间费用段采用共付方式,由需方和保险方按一定比例支付;对高费用段则采取封顶方式,超过高费用段部分通过其他方式解决。

(三)医疗保险供方支付方式

医疗保险供方支付是指医疗保险机构作为第三者代替被保险人向医疗服务供方偿付医疗服务费用的方法,根据费用结算方式可将其分为以下几种。

1. 按服务项目付费

按服务项目付费是指患者在接受医疗服务过程中,按照服务的项目,如治疗、诊断、药品、化验、护理等的价格来计算医疗费用,然后由医疗保险机构向医疗服务的提供者支付费用,所偿付费用数额的多少取决于各个服务项目的价格以及实际的服务数量。它是运用最早、最广泛的一种医疗费用支付方式。

按服务项目付费的主要优点是：①操作简单、管理费用低；②在项目价格合理确定的情况下，能比较完全地对医疗服务提供者给予补偿，有利于调动服务提供者的积极性；③患者选择面广，能够获得各种医疗服务机会；④利于医学科技成果的及时应用与更新。

其缺点主要有：①在市场存在严重信息不对称情况下，容易促使医疗机构为获得更多的补偿而诱导需求、创造消费和提供过度服务，导致医疗费用过快增长；②使医疗保险机构处于被动付费地位，服务发生后需要对各服务项目和费用支出进行逐项审核，管理成本较高；③医疗服务价格，受医院级别、地理位置等因素影响，医疗保险机构难以科学而准确地进行确定；④按服务项目付费使医院倾向于发展高、精、尖的医疗技术，从而导致对常见病、多发病防治工作的忽视。

2. 按服务单元付费

按服务单元付费又称为平均费用标准付费，是通过抽查一定比例的门诊处方和住院病历，并扣除不合理医疗费用支出后统计制定出平均费用标准，按照平均费用标准进行支付的一种方式。它把患者每次住院分解成每天或其他单元来付费。按服务单元付费是预付制和后付制相结合的一种方法，每个单元的预算标准是预付制，按服务单元量累计结算是后付制。按床日付费属于按服务单元付费的一种，它把患者每次住院分解成每个住院日来付费。在住院治疗中，根据病情的严重程度和治疗中的进展情况进行分类分段，对各类疾病和各时间段规定床日支付费用事先定价，患者出院后按实际发生的费用和规定补偿比与医疗机构结算。该支付方式的优缺点与按单元付费的优缺点基本一致。

按服务单元付费的优点是：①对同一所医院的每个患者来说，每天住院或每次门诊其所支付的费用都是一样的，与治疗实际花费的费用没有关系，因此，能够鼓励医院抑制不必要的服务和用药，降低医疗成本并增加收入，提高医院的工作效率；②医疗保险机构对医院医疗费用的控制效果比较明显，管理成本也较低；③患者较易得到各种医疗服务。

其缺点主要是：①由于医疗保险机构支付给医院的费用总额与医疗机构提供的服务人次数成正比，容易出现医疗机构分解患者处方的行为，医院通过延长患者的住院日数、增加患者的门诊次数来达到增加住院日数或服务提供单元数的目的；②由于医院的支付标准统一并且固定，容易诱导医院选择性地接收患者，争收轻症患者而相互推诿重症患者；③医院的竞争意识减弱，可能导致医疗服务水平降低；④由于未对单元服务的总量进行控制，服务量过多或不足都易导致医疗费用总额失控。

3. 按人头付费

按人头付费是指医疗保险机构在测算每一住院人次花费的基础上，考虑地域医疗水平和医疗成本上涨等因素，根据医院提供服务的总人数，定期（通常是一个月或者一年）事先向医院支付一定费用；医院按合同规定提供所要求的一切医疗服务，不再另行收取费用。按人头支付是预付制的一种，在这种情况下，风险部分转移至卫生服务提供方，如果提供方的成本大于人均预算，则提供方承担多余成本，如果提供方提高效率，促使成本低于人均预算，则剩余费用归提供方所有。

按人头付费的优点在于：①简便易行，保险人和医院都能很好地进行操作；②有较强的定额约束力，使医疗机构的主动控费意识增强；③可以促使医院主动开展预防工作，减轻医院将来的工作量，降低医疗费用支出。目前，美国的健康维持组织和英国持有基金的通科医生都选择这种支付方式。

其弊端主要有：①如果不根据个人风险进行调整，医院会降低服务成本，限制可提供服务的数量和质量；②诱导医院选择性地接收患者，如医院可能更乐于接收症状较轻、住院时间相对较短的患者，而推诿甚至拒绝接收重症患者；③会出现医院通过分解患者的住院次数，来获取更多的"人头"，增加患者负担；④由于定额有限，医疗服务质量可能会降低，引发医患矛盾。

4. 总额预付

总额预付是保险机构根据前期医院总支出，在剔除不合理支出后，通过与医院协商，最后确定的按年度拨付给医院的总费用。在总额预算制度下，医院的预算额度一旦被确定，医院的收入就不能随着其服务量的增长而相应增长，同时一旦出现亏损，亏损部分由医院自负。

总额预付的优点有：①该方法不需要进行复杂的测算，费用结算方式比较简单；②卫生服务提供方同时也是医疗费用支出的控制者，因此供方会主动降低成本，提高资源利用效率；③总额预付有利于保险机构宏观地对医疗费用总支出进行控制，从而使得医疗费用容易得到控制，降低了医疗费用的风险。

其缺点主要有：①预算额度的合理确定有一定难度，偏高会使医疗服务不合理增长、服务过度，偏低会导致医疗服务数量和质量下降；②没有直接的服务效率激励机制，医院可能削减某些必要的医疗服务，盲目地节约成本，抑制需方的合理医疗需求；③可能弱化市场作用，从而影响医疗服务机构的运行效率，阻碍医疗技术的创新与发展，最终将降低卫生服务提供方的积极性、减少医疗服务数量、降低医疗服务强度和质量；④患者有可能得不到合理科学的医疗服务，出现"看病难"的现象。

5. 单病种付费

单病种是指出院第一诊断（主要诊断）确定的疾病名称，单病种付费是卫生服务提供方对单纯性疾病按照疾病分类确定支付额度的医疗费用支付方式。其特点是医疗机构的收入仅与每个病例及其诊断有关，而与医疗机构治疗该病例所花费的成本无关。单病种支付方式的采用，必须结合临床路径，以保证医疗质量。

单病种付费的优点是：①限价压缩了医疗成本支出，限制了贵重药品的使用；②可以减少和控制过度医疗服务，规范供方的医疗行为，促进供方重视成本核算，主动降低医疗服务成本，从而提高卫生资源的利用效率；③在单病种收费标准固定的情况下，减少药品费用，降低卫生材料消耗，建立健全成本核算体系。

其缺点主要是：①普适性差，成本核算难；②应对并发症困难；③医疗费用体外循环；④潜在医疗质量下降。

6. 按疾病诊断相关组合付费

按疾病诊断相关组合付费，也称按疾病诊断分类定额预付制，是根据国际疾病分类方法，将住院患者的疾病按诊断、疾病严重程度、医疗处理程序、年龄、性别、伴随症或并发症的发生率或合并感染等分为若干个组，同一组的患者临床特征相似且预计使用的医疗资源水平相似，对每个组分别指定费用标准，并预先支付卫生服务提供方的医疗保险费用。患者在诊疗全过程中一次性向医院支付该指定标准的费用。在按疾病诊断相关组合付费的方式下，医疗保险机构按患者所属的疾病分类和等级定额给医疗服务机构予以费用补偿。按疾病诊断相关组合付费使非常复杂和随机的医疗支付过程标准化，把患者的诊疗过程作为一个整体，供方的收入与实际成本无关,而与每个病例及其诊断有关。按疾病诊断相关组合付费是目前国际上较理想的病例组合模式,综合反映了病种的严重程度、预后、治疗难度、医疗服务强度及资源消耗程度,是一种相对合理的医疗费用管理方法和相对客观的医疗质量评价方法。

与其他付费方式相比,按疾病诊断相关组合付费具有以下优点:①按疾病诊断相关组合付费能够改变医疗保险方作为第三方的被动局面,可以通过制定预付标准来控制医院的支出,同时借助医疗预算强迫约束医疗服务提供方分担一定的经济风险,提高经济效益。②医院能够得到较合理的医疗资源消耗补偿,提高服务效率、质量和经济效益,促进医疗技术进步,加强内部管理,确定最合理的诊疗流程,自觉控制费用,降低成本,合理利用医疗资源。③病种付费标准统一,卫生服务消费者可以根据医疗机构的管理、服务等情况,对医疗机构进行自主选择,以满足他们多方面的医疗需求。④可使复杂的医疗支付标准化。

该支付方式仍存在一些问题:①现行疾病分类由于未考虑患者疾病严重程度和实际医疗资源消耗,导致同一病种内的费用变异度过大,不能很好地反映患者接受医疗服务的资源消耗情况,这种缺陷经常引起医、患、保三方的利益纠纷。在同一种病、不同病情可能按同一个给付标准支付时,医院可能采取拒绝重症患者、减少必要的检查治疗程序、降低服务质量等措施来减少费用支出。②可能会出现服务提供者通过减少必要的服务和诱导不必要的诊次和住院而获得经济利益。③测算各种疾病的费用是一项庞大的工程,要求有完善的信息系统,管理成本较高。④编码蠕变,疾病分类中低费用的患者可能会被医疗机构选择诊断为高费用病例种类以增加补偿。

在以上几种医疗保险费用支付方式中,按疾病诊断相关组合付费是最为复杂的一种支付方式。医疗保险机构不仅要建立一套科学、合理的诊疗规范,即建立临床路径,还要在诊疗规范的基础上核定各项医疗服务的价格,计算各个医院的权重和基准利率,最终确定不同医院不同项目的收费标准。另外,还要根据物价上涨等因素对支付标准进行调整,平衡好各相关利益群体的权益。

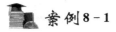 **案例 8-1**

按疾病诊断相关组合付费分组方法简介

为控制医疗费用上涨、提高医疗市场的服务率,西安交通大学相关课题组展开了按疾病诊断相关组合付费的相关研究。

研究利用某医院住院病历首页数据,分析了住院费用的主要影响因素,进而研究了按疾病诊断相关组合付费分组方法并构建最优的分组模型,最后以分组为依据确立了各组合的住院费用标准。具体研究方案如下:①对病例进行多因素回归分析。将性别、年龄、伴随症、入院情况、转归情况等 9 个因素作为自变量,住院总费用作为因变量,筛选影响住院总费用的因素。②对所有的样本病例进行分组。按照国际疾病分类(ICD-10),将所有的样本病例分为了 21个大类、224 个细类,建立主要诊断分类组。并根据分组设计,对各大类各组别的住院总费用对数和住院天数进行了简单描述。③引入住院费用影响因素,利用修正的交互式卡方自动检验方法对主要诊断分类进行分组,最后一共形成了 695 个组合,并将其命名为 CSAP-DRGs(中国陕西全病种疾病诊断相关组合)。利用费用评价法、RIV(总方差减少系数)、接受者操作特征曲线法对分组结果进行了评价,三种方法均显示分组具有合理性。④采用绝对值法、相对权重系数法、权重、基准利率法对住院费用标准进行测算和确定。

三、医疗保险基金管理

(一)医疗保险基金管理的内涵

医疗保险基金管理是根据国家有关政策和法规,按照医疗保险基金运动的客观规律,对医疗保险基金的筹集、支付、使用、运营进行计划、组织、协调、控制和监督等工作的总称。它侧重于基金本身的管理,属于价值形式的管理,是一项综合性的管理工作。基本医疗保险基金的管理水平将直接影响医疗保险制度依存与运作的物质基础。

(二)医疗保险基金管理的任务

1. 维持基金平衡

医疗保险基金的平衡,是指在一定时期、一定范围内,医疗保险基金"收入"与"支出"之间的大体平衡。要实现医疗保险基金的平衡,关键在于增收节支。但在一定条件下,不论增收还是节支都是有限度的。如果医疗保险基金的支出额现行确定,就可以根据收支平衡原则确定医疗保险基金的筹资额度,即所谓"以支定收"。一般来说,在医疗保险开业初和每年度制定医疗保险基金筹集计划时,要"以支定收";在每年度制定医疗保险基金支出计划时或在利用医疗保险基金实际支付医疗费用时,要"以收定支"。

2. 基金的增值保值

从使用角度看,医疗保险基金分为两个部分:一部分直接用于支付参保人员的医疗费用;另一部分用于积累,留待未来支出。医疗保险基金的积累部分或暂时闲置部分,可以而且应当直接或间接投入经济活动或金融活动并带来收益,使基金的实际价值量不断增加。医疗保险基金的保值增值,有助于加快医疗保险基金的积累,减轻国家、企事业单位和职工个人的医疗费用负担,能直接支援经济建设,有助于资金市场竞争,提高资金的使用效率,对于健全和完善社会保障体系、促进社会经济的全面发展具有深远意义。

(三)医疗保险基金管理模式

1. 政府直接管理模式

在政府直接管理的体制下,政府不仅要负责制定社会医疗保险的政策和法令,对社会医疗保险实施的范围与对象,享受保险的基本条件,资金来源、待遇支付标准与支付方式,有关方面(主要是国家、单位和个人)的责任、义务、权利等做出具体规定,还要负责社会医疗保险的具体管理工作。

2. 政府与社会公共组织共同管理的模式

实行社会医疗保险的国家,其医疗保险基金的管理组织既区别于医疗保障的行政主管部门,也不同于以营利为目的的商业组织,而是由专门的医疗保险基金管理机构进行管理。这类机构往往是政府所属的事业机构或者由政府委托或政府批准的民间组织机构,它们作为政府授权的非营利性机构,根据国家关于医疗保障的方针、政策以及政府颁布的有关法律、法规、制度等,独立行使职能,负责医疗保险基金的筹集、运营、给付等管理工作。

第四节 医疗保险评价内容与指标

一、医疗保险评价概述

(一)医疗保险评价的概念及目的

医疗保险评价是指根据国家的医疗保险发展目标,对医疗保险资金的筹集、分配和使用,医疗保险实施的社会效益和经济效益进行综合分析和评判,从而为医疗保险的运作与管理提供决策依据。医疗保险评价是对目标实现程度的评判,也是对医疗保险目标价值的衡量。

医疗保险评价是医疗保险科学管理的组成部分,是发展和完善医疗保险制度的重要方法和手段。医疗保险评价的目的,就是通过被保险方医疗服务利用、就医行为、医疗费用、健康状况和对医疗保险满意度的分析,对医疗服务供方服务的方便、快捷、耗费、效果和提供服务满意度的分析,对保险方医疗保险制度、运行机制、医疗保险目标实现程度的分析,综合评价医疗保险制度及其实施的健康效果、社会效益和经济效益,以便总结经验,进一步完善医疗保险和相应的配套政策和方案,发展和巩固医疗保险制度,保障人民健康。

(二)医疗保险评价的内容

医疗保险评价的内容涉及面较广,从不同角度可以有不同的评价内容。评价的内容包括对医疗保险三方的评价,即医疗保险方、被保险方和医疗服务提供方的评价,医疗保险政策的评价以及医疗保险社会效益和经济效益的评价等。无论哪一方面的评价,一般都会涉及与公平和效率、成本和效果(效益、效用)、服务质量等方面有关的指标。

医疗保险评价的内容具体可以分为以下 6 个方面。

1. 医疗保险的目标与政策

(1)该医疗保险的性质是什么? 是社会医疗保险、商业医疗保险,还是补充医疗保险?

(2)该医疗保险要达到什么目的?

(3)该医疗保险方案是否符合实施区域内的社会经济政策和卫生发展目标? 是否需要配套政策? 是否涉及卫生服务和管理体制的变革?

2. 医疗保险方案的有效性

(1)医疗保险方案是否有效? 其可能产生的结果如何?

(2)医疗保险方案的可行性如何? 方案的可操作性如何?

(3)医疗保险方案的技术是否成熟? 技术上是否有保证? 机构的运行成本是否合理?

(4)该医疗保险运行机制、管理制度和监管机制如何?

3. 医疗保险对保险人的影响

(1)被保险人是否愿意参加该医疗保险? 不愿参加的原因是什么?

(2)被保险人对医疗服务的利用如何?

(3)被保险人是否减轻了疾病经济负担? 该医疗保险的公平性和保障水平如何?

(4)被保险人对医疗保险是否满意?

4. 医疗保险对医疗服务供方的作用

(1)医疗服务供方对医疗保险的适应性如何?

(2)医疗服务机构是否按照合同和医疗保险有关制度提供医疗服务,医院和医生的供给行为如何?

(3)医疗服务的质量、数量、费用、方便程度如何?

(4)参保人对医疗服务的满意度如何?

5. 医疗保险对社会经济的影响

(1)参保人的健康水平和生命质量是否提高?

(2)该医疗保险对国民经济和卫生事业的发展有何影响?

6. 医疗保险政策与法规

(1)国家和地方的医疗保险政策与法规是否有利于该医疗保险的实施?

(2)医疗保险政策与法规是否要调整?是否涉及相关政策的修订?

二、医疗保险评价指标体系

医疗保险评价指标体系是衡量医疗保险运行方案优劣及相关方面变化的重要参数,是评价医疗保险工作的重要工具。通过对医疗保险评价指标的测量,能够评价医疗保险取得的成绩、存在的问题与不足,调整和完善医疗保险方案。这里的评价指标体系及其内容主要是根据医疗保险日常运行情况而建立的,主要涉及以下几个方面的指标。

(一)参保情况指标

(1)参保总人数。该指标可以反映统筹地区(或全国)参加各类医疗保险的总人数。

(2)参保率。该指标是指实际参保人数占应该参保人数的百分比。参保率指标有总参保率、各类保险的参保率。

(3)参保人群结构。该指标反映参保人群的职业、单位、年龄或不同收入水平的结构。

(二)医疗保险基金征缴情况指标

通过此类指标的测量可以评价医疗保险基金的征缴和筹集情况,该类指标也是考核医疗保险经办机构基金征集任务完成情况的评价依据。

(1)应筹医疗保险基金。该指标反映统筹地区当年参保人员按规定应筹集的医疗保险资金,反映统筹地区基金筹集的规模。

(2)实筹医疗保险基金。该指标反映统筹地区当年实际筹集到的医疗保险基金,包括“实筹当年医疗保险基金”和“清欠往年医疗保险基金”两部分。

(3)欠缴医疗保险基金。该指标反映参保单位欠缴医疗保险基金的情况,包括“欠缴当年医疗保险基金”和“欠缴往年医疗保险基金”两项内容。

$$欠缴当年医疗保险基金＝当年应筹医疗保险基金－当年实筹医疗保险基金 \quad (8-1)$$
$$欠缴往年医疗保险基金＝欠缴往年医疗保险基金累计数－清欠往年医疗保险基金数$$
$$(8-2)$$

(4)筹资率。该指标反映统筹地区医疗保险基金的筹资水平,它计算的是当年实筹医疗保险基金占应筹医疗保险基金的比率,评价的是医疗保险基金筹资任务的完成情况。

(三)医疗保险基金运行情况指标

通过此类指标,可以反映医疗保险基金的收支是否平衡,所筹医疗保险基金的分配结构和支出结构,评价医疗保险基金的运行效果。

1. 个人账户运行情况指标

(1)个人账户收入及其占医疗保险基金的比例。这些指标反映统筹地区医疗保险基金划入个人账户金额及其占当年实筹医疗保险基金的比例。

(2)个人账户支出及其占医疗保险基金支出的比例。这些指标反映医疗费用中由个人账户资金支出的金额及其占医疗保险基金支出的比例。由于个人账户支付的是起付线以下及起付线以上需要个人自付的费用,该指标还能够评价医疗保险实施后医疗保险的偿付程度。

(3)个人账户结余及其占个人账户收入的比例。这些指标反映个人账户的结余金额和个人账户结余率,评价统账结构的合理性和个人账户资金的管理情况。

2. 统筹基金运行状况指标

(1)统筹基金收入及其占医疗保险基金的比例。这些指标反映统筹地区实筹医疗保险基金划入统筹基金的金额和统筹基金金额占当年实筹医疗保险基金的比例。

(2)统筹基金支出及其占医疗保险基金支出的比例。这些指标反映医疗费用中由统筹基金支出的金额和统筹基金支出占医疗保险基金支出的比例。

(3)统筹基金结余及其占统筹基金收入的比例。这些指标反映统筹基金结余的金额和统筹基金结余率。

$$统筹基金结余 = 统筹基金收入 - 统筹基金支出 \qquad (8-3)$$

$$统筹基金结余占统筹基金收入的比例 = \frac{统筹基金结余}{统筹基金收入} \times 100\% \qquad (8-4)$$

3. 风险调节基金运行情况指标

(1)风险调节基金收入及其占医疗保险基金的比例。这些指标反映的是风险调节基金收入金额及其占实筹医疗保险基金的比例。

$$风险调节基金收入 = 实筹医疗保险金 \times 提取比例 \qquad (8-5)$$

$$风险调节基金收入占医疗保险基金的比例 = \frac{风险调节基金收入}{医疗保险基金} \times 100\% \qquad (8-6)$$

(2)风险调节基金支出及其占医疗保险基金支出的比例。这些指标反映经有关部门批准,按规定动用风险调节基金的金额和风险调节基金支出占医疗保险基金支出的比例。

$$风险调节基金支出占医疗保险基金支出的比例 = \frac{风险调节基金支出}{医疗保险基金支出} \times 100\% \qquad (8-7)$$

(3)风险调节基金结余及其占风险调节基金收入的比例。这些指标反映风险调节基金结余金额及其占风险基金收入的比例。

$$风险调节基金结余占风险调节基金收入的比例 = \frac{风险调节基金结余}{风险调节基金收入} \times 100\% \qquad (8-8)$$

4. 医疗保险基金总的运行情况指标

(1)医疗保险基金当年结余额。该指标是当年的个人账户结余、统筹基金结余和风险调节基金结余三项指标之和,可以综合反映统筹地区当年医疗保险基金运营的情况。该指标也可按当年医疗保险的全部收入减去全部支出的余额来计算。

$$医疗保险基金当年结余额 = 当年全部收入 - 当年全部支出 \qquad (8-9)$$

(2)医疗保险基金累计结余总额。该指标是指统筹地区自实施医疗保险以来的累计结余医疗保险基金总额,可以反映该统筹地区在一段时期内运营的情况。累计结余总额包括每年的结余额和该时期内医疗保险基金的利息收入及其他投资营运收益。

(四)参保人员经济负担指标

(1)参保人员医疗总费用及增长幅度。该指标反映参保人员医疗总费用及增长幅度,评价医疗费用增长的合理性。

(2)门诊医疗费用及其占总费用的比例。该指标反映参保人员在门诊就诊发生的医疗费用和门诊医疗费用占医疗总费用的比例

(3)住院医疗费用及其占总费用的比例。该指标反映参保人员住院所发生的住院医疗费用和住院医疗费用占医疗总费用的比例。

(4)参保人员人均医疗费用及增长幅度。该指标反映参保人员每人每年平均发生的医疗费用和增长幅度,用以分析评价同一统筹地区不同年度人均医疗费用水平和不同统筹地区同一年度人均医疗费用水平,是用来反映医疗费用水平的一项重要指标。

(5)参保人员人均门诊医疗费用及增长幅度。该指标反映参保人员每人每年平均在门诊发生的医疗费用和增长幅度。

(6)参保人员人均住院医疗费用及增长幅度。该指标反映参保人员每人每年平均发生的住院医疗费用和增长幅度。

(7)人均个人支付医疗费用及其占人均医疗费用的百分比。该指标反映参保人员平均每人每年由个人负担的医疗费用和个人支付医疗费用占人均医疗费用的百分比。用以评价同一统筹地区不同年度和不同统筹地区同一年度之间的个人负担水平。该指标也可间接反映医疗保险方案对参保人员保障水平的高低。

(8)其他。国际上常用的反映家庭疾病经济负担的指标还有灾难性卫生支出和致贫性卫生支出。这两项衡量指标已在第七章进行了详细介绍,这里不再赘述。

(五)参保人员满意度指标

该指标反映参保人员对医疗保险的效用和价值的判断、对所提供医疗服务质量的认可程度,以及定点医疗服务机构对医疗保险方案的认可、理解和支出的程度。

(六)参保人员健康状况指标

实施社会医疗保险的目的就是通过提高人们对基本医疗卫生服务的利用水平,促进人们健康状况的改善。通过此类指标,可以反映统筹地区医疗保险的效果的高低和社会效益的大小。

 思考与讨论

1.政府为什么需要干预医疗保险领域?

2.医疗保险基金三种筹资模式的优缺点分别是什么?

3.医疗保险对供方的费用支付方式主要有哪些?采取哪种支付方式比较适合中国国情?

第九章　卫生总费用

 本章导学

　　卫生总费用反映了国家宏观卫生政策和宏观经济发展之间的关系,是卫生经济学研究的重点内容之一。卫生总费用作为一种经济信息已经在世界上许多国家得到广泛应用。实践证明,卫生总费用是分析和评价国家卫生系统公平和效率的重要依据。本章将主要介绍卫生总费用的概念和特点、卫生总费用核算和卫生总费用的分析与评价。

学习目标

1.掌握卫生总费用的基本概念、特点
2.掌握卫生总费用核算的原则、内容、方法
3.掌握卫生总费用的主要分析指标和评价指标
4.了解国内外卫生总费用核算的总体情况

情境导入

　　根据2021年《中国卫生总费用研究报告》,2020年中国卫生总费用为72175.00亿元,按可比价格计算,比上年增长9.04%,高于GDP增长速度(高出2.24%);卫生总费用占GDP比例为7.12%,比上年提高0.45个百分点;人均卫生总费用为5111.11元,比上年增加441.77元。你知道什么是卫生总费用吗? 卫生总费用研究给我们提供了哪些信息? 对卫生总费用的分析能够起到什么作用? 接下来我们将学习卫生总费用的相关知识。

第一节　卫生总费用概述

一、卫生总费用的概念和特点

(一)卫生总费用的概念

　　卫生费用是指一定时期内为保护人群健康直接或间接消耗的社会资源,包括一切人力、物力和财力消耗,以货币量来计量。卫生费用为政府调整和制定卫生经济政策提供宏观经济信息,也可作为评价卫生体制公平和效率、社会对健康重视程度的依据。

　　卫生费用常用的指标是卫生总费用,指一个国家或地区在一定时期内(通常指一年),开展卫生服务所筹资或支出的卫生资源的货币表现。卫生总费用包括经常性卫生费用和固定资本形成总额。

　　经常性卫生费用是指核算期内居民最终消费的所有医疗卫生产品和服务的货币价值,无

论这些消费发生的地点，或事实上由谁支付。固定资本是卫生服务提供机构用来维持或扩大生产的，对提供卫生产品和服务起着重要作用的非货币性有形资产。固定资本形成总额是在一年内卫生服务提供机构获得的资产（扣除同类资产的处置价值），以及在卫生服务提供过程中重复使用或者使用期限在一年以上的资产的总价值。

（二）卫生总费用的特点

1. 卫生总费用是卫生决策的信息工具

卫生总费用作为一种经济信息已经在世界上许多国家得到广泛应用。实践证明，它是分析和评价国家卫生系统公平和效率的重要依据。通过建立卫生总费用核算体系，核算一个国家或地区的卫生支出，从不同层次和不同角度研究卫生资金运行的全部过程，评价卫生资金的筹集、分配和使用效果，为政府卫生决策提供重要信息和客观依据。

2. 卫生总费用是一个全社会的概念

卫生总费用反映全社会的卫生总支出情况。它包括三个方面：一是卫生健康部门内部的资金运动；二是卫生健康部门以外的政府组织、行政事业单位、国有企业、社会公益组织、集体经济单位、部队、武警、公安、司法等多种部门的医疗卫生投入，以及城乡居民个人支付的卫生费用；三是社会各界、国际组织对卫生事业的无偿赞助和捐赠。

3. 卫生总费用具有动态性

卫生总费用研究卫生领域资金的运动全过程。卫生资金首先从各种渠道流入卫生领域，从出资者角度表现为各类卫生支出，主要为政府、社会和居民个人卫生支出；卫生资金流入卫生领域以后，又表现为各级各类卫生机构的收入，即财政补助和业务收入；卫生机构通过各种形式的业务活动，又使卫生资金流出表现为卫生机构各项业务活动支出和基本建设支出；卫生资金在不同服务项目和功能的使用上，表现为医疗、卫生监督、疾病控制、孕产妇保健等费用支出。卫生资金在其全部运动过程中，依次经历了筹集、分配、使用和补偿等运行过程，这种运行过程形成闭环，循环往复，卫生总费用处于运动中。

4. 卫生总费用是卫生政策基础性研究之一

卫生总费用的研究成果能够服务卫生决策，这是卫生总费用研究的意义和价值。从全球范围看，国际组织对卫生总费用研究工作十分关注，很多国家特别重视卫生筹资信息，建立卫生总费用核算系统，并由该系统提供对卫生政策有影响的信息。卫生政策的影响因素有很多，很难单纯从卫生经济的角度去完全解释。虽然卫生总费用研究无法回答政策决策者提出的所有问题，但是可以回答许多相关问题。

二、卫生总费用核算的发展过程

（一）国外发展概况

1. 卫生总费用研究的起源

卫生总费用研究最早始于 20 世纪 50 年代，世界上许多国家采用《卫生资金筹集与支出》中的调查方法，全面而系统地研究卫生领域的经济活动。1963 年英国卫生经济学家艾贝尔·史密斯受世界卫生组织的委托，率先在国际上进行跨国卫生总费用研究，第一次使用标准化的调查表对 6 个国家的卫生资金筹集与支出状况进行比较全面系统的调查，分析样本发达国家和发展中国家的卫生费用。

1967 年,艾贝尔·史密斯在对调查表进行修正的基础上,完成了第二次规模更大的国际性调查研究,涉及 29 个国家,其中包括 21 个发展中国家。艾贝尔·史密斯的调查研究虽然在定义和操作上尚不够成熟和完善,但是他出版的《卫生保健的支付》和《卫生费用的国际研究》两本书,对卫生经济学发展和卫生经济政策分析产生了极大影响,特别是对之后进行的国际卫生总费用研究发挥了重要作用。

2. 卫生总费用研究的发展

20 世纪 70 年代,世界卫生组织对卫生总费用的核算研究工作一直给予高度重视,在波兹瓦纳、塞内加尔、卢旺达和多哥进行卫生事业筹资和费用支出调查,制定和检验了一种简单、快速、成本低的卫生费用调查法。之后,世界卫生组织开办卫生事业资金筹集与费用支出调查研究学习班,组织对加纳卫生费用的回顾性调查,撰写专著对卫生总费用的概念、调查和评价进行深入讨论。

经济合作与发展组织(Organization for Economic Cooperation and Development,OECD)在 20 世纪 80 年代初期开发了卫生费用核算系统,建立了比较稳定的数据收集统计制度和数据库,定期发表成员国的卫生总费用核算结果,并进行国际比较。OECD 的卫生费用核算标准与联合国国民经济核算系统十分相似,使 OECD 的卫生费用与进行宏观经济分析的国民费用核算(GNP 或 GDP)之间建立了相互联系。

1993 年,世界银行委托美国的卫生经济学家利用 OECD 国家卫生总费用调查研究方法,对全球卫生总费用进行了大规模的系统研究。研究得到了 153 个国家公共部门卫生费用和78 个国家私人部门卫生费用的估计值,通过计量经济分析将上述卫生费用估计值与人均收入、教育、总的公共费用水平和地区相联系,用购买力和汇率调整,对全世界卫生总费用进行估计。世界银行发展报告第一次向全世界提供了世界各国卫生总费用估计值。

世界卫生组织也日益重视卫生总费用研究工作与信息发布。2001 年,世界卫生组织在2000 年世界卫生报告中,首次向世界各国公布了所有会员国 1997 年卫生总费用占各国 GDP的比例及其内部构成。

3. 卫生总费用研究的现状

近年来,卫生总费用研究逐步走向系统化和规范化。

2003 年,世界卫生组织出版了《国民卫生费用核算指南》,用于指导中、低收入国家建立本国的国民卫生账户,并促进各国卫生总费用核算体系、指标与口径的统一,便于进行不同国家或地区之间卫生总费用核算结果的比较。

2001 年,OECD 开发和建立了一套卫生核算标准——《卫生费用核算制度(第一版)》(System of health accounts,SHA 1.0),对卫生费用的基本原理、基本概念和核算方法进行了系统介绍。这一核算体系应用了三维卫生费用核算国际分类体系,即分别从卫生服务功能、卫生服务提供者和筹资来源(筹资机构)三个维度来描述卫生资金的运动情况。2007 年,OECD欧盟统计局和 WHO 等组成的国际卫生费用核算专家组,开始对 SHA 1.0 进行修订,经过多轮论证和实验性研究,于 2011 年修订完成了《卫生费用核算体系(2011 版)》,即 SHA 2011,使得卫生费用的核算研究更具有政策相关性、可行性以及可持续性。SHA 2011 根据医疗卫生服务的筹资、生产和消费三个环节划分了卫生费用的核算维度,并且与 SHA 1.0 相比,提高了卫生费用核算的科学性,增强了数据可比性,更加能够满足卫生政策分析的需要。

国际上关于卫生费用的研究领域更加广泛,不仅在核算体系上不断修订,核算维度也在不断扩展,从卫生资金的来源、流向再到使用,进而延伸到卫生服务的人群受益、筹资补偿及所消耗的种类,反映了卫生资金的流动过程,从不同层次、角度、深度等进行分析。目前,国际卫生费用研究正不断向更多的层面进行探索,卫生费用数据已被用于一些国家卫生费用增长决定因素的研究中。

(二)国内发展概况

中国卫生总费用研究与核算开始于 20 纪 80 年代初,1981 年世界银行派专家对中国卫生部门进行考察,引进卫生总费用概念,介绍国际卫生总费用核算方法,中国政府开始与世界银行合作,首次运用筹资来源法估算中国卫生总费用。

1987 年,世界银行对中国卫生部门进行第二次考察,世界银行专家与卫生部规划财务司、贷款办等相关业务司局以及专家对卫生总费用核算方法进行共同研讨,并确认 1978－1985 年中国卫生总费用估计值。

"中国卫生经济培训与研究网络"成立之后,中国卫生总费用被正式列为该网络研究课题之一,逐步形成了适合中国国情的卫生总费用研究理论体系和方法学基础,完成了卫生总费用筹资来源法核算指导手册,并进行现场调查,发表政策性研究报告,取得课题研究的阶段性成果。1993 年,受卫生部规划财务司委托,卫生部卫生经济研究所承担国家级卫生总费用核算工作,对外公布核算结果,为政府制定和分析卫生政策提供宏观经济信息。2002 年 4 月,国家统计局正式发函,将卫生总费用纳入国家信息发布系统。

中国卫生总费用研究与核算进一步发展,注意学习与借鉴国际先进经验,结合中国卫生改革实践,在多部门的支持和配合下,经过大量的现场调查与实际核算,形成了中国卫生总费用筹资来源法的指标体系和核算方法。2003 年以来,中国政府通过世界卫生组织的支持,不断增强中国卫生管理信息系统能力建设。2008 年 4 月,建立了全国性、跨地区的卫生费用核算研究协作组,并于 2013 年实现省级卫生费用核算全覆盖。2014 年,中国建立了国家级卫生费用核算监测点,应用国际最新的卫生费用核算体系 (SHA 2011),首次核算中国卫生总费用,在全球处于领先水平。

随着研究的逐步深入,中国卫生总费用从理论研究阶段进入实际应用阶段,其研究成果已成为中国政府决策参考的依据,卫生总费用占国内生产总值比例、个人卫生支出占卫生总费用的比例成为发展指标和控制指标被写入发展规划或纲要中。如《"健康中国 2030"规划纲要》中提出的健康中国建设主要指标,个人卫生支出占卫生总费用的比例 2020 年达 28％,2030 年该比例达 25％。

三、卫生总费用的研究目的

(一)为制定卫生发展规划和战略目标提供宏观经济信息

卫生总费用核算结果以全社会卫生投入资金总额及其在国内生产总值中所占比例,政府、社会、个人卫生支出占卫生总费用的比例等作为重要评价指标,向决策者展示一个国家或地区在一定时期内全社会卫生筹资水平,从宏观角度反映一定社会经济条件下,全社会卫生资金的投入规模和力度以及全社会对人类健康的重视程度,并分析与评价卫生总费用发展变化趋势及其重要影响因素。因此,卫生总费用核算结果和基础数据为各级政府制定卫生筹资政策和发展目标提供重要的宏观经济信息。

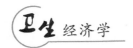

(二)为调整和制定卫生经济政策提供客观依据

卫生总费用时间序列数据是各级政府制定科学有效、公平合理的卫生经济政策不可缺少的客观依据。卫生经济政策包括卫生筹资政策、卫生资源配置政策、卫生保障体系各项政策、卫生服务价格政策及卫生机构经营管理政策等各项具体政策。各项经济政策都会对卫生总费用筹资来源、机构流向和实际使用效果产生重要影响。同时,卫生总费用筹资结构、资源分配和费用消耗等方面的数据信息也会敏感地反映各项卫生经济政策的合理性和公平性。

(三)适应经济体制转变的需要

在计划经济体制下,中国卫生筹资渠道比较单一,全社会卫生资金的重要筹资渠道是政府预算拨款,卫生总费用核算的主要任务是核算政府预算卫生支出。随着市场经济体制的逐步建立和卫生改革的不断深入,中国卫生筹资渠道不断拓宽。因此,社会经济体制的转变对卫生总费用的数据来源产生极大影响,为确保卫生总费用核算结果的可靠性和适用性,及时反映变化中的卫生资金状况,向决策者提供准确的宏观经济信息,有必要进一步改进和完善已有的核算方法,提供真实、连续的卫生总费用数据。

(四)为区域卫生发展提供卫生费用信息支持

区域卫生规划是区域内国民经济和社会发展规划的主要组成部分,中国逐步实行了省、市、区(县)不同级别的区域卫生规划,制定和调整区域卫生规划之前需要有区域性的基础数据和经济信息。卫生总费用是区域卫生经济信息中最基本和最重要的内容,是制定区域卫生规划以及其他健康相关发展规划不可缺少的数据基础,也是对各类项目进行社会效益和经济效益评价的重要信息来源。

(五)为地方政策制定者提供国家级的卫生经济信息

由于自然、文化及历史等原因,中国的经济发展极不平衡。地方政策制定者要依据国家宏观卫生经济政策,制定适合当地具体情况的卫生改革措施和计划,本地区的经济和卫生费用信息已成为当地政策制定者的重要决策依据。以往各地卫生经济统计信息系统比较薄弱,部分地区未开展卫生费用核算工作。因此,在加强国家级卫生费用核算系统建设的同时,要建立地方级常规的卫生费用核算制度,强化省级卫生费用核算能力,提高各地区卫生政策制定者和执行者的管理水平。

(六)开展卫生筹资国际比较的需要

当前,许多国家特别是 OECD 成员国已经开始全面、系统地核算卫生总费用。OECD 建立了统一的数据库,各成员国提供每年数据,并定期发布卫生总费用核算结果和分析报告。世界卫生组织也将世界各国的卫生总费用相关数据公布在其年度报告中。中国每年按照国内传统指标体系和国际指标体系核算卫生总费用,向世界卫生组织上报核算结果,用于国际比较。

第二节　卫生总费用核算

一、卫生总费用核算的概念

卫生总费用核算,也称国民卫生账户,是采用国民经济核算方法,以整个卫生系统为核算对象,建立卫生费用核算指标和核算框架,专门研究卫生系统的资金运动过程。即把卫生领域作为一个整体(包括卫生部门和卫生部门以外的政府其他部门及非政府部门的卫生服务活动),以全社会作为一个费用核算账户,按照国民经济核算体系进行核算,通过卫生资金的筹集、分配和使用,反映卫生领域特定的经济活动内容和客观规律。卫生总费用核算是国民经济核算体系的重要组成部分,是国民经济核算在卫生领域的延伸。

二、卫生总费用核算框架

卫生总费用以国民经济核算理论为基础,根据卫生领域经济活动特点,制定一套反映卫生经济运行的指标体系、分类标准和核算方法以及相应的表现形式,形成一套逻辑一致、结构完整的核算框架。

卫生资源以货币形式在卫生领域流入与流出,形成了卫生资金的运动。卫生资金在运动过程中,依次经历了卫生资金筹集、分配和使用这样一个连续不断的运动过程。世界卫生组织《国民卫生费用核算指南》中将卫生核算体系主要分为卫生筹资来源、筹资机构、卫生服务提供机构和功能四个环节。目前,中国卫生总费用核算内容主要包括卫生资金的筹资来源、机构流向和使用消耗三个层次,形成了三套指标体系及相应的核算方法,即筹资来源法、机构流向法和功能法,从而建立了完整的卫生总费用核算体系,从不同层次、不同角度进行数据汇总和核算,满足卫生政策制定者和研究人员进行政策分析与评价的需要。

(一)筹资来源法

筹资来源法是根据卫生资金的筹集渠道与筹集方式,收集和整理卫生总费用数据,核算全社会卫生资金投入总量。筹资来源是货币流入卫生领域转化为卫生资金的入口处,其运动主体是社会各界。从出资者角度看,卫生总费用表现为政府卫生支出、社会卫生支出和居民个人卫生支出。

(二)机构流向法

机构流向法是按照卫生服务机构的类别划分,收集和整理各级各类卫生机构的费用数据,测算卫生资金流向各类机构的费用总额。从机构角度划分,卫生总费用具体表现为不同类型医院费用、门诊机构费用、药品及其他医用零售机构费用、公共卫生机构费用、卫生行政和医疗保险管理机构费用及其他卫生机构费用。其反映从全社会筹集的卫生资金在各类卫生机构的分配使用,结果可以用来分析与评价卫生资源配置的合理性。

(三)功能法

功能法是根据卫生服务功能划分,通过对消费者在各类医疗卫生机构门诊和住院服务实际利用进行调查,收集和整理患者性别、年龄、疾病名称、费用总额、医保类型、医保报销等数据,核算预防服务费用的总额、类别、筹资方案,治疗服务费用的总额、门诊费用、住院费用、基本支出补助和受益人群,它的运动主体是消费者(包括政府和个人)。从卫生服务功能和卫生服务产品使用角度看,卫生总费用表现为预防服务费用和治疗服务费用,反映消费者对不同类型卫生服务的利用程度和费用水平。

三、卫生总费用核算基本原则

(一)应用性

卫生总费用核算主要立足于为国内制定卫生经济政策服务,因此,它具有较强的应用性,可以为政府制定卫生发展与改革政策提供经济信息和科学依据。

(二)可靠性

卫生总费用数据来源于政府部门、公益组织和医疗卫生机构,最大限度地保证数据的真实性,并且避免重复计算。从制定宏观卫生政策的角度看,所发生的数据误差程度是可以接受的,以保证数据的真实性、可靠性和可用性。

(三)可比性

国家及各地区之间卫生总费用核算要按照统一要求的指标体系收集和整理数据,确保不同地区、不同时期核算口径和方法的一致性,以实现卫生总费用数据横向和纵向比较的可比性。

(四)及时性

政府决策部门进行政策分析和决策时,需要最新的信息支持,具有时效性。因此,卫生总费用核算应该做到及时准确,满足卫生政策分析和决策的要求。

(五)制度性

建立卫生总费用年度报告制度,使卫生总费用核算范围和口径、数据来源、指标分类和测算方法保持相对稳定,由官方定期发布卫生总费用数据信息。并且随着社会和经济的发展,必要时进行统一调整和修订,以保证测算结果的连续性和一致性。

(六)政策敏感性

卫生总费用核算已经被世界各国公认为是与卫生政策有关的基础性研究之一,因此它具有很强的政策敏感性,需要根据宏观经济形势变化、卫生政策制定者需求,充分利用与开发卫生总费用数据,从不同角度进行政策分析与评价,满足国家宏观政策和卫生健康部门政策需要。

四、卫生总费用核算数据收集方法

(一)充分利用与开发现有资料

卫生总费用核算首先以现有公开发表的各类社会经济统计资料(包括中国统计年鉴、中国劳动统计年鉴、中国商品交易市场统计鉴、中国农村统计年鉴等)、卫生健康委公布的卫生健康统计年鉴等作为主要数据来源。这类数据资料具有权威性和连续性,而且数据来源和质量可靠。

(二)现场典型调查

在常规信息数据不充分、难以获取现成数据的情况下,以小规模的现场调查作为补充,抽取有一定代表性的调查点,取得相应指标的数据,以此作为核算依据。比如企业对所属医疗机构直接投入占企业职工工资的比例这项指标需要根据本地区实际情况进行现场调查,调查范围应包括国有企业、集体企业和其他企业。

(三)现场访问调查

卫生总费用来源法核算的数据是通过政府其他相关部门和组织直接获取的,例如可以从统计局、财政部、医保局、卫生健康委员会、人力资源和社会保障部、红十字会、残疾人联合会、民政部、银保监会、市场监督管理局、公安部、司法部等获得相关数据。

(四)建立费用监测点

对于卫生总费用功能法核算数据的收集,要建立稳定的卫生费用监测点和经常性的报告制度,收集监测机构的基本数据和门诊、住院病历数据,保证数据来源的可行性和连续性。

五、卫生总费用核算方法

(一)来源法卫生总费用核算

1. 定义

来源法卫生总费用核算是按照卫生资金的筹集渠道与筹资形式收集、整理卫生总费用数据,核算卫生费用筹资总额的方法,是一个国家或地区在一定时期内(通常指一年)为开展卫生服务活动从全社会筹集的卫生资金总额的分析、评价和核算,简称来源法。来源法以卫生服务过程的资金运动为核算对象,根据卫生资金来源进行分类,核算全社会卫生资金投入总量及其内部结构,它从筹资角度分析和评价卫生资金运动。来源法从宏观上反映一个国家或地区在一定时期内卫生筹资水平和各主要筹资渠道的费用构成,分析与评价一定经济发展水平条件下,该地区政府、社会和居民个人对健康的重视程度和费用负担情况,以及卫生筹资模式的主要特征和卫生筹资的公平程度。

2. 指标分类

目前,国际上根据资金来源将卫生筹资渠道主要划分为四个:税收、社会健康保险、商业性健康保险和个人现金支付。如果根据筹资机构的性质划分,国际上将卫生总费用分为一般政府卫生支出和私人卫生支出。一般政府卫生支出包括狭义政府卫生支出和社会医疗保障支出。在世界卫生组织口径中,一般政府卫生支出还包括外援卫生支出。狭义的政府卫生支出也称"税收为基础的卫生支出",是指中央政府、省级政府以及其他地方政府对卫生的支出,但不包括政府对社会保障的财政投入。私人卫生支出是指商业健康保险和家庭现金付费等非公共性质的卫生支出。

根据中国现行体制和卫生政策分析需要,从出资者角度,在来源法卫生总费用核算时,将卫生总费用指标体系分为三部分:政府卫生支出、社会卫生支出和居民个人现金卫生支出。

1)政府卫生支出

政府卫生支出是指各级政府用于医疗卫生服务、医疗保障、行政管理事务、计划生育事务和抗疫特别国债安排等的支出,包括上级财政拨款和本级财政拨款。

(1)医疗卫生服务支出。医疗卫生服务支出是指政府财政用于补助各类医疗卫生机构提供相关卫生服务的经费,主要包括对公立医院、基层医疗卫生机构、公共卫生、中医药、老龄卫生健康事务、药品监督、医学科研、医药储备、其他部门卫生的支出及其他卫生健康支出。

①公立医院支出反映政府财政用于各级各类公立医院的支出,包括综合医院、中医(民族)

医院、传染病医院、职业病防治病院、妇产医院、儿童医院、精神病院、福利医院及行业医院等。

②基层医疗卫生机构支出反映政府用于基层医疗卫生机构方面的支出,包括城市社区卫生机构和乡镇卫生院等。

③公共卫生支出反映政府在公共卫生方面的支出,包括疾病预防控制机构、卫生监督机构、妇幼保健机构、精神卫生机构、应急救治机构、采供血机构、基本公共卫生服务、重大公共卫生专项、突发公共卫生事件应急处理、其他专业公共卫生机构及公共卫生支出等。

④中医药支出反映政府在中医(民族医)药的专项支出和其他支出。

⑤老龄卫生健康事务支出是开展老龄健康工作的项目经费。

⑥药品监督支出反映政府在药品监督管理业务方面的支出,包括药品及医疗器械检验、注册评审、认证、评价、药品保护、安全、执法办案等支出。

⑦医学科研支出反映卫生部门获得的用于科学技术的专项支出。

⑧医药储备支出反映政府在医药储备管理过程中的支出。

⑨其他部门卫生支出反映政府用于红十字会等机构中开展与医疗卫生服务相关的支出。

⑩其他卫生健康支出反映除上述项目以外其他用于医疗卫生服务方面的支出。

(2)医疗保障支出。医疗保障支出反映政府用于行政事业单位医疗、基本医疗保险基金补助、医疗救助、优抚对象医疗、残疾人康复以及财政就业补助中的医疗保险补贴。

①行政事业单位医疗支出是指各级政府为行政单位医疗、事业单位医疗、公务员医疗补助及其他行政事业单位医疗支出提供的医疗基金。

②基本医疗保险基金补助支出反映财政直接对城镇职工基本医疗保险基金、城乡居民基本医疗保险基金和其他基本医疗保险基金的补助支出。

③医疗救助支出包括城乡医疗救助、疾病应急救助和其他医疗救助的支出。

④中国人民解放军现役军人、服现役或者退出现役的残疾军人以及复员军人、退伍军人、烈士遗属、因公牺牲军人遗属、病故军人遗属、现役军人家属统称为优抚对象,优抚对象医疗支出反映政府用于对优抚对象医疗的支出。

⑤残疾人康复支出反映在残疾人事业中,由各级或残疾人联合会管理,政府投入用于残疾人康复的费用,如白内障复明、低视力康复、残疾人辅助器具供应等。

⑥财政就业补助补贴支出反映财政用于符合条件的下岗失业人员再就业的医疗保险补贴。

(3)行政管理事务支出。行政管理事务支出反映政府用于卫生相关的行政管理事务的支出,主要包括卫生健康管理事务支出、医疗保障管理事务支出和药品监督行政管理事务支出。

(4)计划生育事务支出。计划生育事务支出反映政府对计划生育事务的支出,包括生殖健康促进工程、计划生育免费基本技术服务、计划生育避孕药具经费、计划生育宣传教育经费、人口规划与发展战略研究、流动人口计划生育管理与服务、计划生育目标责任制考核等费用。

(5)抗疫特别国债安排支出。抗疫特别国债安排支出包括公共卫生体系建设、重大疫情防控救治体系建设和卫生应急物资保障的支出。

2)社会卫生支出

社会卫生支出是指政府外的社会各界对卫生事业的资金投入,包括社会医疗保障费、商业健康保险费、社会办医支出、社会捐赠援助和卫生健康行政事业性收入。

(1)社会医疗保障费。社会医疗保障费反映除政府对各类社会医疗保障项目的直接投入和补助外,社会医疗保障项目当年筹集的资金总额。社会医疗保障费包括以下几个方面。

①城镇职工基本医疗保险基金。城镇职工基本医疗保险基金是根据国家有关规定,由纳入基本医疗保险范围的缴费单位和个人,按国家规定的缴费基数和缴费比例缴纳的基本医疗保险基金,以及通过其他方式取得的形成基金来源的款项,如利息收入等。但不包括行政事业单位缴纳的基本医疗保险基金,财政对职工基本医疗保险基金、财政就业补助中的医疗保险补贴。

②城乡居民基本医疗保险基金。城乡居民基本医疗保险基金是指居民根据一定筹资标准缴纳的保险资金,以及保险基金的利息收入等其他收入。

③其他医疗保障经费。其他医疗保障经费是指离休人员医疗保障基金、伤残人员医疗保障基金、公务员医疗补助、补充医疗保险基金的社会筹资部分。

④事业单位和企业职工医疗卫生费。事业单位和企业职工医疗卫生费是指事业单位按支出经济分类科目对个人和家庭补助中的医疗费补助。

⑤其他社会保险医疗补助。其他社会保险医疗补助包括企业职工基本养老保险医疗补助金支出、工伤保险医疗待遇支出和其他支出等。

(2)商业健康保险费。商业健康保险费是指城乡居民家庭成员自愿参加各种形式的商业健康保险当年所缴纳的保费总额,包括财产保险中健康险保费和人寿保险中健康险保费。

(3)社会办医支出。社会办医支出是指除政府外的社会各界对各级各类医疗卫生机构的直接投入,包括企业办医支出、机关事业单位办医支出、非财政性医疗卫生固定资产投资。

①企业办医支出是指企业根据自身经济承受能力,对其所属医疗卫生机构的资金投入,经费来自本企业的职工福利费,主要用于企业办医疗卫生机构的人员工资,但不包括企业对所属医疗卫生机构的固定资产投资。

②机关事业单位办医支出是指机关单位和事业单位办诊所、医务室、卫生所和护理站的支出,主要用于上述机构的人员工资。

③非财政性医疗卫生固定资产投资包括非财政性医疗卫生机构基本建设投资和个体开业行医初始投资。非财政性医疗卫生机构基本建设投资反映财政性医院基本建设、设备购置,财政性基层卫生机构基本建设和设备购置,财政性卫生健康机构(非医疗)基本建设投资之外的卫生固定资产投资。其中个体开业行医初始投资是指城乡个体开业医生在开业初期投入的医疗用房、医疗器具等费用。

(4)社会捐赠援助。社会捐赠援助是指非营利性机构筹集或医疗卫生机构接受的、直接用于医疗卫生服务或医疗救助的社会筹资资金,主要来自国内外社会各界的捐赠,但不包括用于基本建设的资金。社会捐赠援助主要包括红十字会、慈善总会、残疾人联合会等筹集的社会资金和城乡医疗救助、国外赠款等。

(5)行政事业性收费收入。行政事业性收费收入是指卫生行政事业单位收取的医疗事故鉴定费、预防接种异常反应鉴定费和职业病诊断鉴定费等。

3)居民个人现金卫生支出

居民现金卫生支出是指城乡居民在接受各类医疗卫生服务时由自己负担的费用,包括享受各类医疗保险制度的居民就医时的自付费用。

3. 数据来源与核算方法

来源法核算的原始数据资料主要来源于以下几个方面:①卫生健康部门卫生财务年报资

料和卫生统计年报资料;②其他社会经济统计数据,需要查阅相关统计资料,如可以查阅《社会经济统计年鉴》《劳动统计年鉴》和《农村统计年鉴》等资料;③相关部门资料收集,如根据需要,要收集统计局、财政部门、人力资源和社会保障部门、民政部门、红十字会、慈善总会等相关数据;四是通过调查获得相关数据。

来源法卫生总费用核算并不复杂,只需要根据收集获得的原始数据,利用基本数学计算方法就可以完成,但有部分指标需要利用现有资料及相应的参数进行估算。

(二)机构流向法卫生总费用核算

1. 定义

机构流向法卫生总费用核算是按照卫生机构类别进行分类,对卫生费用进行核算的方法,是一个国家或地区在一定时期内,从全社会筹集到的卫生资金在各级各类卫生机构的分配,简称机构流向法。其核算范围包括各级各类卫生保健服务的提供者,还包括药品零售、卫生行政管理等机构。该方法通过卫生服务的最终产品价值核算卫生总费用的分配总额,卫生保健服务的中间产品价值,如药品生产企业、医疗器械生产企业、医院的制剂部门的产品价值在最终产品价值中已经包括,在此不可重复计算。

2. 指标分类

按照卫生服务提供机构进行分类,卫生费用核算指标分为 6 个部分:医院费用、门诊机构费用、药品及其他医用品零售机构费用、公共卫生机构费用、卫生行政和医疗保险管理机构费用及其他卫生费用。

1)医院费用

医院费用是指流入某地区各级各类医院的卫生资金的总额。医院是指已经登记注册,主要由医务人员从事诊断、治疗服务的卫生服务提供机构,包括各级综合医院、专科医院、中医医院、中西医结合医院、民族医院、康复医院等,所提供的服务包括住院服务和门诊服务。核算卫生费用时,医院又分为城市医院、县医院、社区卫生服务中心、乡镇卫生院、疗养院。

2)门诊机构费用

门诊机构费用是指流入某地区各类门诊部、诊所、护理站、医务室、卫生室等机构的卫生资金总额。门诊机构主要提供门急诊患者的诊断、治疗服务和社区家庭卫生保健服务,一般不提供住院服务。核算卫生费用时,门诊机构分为门诊部、诊所(包括卫生所、医务室、护理站)、社区卫生服务站、村卫生室等。

3)药品及其他医用零售机构费用

药品及其他医用品零售机构费用是指流入某地区药品及其他医用品零售机构的卫生资金总额。这些机构主要服务于个人和家庭,为其提供药品及其他零售服务。

4)公共卫生机构费用

公共卫生机构费用是指流入某地区各级各类公共卫生机构的卫生资金总额。公共卫生机构是指提供疾病控制、预防保健、监督监测、妇幼保健、药品检验、计划生育、健康教育等公共卫生服务的各级各类卫生机构。

公共卫生机构主要包括疾病控制机构、卫生监督机构、妇幼保健机构、药品监督机构、计划生育机构、采供血机构、其他公共卫生机构。

5) 卫生行政和医疗保险管理机构费用

卫生行政管理机构指主要从事卫生部门管理工作以及全局性卫生政策工作的机构；医疗保险管理机构包括社会医疗保险管理机构和商业医疗保险管理机构，其中社会医疗保险管理机构主要指从事城镇职工基本医疗保险和居民基本医疗保险管理工作的机构。

6) 其他卫生费用

其他卫生费用主要包括各级各类卫生机构的固定资产增加值（资本形成）、干部培训机构费用和医学科研机构费用。

3. 数据来源和核算方法

机构流向法核算主要依据《卫生统计年报资料》和《卫生财务年报资料》，个别数据来自有关年鉴资料或现场调查。

在运用机构流向法进行卫生总费用核算时，需要核算卫生部门以外的工业及其他部门卫生机构费用。由于工业及其他部门许多卫生机构不是独立核算单位，没有财务数据积累和常规统计报表，资料来源不规范，工作难度很大，所以采用卫生部门财务数据作为核算参考数据，对全社会卫生机构费用总额及其分布进行推算，估算全社会卫生总费用。

案例 9-1

某省卫生总费用来源法与机构流向法核算结果分析

2020 年某省卫生总费用来源法测算结果为 2028.06 亿元，卫生总费用占 GDP 比例为7.75%，人均卫生总费用为 5127.9 元。具体核算结果如表 9-1 所示。

表 9-1 某省 2020 年卫生总费用来源法核算结果

指标	费用/亿元	比例/%
来源法卫生总费用	2028.06	100.00
一、政府卫生支出	558.06	27.52
（一）医疗卫生服务支出	248.46	12.25
（二）医疗保障支出	240.11	11.84
（三）行政管理事务支出	30.69	1.51
（四）计划生育事务	15.58	0.77
（五）抗疫特别国债安排的支出	23.22	1.14
二、社会卫生支出	874.39	43.11
（一）社会医疗保障支出	424.68	20.94
（二）商业健康保险费	174.49	8.60
（三）社会办医支出	268.33	13.23
（四）社会捐赠援助	6.89	0.34
（五）卫生健康行政事业性收费收入	0.00	0.00
三、居民个人现金卫生支出	595.61	29.37

政府卫生支出为 558.06 亿元，占卫生总费用比例为 27.52%；社会卫生支出为 874.39 亿元，占卫生总费用比例为 43.11%；个人现金卫生支出为 595.61 亿元，占卫生总费用比例为29.37%。

政府卫生支出中,医疗卫生服务支出(248.46亿元)和医疗保障支出(240.11亿元)占主体部分,占政府卫生支出费用的比例分别为44.52%和43.03%;行政管理事务支出(30.69亿元)占政府卫生支出费用的比例为5.50%,计划生育事务支出(15.58亿元)占政府卫生支出费用的比例为2.79%,抗疫特别国债安排的支出(23.22亿元)占政府卫生支出费用的比例为4.16%。

社会卫生支出中,社会医疗保障支出(424.68亿元)占社会卫生支出费用的比例最大,为48.57%,社会办医支出(268.33亿元)占社会卫生支出费用的比例次之,为30.69%,商业健康保险费(174.49亿元)占社会卫生支出费用的比例为19.96%,社会捐赠援助(6.89亿元)占社会卫生支出费用的比例为0.79%。

2020年某省卫生总费用机构流向法测算结果见表9-2,总数为1865.50亿元,其流向医院的比例最高,达到56.04%;流向门诊和公共卫生机构的比例分别为6.71%和6.23%;流向药品及其他医用品零售机构和卫生行政和医疗保险管理机构的比例分别为10.33%和4.09%。

城市医院占机构流向法卫生总费用的比例达到36.12%;县医院占比为13.94%;乡镇卫生院占比为4.91%;社区卫生服务中心占比为1.04%。

表9-2 某省2020年卫生总费用机构流向法核算结果

指标	费用/亿元	比例/%
机构法卫生总费用	1865.50	100.00
一、医院费用	1045.45	56.04
(一)城市医院	673.80	36.12
(二)县医院	260.01	13.94
(三)社区卫生服务中心	19.48	1.04
(四)乡镇卫生院	91.66	4.91
(五)疗养院	0.49	0.03
二、门诊机构费用	125.14	6.71
(一)门诊部	13.61	0.73
(二)诊所、卫生所、医务室、护理站	43.64	2.34
(三)社区卫生服务站	6.69	0.36
(四)村卫生室	61.21	3.28
三、药品及其他医用品零售机构费用	192.68	10.33
四、公共卫生机构费用	116.27	6.23
(一)疾病控制机构	42.58	2.28
(二)卫生监督机构	4.30	0.23
(三)妇幼保健机构	42.43	2.27
(四)药品监督机构	0.90	0.05

续表

指标	费用/亿元	比例/%
（五）计划生育机构	15.58	0.84
（六）采供血机构	4.08	0.22
（七）其他公共卫生机构	6.40	0.34
五、卫生行政和医疗保险管理机构费用	76.29	4.09
六、其他卫生机构费用	309.67	16.60
（一）医学科研机构	0.51	0.03
（二）干部培训机构	1.57	0.08
（三）社会固定资产投资	307.11	16.46
（四）其他部门	0.48	0.03

（三）功能法卫生总费用核算

1. 定义

功能法卫生总费用核算是根据卫生服务活动的功能进行划分,核算消费者接受各类卫生服务时所发生的费用,其结果反映卫生费用在不同功能服务中的分布。

该方法反映卫生服务消费者在一定时期内对不同卫生服务的利用程度及费用水平。它的运行主体是消费者(包括政府和个人),按照卫生服务的基本功能分类核算卫生总费用,它是卫生总费用核算体系中的一个重要组成部分,可以用来分析与评价卫生资源利用的受益情况以及完善资源使用的公平性和合理性。

2. 指标分类

按功能分类,卫生服务主要包括治疗服务、康复服务、长期护理服务、辅助性卫生服务、门诊医疗用品、预防和公共卫生服务、卫生行政和医疗保险管理服务。

1）治疗服务

治疗服务的目的是缓解病伤的症状,减少病伤给身体带来的危害,防止危及生命或影响正常功能的病伤并发症和病伤的进一步恶化。根据服务提供模式,治疗服务又可以分为住院治疗服务、日间治疗服务、门诊治疗服务和家庭治疗性服务。

2）康复服务

康复服务是指那些侧重于改善患者功能水平的服务,功能的限制可能是由最近的病伤引起的,或由过去的病伤复发。根据不同的提供模式,康复服务可以分为住院患者康复服务、日间康复服务门诊康复服务和家庭康复服务。

3）长期护理服务

长期护理服务是指由于慢性损伤或日常生活和活动能力下降造成的需要持续帮助的患者接受的护理和照顾。一般的长期护理包括医疗服务和社会服务,在卫生费用核算中仅包括前者。根据服务提供模式,长期护理可以分为住院患者长期护理、日间长期护理和家庭长期护理。

4）辅助性卫生服务

辅助性卫生服务是指由医疗辅助人员和医疗技术人员操作的支持性服务,主要包括临床实验检验、影像诊断、患者的输送和急救等。

5）门诊医疗用品

门诊医疗用品是指提供给门诊患者的医疗用品以及与用品提供有关的服务，包括药店及其他医疗用品零售商提供的医疗用品，如零售药品和其他医疗用品、设备的装备服务等，但不包括提供给住院患者用于治疗的用品和服务。

6）预防和公共卫生服务

预防和公共卫生服务是指用于促进人群健康状况的服务，它区别于修复人体机能的治疗性服务。具体类别包括妇幼卫生、计划生育和咨询、学校卫生、传染性疾病预防、非传染性疾病预防、职业卫生等。

7）卫生行政和医疗保险管理

卫生行政和医疗保险管理包括卫生行政管理和医疗保险管理两大类。卫生行政管理包括卫生政策、计划、方案和预算的制定、管理协调和监督等；医疗保险管理包括社会医疗保险基金和商业健康保险基金的管理运作和维持。

3. 数据来源和核算方法

功能法核算在中国缺少常规性统计资料，主要依赖现场调查获得相关数据和参数，目前中国主要开展治疗服务费用和预防及公共卫生服务费用的核算。治疗费用核算主要基于不同卫生服务（门诊和住院）的数量和收费水平。医疗服务收费水平的理论依据是消费者购买某种卫生服务产品时是否经过市场支付费用，经过市场以商品交换方式获得的卫生服务产品有明确的市场价格。公共卫生费用核算主要基于成本核算方法。

1）现场调查

通过省（市）级的卫生费用监测点，采用对卫生机构调查的方法获得各类医疗服务数量和相应的收费水平，然后结合全社会服务数量和卫生费用总量控制指标核算得到治疗服务费用。公共卫生费用数据同样基于现场调查，主要采用抽样调查方式了解相关机构总体收支状况，从事公共卫生服务的科室、人员，所提供服务的类别，卫生服务提供人员的职称，人时投入，等等。

2）成本核算

部分公共卫生服务项目公益性较强，没有直接的市场价格或者价格远低于成本，不具有经济意义。但是在提供这类卫生服务时同样消耗了卫生资源，因此需要计算影子价格。在具体核算过程中，采用成本核算方法核算相关公共卫生服务的费用。

3）服务人口法

部分公共卫生服务项目没有明确的服务量作为核算依据，但有比较明确的服务人口。此类公共卫生服务根据服务的目标人口核算公共卫生服务费用。

第三节　卫生总费用分析与评价

卫生总费用分析与评价是社会宏观经济分析的重要组成部分，是运用宏观经济统计分析方法，对卫生领域经济活动各方面的反映、判断、分析和评价，它的基本特点是具有综合性、系统性和时效性。卫生总费用分析评价一般选择以年作为分析时期，在年度综合分析的基础上，可以突出某一方面并进行重点分析。例如，突出反映成就、问题剖析、未来短期预测与展望，还可以突出计量经济模型和预警监测方法在宏观经济形势分析中的应用。

一、卫生总费用分析评价的层次

（1）从宏观经济角度看，卫生总费用反映的是全社会的卫生保健总需求。因此，卫生总费用应该反映卫生领域经济运行的基本状况，尤其是卫生保健需求的总体水平及其变化趋势。

（2）对卫生领域的经济运行过程进行主导分析，主要是筹资主导分析和卫生资源利用的主导分析。筹资主导分析重点分析卫生筹资结构，反映不同筹资来源占卫生总费用的比例，以及对卫生总费用发展变化的影响。卫生资源利用的主导分析反映各类卫生保健需求对卫生费用的决定关系。

（3）对卫生经济运行中存在的主要问题进行分析，例如政策效应分析，主要分析卫生经济政策产生的影响和存在的主要问题，本年度出现的新问题，以及这些问题的性质、形成原因和变化趋势等。

（4）对卫生总费用变化趋势进行短期预测和展望，包括卫生总费用基本状况和要素的变化及其影响，以及对宏观经济调控政策的可能性和有效性做出展望，并提出对策建议。

二、卫生总费用分析评价的基本方法

（一）卫生总费用分析评价指标

从应用统计方法来说，卫生总费用分析评价指标主要反映卫生领域经济活动过程的某一方面或整体状态的评价指标、运行过程深层分析指标、变化规律反映指标等。科学分析指标的建立对于提高卫生总费用分析水平、深化对卫生经济运行规律的认识，是非常重要的。然而，分析指标的开发研究不是简单的事情，它需要有较深的理论造诣，熟悉卫生经济发展现实问题，抓住实证认识和剖析的要点使用量化技术和统计方法做潜心的研究。

（二）经济周期分析方法

经济周期分析方法属于应用统计分析方法，它着重于经济发展的动态过程，从时间上考察各种经济变量的特征，分析各种经济关系及其变化规律，以及变量间相互作用影响的统计分析方法。

（三）预警监测方法

提高分析的时效性是卫生总费用分析未来发展的重要方面。其中预警监测方法是其发展的基础之一，研究卫生总费用预警监测方法、建立卫生总费用预警系统是卫生总费用研究的重要内容之一。

（四）短期计量经济模型

为了加强卫生总费用宏观分析，还要建立为之服务的计量经济模型。目前，中国处于经济体制改革时期，某些经济关系尚未稳定，统计资料不完整等因素给这项研究工作带来不便。但是，在建立计量经济模型时可以对相关变量因素进行综合，随着经济变量范围的不断扩大，可以不断完善计量经济模型体系。

三、卫生筹资总额的分析与评价

卫生总费用筹资分析通过卫生筹资水平、筹资结构和发展变化趋势，反映一个国家或地区的卫生筹资状况，从宏观角度分析与评价全社会卫生投入规模和力度，以及全社会对居民健康的重视程度,为制定区域卫生发展规划提供基础数据和经济信息。

(一)卫生总费用筹资水平

1. 卫生总费用

卫生总费用是反映一个国家或地区卫生资金筹集总量的重要指标,用于评价全社会卫生水平,也称卫生筹资总额。卫生筹资总额通常使用当年价格和可比价格来表示。当年价格,也称现行价格,是指报告期内的实际市场价格。按当年价格计算的卫生总费用可以反映当年卫生筹资水平和比例关系,但是,因其变化受价格升降因素的影响,在不同时期缺乏可比性,必须进行价格修正,将其调整为可比价格。可比价格剔除了价格变动因素的影响,可以对卫生筹资总额进行不同时期的比较。按当年价格计算,中国卫生总费用由 1990 年的 747.39 亿元增长为 2020 年的 72175.00 亿元,增长了 95.57 倍。剔除价格因素的影响,按可比价格计算(2020年等于 100),卫生总费用由 2815.23 亿元增长为 72175.00 亿元,反映实际卫生投入量只增长了 24.64 倍。

2. 人均卫生总费用

人均卫生总费用是反映人均卫生费用享受水平的重要指标。20 世纪 90 年代来,按当年价格计算,中国人均卫生总费用由 1990 年的 65.37 元增长为 2020 年的 5111.11 元。

3. 卫生总费用占国内生产总值百分比

卫生总费用占国内生产总值百分比是衡量世界各国卫生事业与国民经济是否协调发展的最综合的评价指标。一个国家或地区的卫生总费用在国民经济发展中占多大比例才算合适?目前,还没有举世公认的确切答案,这需要根据各个国家或地区经济发展水平及其他多种社会因素确定。已经得到国际社会公认的是,作为一个客观的监测指标,卫生总费用占国内生产总值百分比可以反映不同国家或地区在不同时期的卫生投入水平。

世界卫生组织在《西太平洋地区和东南亚地区国家的卫生筹资策略》中明确提出,2010 年中低收入国家卫生总费用达到国内生产总值的 5%～7%。根据中国基本国情,中国政府提出,21 世纪末,中国卫生总费用占国内生产总值的比例将达到 5% 左右,即全社会要有 5% 的经济资源投入到医疗卫生领域。1990－2020 年,中国卫生总费用占国内生产总值的比例已经由 3.96% 上升为 7.12%。

4. 卫生消费弹性系数

卫生消费弹性系数是指卫生总费用增长率同国内生产总值增长率之间的比值。世界发达国家卫生保健费用增长均快于国民经济增长,美国卫生经济学家纽豪斯研究结果表明:无论OECD 国家的国内生产总值处于什么水平,卫生总费用与国内生产总值之间的弹性系数都大于 1。另有专家学者利用 1982 年购买力平价调整后的数据,对 34 个发达国家和发展中国家的人均卫生费用和人均 GDP 数据进行比较分析,发现弹性系数为 1.33。

1978－2020 年,中国卫生总费用年平均增长速度为 11.47%,国内生产总值年平均增长速度为 9.19%,卫生消费弹性系数为 1.25,即 GDP 每增长 1%,卫生总费用增加 1.25%。从总体趋势上看,卫生总费用的增长速度略快于国民经济的增长速度。

从政策角度研究卫生服务弹性,系数大于 1 是合理的、必要的。根据 20 年积累的数据,对中国卫生总费用增长趋势进行客观评价,卫生总费用增长应该略快于国民经济增长,弹性系数保持在 1.2～1.3 比较符合国情,否则将会出现看病难、住院难的现象;反过来,如果卫生总费用增长速度过快,超过社会经济承受能力,看病贵问题会较为突出。因此,政府应该加强宏观调控,将卫生总费用增长规模控制在合理范围之内。政府的宏观调控作用十分重要,政府实行宏观调控需要有宏观数据信息做基础和支持,而且信息要快,提供信息越早,对政府宏观决策发挥的作用越大。

(二)卫生总费用筹资结构

根据中国目前建立的卫生总费用指标体系,卫生资金主要来源于政府卫生支出、社会卫生支出和居民个人现金卫生支出。政府、社会和居民个人卫生支出在卫生总费用中所占比例的变化趋势,是考察卫生事业是否健康、可持续发展的重要指标。

1. 政府卫生支出占卫生总费用百分比

政府卫生支出占卫生总费用百分比能够反映政府各部门对卫生工作的支持程度和投入力度,体现政府在卫生领域中的重要作用。《中共中央 国务院关于深化医药卫生体制改革的意见》中要求,逐步提高政府卫生投入占卫生总费用的比例,使居民个人基本医疗卫生费用负担明显减轻;政府卫生投入增长幅度要高于经常性财政支出的增长幅度,使政府卫生投入占经常性财政支出的比例逐步提高。

中国政府卫生支出绝对值逐年增加,从 1990 年的 187.28 亿元增加到 2020 年的 21941.9 亿元。但从 20 世纪 80 年代以来,政府卫生支出占卫生总费用的比例逐年下降,从最高的 38.86%(1982 年)下降到 15.47%(2000 年),之后开始波动回升,2020 年达到 30.40%。

2. 社会卫生支出占卫生总费用百分比

社会卫生支出占卫生总费用百分比是衡量社会各界对卫生服务贡献程度的重要指标,反映多渠道筹集卫生资金的作用程度。

20 世纪 90 年代以来,中国社会卫生支出由 1990 年的 293.10 亿元增长为 2020 年的 30273.67 亿元,2001 年之前,社会卫生支出占卫生总费用的比例总体呈逐年下降的趋势,由 1990 年的 39.22% 下降为 2001 年的 24.10%。随着各项社会医疗保险制度的推进,社会卫生支出占卫生总费用的比例开始呈现上升趋势,并在 2020 年达到 41.94%。

3. 居民个人卫生支出占卫生总费用百分比

居民个人卫生支出占卫生总费用百分比是衡量城乡居民个人对卫生费用负担程度的评价指标,各地区不同人群个人卫生支出占卫生费用的比例反映了不同地区不同人群享受卫生服务的公平程度。

世界卫生组织在 2010 年世界卫生报告《卫生系统筹资:实现全民覆盖的道路》提出将个人卫生支出降低到卫生总费用的 15%～20% 的倡议,以求最大限度减少和消除灾难性卫生支出和因病致贫。《"健康中国 2030"规划纲要》中提出个人卫生支出占卫生总费用比例到 2030 年降至 25.00% 左右。

中国居民个人卫生支出由 1990 年的 267.01 亿元增长为 2020 年的 19959.43 亿元,2001 年居民个人卫生支出占卫生总费用比例最高达 59.97%,之后这一比例开始逐年下降,2020 年为 27.65%。

四、卫生总费用机构流向构成分析

2020 年,在我国机构流向法卫生总费用核算中,医院费用占 60.13%,其中城市医院、县医院、社区卫生服务中心、乡镇卫生院费用分别占 38.61%、13.08%、2.97% 和 5.42%,其他医院费用约占 0.05%,门诊机构费用占 6.69%,药品零售机构费用占 11.73%,公共卫生机构费用占 6.56%,卫生行政和医疗保险管理机构费用占 5.35%,其他卫生机构费用大约占 9.55%。

1990—2003 年,城市医院费用所占比例呈上升趋势,从最低的 32.76% 上升到最高的 52.02%,之后开始波动下降,2009 以来在 40% 左右变化。县医院费用所占比例呈现出先下降、再上升、再下降的变化趋势,2011 年以来在 11%～13% 波动变化。社区卫生服务中心费用所占比例呈先上升再下降的趋势,在 3% 左右波动。乡镇卫生院和门诊机构费用占卫生费用分配总额比例均有明显下降,特别是卫生院费用所占比例从 1990 年的 10.62% 逐年下降到 2020 年的 5.42%;公共卫生机构费用所占比例呈现先下降再上升然后再下降的趋势,2000 年达到最低点 5.07%,之后逐年上升,2007 年达到 8.84%,为 1990 年以来的最高水平,之后逐年下降。药品零售机构费用所占比例逐年上升,2016 年达到最高 12.54%,之后略有下降。

五、卫生总费用预测

(一)卫生总费用增长的主要影响因素

(1)在旧的影响因素推动下,卫生服务技术密集性影响程度不会减弱。一方面,随着科学技术的发展进步,新的医疗技术得到更广泛的应用;另一方面,在医疗机构管理体制和合理补偿机制建立健全过程中,很难杜绝医疗技术的过度利用,它仍然会影响医疗服务技术密集程度的增强,对卫生总费用增长起推波助澜的作用。

(2)中国已经进入人口老龄化阶段,人口年龄结构正在发生重大变化。中国老年人数量已经占世界老年人数量的 1/5,而且,人口老龄化进展速度比其他国家都要快。中国人口形势的基本特点已经向我们发出了警示,卫生事业与医疗保障事业正在面临人口老龄化带来的各种挑战,其中就包括医疗卫生费用的增长。

(3)随着中国城市化建设进展的加快,城镇人口比例正在持续上升。根据《2020 年第七次全国人口普查主要数据公报》,居住在城镇的人口占总人口的 63.89%,乡村人口占总人口的 36.11%,与 2010 年相比,城镇人口占总人口比例上升了 14.21 个百分点,这将会对医疗消费结构产生重大影响。

(4)疾病谱的变化,慢性病患者数量增长趋势的不可逆转,根据各种需求增长态势分析,随着时间的推移,在未来一段时间里,卫生总费用有可能持续增长。

(二)卫生总费用预测方法

1. 回归预测

回归预测是预测技术中经常使用的一种因果分析和相关分析的预测方法。根据回归预测方法,利用卫生总费用历史数据,建立相应的回归方程,对未来卫生总费用进行预测。

2. 弹性预测

在经济预测工作中,常常要考虑到某一经济变量变化率对于另一变量变化率的影响,由此产生弹性概念。弹性表明两个变量变化率的比值。如果认定卫生费用是因变量,GDP 为自变量,将二者之间的弹性关系称为卫生消费弹性系数,则其表示为 GDP 每增长 1%,卫生总费用相应增长的比率。

弹性对于分析经济变量间的相对变化有着重要的实际意义。当弹性系数为 1 时,表明卫生费用与国民经济增长速度相一致;当弹性系数大于 1 时,说明卫生费用增长速度快于 GDP 增长速度;当弹性系数小于 1 时,表明卫生总费用增长速度落后于 GDP 增长速度。

3. 计量经济预测

在考虑多种影响因素的基础上进行指标筛选,将那些与卫生总费用关系最为密切、影响程度最大的相关因素建立数学模型进行综合分析,得到预测结果。在借鉴与参考国际卫生保健需求模型的同时,结合中国实际情况,利用已经收集整理的历史数据进行预测。

预测模型的研究特点是注重人口因素对卫生保健需求的影响。因为人口因素是卫生服务需求变化的重要影响因素之一,主要表现为人口数量的增加和人口结构的变化。随着人口老龄化社会的到来,在人口出生率保持正常的情况下,死亡率减慢,必然使社会总人口数量增加。人口数量增加,卫生服务总需求必然会增加,但是不同年龄人口的卫生服务需求存在较大的差别。一般情况下,老年人的卫生服务需求要比年轻人高出几倍。因此,在设计卫生服务需求计量经济分析模型时,不仅要考虑人口数量的增加,而且也要注意人口年龄结构的变化。

 思考与讨论

1. 为什么要进行卫生总费用研究?
2. 试述卫生总费用核算框架。
3. 如何进行卫生总费用核算数据的收集?
4. 如何分析和评价卫生筹资总额?

第十章　医疗服务成本与价格

 本章导学

　　医疗服务成本和价格是卫生经济学研究的重点内容之一。医疗服务成本是提供医疗服务所消耗的资源,医疗服务价格是医疗服务价值的货币表现形式,医疗服务价格的最低界限为医疗服务成本。医疗服务成本和价格与基本医疗保险制度的实施、政府对医疗卫生机构的补偿机制、医疗机构薪酬制度改革等一系列问题有关。本章将分别对医疗服务成本和医疗服务价格展开分析,介绍医疗服务成本的概念、核算和分析以及医疗服务价格的形成、作用、管理以及改革。

学习目标

1. 掌握医疗服务成本的基本概念、特点
2. 熟悉医疗服务成本测算的阶梯分摊法原理和步骤
3. 了解医疗服务成本分析
4. 掌握医疗服务价格的形成和作用
5. 熟悉医疗服务价格管理的内容
6. 了解医疗服务价格管理改革

情境导入

　　某市委市政府高度重视医改工作,坚持人民至上、敢为人先,党政一把手亲自抓医改、一抓到底,由一位政府负责同志统一分管医疗、医保、医药工作,统筹协调"三医"联动改革,开展药品集中带量采购,降价腾出的空间主要用于调整医疗服务价格,并及时纳入医保支付,总体上不增加群众负担。该市医改全面落实政府对公立医院的投入责任,将基本建设等大额支出纳入政府预算管理,建立医疗服务价格动态调整机制。改革以来,先后9次调整医疗服务价格,达数几千项次,更好地体现了医务人员的劳动价值,也使公立医院收入结构得到了优化。实行按疾病诊断相关分组收付费改革,结余资金补偿给医院。

　　该市的"三医"联动改革涉及基本药物制度、医疗服务付费制度改革、医疗服务价格管理、政府对医疗机构的补偿机制等多方面,这些改革都会涉及的基础和核心是医疗服务成本和医疗服务价格。本章将依次介绍医疗服务成本及医疗服务价格。

第一节　医疗服务成本概述

一、医疗服务成本的概念与分类

　　从会计学、经济学和管理决策的角度,某项产品或者服务的成本是指其生产成本。从这个概念上讲,成本是提供某项产品或者服务时消耗的物化劳动和活劳动的总价值,通常用货币来表示。从消费者的角度,成本是其购买一件商品或者接受一项服务所支付的价格。

医疗服务成本是指医疗服务机构或者提供者为了产出一定的医疗服务所消耗的所有资源的货币总和。例如,一例手术的成本包括手术过程中医务人员付出的劳动价值、所消耗的医用耗材价值、手术室房屋折旧及其他一些成本的分摊。

为了满足不同的需要,对成本有不同的分类方法,下面将对各分类中的成本概念进行解释。

(一)按成本的可追踪性分类

根据成本可追踪性分类是最基本的方法。根据成本的可追踪性,成本可分为直接成本和间接成本。

1. 直接成本

直接成本是指能够明确地追踪到某一既定的成本对象的成本,或者说是直接用于生产某产品或提供某服务的成本。例如,医务人员工资和卫生材料消耗是医疗服务的直接成本。

2. 间接成本

间接成本是指为生产或者提供服务发生了消耗,但是不能直接追踪到某既定的成本对象的成本。例如,医院行政和后勤管理人员并不直接为患者服务,但管理工作是为了维持医院诊疗的正常运行,其产生的成本是医疗服务的间接成本。

直接成本和间接成本是相对的,对其进行划分要依据成本核算的对象。如果要核算医院管理部门的成本,则医院管理部门人员的工资就是直接成本;如果要核算临床科室的成本,则医院管理部门人员的工资就是间接成本。因此,在大多数情况下,直接成本和间接成本的划分取决于成本核算的对象。

(二)按成本行为分类

根据成本变化与产出变化的关系可以将成本划分为变动成本、固定成本、半固定成本和半变动成本。

1. 变动成本

变动成本是指随着卫生服务产出数量的变化,也按固定比例发生变化的成本。例如,如果卫生服务产出增加10%,成本也相应增加10%。也就是对应每个服务单位的产出,都发生了相应的固定成本的增加。

2. 固定成本

固定成本是指不随卫生服务产出量变化而变化的成本。典型的例子是固定资产折旧,如房屋在一定时间内的折旧成本是固定的,无论提供的卫生服务数量多少,房屋的折旧成本是一定的。

3. 半固定成本

半固定成本是指随着卫生服务产出量变化而发生变化,但并不按照一定比例变化的成本。根据其相对于产量变化而变化的程度,半固定成本可被看作变动成本或固定成本。例如,医院某科室每个月门诊人次是800~1000时人力成本是固定的,如果每个月的门诊人次超过了1000,科室需要增加人力,人力成本增长,因此该科室的人力成本被认为是半固定成本。

4. 半变动成本

半变动成本是指在某段时间内（月或年）既包括固定成本元素，又包括变动成本元素的成本。例如，医院的水电费可能有一个基础的固定成本，用于维持医院基础设施的运转。但是，随着医院业务量的增加，如随着手术次数、住院病人数量等的增加，水电费也会相应增加。

(三)按成本的可控制性分类

收集成本信息的最重要的目的之一是帮助管理者进行成本控制。为便于评价成本管理控制的过程，需要将成本分摊到每个成本责任中心，如某个科室，科室管理者负责成本控制，就需要将成本分成可控成本和不可控成本两类。

1. 可控成本

可控成本是指在既定的时间内，成本责任中心或科室管理者可以控制和影响的成本。例如，医院某科室管理者应当对该科室内发生的部分直接成本负责，医院院长应当对医院总成本的可控部分负责。

2. 不可控成本

不可控成本是指某个部门不能够控制的成本。例如，医院某个科室对于行政后勤和其他科室发生的成本就无法进行控制，这些成本对该科室属于间接成本。

(四)未来成本

实际已经发生的成本是用来预测未来成本的基础，但是必须对其进行调整，除非未来的条件和过去的条件基本一致。为决策需要，下述四种类型的成本是选择决策方案的基础：可缩减成本、既定成本、增量成本和机会成本，这些成本总称为未来成本。

1. 可缩减成本

可缩减成本是指当对医院总体或者医院内某科室的规模进行压缩，或者受到其他外力的作用必须控制成本支出时，未来能够缩减的成本。例如，某医院由于服务量减少需要缩减规模，可缩减的成本将是缩减部分的成本。变动成本与可缩减成本关系密切，往往包含在可缩减成本中。不过，可缩减成本也可能包括部分固定成本，比如，如果某科室床位数减少，医务和管理人员的开支也可能会减少。

2. 沉没成本

沉没成本是指以往发生的，与当前决策无关的费用。在上述例子中，要缩减医院规模，而人员工资和固定资产折旧已经发生，其成本是既定成本、不可回收的，医院缩减规模后，这部分成本成为历史成本。

3. 增量成本

增量成本是指因某一具体的管理行为或者决策而引起的成本变化。例如，如果某医院与医疗保险部门签订一份合同，每年会新增 1000 人住院。因新增 1000 人住院而增加的成本就是增量成本。增量成本和可缩减成本之间存在很强的联系，它们被认为是一个硬币的两个面。我们用增量成本表示某一能引起成本数量增加的管理行为或决策行为的成本变化，用可缩减成本表示某一能引起数量减少的管理或决策行为的成本变化。

4. 机会成本

有甲和乙两个决策方案，而两者只能选其一。如果选择甲方案，则被放弃的乙方案所能带来的收益就是选择甲方案的机会成本。因此,机会成本是指在成本值一定和有多种选择方案的情况下,相对于选择的方案,所放弃的方案的潜在收益。例如,某医院有 1000 万元的投资,可以用来购买某种大型医疗设备,也可以用来扩建门诊楼。如果扩建门诊楼的潜在收益是 1200 万元、购买医疗设备的潜在收益是 900 万元,则扩建门诊楼的机会成本为 900 万元,购买医疗设备的机会成本为 1200 万元。

(五)标准成本

在上述概念介绍中,没有区分实际成本和标准成本。标准成本在成本分析和经济管理方面用途很大。

1. 标准成本概念

标准成本是指为了实现一定的标准产出而需要消耗的标准投入。这里的关键是如何理解"标准",如何确定"标准投入"和"标准产出"。标准可以分为两个层次:①理想的标准,它不考虑现实条件,是指理论上应当达到的标准;②现实标准,是指通过努力可以实现的标准。理想标准是努力的方向,而现实标准是制定具体管理措施的基础。结合上述成本分类,成本可以有标准变动成本和标准固定成本等。标准成本只能测算不能核算,因为其中很多成本支出属于标准化后的支出而不是记录的实际支出。测算标准成本有两种思路:①假定产出是既定的或是标准的,然后测算实现该产出的标准投入是多少;②先对产品进行描述和标准化,然后测算标准成本。

2. 标准产出

标准产出是指某个机构、部门或者个体在可以利用的资源的条件下,应当生产的产品或者提供的服务。从定义中可以理解,标准产出也有两个层次:①理想的标准产出;②通过努力可以实现的标准产出。

如何界定和测量卫生服务的产品,对于成本核算包括标准成本核算十分重要。卫生服务机构属于多种形式的投入和多种形式的产出的部门,与一般的生产部门相比,其产品界定较为困难。因此,卫生服务的产出通常用中间产出替代最终产出,使得卫生服务的产品具有可测量性。如医疗服务中间产出的单元主要有门急诊人次、住院床日、住院患者、出院患者、服务项目(如挂号、X 线检查、阑尾炎手术等)。单元成本的测算或者核算主要采用这些产出对医疗服务的产出进行界定。同样,标准产出也必须首先选定产出的单元。卫生服务产品除了上述产出,衡量的标准还可能是患者健康状况的改善。

二、医疗服务成本核算和管理的意义

(一)有助于合理配置卫生资源

中国卫生资源主要集中在医院,医院资源能否合理配置和有效使用决定着整个卫生资源利用的状况和卫生服务系统运行的绩效,医疗服务成本信息为卫生资源有效配置提供了决策依据。

(二)有利于提高医院经济管理水平

成本管理是医院经济管理的重要手段。随着新医改的不断深入,医院补偿模式发生改变,内涵式发展要求公立医院日益重视成本管理,使其能充分发挥管理效能,提高医院经济管理水平,创造更高的经济效益。

(三)有利于增强成本节约意识

医疗服务成本信息可以作为医疗机构的内部管理工具,对医疗机构管理人员和卫生技术人员进行成本教育,可以使其增强成本节约意识,提高产出且节约成本。

(四)促进现代医院管理制度的建立

2009年中国启动新一轮医药卫生体制改革以来,推进公立医院改革是重点改革内容之一。建立现代医院管理制度是公立医院改革的目标,其主要任务有支付制度改革、医疗服务价格改革、人事薪酬制度改革,建立以质量为核心、公益性为导向的医院考评机制,控制公立医院医疗费用不合理增长,等等。这些内容都涉及的一个核心问题是医疗服务成本的核算和管理,加强医疗服务成本的核算和管理能够促进现代医院管理制度的建立。

三、医疗服务成本信息的应用

信息的主要功能是帮助决策。医院成本信息对于医院经济决策具有很大的帮助作用。从根本上讲,所谓决策就是为了达到一定的目标,从所有可能和可行的方案和措施中进行选择的过程。

作为信息系统的重要组成部分,成本信息在决策过程中非常重要。在卫生决策的一些领域,医疗服务成本信息特别关键。医疗服务成本信息的应用主要体现在以下几个方面。

(一)评价医疗机构的财务状况

评价医疗机构的财务状况是医疗服务成本信息最为常用的。一个组织的财务状况通常和该组织的经济活力和能力密切相关。不同的组织对财务状况的考虑在时间上有所不同,比如医疗机构可能只考虑短期财务状况,而投资者需要考虑该机构的长期财务状况。成本消耗、成本构成和成本分布是评估财务状况的基础信息。

(二)评价医疗机构经济管理水平

成本核算信息最重要的用途是评价经济管理水平,可以通过成本分析和对医院工作人员资源使用行为的评价防止固定资产流失和卫生资源浪费。

(三)评价卫生服务效率

提高医疗服务提供的效率是卫生决策者追求的重要目标之一。效率是产出与投入的比值,也就是以最小的成本生产既定的产出。对卫生服务效率进行评价是指利用一定的卫生服务产出标准去衡量实际成本是高还是低。

(四)评价卫生决策的执行

医疗服务成本信息还可以用来决定医院经济决策是否得到了有效的执行。预算和成本核算是医院内部管理的重要手段,院科两级经济责任制是医院进行管理的重要形式。医疗服务成本信息对评价医院执行经济方面的规章制度发挥作用,比如通过对医院收费价格和成本的比较,可以发现医院成本回收的情况。

(五)制定医疗服务价格

医疗服务成本信息不但是医院进行经济管理的基础,而且对政府或者医疗保险部门制定医疗服务价格也十分有用。中国目前的医疗服务定价政策是以成本为基础的,不同医疗机构的成本信息汇总形成社会平均成本,为制定医疗服务价格提供现实依据。

第二节　医疗服务成本核算

医疗服务成本核算是指对围绕某一医疗服务项目所发生的一切成本进行审核、记录、归集和分配,并计算其实际成本的管理过程。科学、合理的成本测算能够提供真实的成本资料,为财政、物价、卫生、医疗保险等部门制定合理的预算补助标准、医疗服务收费标准、支付方式及支付数额提供依据。医疗服务成本核算要素包括成本构成的分析、直接成本和间接成本科室的划分、成本核算单元的确定和成本分摊方法等。

一、医疗服务成本构成的分析

医疗服务成本构成的分析是医疗服务成本核算、成本分摊以及进行成本分析的基础。通常情况下,成本构成可以分为人力成本、固定资产折旧、材料成本、药品成本、公务费、业务费、无形资产摊销和提取医疗风险基金等。

(一)人力成本

卫生人力是医疗服务生产的主要要素,人力成本在医疗服务总成本中占有相当大的比例。人力成本一般用支付给卫生服务人员的所有报酬来计算,报酬包括工资、奖金、补贴、福利和社会保险费等。人力成本可以进行细分,比如可以核算医院医生的人力成本、护理人员的成本和其他卫生技术人员的成本。同时,还可以核算工资成本和奖金成本等。对人力成本进行细化主要取决于成本核算和分析的目的。在核算医疗服务人力成本时,应当核算全面,即不要遗漏构成人力成本的内容,如各种补贴和福利费都应当涵盖进来。

(二)固定资产折旧

固定资产折旧也是医疗服务成本的主要构成部分。根据固定资产的性质,可以将其分为房屋和设备两大类。由于各类固定资产使用的年限不同,需要对不同的固定资产采用不同的折旧办法。房屋又可以根据其建筑材料的不同分为砖混结构、钢混结构和其他结构等,设备则可以分为大型医疗设备和一般设备等。固定资产折旧成本的核算关键是确定合理的折旧率,即一定时期内固定资产折旧额与固定资产原值的比率。

(三)材料成本

材料可以分医用材料和非医用材料。材料成本用材料的购入价格计算和记录。

(四)药品成本

在成本核算时,一般把药品成本和其他医疗服务成本分别核算。药品成本有两类:①药品本身的购入成本,用药品的购入价格计算;②药品经营成本,包括药品运输储存及药房药剂人员的人力成本。只有在核算门诊、住院床日、出院患者等单元成本时才使用药品成本,核算服务项目成本时不需要考虑药品成本,因为这时药品属于一个收费项目。

(五)公务费

公务费是医疗机构为正常开展工作而安排的经费。公务费包括水费、电费、邮电费、取暖费、物业管理费等保证正常工作条件的费用,用其支出的费用计算。

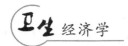

(六)业务费

业务费是指行政事业单位为完成担负的专业任务所需的消耗性费用和购置低值易耗品的费用,业务费包括差旅、宣传、办公用品、印刷等费用,支出的费用就是其成本。

(七)无形资产摊销

无形资产是指医院拥有或者控制的没有实物形态的可辨认货币资产,包括专利权、商标权、著作权、非专利技术、商誉等。它是医院资产的一个重要组成部分,要按照财务规则进行折旧和摊销。

(八)提取医疗风险基金

医疗行业是一个高风险的特殊行业,在诊断、治疗和康复的全过程中都存在着医疗风险。医疗风险基金是从医疗收入中计提、专门用于支付医院购买医疗风险保险发生的支出或实际发生的医疗事故赔偿的资金。

二、直接成本科室和间接成本科室的划分

直接成本科室是直接产出医疗服务的科室,或者向患者直接提供医疗服务的科室。在实际核算中,因核算的服务单元不同,直接成本科室的划分也会有变化。表 10-1 列出了医院几个有代表性的科室,根据核算目的和核算单位的不同,同一科室在不同核算中的划分结果不同。

表 10-1　直接成本科室和间接成本科室的划分

成本科室	核算医疗服务科室成本	核算诊次成本	核算床日成本	核算医疗服务成本
行政科室				
后勤科室				
总务科				
食堂				
医疗辅助科室				
供应室				√
营养科				√
医疗技术科室				
检验科	√			√
病理科	√			√
临床诊疗科室				
射频治疗室	√			√
高压氧	√			√
临床门诊科室	√	√		√
临床病房科室	√		√	√

表 10-1 中标出了不同核算单元的直接成本科室。如果只核算医疗服务科室的成本,则行政

和后勤科室应当划分为间接成本科室。如果核算医疗服务的诊次成本，由于只有临床门诊科室才直接提供门诊服务，所以将其划分为直接成本科室。同理，在核算床日成本时，只有临床病房科室才是直接成本科室，其他科室都是间接成本科室。由于服务项目由医疗辅助、医疗技术、临床诊疗、门诊和病房科室提供，因此，在核算医疗服务成本时这五类科室均为直接成本科室。

三、成本核算单元的确定

根据核算对象的不同，医疗服务成本核算可分为科室成本核算、医疗服务项目成本核算、病种成本核算、床日和诊次成本核算等。

医疗服务成本核算一般应以科室、诊次和床日为核算对象，三级医院及其他有条件的医院还应以医疗服务项目、病种等为核算对象进行成本核算。开展医疗全成本核算的地方或医院，应将财政项目补助支出所形成的固定资产折旧、无形资产摊销纳入成本核算范围，还应在医疗成本核算的基础上，将科教项目支出形成的固定资产折旧、无形资产摊销纳入成本核算范围。

四、成本分摊方法

成本分摊主要有三种方法，即阶梯分摊法、双分配法和联立方程法。成本分摊的基本原则是根据产品生产或者服务提供的资源流向，所分摊的成本能够反映产出的消耗情况。本章重点介绍阶梯分摊法，这是使用最广的成本分摊方法。

（一）分摊参数和系数值

确定分摊系数是成本分摊的基础。分摊系数实际上有两个含义：①用什么参数分摊成本，称为分摊参数；②分摊的系数值是多少，称为分摊系数值。确定分摊参数需要根据成本要素的性质。比如要把医院行政后勤人员的成本分摊到其他科室，因为人员数决定了成本的大小，所以可以把其他科室人员作为分摊参数。分摊参数确定后，可以计算分摊系数值，则某科室的人员数占医院总人员数的比例就可以作为分摊行政后勤人员成本的系数值。

表 10-2 列出了常用的几种分摊参数及其系数值的计算方法。需要注意的是，只有要分摊的成本才需要确定分摊参数和计算系数值。一般说来，能够在成本科室直接核算的成本（直接成本）不采用分摊的办法。比如，医院所有科室的人力成本都是直接核算的，不需要采用分摊办法核算。表 10-2 列出的例子是医院总成本向成本科室分摊，如果是间接成本科室向直接成本科室分摊，或者由直接成本科室向诊次、床日和服务项目分摊，虽然思路一样，但是参数的选择和系数的计算方法会有不同。

表 10-2 医疗服务成本分摊参数及系数值计算

待分摊的成本	分摊参数	分摊系数值计算
人力成本	人员	成本科室的人员数/医院总人员数
房屋折旧成本	房屋面积	成本科室的房屋面积/待摊房屋总面积
设备折旧成本	设备值	成本科室的设备值/待摊设备总值
材料成本	材料消耗值或者人员	成本科室的材料（人员数）/待摊材料成本（总人员数）
公务费	房屋面积或人员	成本科室的房屋面积（人员数）/医院房屋总面积（总人员数）
业务费	人员	成本科室的人员数/医院总人员数
其他	人员	成本科室的人员数/医院总人员数

(二)阶梯分摊法

所谓阶梯分摊法,是指根据医院内各部门或者各部分之间的成本关系,将成本科室分成不同的等级,然后由高等级向低等级逐级分摊。阶梯分摊法是比较常用的方法,它考虑了成本流动的过程,因此比直接分摊法要精确。

首先把所有成本科室按照其服务的范围进行分层,服务范围最大的成本科室在最高等级,依此类推,服务范围越小,等级越低。

阶梯分摊的第一步:把服务于整个机构的成本科室的成本,即管理科室的成本,根据一定的分摊系数分摊到其他所有成本科室。

阶梯分摊的第二步:在管理部门的成本分摊结束后,把第二个层次成本科室的成本,即供应室、门诊部办公室、住院处等部门的成本,根据一定的分摊系数分摊到下一层次的成本科室。

阶梯分摊的第三步:把放射科、护理部和检验科等部门的成本分摊到内科和外科等最终成本科室。

以上分摊过程中成本科室及其层次的确定,可以根据医疗服务机构成本测算的目的和科室设置的具体情况确定。

表10-3是一个简单的分摊例子,有两步分摊。首先是行政后勤科室的300万元直接成本向其他科室根据分摊系数值进行分摊,其次是医疗辅助科室的总成本1230万元(该科室的直接成本加上从行政后勤科室分摊来的间接成本)向临床门诊和住院科室分摊,两步分摊后得到了两个直接成本科室的总成本(科室的直接成本加上从行政后勤和医疗辅助科室分摊来的间接成本)。成本分摊的实际过程比示例要复杂,比如要把科室进行细分,门诊分成内科、外科等。此外,表中的分摊系数值实际上是各个成本要素分摊系数值的合计,如上述介绍的一样。

表10-3 核算临床科室成本时分摊过程 单元:万元

科室	直接成本	行政后勤科室成本	医疗辅助科室成本	合计
行政后勤科室	300	—	—	300
医疗辅助科室	1200	30	—	1230
门诊	2400	105	369	2874
住院	4500	165	861	5526

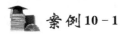 **案例10-1**

某医院内科的科室成本核算过程

设计医院基本情况调查表和科室调查表收集数据。医院基本情况调查表按照《医院会计制度》收集医院各项收入和支出的具体金额,特别注意收集职工工资总额、公务费、业务费、低值易耗品费、固定资产总值及各分项值、平均在职职工人数、临时工人数等。科室调查表收集各科室的在职职工人数、临时工人数、建筑面积、设备总值、其他固定资产总值、消耗材料、公务费、业务费等。

核算内科的科室成本,内科作为直接成本科室,其他相关科室为间接成本科室。

使用医院基本情况调查表数据计算出在职职工人均工资、临时工人均工资、人均公务费、人均业务费等数值。

第一步,核算全院性间接成本科室即行政后勤科室的成本,其主要是按照科室调查表收集的数据与对应的人均费用相乘得到的结果。房屋按建造成本、使用年限、面积折旧,设备按种类、占最长使用期限的比折旧。行政后勤科室的成本除全院职工人数得到人均行政后勤科室成本,这个数字乘各科室职工人数得到各科室分摊的行政后勤科室成本。

第二步,核算非全院性间接成本科室,即消毒供应室、门诊办公室、住院处、病案室等科室的成本,其成本为科室直接成本和分摊的行政后勤科室成本。非全院性间接成本科室的成本按照一定分摊参数分摊给其服务的科室。

第三步,核算医技科室和诊疗科室的成本,其成本为科室直接成本、分摊的行政后勤科室成本、分摊的非全院性间接成本科室成本之和。医技科室和诊疗科室的成本依据科室收入比值进行分摊。

第四步,核算内科的科室成本,其成本为科室直接成本、分摊的行政后勤科室成本、分摊的非全院性间接成本科室成本、分摊的医技科室和诊疗科室的成本之和。

第三节　医疗服务成本分析

成本核算的主要目的之一是进行成本控制,即在一定的投入水平上实现产出的最大化。通过成本核算,可以得到有关医疗服务方面的成本信息,利用这些信息,结合其他医疗服务数据,能够进行更为深入的成本分析。

成本分析可以从不同的角度进行,既可以从医院管理者的角度,也可以从卫生行政管理和价格制定部门的角度;在医院内部,对同样的成本数据,也可以从医院和科室不同的角度去分析问题。这一节,我们将集中介绍两个问题:①成本差异分析的基本方法;②关于成本控制的基本思路。

一、成本差异分析

(一)成本差异调查

成本差异是实际成本与某标准相比存在的差距。成本差异为成本控制过程中发现问题和解决问题提供了线索,用来分析产生问题的原因。通常管理者在对预期收益进行分析时,可能会意识到成本控制中的问题,但管理者并不清楚造成成本差异是由随机、不可控制的因素导致的,还是由可以控制的因素导致的。

成本差异调查是成本差异分析的基础。成本差异调查的方法是以成本核算信息为基础,将核算信息与预期的目标或者标准相比较,发现哪些成本差异是应当予以解决的。一般来讲,如果出现下列差异,应当对差异进行深入分析并予以解决。

1. 实际成本超过了预期成本的某个数量

首先有一个预期成本,比如说 500 元或者 5000 元,如果某个部门或者服务的实际成本超过了 500 元或者 5000 元,可以认为成本差异明显。确定显著性差异的标准有赖于管理决策和经验,500 元的差异在某些情况下是正常的,而在某些情况下可能就不正常了。

2. 实际成本超过了一定预算比例

一个机构对机构内所有部门或主要服务都有预算,如果实际成本超出预算,并且达到一定的比例,就可以认为是异常的,应当加以解决。成本超出预算的比例可以根据经验而定,比如成本超出预算 10%,可以认为存在成本差异。

3. 所有差异

只要实际成本与预期成本预算或者其他标准相比有差异,就认为是不正常的,需要加以解决。

(二)成本差异分析

成本差异分析实际上是比较实际情况偏离标准的手段。我们从机构和科室两个角度,介绍如何进行成本差异计算和分析。

1. 成本影响因素的机构分析

通过对成本差异的评价,我们可以得到导致差异的原因。我们首先了解影响成本变化的因素,然后对其进行分析。

1)影响成本的因素

一般来讲,影响成本的因素主要有三个:投入的要素的价格、投入的要素的生产率和产出水平。

(1)投入的要素的价格一般随着时间而上升。对于管理者来说,明确哪些部分是可以控制的或是可以缩减的十分重要。某些投入要素价格升高很快,就可以寻找其他的替代品,比如使用更便宜的人力,或将一个服务项目更换为其他项目。

(2)从成本控制的角度,卫生服务中投入的要素的生产率的测量越来越重要。评价医疗服务生产率的主要困难是其产出的多元性。比较一个医院不同时期的生产率时,要将每一时期医疗服务的产出进行调整,使其有可比性。例如,比较 1995 年和 2000 年每卫生技术人员住院床日时,首先要把两年的住院日的内涵界定清楚,使住院日服务的强度、技术含量和其他要素在两个时段相一致,否则比较的结果是没有意义的。

(3)产出水平的变化也会影响到成本水平。①产出的水平可能会影响实现该产出资源的需求量;②产出的服务强度也会影响到资源需求。单元产出服务量的增加会直接影响到成本,例如,每住院日实验室检查数量的增加可能会影响到每住院日的总成本。

(4)下面的成本函数总结了上述内容:

$$C_T = P \times \frac{I}{X} \times \frac{X}{Q} \times Q \qquad (10-1)$$

式中:C_T 代表总成本;P 代表投入的要素的价格;I 代表投入的要素的数量;X 代表每单元产出的服务数量;Q 代表产出水平;I/X 代表生产率对成本的影响;X/Q 代表服务强度对成本的影响。P、I/X、X/Q、Q 四项中任何一项的变化都可能影响到总成本。

2)成本影响因素的机构分析

如果管理者想了解为什么在过去的 3 年中医院总成本上升了 40%,需要有足够的信息用来进行分析。除了成本信息外,整个医疗机构的产出信息,例如经调整的出院人数、门诊人次和住院日非常重要。同时,必须界定医院内每个科室的工作,并且明确每个科室的服务单元或者产出是什么。

2. 成本影响因素的科室分析

在整个机构成本水平的变化分析中,前面提到的指数具有重要的作用。同样,分析科室水平上的成本变化也非常重要,它可以为有效地控制成本提供更为具体的信息。一般说来,不同时期科室水平的成本变化可以归因于三方面的因素：投入要素价格的改变、生产率的改变和科室工作量的改变。

计算上述因素的公式如下：

$$价格差异＝（现在时期的价格－过去时期价格）×现在时期的数量 \tag{10-2}$$

$$效率差异＝（现在时期的数值－按过去时期生产率所换算出的数值）×过去时期的价格 \tag{10-3}$$

$$工作量差异＝（目前时期的工作量－过去时期的工作量）×过去时期的单元成本 \tag{10-4}$$

二、成本控制的基本思路

(一)成本控制的基本问题

和一般产品生产相似，医疗服务资源的组织、利用并形成对患者提供的服务也是一个计划、实施、评价、反馈的生产控制过程。这样一个过程需要大量的决策信息，充分和高质量的信息可以帮助决策者能够做出正确的判断和决策。

成本信息的价值主要体现在为生产控制过程中所需要的经济分析提供基础。要管理好一个医院或者一个部门，管理者应当明确以下几个问题。

(1)在工作和管理过程中，哪些环节是控制成本的关键？

(2)哪些是生产率较高和收益较大的部门或者服务？

(3)哪些环节或者部门对机构实现预期目标影响最大？

(4)如何改善工作和有效地进行成本控制？

(5)达到成本控制的目标需要采取的措施有哪些？

(6)达到目标需要的成本信息及其他资源是什么？

(7)如何评价和监督达到目标的过程？

(二)成本控制过程

以下模型可以用来讨论医疗机构中成本控制的过程。

过程：发现问题→寻找出现该问题的原因→解决问题。

时间：$0 \rightarrow t_1 \rightarrow t_2 \rightarrow T$。

如图 10-1 所示，一般来讲，成本控制有三个基本的过程：发现问题（从 0 到 t_1）；寻找出现该问题的原因（从 t_1 到 t_2）；解决问题（从 t_2 到 T）。时间单位可以是分钟、小时、天或者周，甚至是月和年。问题存在的时间越长（从 0 到 T），该机构解决问题的效率成本就会越高。

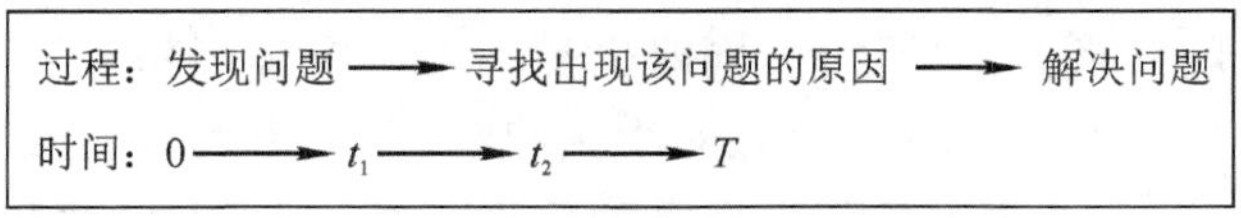

| 过程：发现问题 ⟶ 寻找出现该问题的原因 ⟶ 解决问题 |
| 时间：$0 \longrightarrow t_1 \longrightarrow t_2 \longrightarrow T$ |

图 10-1　成本控制过程

效率成本被用来描述成本控制过程中由于失控对一个机构造成的总成本。效率成本可以表示如下：

$$效率成本＝T×R×P \tag{10-5}$$

式中：T 为问题存在的总时间；R 为每单位时间的损失或成本；P 为该问题被解决的可能性。

管理的目的应该是最小化所有情况下的效率成本。在达到这个目的的过程中,有两种方法可供选择:防患于未然和发现问题、解决问题。

在预防的方法中,管理者通过使问题发生减少到最小程度(P)来最大可能地减少效率成本。减少问题发生可能性的关键是提高人员的素质。管理者不仅要雇佣那些最有能力的人员,还要给他们提供相应的训练机会和条件,以确保他们在工作中能够一直保持良好的状态。奖金制度(包括物质奖励和精神奖励)也是管理的核心内容。预防问题发生的方法已经被绝大多数机构所采用。

在发现问题和解决问题的方法中,降低效率成本的手段是尽可能减少问题存在的时间(T),要做到这一点,就要懂得如何进行差异分析,包括成本差异分析。差异分析有助于降低发现问题(从 0 到 t_1)和分析问题(从 t_1 到 t_2)的时间,而解决问题(从 t_2 到 T)的时间则取决于管理中有效的激励机制。

成本控制的过程实际上是发现问题和解决问题的过程。成本差异分析是成本控制的重要环节和内容。成本差异分析的目的是减少发现问题和决策过程的时间,同时也减少了资金的耗费。同时,在不明显增加管理成本和可行的情况下,增加成本报告的频率和数量,也可以减少发现问题的时间。

(三)成本控制的基本要求

(1)建立成本控制制度。医疗机构进行有效的成本控制需要制度保证。医疗机构应当建立完善的成本控制制度,使成本控制工作制度化、经常化和规范化。

(2)建立和完善成本分析和控制的组织结构。加强医疗机构成本分析和控制的能力,特别是充分发挥财务计划部门的作用。在主要成本责任中心(科室)设立成本信息员,为成本控制提供良好的组织保证。

(3)实行全面成本控制。医疗机构应当注意全面成本管理教育,使每一个环节都纳入成本控制的范围,并且注重短期成本控制措施。

第四节　医疗服务价格

一、医疗服务价格概述

(一)价格的基本概念

价格是指商品价值的货币表现,是市场经济正常运转的经济杠杆。价格的实质在于:价格是市场条件下人们之间交换关系的体现,同时也是各经济主体经济利益在市场约束下的分配关系。商品的价值是由生产过程中所消耗的物化劳动、劳动者为自己创造的价值和为社会创造的价值三部分构成的,其货币表现就是商品的价格。在《中华人民共和国价格法》中,价格包括商品价格和服务价格。

而价值代表该商品在交换中能够交换得到其他商品的多少,价值通常通过货币来衡量,形成价格。根据新古典主义经济学(目前比较流行的一种经济学理论),物体的价值就是该物体在一个开放和竞争的交易市场中的价格,因此价值主要决定于对该物体的需求,而不是供给。有些经济学者经常把价值等同于价格,不论该交易市场竞争与否。而古典经济学则认为价值和价格并不等同。

1. 价格本质

价值是决定价格的依据,是价格形成的基础。价格不仅受到商品价值的影响,而且也受到货币价值的影响。价格是价值的表现形式,两者之间是形式、现象与本质的关系。

具体来说,价格是价值的货币表现形式,价值是价格的基础,是价格上下波动的轴心。价值是实体、是内容、是中心,是商品价格形成的基础;货币是表现价格的尺度,是凝结在商品内人民劳动的数量标志;价格则是以货币表现的商品价值的外在表现形式。因此用货币表现出来的价值是商品的相对价值,即商品价值同货币价值的对比,也就是说价格既趋向于价值,又不完全等于价值,用公式表示为

$$某一商品的价格 = 该商品的价值/单位货币的价值 \qquad (10-6)$$

2. 价格特征

价格的特征是指价格本身所具有的特点和本性,它是由价格的本质所决定的,是在长期的商品交换环境中形成的。价格特征主要表现为以下几方面。

1)同一性

同一性是指一种商品在同一时间、同一市场上必然趋向同一的特性。因为商品价值是由生产该种商品的社会必要劳动时间决定的,同一商品不论各个生产者的生产条件和劳动技能有何不同、劳动消耗有何差异,其社会必要劳动时间是相同的,价值也是同一的。在供求关系平衡时,价格与价值基本保持一致,因此同一商品在同一时间、同一市场上必然趋向同一。由于医疗服务价格是由政府统一制定的,其同一性表现得较为明显。

2)波动性

与同一性相对的就是波动性。由于价值量、货币值是变动的,影响供求关系的诸因素是变动的,因而价格也是上下波动的。当供过于求时,价格会低于价值;当供不应求时,价格会高于价值。但这种波动始终是围绕着价值而上下摆动的,并不会无边际地变动。在社会主要市场经济条件下,商品的价值在很大程度上受供求关系的影响,价格是运动的,具有一定的波动性。

3)综合性

综合性是指价格水平及其变动是国民经济的综合反映,它从不同侧面反映国民经济的各种属性。价格不仅表现在单个商品价格水平及其变动,还反映价格的总水平及其变动。它既反映经济的、社会的、自然的条件,又反映一定时期政策的要求。同样医疗服务价格的调整和制定,既受到国民经济的发展水平、社会政治的影响,又受到国家政策和消费水平的影响。

4)相关性

相关性是指各种价格相互之间紧密相连的特性。一种价格的变动,往往会引起其他相关商品价格的变动。医疗服务价格的相关性主要表现在医疗服务价格受卫生服务过程中消耗品价格的变动、社会经济的发展以及社会劳务性价格的影响。

5)利益调节性

利益调节性是指价格的波动调节着社会总劳动在不同部门之间的分配。价格的变化会引起在具体交换过程中买卖双方经济利益的变动,从而引起国民收入的再分配的失调。

6)社会性

价格反映的是商品交换之间人与人相互交换劳动的社会关系,这种社会关系表现在不同

的社会制度具有不同的性质,同时商品价格的变化会引起商品生产者、经营者和消费者三者之间的经济利益发生变化,社会影响大。医疗服务价格既关系到群众的身体健康,又体现着党和政府对人民的责任,具有广泛的社会性。

(二)医疗服务价格的形成

医疗服务价格是医疗服务价值的货币表现形式,医疗服务价格的最低界限为医疗服务成本。医疗服务价值是医疗机构在医疗服务过程中所消耗的物质资料价值和劳动力价值,反映社会物化劳动和劳动力的消耗。物化劳动的消耗是指提供医疗服务时所耗费的房屋、设备、药品、耗材、水煤电等,它们按其实际消耗而转移到医疗服务中,作为医疗服务价值的一个构成部分。劳动力的消耗是指医务工作者的活劳动,这部分活劳动的耗费创造了新价值。所以,医疗服务是有价值的,用货币来表现医疗服务的价值就是医疗服务作为商品出卖时的价格,又叫医疗收费。

卫生服务是一种商品,但它不同于一般的商品,具有福利和商品的双重性。对于非营利性医疗机构,国家不向其征收税金,同时给予一定形式的财政补贴。因而医疗服务价格不是通过市场供求的调节自发形成的,而是采用不完全生产价格模式,即由政府有关部门通过理论价格,再根据国民经济的发展水平和居民的承受能力等来确定价格的水平,因此医疗服务价格的制定一般低于卫生服务价值。医疗服务价格的形成主要有以下三种形式。

(1)计划价格。政府相关部门按照分工管理权限和审批程序,有计划地规定或进行调整,未经主管部门同意不得随意变动,计划价格主要是针对关系群众生命安危的基本卫生服务项目,以体现社会公平原则和社会福利原则。

(2)指导价格。指导价格即政府指导价格,或称为浮动价格,是指政府有关部门制定出标准价格并规定其波动幅度,单位可根据政府规定的波动幅度,自行确定和调整价格。这种形式的价格主要用于特需服务项目,如美容、器官移植等,这部分服务项目一般通过在成本的基础上加适当利润来定价,以满足不同消费层次和消费需求的特殊需要。

(3)市场价格。医疗部门根据医疗市场需求情况自行决定收费价格。

(三)医疗服务价格的影响因素

从客观上讲,医疗服务价格应以价值为基础,并保持大体一致,这样才能保证卫生服务的劳动消耗得到社会的承认并获得相应的补偿,才能使等量劳动交换的原则在卫生服务领域得到实现。然而在现实的经济运行中,医疗服务价格的形成则受到社会经济的发展水平、群众的承受能力、卫生服务市场的特性、国家经济政策等多方面的影响和制约。因此国家在制定医疗服务价格时,已充分考虑到了上述因素,通过理论价格的测算,制定价格的水平和标准。其总的原则是:①要体现价值规律的要求;②要考虑供求关系的影响;③要考虑国家对医疗卫生机构的补偿水平;④要考虑中国群众的经济状况和经济承受能力。因此,在社会主义市场经济条件下,卫生服务的价格不仅以价值为基础,同时还受到市场供求关系、国家政策、财政补贴水平以及群众的支付意愿和支付能力等因素的影响。

1. 医疗服务成本

成本是任何产品定价的基础,医疗服务价格也不能例外。由于卫生服务市场具有信息不完全和供方主导的特点,往往政府或者健康保险机构需要进行定价的干预,不管是采取何种形式的干预,成本就是政府制定价格政策、健康保险机构和卫生服务机构之间价格谈判的基础。

在价格决策中必须注意以下几方面问题。

(1)医疗服务成本概念。医疗服务成本必须是医疗服务过程中消耗的物化劳动和活劳动,不能把不属于医疗服务成本范围的开支也列入成本,在实际计算医疗服务成本时,退职和退休人员福利、患者医疗欠费减免部分及医疗事故赔偿费等,都不应列入其中。

(2)价格形成中的成本必须是社会平均成本。以同级别卫生服务机构服务项目的平均成本为标准,同时要考虑不同卫生服务机构的服务量是否有差异。

(3)价格形成中的成本必须是生产期的成本而不是报告期的成本。在提供卫生服务的过程中,要消耗种类繁多的医用商品,在中国将步扩大的市场调节价格制度下,这些商品的价格受市场机制的调节,医疗服务价格也必须随着医用商品价格的变化做相应的调整。通过计算、分析医用商品价格指数变化趋势,可以了解医用商品价格变动的规律,为预测报告期卫生服务成本提供依据。

2. 医疗服务市场供求关系

医疗服务价格作为一个交换的范畴,必然受到市场供求因素的影响,市场经济学认为,需求和供给两者共同决定价格。卫生服务市场的供求关系,客观上反映了卫生医疗保健提供能力和社会卫生保健需求之间的矛盾。医疗服务价格只有反映卫生服务市场的供求关系,才能调节供求,才能调节卫生部门再生产的全过程,才能真正发挥医疗服务价格的杠杆作用。从短期看,卫生服务市场供求决定运行;从长期看,医疗服务价格调节着卫生服务市场供求的平衡、资金和卫生人力的流入和流出。所以要研究医疗服务价格,就必须了解卫生服务市场的供求状况及其对医疗服务价格的影响程度。

然而,由于卫生服务市场的特殊性,市场机制的作用是有限的,具体表现在以下几方面。

(1)卫生服务需求的价格弹性较小。相对而言,特需医疗服务的需求价格弹性稍高一些,而常见病、多发病等基本医疗的需求价格弹性较低,至于那些危及生命的疑难重症和急症患者的医疗服务,价格机制的作用十分有限。因为这些服务的价格弹性比较小,价格的变化不会对需求产生很大的影响。

(2)供给机制对医疗服务价格的影响是有限的。由于存在医生诱导需求的可能,卫生服务的供给增加,一般不会引起医疗服务价格的下降。美国的一项研究表明:社区医生数量增加,特别是外科医生数量增加,不仅没有使医疗服务价格下降,反而使价格提高。

(3)在卫生服务的需方和供方之间竞争机制的作用十分有限,由于消费者缺少医疗知识,消费者和医生之间信息不对称,供求双方难以展开充分的竞争。但一些资料说明,医疗服务价格仍会影响人们的卫生服务需求,只是有时由于消费者对卫生服务质量认识的偏见等原因,在较低的医疗服务价格范围内可能出现医疗服务价格同卫生服务利用的正相关。进行价格决策时应了解医疗服务价格对需求的影响,因为人们对服务需求的减少,尤其是对基本卫生服务需求的减少会导致人们健康水平的下降。

3. 价格政策

由于卫生服务市场的特殊性,在不同的国家及不同的医疗保险形式下,实行不同的价格政策来进行宏观调控。中国的卫生事业是实行一定福利政策的公益性事业,医疗服务价格实行统一领导、分级管理。卫生服务价值不是全部通过市场实现的,体现福利的那部分价值是通过财政补贴的形式实现的。国家的价格政策对医疗服务价格的形成的影响主要体现在:①卫生服务政策已经向科学化决策发展,医疗服务价格的制定开始注重医疗服务价格研究成果,部分研究成果已应用到医疗服务价格决策中;②医疗服务价格决策既考虑到卫生服务项目的成本又考虑到消费者的支付能力;③医疗服务价格逐步实行分级管理,增加了地方政府的自主性和价格管理的灵活性。

4. 财政补贴

政府的财政补贴体现了卫生事业的福利性,各地可根据当地的经济状况,给予卫生事业一定比例的财政补贴,同时由于医疗服务价格制定权力的下放,医疗服务的价格受财政补贴的影响。当财政补贴增加时,卫生服务福利性体现较为充足,医疗服务价格可适当降低;财政补贴少,则卫生服务福利性体现少,医疗服务价格可适当提高。要满足下列方程式:$A = C - B$,其中 A 代表医疗服务价格,B 代表财政补贴,C 代表要素成本。

(四)医疗服务价格的作用

在商品经济中,由于价格是商品价值信息的传导器和社会再生产过程的全面调节器,因而价格的基本作用有标价作用和调节作用。同样,医疗服务价格也具有标价作用和调节作用。

1. 标价作用

医疗服务价格是卫生服务价值的一种度量标记,也是服务价值尺度的货币表现。严格执行物价政策是卫生服务提供者必须遵循的原则,而卫生服务的消费者有按标价以货币形式进行交换的义务。

2. 调节作用

1)调节卫生服务,合理配置卫生资源的作用

医疗服务价格调节着卫生服务发展的方向,为保证卫生事业协调、健康、可持续发展,向社会提供优质、高效的卫生服务,在卫生资源的配置上,就必须充分考虑价格的调节作用,促进卫生事业的发展。在市场经济运行中,价格是反映产品"稀缺"程度的信号,迫使经济主体对价格信号做出及时的反应,调节生产要素的重新组合和流动,保证资源的合理配置。卫生服务市场是"不完全竞争市场",所以医疗服务价格对卫生资源的配置作用受到一定的限制。医疗卫生机构利用卫生服务收费和财政补贴取得的资金,根据医疗服务价格反映的比较效益,对卫生服务项目、医疗设备等进行合理配置。

2)调节交换,获得合理补偿的作用

价格体现等价交换的原则,卫生服务机构在提供卫生服务过程中的消耗应得到合理的补偿。卫生服务机构的消耗如果得不到补偿,处于亏本经营状态,便会失去生机和活力,更谈不上可持续发展,也就不可能提供优质的卫生服务。因此制定合理的医疗服务价格,调节市场交换,使卫生服务消耗得到合理补偿,才能促进卫生事业的可持续发展。

3)调节分配,正确处理各方经济利益关系的作用

医疗服务价格能够处理好国家、集体、个人三者之间的分配。不合理的医疗服务价格将影响到卫生部门及其他部门之间的经济利益,不利于卫生事业的发展。

4)调节消费,促使消费结构的合理化

随着社会经济的发展,人们的消费意识、消费结构发生了很大的变化,健康消费已是人们消费的重要组成部分。合理的医疗服务价格,将会正确引导人们对卫生服务的消费,保障消费者健康水平。因此在制定医疗服务价格时,应保障基本卫生服务,适当放开特需服务。

二、医疗服务定价准则和方法

(一)制定医疗服务价格的准则

1. 分级定价

分级定价是指医疗服务的价格应反映出医疗服务的水平、医疗服务的质量和医疗服务成本要素的消耗,实行优质优价。对不同级别的医疗卫生机构应采用不同的价格政策。目前,医疗机构的分级管理制度为实现分级定价提供了基础。实行分级定价可促使医疗服务机构提高技术水平和服务质量,合理引导分流患者流向,促进各级医疗卫生机构提供与其服务价格相适应的医疗服务,提高卫生资源的合理利用。

2. 差别定价

差别定价是指医疗卫生机构对需要不同层次卫生服务的消费者制定不同的价格。对于基本卫生服务项目,其定价应从低从严,实行保本价格,并保持稳定,从而保证基本卫生服务的利用。对于少数人利用的特殊卫生服务项目,可高于成本定价,并根据供需变化情况,浮动定价。实行差别定价原则一方面可满足社会不同层次的卫生服务需求,另一方面可为医疗卫生机构增加收入。

3. 比价合理

比价关系是指同一市场、同一时间不同商品价格之间的比例关系,它反映生产不同商品所花费的社会必要劳动时间之间的比例关系。制定医疗服务价格时要充分考虑活劳动的消耗、物化劳动的消耗以及创造的价值和使用价值,并同时与其他行业生产的价值和使用价值进行比较,使不同行业之间的商品或服务在比价上合理。目前,医药费用与其他行业的价格比较相对偏高,究其原因,主要是技术劳务的价格严重偏低,导致医疗费用支出得不到合理的补偿,因而出现了药品费用虚高、以药补医等不合理现象。在制定医疗服务价格时除了要考虑行业间的比价合理外,也要注意行业内部的比价合理。行业间比价不合理会导致社会分配不公,而行业内比价不合理将出现行业内部分配的不合理,这将关系到各类卫生服务人员的积极性和创造性。

4. 因地制宜

医疗服务价格的制定要随着地区、人群、经济水平、社会状况等的不同而有所不同。地区和人群的不同主要体现在收入和购买力的差异上,确定医疗服务价格时应充分考虑这一点。如经济状况好的地区医疗服务价格可高于经济状况差的地区;收入高的人群的价格可高于贫困人群,对贫困人群实行优惠价,提高贫困人群对卫生服务的利用,体现卫生事业的公平性。

5. 体现技术劳务价值

医疗服务价格的构成包括活劳动和物化劳动两部分,物化劳动的消耗及补偿容易被人们理解和接受,而活劳动的价格往往得不到充分的体现。医务人员运用自己所掌握的专业知识、技术为患者服务,同样具有价值和使用价值,因此医务人员的技术劳务在价格制定中应有所体现,根据其社会必要劳动时间合理确定技术劳务价值,并在卫生服务项目价格中得以体现。

(二)医疗服务定价形式

医疗服务价格应随着市场需求的变化、市场结构的变化等而发生相应的变化。根据市场经济理论和制定卫生服务的原则,结合本地本单位的实际,制定出相应的医疗服务价格。常用的卫生服务定价形式有以下几种。

1. 政府定价

政府在制定卫生服务价格时既要考虑市场机制、成本要素等因素的影响,适当提高技术劳务项目收费标准,逐步实现按成本收费,以要根据中国卫生工作的性质,从保障大多数人的根本利益出发,制定出适宜的医疗服务价格。对涉及人们的基本卫生服务项目,政府应统一定价;对特殊卫生服务项目,政府要规定限价,实行浮动价。

2. 同行评价

在情况基本相同的情况下,如同一级别的医疗机构、同一地区等,就某一项目的价格,可采取同行评议的办法,制定出大家均可接受的医疗服务价格。也就是说,在制定医疗服务价格时,要充分考虑行业的统一性。特别是新的卫生服务项目和新型医疗仪器设备检查治疗项目的收费标准,用同行评议的方式是比较适当的。

3. 单位作价

单位作价就是卫生服务机构根据卫生服务项目的投入要素成本,加上预期利润,并考虑供求关系、竞争关系和需求者的承受能力而确定的价格。这种价格是比较现实的,且符合本地区的实际情况,同时也是卫生机构经营决策者根据营销策略做出的必要选择。

4. 按需变价

根据供求关系,对现行价格水平进行适当调整和变动。例如,现在人们物质生活水平提高了,美容的人增多了,在美容服务项目上就可以提高价格。再如,现在医疗单位均增加了彩色B超,造成供过于求,可以适当降低收费标准,以便提高竞争力。

5. 特需特价

对少数人利用的特殊卫生服务项目,其价格可高于成本定价,根据市场供求关系,进行市场调节。特需特价对卫生服务机构的经济补偿有一定的积极作用。

6. 医患议价

市场的主体是供需双方,商品交换应是平等的。目前,卫生机构作为卫生行业的垄断者,处于主动地位,而卫生服务需求者则处于被动接受地位,这是由"独此一家"的经营模式决定的。在卫生服务进入市场后,患者也应有议价的权利。虽然在目前阶段还难以实现,但应该相信,将来医患平等议价,会在某些卫生服务项目上得以实现,并将逐步扩大范围。

(三)医疗服务定价方法

1. 以成本为中心的定价准则

以成本为中心的定价准则是一种以生产者的意图为出发点的商品定价原则。它的基本依据是,在商品的价格中首先应反映卫生服务提供者对商品的投入成本,然后还要考虑一定的利润收益。也就是说,商品定价要以成本和利润为基础。在以成本为中心的定价准则下主要有以下三种定价方法。

1)成本加成定价法

它是一种应用相当普遍的传统定价方法。所谓"加成"其实就是卫生服务提供者的预期利润。这种方法的原则是,按产品的成本加上预期利润来确定商品的价格,具体有以下三种计算公式。

（1）定额法。定额法的计算公式为

$$单位医疗服务价格＝单位完全成本＋定额利润 \qquad (10-7)$$

其中

$$定额利润＝\frac{总利润}{卫生服务总量} \qquad (10-8)$$

（2）外加法。外加法的计算公式为

$$单位医疗服务价格＝单位医疗服务社会平均成本×（1＋加成率） \qquad (10-9)$$

其中

$$成本利润率＝\frac{总利润}{提供服务的总成本}×100\% \qquad (10-10)$$

加成率是预期可得毛利润占成本的百分比。不同时间、不同地点、不同卫生服务项目、不同市场环境的加成率是不一样的。

（3）内扣法。内扣法的计算公式为

$$单位医疗服务价格＝\frac{单位完全成本}{1-利润率} \qquad (10-11)$$

这三种方法的共同要求是使价格在补偿全部成本后能提供必要的利润，一般多采用外加法定价。

2）目标收益法

它是从保障卫生服务提供者目标收益的角度，来确定商品价格及利润水平的一种定价方法。这种方法是先按照卫生服务提供者投资的总额确定一个目标收益率，然后按目标收益率计算出目标利润额，最后根据总成本、计划销售量及目标利润额计算出产品价格。目标收益定价法的确定要满足三方面的需要：一是给供方以合理的报酬；二是满足供方正常发展对资金的需要；三是抵消通货膨胀的影响。

3）利润最大化定价法

要使利润最大，需要准确了解企业所面临的需求曲线、生产成本曲线，当销售总收入和总成本之间的差距最大时，也就是边际生产成本等于边际收益时，此时的价格即为利润最大化的定价（见图10-2）。这个定价决策模型提供了一个有用的框架。但它具有很多的局限性：消费者的需求曲线很难准确地预见，并且获得这些信息的成本很高；除了价格以外的其他因素也会影响需求，如各种营销活动、生产者的信誉等在这个模型当中没有被考虑；这个模型不适合寡头竞争市场中的定价；计量生产者的边际成本比较困难，如果获得边际成本信息需要一个昂贵的信息系统，若信息成本大于其收益的话，就不值得去做。

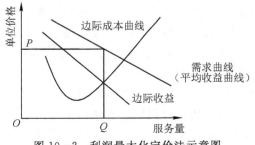

图 10-2　利润最大化定价法示意图

图 10-2 中,Q 为最优服务量;P 为利润最大化时的定价。

2.以需求为中心的定价准则

以需求为中心的定价准则,是在充分考虑市场需求和竞争的情况下,以消费者为导向的定价准则。该准则认为,既然商品生产的目的是为了满足消费者的需要,那么商品的价格就不应该以生产者的成本为依据,而应该以消费者对商品价格的理解和认识为依据。以需求为准则的定价方法主要包括两种:理解价值定价法和差别定价法。

1)理解价值定价法

理解价值定价法又称需求价值定价法,是以顾客对产品的理解价值作为定价的基本依据,而不按卫生服务的消耗多少来定价的方法。所谓理解价值,就是顾客观念上所认同的价值,即顾客认为产品值多少钱,顾客可接受的价格是多少。

理解价值定价虽然与产品的实际价值和成本有关,但与实际价值不同的是它不是由生产成本决定的,而是由顾客的理解和认知价值决定的。由于中国卫生事业具有一定程度的福利性,卫生服务项目价格还达不到不含工资的成本标准,但每当适当提高医疗服务价格时,有相当一部分群众对此不很理解,认为医疗服务价格太高、看病贵、多数人负担不起;而有的卫生服务项目因为供不应求,所以群众认为是应该增加收费标准的,如专家门诊、专家手术等,因此在调整医疗服务价格时,特别是在提高医疗服务价格时,要重视群众的意见、群众的经济承受能力以及群众对卫生服务项目的理解程度,而不单单从成本费用角度进行考虑。定价、调价一步到位是不行的,墨守成规也是不行的,要随市场供求规律而变化。价格有高有低,有的卫生服务项目可以先逐步实现按成本收费,进而再考虑略有微利;而有的卫生服务项目可以一步到位。

理解价值定价法的关键在于准确评估消费者对"价值"的认知程度,准确测定市场可销价格。市场可销价格有三个特点:一是与预想消费群体的支付能力大体相适应;二是与同类商品的现行价格水平大体相适应;三是与供方的生产规模和经营目标大体相适应。市场可销价格可以通过市场调研来确定,主要有三种方法:主观评价法,即组织本单位内部的相关人员进行评估;客观评价法,即组织单位外部的相关人员进行评估;实销评估法,即在预想的消费者中,选择有代表性的消费对象进行实地销售,以征求消费者的意见。

2)差别定价法

差别定价法也称区分需求定价法或需求差异定价法。它是指某一种商品在特定条件下,可按不同的价格出售,即对于不同购买力、不同需求量、不同购买时间或不同购买地点等的顾客,实行不同的定价。实行差别定价必须具备两个条件:①各细分市场的需求弹性不同;②产品在各细分市场之间不能够流通或转让,即不存在套利的可能。当然,差别定价是为许多国家的法律所禁止的,因为它违反了平等待遇的原则。常用的差别定价法有以下几种。

(1)以顾客为基础的差别定价。因职业、年龄、收入水平等原因,对于同一卫生服务项目来说,不同的消费者有不同的效用评价,其愿意接受的价格也不相同。因此可以根据不同消费群体的不同消费心理制定不同的价格。

(2)以产品为基础的差别定价。对于同一种品种而不同样式的产品来说,其需求强度是不同的。如同样提供门诊服务,专家的挂号费用比普通医生的费用要高。

(3)以地区(空间)为基础的差别定价。由于不同地区卫生服务质量、卫生资源、经济状况等的差异,同一种卫生服务项目在不同的地区(空间)其需求和利用程度有很大的差异,因此其医疗服务价格也可不同。

（4）以时间为基础的差别定价。同一种商品或服务在不同的时间有不同的需求。如大青叶口服液的价格并不高，但当发生流行性感冒时，其价格会随着需求量的增加而上升。

3. 以竞争为中心的定价准则

在竞争激烈的市场中，企业为了应对竞争、取得收益，往往采取一些特殊的定价方法。以竞争为中心的定价法，就是依据竞争者的价格来制定卫生服务机构自身价格的一种定价方法。

1）随行就市定价法

随行就市定价法指卫生服务机构根据同行业平均价格水平来确定本单位产品的价格。在竞争激烈而产品需求弹性较小或供需基本平衡的市场上，随行就市定价法是一种较稳妥的定价法。它不仅可以减少定价风险，也容易与同行和平相处。如一个单位新添置了一台设备，如果同类其他医疗卫生服务机构已经确定了被人们所接受的价格，则该单位应以此价格为基础来确定该设备的价格。

2）盈亏平衡定价法

盈亏平衡定价法是卫生服务机构在某种情况下采取的一种保本定价方法。也就是说，定价目标主要是为了收回产品成本，其价格是在保本产销量的基础上制定的。

根据盈亏平衡原理，盈亏平衡点产量的计算公式如下：

$$盈亏平衡总产量 = \frac{企业固定成本}{单位产品价格 - 单位产品变动价格} \quad (10-12)$$

当厂商的产品产量达到盈亏平衡点产量时，就可实现收支平衡，做到保本。保本价格即盈亏价格，可根据上式推导得出，其计算公式如下：

$$保本价格 = \frac{企业固定成本}{总产量} + 单位产品变动成本 \quad (10-13)$$

一般来讲，在成本不变的情况下，将产品价格定在保本价格以上，企业就可以盈利；如果将产品价格定在保本价格以下，企业则出现亏损。

3）变动成本定价法

变动成本定价法又称为边际贡献定价法，它是一种以变动成本为基础的定价方法，在进行产品定价时，首先考虑对变动成本的补偿，同时争取更多的边际贡献来适当补偿产品的固定成本。其基本公式为

$$单位卫生服务项目价格 = 单位变动成本 + 边际贡献 \quad (10-14)$$

或

$$单位卫生服务项目价格 > 单位卫生服务项目变动成本 \quad (10-15)$$

变动成本随业务量变化而变化。就某一卫生服务项目而言，管理费用、固定资产折旧和固定职工的基本工资等就是固定成本，它在一定业务量范围内不因业务量的增减而变动。

所谓边际贡献，就是单位产品价格减去单位产品变动成本的余额。采用变动成本定价，只要求卫生服务的价格高于单位变动成本，而不要求高于单位全部成本。

（四）医疗服务调价方法

为使医疗服务价格重新接近价值，重新反映供求和体现国家政策的要求，不断趋向科学合理，必须对不适宜的医疗服务价格做及时的调整。医疗服务价格的调整应当遵循调价程序，严格执行国家物价政策，使调价与市场经济相适应、与供求关系相适应、与人们的承受能力相

适应。

1. 决定医疗卫生机构调价的因素

1）成本变化因素

成本变动是调价的基础。在中国逐步扩大市场调节价格制度下,医疗服务价格随着有关商品价格的变化做相应的调整,通过计算,分析医用商品价格变动的规律,为预测卫生服务成本提供依据,从而为医疗卫生机构调价提供成本依据。

2）供求变化因素

医疗服务价格受供求因素制约,医疗服务价格必须随卫生服务市场的供求状况及时调整,发挥其利益导向和经济杠杆作用。

3）群众卫生费用支付能力的变化因素

随着市场经济的发展,个人收入差距拉开。一些高收入者,把服务质量放在首位,为能得到更好的服务,愿意付出较高的费用,对这部分人的服务价格可定得高一些;而对于一些收入不高的人,要保证其基本卫生服务,价格上要优惠一些,以体现社会公平。

4）国家宏观调控政策的变化因素

中国卫生事业是公益性福利事业,卫生服务包括商品和福利双重因素。目前,卫生服务的价值不是全部通过市场补偿实现的,因此,对于关系人民群众基本医疗保健项目的服务价格调整,一定要服从国家宏观调控政策。

2. 医疗卫生机构调价程序

调价程序是指根据价格政策,按照价格管理的要求,提高或降低原定价格的工作步骤和程序。调价程序如下:

1）搜集和准备资料

对于那些价格不合理的项目要搜集其供求情况、竞争情况、成本情况、医疗质量、价格弹性及价格政策等资料,分析、整理相关资料,为下一环节做好充分的资料准备。

2）拟订调价方案

提出初步调价方案,征求有关方面的意见,随后报请领导审批。调价方案一般包括调价的依据和目的、调价范围、各种差价调整的原则和标准、调价幅度和调价日期以及一些问题的说明。

3）审批

根据医疗服务价格管理权限,属于卫生管理部门负责审批的,医疗卫生机构应拟专题报告申请调整;属于单位权限范围内的,由医疗卫生机构审批,并上报主管部门备案。单位领导在审批调价方案中,应兼顾各方面的利益,协调好各方面的工作,以利于价格控制。

4）下达执行

调价方案一经批准,医疗卫生机构应以正式文件下发,有关科室要坚决执行。

5）检查

医疗卫生机构物价管理人员在执行调价的当天,对调价方案的执行情况进行检查,检查有无错调、漏调等。同时还要了解调价后的市场反应,并及时向领导汇报。

3. 医疗卫生机构调价的方法

1）按物价指数调整

由于卫生服务项目繁多,若按全部项目对成本进行计算调整,则难以做到。可在原定价格的基础上,随着物价指数的变化,适当提高或降低若干个百分点,这样可避免医疗服务价格的滞后现象。

2)合理调整卫生收费结构,充分体现技术劳务价值

卫生服务是知识技术密集型劳动,因此,在医疗服务价格调整时,要逐渐增加技术劳动的成分,降低纯物质成分,更加合理地体现活劳动价值补偿。可根据卫生技术人员的业务职称、工资水平以及疾病的复杂程度、消耗的活劳动量等设置调节系数,以体现疾病的复杂程度和卫生人员技术水平的高低,拉开劳动收费差距,提高技术水平。

3)结合分级管理制度调价

凡经评审达到不同等级的医疗卫生机构,按设备条件、技术水平、服务质量、服务区域人口密度、业务量、承受能力等指标,在原定服务价格的基础上,考虑市场供求、竞争状况,及时进行调价,以充分利用基础卫生资源,优化卫生资源配置。

4)结合医疗卫生机构生活服务设施状况调价

医疗卫生机构的活服务设施环境及基础条件等,均与服务价格有关,造成了医疗成本的提高。医疗卫生机构和其他单位在社会上购买的原材料的价格相同,为尽量减少与社会其他服务行业的比价不合理性,应适度调整价格,使内、外部的收费比价趋于合理,投资得到补偿。

三、医疗服务价格管理

政府管理价格,从根本上说是为了更好地发挥价格在社会资源配置中的基础作用。医疗服务价格管理是国家价格管理的重要组成部分,是根据客观经济规律的要求和不同时期的政治经济形势,对医疗服务价格的制定、调整和执行过程所进行的组织、领导和监督。

(一)医疗服务价格管理的指导原则

围绕用比较低廉的费用提供较优的服务的目标,建立适合中国社会主义医疗服务的价格管理体制,促进形成公平、公正、合理的价格机制,完善医疗服务补偿机制,促进医疗保险和卫生事业健康发展。

(二)医疗服务价格管理的方针

搞好医疗服务价格管理,必须遵循一定的方针,具体的方针如下。

1. 贯彻计划经济与市场经济相结合的方针

在社会主义市场经济体制下,卫生事业还不能完全推向市场,计划与市场相结合,将成为具有中国特色的医疗服务价格管理的原则。在社会主义市场经济条件下,商品价格已由计划调节转向市场调节。作为医疗服务价格,随着社会主义市场经济的建立,也将逐步转向市场调节为主,以充分调动各方面的积极性,促进卫生事业的发展。

2. 贯彻物价稳定、社会安定的方针

价格改革是关系到经济体制改革的关键。物价问题是社会热点问题,稳定物价是物价工作的总方针。医疗服务价格关系到人民群众健康水平的提高,它受人们的心理承受能力和经济承受能力的制约。因此,要贯彻物价稳定的总方针。

3. 贯彻统一领导、分级管理的方针

统一领导、分级管理是中国管理国民经济的基本原则,也是物价管理必须贯彻的总方针。

医疗服务价格作为部门价格,一般由省政府批准,它代表国家行使职权。医疗服务价格的检查监督,一般由同级物价部门执行其职权。分级管理是指物价管理的分级负责,充分发挥各级物价部门的职能作用,由各级物价部门代替政府行使检查监督权。同时,还包括物价综合部门从上到下的纵向分级管理及与同级卫生主管部门的物价机构横向分工管理,使物价管理形成一个纵横交错的物价管理网络。

4. 实行分行业归口管理的方针

物价的归口管理是指在国家宏观管理下,将价格按照行业的主管单位来划分归口。医疗服务价格是卫生行业价格的范畴,归口的主管单位应是卫生主管部门,其对医疗服务价格统一进行管理。同时,还要由同级物价部门进行统一管理。归口管理是搞活经济的客观要求。

(三)医疗服务价格的审批权限

医疗服务价格属于行政事业性收费范畴,卫生主管部门及卫生事业单位的收费行为必须用法律、法规、政策、制度来规范。

1. 卫生行政性收费

卫生行政性收费基本上按同级物价部门颁发的《收费许可证》中所列项目收费,其收费标准一般由省物价局、财政厅、卫生厅统一制订方案,由省政府批准实施。行政性收费的主体是国家机关,其行政行为体现了国家法律授予的行政权威性和国家意志。行政性收费是用来加强社会管理、履行行政执法的,许多收费要如数上缴财政,并不是用来补偿行政费用不足的。行政性收费主要依据国家法律、法规,管理权限比较集中,有一定的强制性。

2. 卫生事业性收费

不论是全额单位、差额单位还是自收自支单位,卫生事业性收费一般由省(市、自治区)物价局、财政厅、卫生厅根据国家物价政策,联合拟订价格调整计划和方案,报省(市、自治区)人民政府批准。

事业性收费的主体是事业单位,虽然其行为不具有权威性,但却间接地体现国家意志和政府要求。事业性收费是对服务性劳动的补偿。事业性收费的依据是国家政策,具有协调经济的性质。

(四)医疗服务价格的检查与监督

国家物价政策的实施必须进行严格的检查和监督。物价的检查和监督是国家管理价格的行政手段。对物价实行检查和监督,不仅能认真地贯彻执行国家的物价方针、政策和法规,而且能够维护消费者的权益。尤其是医疗服务价格的检查和监督,更能充分体现对消费者权益的维护。同时,医疗服务价格在很大程度上体现了党和国家及各级政府的要求,体现了国家物价政策的严肃性,体现了卫生事业公益性、福利性。

1. 医疗服务价格检查与监督的对象

医疗服务价格检查与监督的对象主要是卫生事业单位,也包括卫生行政主管部门。卫生事业单位主要是有固定收入的医疗机构,也包括兼有行政职能的卫生防疫、妇幼保健、药品检验等机构以及血液中心、影像中心、医学院校等单位。

2. 医疗服务价格检查与监督内容

(1)检查和监督医疗服务价格的执行时间、收费项目及标准。

(2)检查和监督医疗服务价格的定价方法是否符合规定要求。凡涉及通过计算所制定的价格,检查计算公式应用是否正确,计算方法是否符合规定要求,所计算的价格是否属实等。

(3)检查与监督医疗服务价格管理制度是否健全。医疗服务价格管理制度包括明码标价、违价处理、社会监督、张贴公布等一系列内容。

(4)检查和监督违价收费情况,对"搭车涨价"、违反收费标准、范围的收费情况进行检查与监督。

(5)检查与监督规定的收费标准以外所开展的项目的收费情况、定价审批等。

以上是医疗服务价格检查和监督的主要内容。另外,违价收费查处、价格争议协调等方面也属于检查与监督的范围。

3. 医疗服务价格的监督形式

医疗服务价格的监督形式包括国家监督、卫生系统内监督、社会监督和单位内部监督四种形式。

1)国家监督

国家监督是指国家以行政命令和法制为特点对医疗服务价格进行监督。国家监督是医疗服务价格监督的主要形式。从目前国家监督的情况看,主要是通过财税物价大检查的形式对医疗服务价格进行监督并实行年审制度。

2)卫生系统内监督

卫生系统内监督是指由卫生行政部门根据物价部门的要求,对医疗服务价格进行监督。这种监督形式,一般每年进行两次。由各级卫生行政主管部门组织人员对卫生系统进行物价监督。

3)社会监督

社会监督是指通过社会的力量,主要是发动人民群众对医疗服务价格进行监督。医疗服务价格涉及广大人民群众的切身利益,社会监督是行之有效的监督形式。

4)单位内部监督

单位内部监督是指单位领导、职代会代表、工会代表、审计和物价机构人员,对单位在经济活动中执行医疗服务价格的情况进行监督。单位内部监督的形式有:公布医疗服务价格;组织人员进行内查;实行院长接待日制度;征求患者对医疗服务价格的意见;等等。

四、医疗服务价格改革

近年来中国在调整医疗服务价格和治理乱收费方面做了大量工作。1996 年,国家计委、卫生部、财政部联合印发了《关于加强和改进医疗服务收费管理的通知》,对医疗服务价格的调整、医疗机构成本的补偿、制止医疗机构乱收费等方面提出了改革意见和要求。各地物价部门在当地政府的领导下,与有关部门紧密配合,按照中央的意见和要求,结合药品价格整改、医疗保险制度建立和医药卫生体制改革,相继出台了医疗服务价格调整方案。通过调整医疗服务价格的结构,初步改变了长期以来医疗服务价格偏低的状况,改善了医疗机构补偿结构,保证了医疗机构正常运转,促进了卫生事业健康发展,为医疗保险制度建立和医药卫生体制改革创造了条件。2000 年,国家计委、卫生部联合印发了《关于改革医疗服务价格管理的意见》,对医疗服务价格管理形式、管理权限、管理方法、价格项目、检查等面提出了改革意见和要求。

2009 年 11 月,国家政策应对医疗服务价格改革提出进一步的要求,也成为破除医疗服务体系中常年存在的"以药养医"的问题的攻坚之举,由国家发展改革委等三部门发布了《关于改革药品和医疗服务价格形成机制的意见的通知》,大力推进落实新医改制度。重点要求医药分开,提出医疗机构的财政补偿机制,逐步取消销售药品加成,恢复医药价格秩序,为市场提供公平竞争的规范平台。

2016年7月,国家发改委等四部门联合印发《关于推进医疗服务价格改革意见的通知》(发改价格〔2016〕1431号),通知中强调要通过改进医疗服务价格的管理方式逐步缩小政府在医疗服务中的定价权,回归市场本质,使得医疗服务价格的综合改革与公立医院的改革进程同步进行,这也旨在合理化医疗服务价格,深化推进医疗服务价格改革。

(一)目前医疗服务价格方面存在的矛盾和问题

由于体制的制约和各项改革尚不配套,我国在医疗服务价格方面仍然存在着一些深层次的矛盾和问题。这些矛盾和问题主要表现在以下三个方面。

1. 医疗服务比价仍然不合理

由于医疗服务具有社会公益性,价格调整涉及群众的切身利益,过去各级政府部门对基本医疗服务价格实行了严格的控制。近年来,随着大部分地区不同程度地提高医疗服务价格,特别是一些新项目和特需服务价格的提高,医疗服务价格水平总体偏低的状况得到了较大的改善。但是,由于医疗机构补偿机制不合理,体现医疗技术价值的医疗服务价格仍然偏低。这种状况的存在,不利于医疗机构正常运行机制的建立,在一定程度上也制约了医药卫生体制改革的深化。

2. 价格管理体制不健全,价格调整缺乏必要的灵活性

医疗服务价格管理体系边界不清晰,包括国家、省级、医保统筹地区的管理权限和工作机制不明确,医保部门与卫生健康、财政、市场监管等部门的协同关系和职责边界不清晰。价格调整不够及时,缺乏医疗服务价格动态调整机制,价格与支付、财政投入、医务人员薪酬关系需进一步明确。

3. 医疗服务价格的制定缺乏科学的方法和依据

成本核算是制定科学、合理的医疗服务价格的重要依据。由于我国至今没有建立健全完善的成本核算体系(尤其是中医医院的成本核算体系),成本核算基础薄弱,缺乏成本要素的标准口径,医疗服务价格的制定和调整往往带有不同程度的主观随意性。

医疗服务价格项目规范不统一,全国各地执行多个项目规范版本,2001版和2012版并存,同一个项目的内涵、计价单位、除外内容存在差异。

(二)医疗服务价格改革的原则

1. 坚持社会主义卫生事业的性质和宗旨

中国卫生事业是政府实行福利政策的社会公益事业,这个经过长期探索而做出的关于中国卫生事业性质的基本界定,既具备体现了社会主义制度的优越性,又符合中国社会主义初级阶段的基本国情。它是卫生事业改革和发展方向的前提条件,也是医疗服务价格改革首先坚持的基本原则。

2. 适应社会主义市场经济体制的新要求

社会主义市场经济的最基本要求,就是要使市场在国家宏观调控下对资源配置起基础性作用。医疗服务价格改革必须按客观经济规律办事,使医疗服务价格与服务价值大体相符,建立同社会主义市场经济体制相适应的卫生事业运行新机制。

3. 体现卫生事业的行业特征

卫生事业的行业特性客观地体现着其内在的运营特征,同样约束着医疗服务价格的改革。

4. 考虑社会各方面的承受能力

在承受能力方面既要考虑国家和地方的财政承受能力、企业的承受能力,还要充分考虑群众的经济承受能力。

5. 要与社会的整体价格改革相配套

医疗服务价格改革不能关起门来孤立地进行,它必须与全社会的各项改革同步进行。既要着眼于国家政治体制、财政体制、金融体制、价格体制等改革的方向,又要着眼于工资制度、人事制度、住房制度、个人收入分配和社会保障制度等各方面改革的进展。

(三)医疗服务价格改革的新举措

2021年8月,国家医保局等八部门印发《深化医疗服务价格改革试点方案》,顺应价格规律和医保发展趋势,围绕医疗服务价格的深层次矛盾,抓住关键环节,提出了五大机制,深刻揭示了深化医疗服务价格改革的内涵。

1. 规范项目,突出"技耗分离"

按照"产出导向、技耗分离"的原则,制定价格项目编制规范,构建内涵边界清晰、适应临床诊疗、便于评价监管的价格项目体系。①厘清临床技术操作规范和价格项目规范边界,实现价格项目与操作步骤、诊疗部位等技术细节脱钩,增强现行价格项目对医疗技术和医疗活动改良创新的兼容性,合理压减项目数量。②完善全国医疗服务价格项目规范,逐步消除地区之间的差异,实现全国统一版本。③实行技耗分离,医用耗材从价格项目中逐步分离,发挥市场机制作用,实行集中采购、零差率销售。

2. 建立可持续的价格管理总量调控机制

在允许医药总费用合理、渐进增长的基础上调控医疗服务价格总水平,使之与社会经济发展水平相适应,不仅可以引导诊疗行为和资源配置更加合理,也能促进公立医疗机构健康发展,同时不会额外增加患者负担。总量调控机制有效发挥作用的关键在于:一是要细化总量测算和分配的规则,完善动态调整机制的指标体系,切实发挥机制自身的共济功能;二是要加强对公立医疗机构的技术指导和监管,严格控制公立医疗机构滥用检查、检验等供给弹性大或门槛低、易诱导的医疗服务。

3. 建立规范有序的价格分类形成机制

对开展的通用型项目,实行政府指导价围绕统一基准浮动,并制定目录清单,"以小制大、以少制多",把价格基准管住、管好、管到位,发挥医疗服务价格的"稳定器、压舱石"作用。对技术难度较大的复杂项目,政府"定规则、当裁判",管住调价的"笼子"(价格调整总量)和"尺子"(确定的规则范围),尊重医疗机构和医务人员的专业性意见,引导公立医疗机构加强成本管理和精算平衡,统筹调价项目数量和幅度,指导公立医疗机构采取下调偏高价格等方式扩大价格调整总量。对特需服务和试行期内新增项目实行市场调节价。价格分类形成机制体现了不同医疗服务项目技术风险、成本构成、供求关系的差异性,符合价格规律,实事求是,正面回应了医疗机构和医务人员关于体现技术劳务价值的诉求,发挥了医疗机构的专业优势和能动作用。

4. 建立灵敏有度的价格动态调整机制

2019 年,国家医保局会同相关部门印发《关于做好当前医疗服务价格动态调整工作的意见》(医保发〔2019〕79 号),要求各地整体设计动态调整机制,量化调价条件,定期开展评估,合理确定调价空间和调价范围。

如何把握动态调整触发标准和限制标准的尺度,是价格动态调整机制有效发挥作用的关键。触发条件定得太高、限制条件太严,动态调整难以实现;触发条件定得过低、限制条件宽松,可能导致长期积累的价格矛盾,调价诉求在较短时间内集中释放,造成系统性风险。此外,如果区域之间对触发标准和约束标准尺度相差过大,则会加剧区域之间比价关系不合理的问题。因此,建议由国家层面统一出台地方性动态调整机制的操作规范,统一推荐指标体系和参数范围,提高规范的可操作性,增强区域的协调性。

5. 建立严密高效的价格监测考核机制

按照国家宏观调控与市场调节相结合的原则,充分发挥市场竞争机制的作用,对医疗服务价格实行政府指导价和市场调节价,取消政府定价。

价格监测考核机制是医保由被动支付向战略购买角色转变的具体体现。通过加强对公立医疗机构价格和成本的监测、做好医疗服务价格改革评估、实行公立医疗机构价格责任考核制度等,使价格监测与定价调价相挂钩,形成制度闭环,支撑医疗服务价格新机制的稳定高效运行。

 思考与讨论

1. 如何划分直接成本科室和间接成本科室?
2. 影响医疗服务定价的因素有哪些?
3. 试述医疗服务定价的常用方法。

第十一章　公立医院经济运营管理

本章导学

公立医院作为承担公益性医疗服务保障的主力军,是中国医疗服务体系的主体,集医、教、研、防等职能于一身,其预算、资金、资产、成本管理、人财物技术等资源配置活动非常复杂。确保政府投入重点用于基本医疗卫生服务,让广大人民群众就近享有公平、可及、系统连续的医疗卫生服务,引导公立医院回归功能定位,须强化公立医院经济运营管理这个重要抓手。本章将介绍公立医院经济运营管理的内容、分析方法及评价体系,为实际开展公立医院经济运营管理提供指导和方法学参考。

学习目标

1. 了解公立医院经济管理的意义、目的及内容
2. 掌握构建医院经济管理指标体系和运营效率分析的方法
3. 熟悉分析结果与医院实际情况的联系,能够提出相应的改善策略

情境导入

某公立医院 2019 年上半年医院经济运营分析报告显示,该院 2019 年 1—6 月收入情况为:业务收入 29425.85 万元,其中医疗收入 29284.77 万元,同比增收 7751.09 万元,其他收入 141.08 万元。财政基本补助收入 973.54 万元。医疗业务成本 27962.47 万元,同比增加 7125.62 万元,增幅 34.20%,低于医疗收入增幅 1.8 个百分点;管理费用 1816.99 万元,同比增加 34.86 万元,发生其他支出 94.27 万元,实现本期盈余 616.07 万元。

工作量:门诊诊疗 332259 人次,日均达到 1846 人次,同比增加 63190 人次,增幅 23.48%;出院患者 16022 人次,日均出院 89 人次,同比增加 2213 人次,增长 16.03%,日均在院患者 874 人次,同比增加 152 人次;床位使用率 82.50%,同比提高 2.79 个百分点;住院患者人均住院日 9.87 天,同比延长 0.41 天;上半年床位周转 15.13 次,同比大体持平;完成手术例数 6703 人次,同比增加 979 人次,增长 17.10%。

什么是公立医院经济运营管理? 公立医院为什么要进行经济运营管理? 公立医院经济运营管理的内容有哪些? 公立医院经济运营管理的特点是什么? 从上述信息中,你对如何提高公立医院经济运营管理有什么了解和认识? 回答上述问题需要掌握公立医院经济管理指标体系和运营效率分析方法。接下来我们将详细学习公立医院经济运营管理的相关理论和知识。

第一节 公立医院经济运营管理概述

一、公立医院经济运营管理的概念

(一)公立医院经济管理

经济管理通常以经济领域的重大管理问题为主要研究对象,具有以经济学为基础的管理学研究特色。由于医院是一个相对微观的组织机构,因此,公立医院经济管理是指在遵循医院运行规律的基础上,利用现代医院经济管理的理论与方法,对医院的经济活动进行计划、组织、协调、监督的管理过程,是医院管理不可缺少的手段。

公立医院经济管理的目的包括:①分析调整医院医疗资源配置的方向,提高生产效率的方式,达到节约成本、提升运营效率的目的;②研究医院的收支结构和医务人员的医疗服务供给机制,收集医务人员的激励信息,以此为基础对医务人员的劳动价值进行合理评估,从而制定医务人员的经济补偿政策,提高其工作积极性,以达到激励效果。③医院面临诸多不确定性外部风险因素,通过经济管理活动中的风险预判与行为调控,能够增强医院抵抗外部风险的能力。④促进医院发展模式不断向精细化、高质量的方向发展,使医疗服务产出在最大限度上满足人民群众不断增长的需求。

医院经济管理主要体现在预算管理、成本管理、结余管理、资产管理及绩效管理等多方面,贯穿于医院运营的各个环节。因此,医院经济管理也通常指医院经济运营管理。

根据国家卫健委《关于开展公立医疗机构经济管理年活动的通知》(2020年6月),公立医院经济管理内容包括以下五个方面。

1. 梳理分析问题,及时整改堵塞漏洞

(1)认真梳理此前各类审计、督察、检查等外部监管工作发现的经济管理、经济行为等突出问题,以及内部运营管理过程中发现的经济管理短板弱项,及时整改落实到位。

(2)科学分析问题产生的原因,建章立制,防患于未然。重点关注医疗教学科研等业务活动内涵经济行为(即该项活动可以获取收入或耗费人、财、物等资源)的事项,聚焦关键环节和流程管控,建立健全内控管理和风险监控的制度措施,使之既符合业务管理规范化的要求,又满足风险防控精准化的需要。

2. 强化价格管理,规范业务和价格行为

(1)严格落实医疗服务项目规范、价格行为管理等规章制度要求,建立健全自查自纠与内部监督机制。

(2)规范收费管理,严禁重复收费、串换项目收费、分解收费、超标准收费、自定项目收费等。

(3)规范医疗服务行为,严禁超范围使用药品和耗材、无指征入院或过度诊疗等。

(4)规范药械管理,严格药品耗材进、销、存管理,严禁设备使用不规范、医疗记录不规范、为患者提供医疗以外的强制性服务等。

(5)依据政府医疗服务价格政策变动,及时调整医院价格管理系统的价格(含公示价格)标准,切实提高价格透明度,规范医院价格行为,在显著位置公示药品、医用材料和医疗服务价格信息。

3.加强财务管理,夯实经济管理基础

(1)建立健全单位内部有关预算、成本、采购、资产、内控、运营、绩效等制度体系,依法依规规范经济活动,提高经济管理水平,发挥经济管理工作的服务、保障和管控作用。

(2)牢固树立"过紧日子"理念,将日常业务管理与严控一般性支出、节约资源成本同部署、同落实、同监管、同评价,确保全员参与、全流程管控。

(3)加强采购管理。健全政府采购管理制度,规范采购流程,逐步形成依法合规、运转高效、权责统一的管理制度,实现对政府采购活动内部权力运行的有效制约,确保政府采购工作依法依规规范运行。

(4)加强捐赠管理。完善捐赠管理制度,明确工作程序,确保捐赠款物接收手续完备,登记造册,专账管理、专人负责、账款相符、账目清楚;确保捐赠款物合规使用,专款专用,并接受捐赠人和社会的监督。

(5)重点围绕成本管理、运营管理、内部控制、绩效管理等薄弱环节,坚持补短板强弱项,健全全成本核算体系、运营管理制度措施、内部控制全流程体系、预算绩效管理目标指标导向等,推进形成经济管理价值创造,提高业务活动和经济活动的质量效益。

4.推进业务财务融合,促进经济管理提质增效

(1)把经济管理各项要求融入医、教、研、防、产等业务流程控制和质量控制各环节,促进业务管理与经济管理深度融合。

(2)以提升质量、提高效益为主线,转变重业务、轻管理的现状,提高全员执行制度,重视内控的意识,不断提高单位经济管理工作整体水平。

(3)医院可以单独设置运营管理部门,或者确定具有牵头负责运营管理职能的内设机构,积极推行运营助理员、价格协管员制度等,辅助协同临床业务科室加强科室内部运营和价格管理工作。

(4)加强组织管理建设,三级医院及有条件的二级医院要配置总会计师,协助院长负责医院经济管理和运营管理相关工作;加强经济管理一体化建设,完善内设机构职能,形成经济管理工作合力;加强经济管理人才队伍建设,注重培养、使用专业化、复合型管理人才。

(5)推进信息化建设,推进实现单位内部运营管理平台系统与医疗教学科研等业务系统互联互通、数据共享共用。

(6)加强数据管理和分析应用,强化数据资源整合,定期开展数据综合分析研究,为领导决策提供科学参考和建议。

5.改革创新强化监管,健全长效机制

(1)认真落实深化医改任务要求,采取务实有效的措施,切实维护公立医疗卫生机构公益属性。

(2)推进医疗服务价格内部管理长效机制建设,及时申报新增医疗服务项目并严格执行;认真落实支付方式改革任务要求,推进医疗服务保质量、降成本、增效益。

(3)细化落实各类业务活动中内涵经济行为的内部控制制度和监管措施,建立医疗、价格、财务等管理部门联检联查日常监督机制,定期和不定期开展医疗服务规范化管理检查,避免出现违法、违纪、违规行为。

(4)加强内部审计监督。发挥内部审计作用,健全长效监管机制。

(5)强化监管手段。积极运用信息化技术,探索开展智能监管,规范诊疗和收费等行为,保障单位经济安全。

(二)公立医院运营效率

从经济学角度讲,效率是指合理地分配和运用资源,即实际生产活动中决策单元的投入产出比例关系。效率是对投入与产出或者成本与收益之间关系的描述,反映了被评价单元资源配置的合理性、市场竞争能力、持续发展能力等。

机构的经济效率主要由两部分构成,即生产的技术效率和资源的配置效率。

研究技术效率的原因是:假设的技术效率与实际生产中的技术效率存在差异;实际存在的技术无效率会对资源配置效率产生负面影响,进一步会对经济效率产生累加性的负面影响。

与技术效率紧密相连的基本概念是对生产技术进行刻画的经济学概念,即等产量线、生产函数、成本函数或者利润函数。这四种模型为技术效率的刻画提供了不同的工具。但实际上,其基本方法是相同的,这四种方法具有内在的一致性。

分析技术效率最为普通的工具是生产函数。在新古典生产理论中,生产函数定义为给定技术和投入组合,机构所能生产的最大可能产出即为边界生产函数。

技术效率反映了被评价单元的内部技术水平。有效的技术效率测量方法可以为管理者提供较强的决策依据。其中,成本效率从成本角度评价医院的效率水平。医院在门急诊和住院诊疗过程中投入大量人力、物力、财力,产生医疗卫生服务。成本效率反映了在一定投入产出水平下,医院的成本控制情况。与成本效率不同,生产效率关注的是一定投入水平下的医疗服务产出情况,医院产出越多的门急诊和住院医疗服务量,其生产效率越高。

弗兰德等认为配置效率是指厂商从竞争性要素市场购买生产要素,在价格既定的情况下追求成本最小化,即投入成本最小化。席格等认为配置效率表示在健康状况改善最大化时各种投入的最优化状态。唐纳森等认为卫生资源在卫生部门内部之间重新分配卫生资源时,总效益保持不变,这时可以认为具有配置效率。

综上,配置效率是指以投入要素的最佳组合来生产出"最优的"产品数量组合。在投入不变的条件下,通过资源的优化组合和有效配置,效率就会提高,产出就会增加。配置效率又称帕累托效率或帕累托最优。帕累托最优是指资源分配的一种理想状态,假定固有的一群人和可分配的资源,从一种分配状态到另一种状态的变化中,在没有使任何人境况变坏的前提下,使得至少一个人变得更好,这就是帕累托改进或帕累托最优化。帕累托最优的状态就是不可能再有更多的帕累托改进的余地。

公立医院作为医疗卫生服务的提供主体,在面对政府投入不足的情况时,要充分利用自身资源,提高资源配置效率。由于公立医院的公益属性,其产出并非典型的经济产出,而是医疗卫生服务产出,包括医疗卫生服务、公共卫生服务的数量和质量。通过对医院各项资源进行最优配置,不断提高自身运营效率,以最低的成本获得最大的医疗卫生服务、公共卫生服务产出,这是所有公立医院的共同发展方向。

二、公立医院经济运营管理的意义

公立医院是政府主办的医疗卫生机构,注册登记类型为国家和集体所有,享受一定的国家财政补贴政策以及税收优惠政策,在中国属于事业单位的范畴。这决定了公立医院的公益性质,即不以营利为目的,始终以追求社会效益为宗旨。公立医院是中国卫生服务体系的国家队,是应对重大公共卫生事件、解决基本医疗、缓解人民群众看病就医困难的主体,是以满足人民群众的健康需求为目标的医疗卫生机构。

作为公益性医疗卫生机构,公立医院在中国卫生服务体系中是主要的医疗服务提供者,在医疗救治工作任务中始终发挥着主力军的作用。据统计,公立医院承担着全国95%的医疗服务量,其任务主要包括提供医疗救治、保障公共卫生、进行健康宣教、坚持医学科研等,其公益性质要求公立医院避免盲目地追求经济利益,为公民提供安全、有效、方便、价廉的医疗卫生服务,不断提升运行效率,保障医疗服务供给的公平性与可及性。近年来,公立医院改革发展作为深化医药卫生体制改革的重要内容,取得了重大的阶段性成效,为持续改善基本医疗卫生服务的公平性、可及性,保障人民群众的生命安全和身体健康发挥了重要作用。

公立医院的主要收入来源为政府对医院的财政拨款和医院自身的业务收入。政府的财政投入主要包括房屋基建专项投入、大型医疗设备维护费和经常性投入,如按床位数量补助的医疗服务亏损。从2003年开始,政府的财政拨款占医院总收入的比例保持在一个较恒定的水平(7%~8%),低于世界平均水平。

公立医院业务收入主要分为医疗服务收入和药品收入两部分。长期以来,药品收入占到医院总收入的50%以上,印证了"以药养医"的状况。为了促进医疗卫生服务的公平性、可及性,确保公立医院的公益性,新医改以来,中国公立医院已实现了"药品零差率"政策,以期切断医生与药品的利益关联,减轻患者的负担。

在政府财政能力有限且重点发展经济的大背景下,将药品收入的降低由政府来补偿,不可能也不现实。在此情况下,要确保医院的正常运转,加强公立医院经济运营管理势在必行。

公立医院建设目标是健全现代医院管理制度。《国务院办公厅关于建立现代医院管理制度的指导意见》提出,到2020年,基本形成维护公益性、调动积极性、保障可持续性的公立医院运行新机制和决策、执行、监督相互协调、相互制衡、相互促进的治理机制,促进社会办医健康发展,推动各级各类医院管理规范化、精细化、科学化,基本建立权责清晰、管理科学、治理完善、运行高效、监督有力的现代医院管理制度。

公立医院经济运营管理目标是:通过开展科学合理的经济分析活动,实现人力、物力与财力资源的产出最大化,不断提高医院的运营效率与服务质量,追求经济效益与社会效益相统一。

在公立医院实际运营中,还是有不少问题亟待解决。公立医院收支规模不断扩大,医教研防等业务活动、预算资金资产成本管理等经济活动、人财物技术等资源配置活动愈加复杂,经济运行压力逐渐加大,亟须坚持公益性方向,加快补齐内部运营管理短板和弱项,向精细化管理要效益。

公立医院经济运营管理的意义主要体现在以下几方面。

(1)加强经济运营管理是体现公立医院公益性质的重要保证。公益性,即公立医院一切行为都要以维护和增进人民健康为最高目标。近年来,随着人们生活水平的不断提高,中国政府、社会和个人的医疗支出都明显增加。多角度开展医院经济管理评价,将评价结果与薪酬分配、政府补偿挂钩,有利于引导公立医院和医务人员主动与公益性方向对标对表。

(2)加强经济运营管理是转变公立医院发展方式的内在要求。改革开放以来,国家先后出台了一系列关于深化医疗卫生体制改革的意见,进一步明确了政府对公立医院投入的责任范围,简单地说就是"建设靠国家,吃饭靠自己"。公立医院虽然得到快速发展,但也出现了逐利性增强和粗放式扩张的发展方式。这就要求公立医院的建设发展不能仅依赖于国家和社会的高投入,必须从粗放式发展转向高质量发展,全面加强精细化管理,向管理要效益。在卫生总费用不再高速增长的情况下,调整内部结构,优化资源配置,提高运营效率,实行全口径、全过程、全员性、全方位预算管理,强化预算约束等措施,提高费用使用效率。

(3)加强经济运营管理是实现医院高质量发展的必然举措。医疗服务流程复杂、标准化程度不够、诊疗决策多样,这就要求推进公立医院数字化转型、智慧型财经管理,充分运用大数据、标准化等手段,提高医院管理和医疗行为的科学性、规范性。通过对医院病例组合指数等业务数据与成本产出等财经数据的比对分析,结合医生绩效监测评价,帮助医务人员提高决策的准确性,帮助公立医院管理者提高管理效能,推动医院运营管理的科学化、规范化、精细化。

(4)加强经济运营管理是防范公立医院运营风险的有效工具。中国公立医院发展和改革处在关键阶段,新旧机制正在转换,各类财务风险、业务风险、法律风险和廉政风险交织。完善公立医院内部控制制度,强化内部授权审批控制、预算控制、资产控制、会计控制、政府采购控制、信息公开控制等,有利于防范各类风险,为公立医院改革营造良好条件。

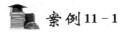

案例 11-1

项目预算与边际分析方法简介

项目预算的任务是对现有卫生资源在项目内和项目间的分布进行评价,这些评价资料可与区域卫生需要信息一起,确定在卫生服务领域中对服务项目投入的变动。由于资源是一定的,对某一项卫生服务活动增加投入将引起同一项目或另外项目中其他卫生服务活动的减少;对需要更多资源投入的候选项目与减少投入的候选项目进行比较,以确定是否值得做出这种改变或哪种变动应优先进行,这些比较包括对卫生服务候选项目进行成本效益的边际分析。

第一阶段,在项目内开始。该阶段从技术上说,不同项目间卫生服务的产出是不可比的,但这不应该妨碍将经济学方法用于项目间的比较,同时也要求能简单明了地进行比较。使用经济学方法只测量那些可测量的值,以保证能测出项目的真实成本和效益,使决策者决定是否扩大到减少服务项目。如果在项目内可顺利使用项目预算与边际分析测出项目的成本和效益,下一步就可在项目间使用项目预算与边际分析测量不同项目的成本和效益。

第二阶段,确定项目。它包括考虑项目的构成。对此最主要的争论是如何确定一个项目。一个项目应该是特定的疾病(或保健对象)还是某项特定服务,前者如糖尿病,后者如儿童卫生服务。目前还没有一个严格和简捷的规则来定义一个项目,但可采用最适合卫生保健购买方的分类方法,如可以把疾病和卫生服务结合起来进行分类。

第三阶段,描述子项目的费用及活动(项目预算)。这包括编制一份说明,对项目中每一部分的活动和费用进行描述。此阶段工作有助于定义一个项目及其组成部分(亚项目),以便对该项目做出资源配置变动前的评价。这种评价可用来考虑是否有可能对项目内资源使用做进一步变动,这种考虑可与通过评价亚项目活动能否满足既定目标结合起来。要强调的是应该依目标为调整资源配置的依据,而不是产出,因为在大多数情况下产出的资料不易得到。

这里要注意不能过分强调项目预算的重要性,因为仅通过项目预算就做出改变资源配置的决策是不行的,但项目预算是一种较灵活的资源优化配置过程的开始。项目预算给出卫生服务项目资源使用的总体情况,同时卫生服务需要评价给出卫生服务项目总需要的情况。从理论上说,应该把这两种活动结合起来进行,确定应该增加或减少卫生服务的项目。对研究者来说,在此过程中对另一些影响资源配置的因素如买方、供方、服务对象和社区人群态度等都胸中有数了。

第四阶段,确定哪些服务项目应增加或减少投入。即列出可能增加或减少服务量的项目清单。拟减少服务量的项目是对使用的资源能否实现目标有疑虑的项目。当然,偶然情况下,一些亚项目不能实现其目标是因为它需要更多的资源,而不减少投入,这样的亚项目就应该列为增加服务量的项目。

增加或减少服务量的候选项目清单强调的是技术效率还是配置效率,这是很重要的区别。对技术效率来说,一项服务的目标是给定的,技术效率的任务是如何用最好的方法完成目标。如表11-1所示。研究人员对患扁桃腺炎儿童在门诊或住院进行扁桃体切除手术的效益进行比较,在这项研究中,患病儿童并没失去治疗,研究的问题只是患扁桃腺炎儿童应该在门诊接受扁桃体切除手术还是住院手术,在什么地方接受治疗效益更好? 配置效率是一个更广泛的问题,它关心的是在减少资源时,是否有更多应做扁桃体切除手术的患病儿童得不到卫生服务,而卫生诊所治疗哮喘的服务功能增强了。从这个例子可以看到,涉及配置效率的决策非常难做。从短期来看,我们关心的重点还是改善技术效率。

表11-1　儿童卫生服务中技术效率和配置效率问题

技术效率问题	配置效率问题
门诊与住院进行扁桃体切除手术的效益比较	扁桃体外科切除与门诊治疗哮喘的效益比较
慢性病治疗中(如哮喘)卫生诊断与医院门诊的效益比较	

第五阶段,测量、建议改变投入后的成本和效益。即通过边际分析比较候选项目。边际分析包括比较候选项目的成本和效益。更准确地说,这一阶段是对卫生资源使用的成本和效益变化做出评价。如果对资源配置进行改变,总体上能产生更多的效益。当然,更深入的分析也可能表明减少投入的卫生服务项目实际上并没有减少效益,而增加投入的项目并没有增加效益,此时将产生一个问题,即与减少资源投入候选项目产生的效益相比,哪些增加投入的候选项目使用的资源(或资源需要)并没产生足够的效益。尽可能测量增加或减少投入的候选项目的效益很重要,收集高质量的关于可能改变候选项目成本和产出的资料,可以使卫生保健购买方选择时处于有利位置,问题是与购买者决策有关的卫生服务问题的生命质量调整年或其他卫生产出测量资料常常缺失。

虽然资源配置问题在实践中实施起来难度很大,进行资源配置时,许多情况下我们只希望得到对每一可选方案产出的描述,如果卫生服务提供者能做出这些描述,下一步就可考虑测量其项目的成本和效益,这样决策者就可在项目成本和效益之间进行权衡,即便根据当地实际情况对项目成本和效益做出粗略估计,也比对错误做出的精确估计要好。根据当地实际情况,对卫生服务项目投入改变带来的成本和效益的估计,就是项目预算与边际分析的最终结果。

第二节　公立医院运营效率分析

由于多种原因,公立医院经济活动的低效率运营问题始终未能很好解决。公立医院运营效率是指通过不断调整人、财、物的生产要素投入,达到最高产出与最优配置。在保持公立医院医疗服务总量不断增长的同时,如何使医院最有效地运用资源,保持良好的经济运营效率,对于中国公立医院的可持续发展具有非常重要的现实意义。

开展医院经济运营分析的时候,要收集医院收入、成本、收支结余情况及其变化规律的资料,通过数据分析,了解医院的经营状况、发展潜力及存在问题。经济运营分析的目的可以根据医院经营管理需要进行,从医院领导、临床科室、行政部门、后勤部门、个人等不同角度提供总量分析、结构分析、差异分析、趋势分析、对比分析。通过对医院经济运营状况进行全面、系统的分析,可以为医院领导提出可行性意见和建议,使其对医院经营状况能够做出迅速反应。

一、医院经济运营分析的内容和方法

开展有效的经济运营分析,可为医院战略层、经营层和业务层提供多维度、全方位的"有用数据",为医院管理者提供数据化的决策支持,同时为科室、医疗组及个人的评价提供夯实的数据基础,加强分析结果的运用,助推医院运营效率和管理能力的提高。

(一)公立医院经济运营分析的必要性

近年来,《国务院办公厅关于加强三级公立医院绩效考核工作的意见》《关于加强公立医院运营管理的指导意见》等有关文件相继明确提出,推进业务管理与经济管理相融合,建立决策分析体系,强化数据应用,为医院运营管理持续改进提供全面、准确、及时的决策信息,加强分析结果的应用,为推动医院高质量发展做出贡献。

经济运营分析的主要任务是及时为医院管理层提供及时、准确的管理信息。传统的核算型财务管理模式已经无法满足现代医院管理制度的需求,"摆数据"模式对于医院精细化的运营管理毫无意义。通过开展运营数据的分析、挖掘,实现从"核算型"向"价值创造型"的转变,引领医院财务人员适应医院新的管理需求,完善财务管理模式,加强"业财融合",树立用数据说话的工作理念,将成本效益思维、量化思维等运营管理理念传递给临床业务人员,并融入临床业务管理活动中,有效指导业务科室提升运营效益。

运营数据分析是医院控费工作的一项强力抓手,通过对医院、业务科室、病种、医师个人等运营数据的分析挖掘,发现问题,持续改进,做到了闭环式管理,从而规范医疗行为,控制费用过快增长,提高运营效率。

(二)公立医院经济运营分析内容

医院经济活动分析的内容是医院整个医疗服务的全过程。医院在向社会提供医疗服务的过程中需要投入一定的人、财、物等医疗卫生资源。医院提供医疗服务的过程同时也是这些经济资源耗费的过程,对于这些资源进行配置、使用、补偿、分析与评价等形成了医院经济活动。

1)医院预算分析

预算管理的目标是实现医院长期战略目标。预算分析包括业务预算分析、资本预算分析、财务预算分析等。通过周密的预算分析,及时发现预算管理中存在的问题,找出影响预算编制、预算执行的各种因素,这是有效发挥预算控制和评价职能作用的前提和基础。

2)资源配置与使用分析

医院的资源具体有人力资源、物力资源、财力资源、技术资源、信息资源、管理资源等。医院资源的配置与利用是否合理,直接关系到医院的经济效益。

3)收入与支出分析

收入与支出分析是医院经济活动分析的重点,它包括医院的财政补助收入、科教项目收入、医疗业务收入、医疗业务成本、管理费用、财政补助支出、其他收支的分析。在分析时既要分析收支的结构、差异、趋势,找出影响收支变化的各种影响因素,同时还要将收入与支出对比分析,判断医院的结余水平是否增强,分析其原因,并提出切实可行的解决方案。

4)成本分析

成本分析是医院经济活动分析的重要内容。成本分析包括医疗业务成本、管理费用、科室成本、项目成本、病种成本、诊次成本、床日成本等的分析。通过分析成本增减的原因及其影响因素,挖掘潜力,寻找降低成本的途径。

5)资金分析

资金是医院以货币形式表现的,由医院支配的各种财产、物资以及支付员工薪酬的货币的总和。医院的资金包括流动资金、固定资金、专项资金、专用基金。流动资金分析的内容主要有流动资金的来源、占用、结构和利用效果等。固定资金分析的内容主要有全部固定资产使用状况分析、固定资产结构分析和固定资产利用效果分析。专项资金分析的主要内容是考察其数量变化和使用的合理性,考察其是否专款专用及使用效果。专用基金分析的主要内容是分析其来源、支出及是否贯彻了量入为出、先提后支、计划安排、节约使用的资金管理原则。

现金流量表的分析主要是医院报告期内所有经济活动的现金流入流出的动态情况,分析评估医院未来产生现金净流量的能力,揭示资产流动性内在的现象,客观真实地全面反映医院经济运营状况,以便满足财务管理、预算管理、成本管理的信息要求,充分提高财务报表体系的信息质量。

6)医疗决策分析

决策是实现医院科学化管理的基础和前提。医院管理决策能力直接影响和决定医院的医教研能力及市场竞争力的高低。医院的决策应该理论联系实际,对医院的内外部环境、市场竞争等复杂的情况进行综合分析,做出正确的判断,并在正确判断的基础上对医院的医教研活动做出正确的决策。医疗决策分析的内容包括医疗服务项目决策、设备投资决策、医疗服务成本效益分析、经营风险分析等。通过对医院医疗决策分析,可以发现医院管理决策中存在的问题,并及时纠正。

7)业务流程分析

提升效率的方法一种是改善业务流程,一种是协助业务处理。医院运营效率不仅体现在临床工作的指标上,患者等待时间等优质服务的指标同样是医院管理工作的重点。有研究通过离散事件模拟减少患者前厅等待时间,改善了诊疗流程,提升了患者的就医体验。另有基于临床路径的任务决策支持系统研究,医生可以为特定疾病引入临床路径,达到规范化诊疗的效果。

人工智能协助医院管理的常规化工作,合理地评价医务人员的工作质量,咨询多学科的专家来建立指标体系,进行大群体评估,有研究提出一种面向过程的绩效度量,以实现一种自动化、有效的、以流程为导向的绩效评估系统。另有针对手术室绩效管理工具,将低碳医院建设融入绩效评估中,不仅提高了患者就医满意度,也降低了医院运营成本。

8)医院经济活动综合分析

医院经济活动综合分析是指在各项具体分析的基础上进行综合分析与评价,形成最后结论和评价意见。它通过将多个指标的信息综合起来,系统性地分析评价医院总体运行状况,并进行横向比较、纵向比较、不同科室的比较。通过分析揭示医院总体经济运营质量与效果,同时将分析的结论、意见编制成分析报告,为医院的管理决策提供依据。

(三)公立医院经济运营分析方法

医院在经济活动分析时,采用的分析方法是多种多样的,具体采用哪一种方法要根据分析对象的特点和分析的要求及掌握资料的实际情况来决定。一般来说,分析中经常用到的方法有以下几种。

1)比较分析法

比较分析法是通过经济指标的对比分析,确定指标间差异或推测指标变动的趋势的一种分析方法。有比较才有鉴别,没有比较,也就无从分析和评价。经济活动分析都是从指标对比开始的,因此,比较分析法是经济活动分析中最基本、最主要、最常用的方法。用于比较的数据既可以是绝对数,也可以是百分比数据,还可以是各种财务比率。比较分析法用于比较的标准,常见的有历史标准、医院计划或预算标准、行业标准等。

运用比较分析法时,要得出正确的结论,必须注意以下问题:①指标范围、内容和计算方法的一致性。只有一致才具有可比性。②时间单位和区间的一致性。在采用比较分析法时,比较标准的选择、指标的计算等都必须注意数据的时间及其长度的一致。这样可以保证通过比较分析所做出的结论和判断具有可靠性和准确性。③医院类型、规模、级别应大体一致。在采用比较分析法进行医院同其他医院对比时,所选择的医院类型、规模及级别应尽量具有可比性。例如,综合性医院与专科医院之间、不同规模及级别的医院其财务资料一般不具有可比性。

通过比较分析法计算出的结果,只是揭示了差异程度及影响差异的主要因素,要找明原因,还要利用各种资料,结合医院的实际情况,进行深入、具体的分析,才能做出正确的结论,提出切实可行的改进意见。

2)因素分析法

因素分析法又称连环替代法,是指在分析某一因素变化时,假定其他因素不变,分别测定各个因素变化对分析指标的影响程度的计算方法。医院的经济指标往往是由多个相互联系的因素共同决定的,当这些因素发生不同方向、不同程度的变动时,对相应的经济指标也会产生不同的影响。因此,对这些经济指标的影响因素进行分析,有助于寻找问题的根本原因,便于抓住主要矛盾,找到解决问题的线索。

因素分析法程序是:先确定某一综合指标的各个影响因素及各影响因素之间的相互关系,并计算其在标准状态下的综合指标数值,然后依次将其中一个当作可变因素进行替换,有几个因素就替换几次,再分别找出每个因素对差异的影响程度。

3)本量利分析法

本量利分析是"成本、服务量、结余"分析的简称,是保本分析、盈亏临界点分析。正确运用本量利分析法可为医院的运营决策提供有用的信息。它是以成本性态分析为基础,根据医疗服务量、价格、结余之间的内在联系,计算医疗服务保本点和结余额的一套分析方法。该方法主要是研究医院在持续运营活动中有关因素的变动对收支结余的影响,为实现医院目标结余应采取的措施,不同的服务量安排或生产方法下结余的对比分析,以及实现收支结余的最优规划等。

4)直线回归分析法

直线回归分析法是研究变量之间相互关系的一种数理统计方法。当影响经济变化诸因素中有一个基本的或起决定作用的因素,而且自变量与因变量之间的数据分布呈线性(直线)趋势时,就可以运用一元线性回归方程 $y = a + bx$ 进行项测,这里 y 是因变量,x 是自变量,a、b 均为参数,其中 b 为回归系数,它表示当 x 加一个单位时,y 的平均增加数量。

(四)公立医院经济运营分析报告

运营分析报告主要采用比率分析、趋势分析、结构分析等财务分析方法,结合波士顿矩阵、二八法则、PDCA(plan,do,check,action)等管理工具,以柱状图、散点图、折线图、饼状图等形式体现。医院应建立多种形式的运营分析,构建从院级、科室、病组、医师个人的分类分层式分析体系,建立数据收集、数据分析、结果反馈、持续改进的动态分析评价机制,实现上通下达、有效沟通的目标。

1)总体运营分析

医院运营管理部门每季度对医院总体运营情况做出分析报告,从多个维度对医院整体财务状况和运营成果进行剖析,并提出合理化建议。它主要从财务管理、经济运营、工作量情况、效率效益、费用控制、病种结构、质量安全等方面进行趋势分析及呈现,将国家三级公立医院绩效考核指标作为独立的模块,定期进行对比分析,使得医院管理者能够定期了解医院整体运营的状况,及时发现医院运营现状和存在的问题,从而能够有的放矢地进行持续改进。

2)费用控制分析

以问题为导向,对于药品、耗材占比、均次费用增幅较大的科室,建立药材费用控制闭环式专项分析路径。通过定量分析(药品支出、耗材支出)、结果反馈(办公会、主管部门、业务科室)、定性分析(业务主管部门采用循证医学方式对药材使用的合理性)、整改措施(多部门联合机制提出措施)、持续追踪(跟踪分析、成效体现)等流程,规范医疗行为,实现控费目标。

3)病种专项分析

以病种为切入点,对科室重点病种、新开展病种的收治情况、费用结构、技术难度、效率效益等方面进行分析,提出建议,反馈主管部门进一步监管;同时,选取医院重点病种,与其他兄弟医院进行横向对比,找差距,定目标,促提升。以病种为核心的深入分析,为管理者提供了更加精准、精细、精益的决策支持。

4)日间手术分析

日间手术开展可提高资源利用率,降低费用。运营管理部门对科室开展的日间手术逐一进行运营效益分析,用数据来展现日间手术开展带来的社会效益和经济效益,进一步反馈科室,从而让临床科室更清晰地了解开展日间手术的必要性,也有利于医院管理层的决策。

5)DRG 住院服务绩效分析

利用疾病诊断相关分组(DRG)评价指标分别对医院、科室、医务人员进行绩效评价及考核,促使医疗服务能力和医疗质量稳步提升,服务效率明显改善。

6)绩效面谈

运营分析的结果及应用最终以绩效面谈方式落地生效,有效指导医疗业务科室提升运营效益,真正做到经济管理与业务管理深入融合。深入一线科室进行绩效面谈,加强对临床一线科室的服务能力和服务意识。从科室经济运行、病种收治、绩效发放、存在的问题及相关建议等方面进行面谈讲解,同时听取科室意见反馈,并进一步提出科室运营重点。

二、基于随机前沿方法的医院经济运营效率分析

在研究企业生产过程中投入与产出间的关系时,传统的方法是直接采用投入与产出之比衡量产出效率,虽然计算方式简单,但是很显然并不能全面、科学地反映企业真实的生产效率。对此,法瑞尔于 1957 年创建了前沿生产函数的概念。

生产前沿是指假设企业或医院处于理想生产状态,各类投入要素实现了最佳组合,能够达到最大生产量,此时的生产状态称为企业或医院达到了生产前沿面。生产前沿是对生产状态的理想化假设,现实中很难实现。研究者利用生产前沿和实际生产状况进行对比,进而确定企业或医院的生产效率,探讨效率提高策略。因此使用生产前沿函数计算效率时,首先需要确定生产前沿。计算生产前沿所使用的前沿生产函数主要分为确定性生产前沿模型和随机性生产前沿模型,前者中假定所有被评价单元共用一个前沿面,显然不符合实际情况,后者假定生产前沿面是随机的,更具有科学性。

随机性生产前沿模型分为参数法和非参数法两种,其主要区别在于是否需要自行构造具体的函数形式。

数据包络分析属于非参数型随机性生产前沿模型的代表,其计算原理是数学规划方法,因此不需要构建具体的函数,可以直接计算生产前沿。数据包络分析的优点是适合多投入、多产出的评价体系,而且可以指出效率损失的调整方向和幅度,但是也有很大的局限性,此种方法要求被评价单元之间同质性较高,不可以进行参数估计和假设检验来评价模型的有效性。

随机前沿分析属于参数型随机生产前沿模型的代表,该方法衍生于传统生产函数,属于计量方法的范畴。首先要确定一个具体的函数形式,纳入投入产出变量,构建具体计量模型,然后进行模型拟合效果检验。此种方法最大的优点是可以通过对函数中复合扰动项的分解,识别与分离随机因素造成的误差和企业或医院技术因素造成的误差,因此可以选择随机前沿分析进行医院运营效率的计算。

随机前沿模型的基本公式如下:

$$y = X\beta + \varepsilon \tag{11-1}$$

$$\varepsilon = v - u \tag{11-2}$$

式中:y 为厂商产出;X 为厂商投入;β 为待估计参数;ε 为回归方程的复合扰动项;v 为常见的左右对称随机扰动项,一般假设其服从独立同分布,对称分布且独立于 u,具有 0 均值和不变方差;u 为不小于 0 的非对称随机扰动项,一般假设它是服从独立同分布的半正态随机变量或指数随机变量,且独立于 v。模型中的 $X\beta + v$ 为生产前沿面,厂商的实际产出为 y,实际产出与理想产出之间的差距为 u,相应的效率为 $\dfrac{y}{X\beta + v}$。

随机扰动项 ε 由 v 和 u 组成,v 其中是随机误差项,是由各种随机因素造成的,企业或医院难以控制,具有随机性,因此它是左右对称分布的;u 是技术损失误差项,是由企业或医院可以调整的因素造成的,这部分误差是随机前沿分析中的关注重点,由它可以计算出企业或医院的实际生产效率。企业或医院降低技术损失误差可以提高生产效率,进而无限接近生产前沿。

随机前沿分析根据具体函数形式的不同,主要有随机前沿成本模型和随机前沿生产模型。构建随机前沿生产模型时,采用的是应用最为广泛的柯布-道格拉斯生产函数生产函数。为了更好地拟合模型,采用对数形式构建模型,基本形式如下:

$$\ln Y = \beta_0 + \sum_n \beta_n \ln Z_{ni} + v_i - u_i \tag{11-3}$$

式中:Y 为唯一的医疗服务产出变量;Z 为医院的人力、资产、资金投入变量。

随机前沿成本模型基于对偶理论,由生产函数转化而来,简单来说是将生产函数中产出变量替换为成本变量,把投入变量替换为投入要素价格变量和产出变量。其基本形式如下:

$$\ln C = \beta_0 + \beta_n \ln Y + \beta_m \ln W + \beta_q \ln X + v_i - u_i \tag{11-4}$$

式中:C 为总成本变量;Y 为产出变量;W 为投入要素价格变量;X 为供方产出特征变量。

使用随机前沿模型计算企业或医院效率的关键假设是复合扰动项中 u_i 的存在,只有此假设成立,才证明在研究中使用随机前沿分析是合理并且可行的。验证假设的主要方法是通过检验"$H_0 : \sigma_u^2 = 0$,$H_1 : \sigma_u^2 > 0$"来判断 u_i 是否存在。只有拒绝原假设,才能继续使用随机前沿模型。因为原假设"$H_0 : \sigma_u^2 = 0$"正好落在 σ_u^2 的参数空间边界上,难以进行标准似然比检验,因此检验时采用单边的广义似然比检验。

在实际的模型构建中,为了估计厂商的技术效率,在对 u_i 的分布做假设的基础上,进行最大似然估计,因为普通最小二乘法无法提供此信息。u_i 可以假设服从指数分布或截尾分布,常用的是在零处截尾,即为半正态分布。

技术效率 E_T 的计算公式为

$$E_T = \frac{E(Y_i \mid u_i, X_i)}{E(Y_i \mid u_i = 0, X_i)} = \frac{X_1^{\beta_1} X_2^{\beta_2} \cdots X_n^{\beta_n} e^{v-u}}{X_1^{\beta_1} X_2^{\beta_2} \cdots X_n^{\beta_n} e^{v}} = e^{-u_i} \tag{11-5}$$

无论是生产效率还是成本效率,越接近 1 代表效率越高,越远离 1 代表效率越低,效率损失值 E_{NT} 是技术效率与 1 相减的绝对值。其计算方式如下:

$$E_{NT} = |E_T - 1| \times 100\% \tag{11-6}$$

成本模型与生产模型虽然形式较为相似,但是关注点并不相同。

成本模型中的成本函数是一个恒等式,相当于成本等于投入要素价格的总和,关注的是在一定要素价格和技术水平下,成本与产出之间的关系。其前沿面的意义为在一定产出下的最小成本,此时技术效率为 1,如果实际成本高于最小成本则发生了效率损失,则技术效率大于1,因此在成本模型中技术效率的取值为 1 到正无穷,效率损失为 0 到正无穷。

生产模型中的生产函数相当于一个函数式,它探讨产出与投入之间的关系,关注的是一定投入下的产出程度,评价投入与产出的关系。其前沿面代表在一定投入下的最大产出量,技术效率为 1,若实际产出低于理想产出,则技术效率小于1,因此生产模型中技术效率取值为 0 到1,效率损失也为 0 到 1。

案例 11-2

某省城市公立医院经济运营评效率分析

研究对象为某省公立医院,在 2019—2023 年在某省卫生财务年报系统二、三级医院数据库中,筛选出符合研究要求的公立医院共 178 家。

结合文献综述和数据可获得性,确定总成本变量为总支出,产出变量为门急诊人次和出院者占用总床日,投入要素价格变量为每门急诊收费水平和每床日收费水平,供方产出特征变量为病床周转次数和出院者平均住院天数。

将各个变量引入,建立以柯布-道格拉斯函数为基础,利用对偶理论构建随机前沿成本模

型,其基本形式如下:

$$\ln C = \beta_0 + \beta_1 \ln Y_1 + \beta_2 \ln Y_2 + \beta_3 \ln W_1 + \beta_4 \ln W_2 + \beta_5 \ln X_1 + \beta_6 \ln X_2 + v - u \quad (11-7)$$

对构建的随机前沿成本模型进行参数估计和假设检验。使用最大似然估计的似然比检验,结果显示,2019—2023年每年构建的随机前沿成本模型,均拒绝原假设"$H_0 : \sigma_u^2 = 0$",证明了存在无效率项u_i,因此构建的随机前沿成本模型是合理的。模型中门急诊人次(Y_1)和出院者占用总床日(Y_2)、每门急诊收费水平(W_1)和每床日收费水平(W_2)系数均为正值,代表医疗服务产量和单位价格的提高均会增加总成本,进而提高边际成本。供方产出特征变量病床周转次数(X_1)和出院者平均住院天数(X_2)系数均为负值,说明医院周转速度加快,可以降低总成本。

随机前沿成本模型计算出的2019—2023年某省公立医院成本效率水平如表11-2所示。成本效率最大值由2019年的6.291降至2023年的2.368;均值由2019年的1.486降至2023年的1.214;中位数由2019年的1.353降至2023年的1.164。

表 11-2 某省公立医院各年度成本效率

年份	医院数	最小值	最大值	均值	中位数
2019	178	1.000	6.291	1.486	1.353
2020	178	1.030	3.357	1.309	1.206
2021	178	1.000	5.791	1.362	1.229
2022	178	1.025	6.367	1.388	1.267
2023	178	1.034	2.368	1.214	1.164

第三节 公立医院经济管理评价体系构建

医院经济管理评价体系始于欧洲国家和美国,目前形成了以医疗服务质量、医疗安全、医院效率等为主要内容的研究体系。

美国医院绩效评价主体是美国医疗机构评估委员会(Review the Joint Committee on Medical Institutions in the United States, JCAHO)。JCAHO 于 20 世纪末提出包括 4 个维度的医院绩效评价方案,将其作为医院绩效评价的标准,包含医院自身财务状况、临床绩效、患者健康状况和满意程度等指标。英国国家医疗服务体系在 20 世纪末实施了以患者医疗服务满意度为内容的调查,将此作为评价医院绩效的重要依据。澳大利亚的卫生绩效委员会对于医院的绩效考核重点关注医疗服务的供给效率,即通过投入、产出与结果等指标来衡量,其评价结果是医生晋升和医院申领财政补贴的依据。

构建经济管理评价体系是加强公立医院经济管理组织实施的主要内容。中国有关医院经济管理评价体系研究从 2001 年开始引起学者的关注,主要集中于医院经济管理评价体系的构建、医院经济管理评价体系的指标、医院经济管理评价体系的作用等方面。2021 年 6 月发布的《国务院办公厅关于推动公立医院高质量发展的意见》提出,国家卫生健康委会同国家中医药局建立公立医院高质量发展评价指标体系,与公立医院绩效考核等有机结合。地方按照属地原则对辖区内公立医院高质量发展进行评价,充分考虑各级各类公立医院实际情况,不搞"一刀切"。有关医院经济管理评价体系的研究方面,既往研究重点关注了医院的财务管理,经济管理涉及除财务管理以外的诸多方面,但尚未形成科学的评价体系,更鲜有研究对医院经济管理评价体系的相关指标进行权重的赋值。

一、确立评价体系指标

公立医院经济管理评价体系构建通常需在文献研究的基础上,初步确定公立医院经济管理评价体系,其中德尔菲法为使用最为广泛的方法之一。德尔菲法又称专家调查法,是美国兰德公司于 1964 年提出的用于咨询决策的一种技术。德尔菲法是指调查者组织函询,通过匿名的方式向专家征询意见,经多轮集中、反馈、再集中的方式最终使意见统一的调查方法。

在公立医院经济管理评价体系指标确立方面,所纳入的咨询专家应包含从事医院经济管理工作的医院总会计师、卫生行政部门人员、相关领域的专家学者。

评价指标包括医院的财务管理、运营管理、经济结构 3 个维度的一级指标,成本管理、结余管理、资源效率、经济效益、资产管理、收支结构和费用控制等 7 个二级指标以及 32 个三级指标的数据。

咨询过程一般需要如下两轮。

第一轮:基于文献研究法初步确定公立医院经济管理评价指标体系,并以此为征询内容设计专家调查问卷,通过网络发布的形式对选定专家发放第一轮问卷,要求专家在问卷中对每个维度、每项指标的重要程度均进行打分,提出修改意见并说明对问卷内容的熟悉程度和选择依据。问卷中所涉及的主要内容为对每项指标进行重要程度打分。

第二轮:对回收的第一轮问卷进行数据汇总和统计分析,计算各个三级指标得分的均数 $\overline{X_i}$ 和变异系数 C_{V_i};分别计算 X_i 和 C_{V_i} 的均数和标准差,其均数记为 $X_i{}'$,和 $\overline{C_{V_i}}$,标准差记为 S_1 和 S_2。指标筛选标准为:$\overline{X_i} > \overline{X_i}' - S_1$ 和 $C_{V_i} < \overline{C_{V_i}} + S_2$ 两个条件,为防止重要指标被剔除,以上两个筛选标准均不满足才会被剔除。据此确定需要增加、删减以及修改的指标和内容,制定好第二轮问卷后再次发放问卷,基于第二轮专家咨询结果再次进行统计分析工作。

经两轮专家咨询,最终确定公立医院经济管理评价体系。此过程中,各专家只与调查员进行联系,专家之间不进行交流以消除相互影响所带来的判断偏差。

二、专家积极系数、权威系数与协调系数

用德尔菲法进行专家问卷调查,需计算专家的积极系数、权威系数与协调系数,以反映专家对问卷的关心程度、权威力度与内部一致性程度。专家积极系数反映专家对问题的关心和积极程度,可用有效问卷的回收率表示。专家权威系数反映了专家对问题的权威力度,可由各位专家自评得出,用专家权威系数 C_r 表示。专家权威系数 C_r 受判断依据 C_a 和专家对问题的熟悉程度 C_s 两方面的影响。当 $C_a = 1$ 时,说明专家受判断依据的影响程度很大;当 $C_a = 0.8$ 时,表示影响程度中等;当 $C_a = 0.6$ 时,表示影响程度较小。专家的 C_a 值和 C_s 值可通过取其均数代替。C_r 为 C_a 和 C_s 的算术平均值,即 $C_r = (C_a + C_s)/2$,如表 11-3 所示。

表 11 - 3　判断依据表

判断依据	量化值		
	强	中	弱
实践经验	0.5	0.4	0.3
理论分析	0.3	0.2	0.1
国内外同行参考	0.1	0.1	0.1
直观感觉	0.1	0.1	0.1

专家对问题的熟悉程度分为非常熟悉、比较熟悉、一般熟悉、不太熟悉和最不熟悉 5 个层次,对应的熟悉系数可分别取值为 1、0.8、0.6、0.4 和 0.2,如表 11 - 4 所示。

表 11 - 4　熟悉程度系数表

熟悉程度	量化值
非常熟悉	1.0
比较熟悉	0.8
一般熟悉	0.6
不太熟悉	0.4
最不熟悉	0.2

专家协调程度采用肯达尔协调系数 W 进行判断,可采用 SPSS 等统计软件进行协调系数的计算。

三、综合评价方法

(一)层次分析法

20 世纪 70 年代,美国运筹学家赛惕提出用层次分析法为国防部研究各工业部门电力分配问题,之后层次分析法被运用在各个领域中用于分析系统决策问题的各指标权重。

层次分析法的原理是:将需要解决的问题分解为不同的因素,按照这些因素的关联程度和隶属关系将问题目标划分为多个维度及多个层级,形成多层级的结构模型,通过相互比较确定较低层次相对于较高层次的重要程度的权重赋值。层次分析法分为以下步骤。

1.建立层次结构模型

层次结构模型分为 1 个目标层和 3 个指标层,目标层是指城市公立医院的经济管理,指标层 1、指标层 2、指标层 3 分别对应一级指标、二级指标和三级指标。

2.构造判断矩阵

判断矩阵表示对于较高层级元素,较低层级元素之间进行相对重要性的两两比较,即需要对每一层次的指标均进行两两比较。若每一层级由 n 个指标构成,则需建立 $n \times n$ 的判断矩阵,a_{ij} 表示第 i 行的指标相对于第 j 列指标的重要程度,矩阵中的 a_{ij} 满足:$a_{ii}=1, a_{ji}=1/a_{ij}, a_{ij}=a_{ik}/a_{jk}(i,j,k=1,2,\cdots,n)$。采用 1—9 级标度法,基于上述专家咨询法中各项指标重要性得分的均值差构造判断矩阵,如表 11 - 5 所示。

表 11 - 5　1—9 标度含义

标度 a_{ij}	含义
1	i 因素与 j 因素同等重要
3	i 因素比 j 因素稍微重要
5	i 因素比 j 因素重要
7	i 因素比 j 因素重要得多
9	i 因素比 j 因素绝对重要
2、4、6、8	分别介于 1～3,3～5,5～7,7～9
倒数	j 因素与 i 因素相比,所得结果为 $1/a_{ij}$

3. 进行一致性检验

为保证各因素权重合理、分配可靠,采用层次单排序对判断矩阵进行逻辑上的一致性检验。层次单排序权重是指较低层次中各因素相对于较高层次与其有联系的因素权重,包括对判断矩阵计算特征根和特征向量。如在公立医院经济管理层次结构中,用 $b_{ij} = B_i / B_j$ ($i,j =$ 1,2,3)表示指标层 B 中 B_1、B_2、B_3 等 3 个因素两两比较,相对于上一层次的目标层 A 的影响程度,如图 11 - 6 所示。

表 11 - 6　A—B 判断矩阵

A	B_1	B_2	B_3
B_1	1	b_{12}	b_{13}
B_2	b_{21}	1	b_{23}
B_3	b_{31}	b_{32}	1

其中,对最大特征根 $\lambda_{\max}$ 及对应的特征向量值 W 进行求解,W 即为该指标在层次单排序中的权重值。具体做法如下:

按列对判断矩阵 A 进行归一化处理(矩阵的每个值除以所在列之和),得到 $\overline{A}$ 中各元素。

$$\overline{b}_{ij} = \frac{b_{ij}}{\sum\limits_{i=1}^{n} b_{ij}} \tag{11 - 8}$$

式中:$i,j = (1,2,3,\cdots,n)$,将得到的 $\overline{A}$ 按行相加,得到

$$\overline{W} = [\overline{W}_1, \overline{W}_2, \cdots, \overline{W}_n]^T, \overline{W}_i = \sum\limits_{j=1}^{n} \overline{b}_{ij} \tag{11 - 9}$$

对 $\overline{W}$ 进行归一化处理,得到同一层次相应因素对于上一层次某因素相对重要性的排序权重值,即层次单排序下的权重值。

$$W' = [W_1, W_2, \cdots, W_n]^T$$

$$W'_j = \frac{\overline{W}_i}{\sum\limits_{i=1}^{n} \overline{W}_i} \tag{11 - 10}$$

求解最大特征:

$$\lambda_{\max} = \frac{1}{n} \sum\limits_{i=1}^{n} \left[\frac{\sum\limits_{j=1}^{n} b_{ij} w_j}{W_j} \right] \tag{11 - 11}$$

运用随机一致性比率 R_C 进行一致性检验,当 $R_C < 0.10$ 时,认为判断矩阵具有较好的一致性;当 $R_C \geqslant 0.10$ 时,则需要调整和修正判断矩阵,直到满足条件。$R_C = I_C / I_R$,I_C 为一致性指标,I_R 为与矩阵阶数有关的平均随机一致性指标,如表 11-7 所示。

表 11-7　1-9 阶矩阵的平均随机一致性指标

阶数	1	2	3	4	5	6	7	8	9
R_I	0	0	0.58	0.90	1.12	1.24	1.32	1.41	1.45

4.计算指标组合权重

在判断矩阵通过一致性检验之后,将一级指标、二级指标和三级指标三个层次的指标权重相乘,计算出公立医院经济管理评价体系各项指标的组合权重。

(二)功效系数法

功效系数法是以多目标规划为原理,对评价对象的指标赋予一定的标准,分为满意值和不允许值,基于此原理计算各指标接近满意值的程度,并根据各指标权重,通过数学方式确定评价分数,最终实现评价对象的综合得分。

根据指标数据的导向性质,将指标分为正向指标和负向指标两类。其中,正向指标是指数值越大,评价效果越优;负向指标则相反,数值越小,表现越优。正向指标的满意值一般取同类型、同级别医院的最大值 xh,不允许值则取其最小值 xs;负向指标取值方式相反。各医院经济管理综合指数的具体计算过程如下。

(1)计算各项指标的功效系数 D_i,这里采用改进的功效系数,计算公式为

$$D_i = (x_i - xs)/(xh - xs) \times 0.4 + 0.6 \tag{11-12}$$

式中:x_i 为各项指标的实际值,功效系数 D_i 取值范围为 $0.6 \leqslant D_i \leqslant 1$。

(2)对功效系数进行加权平均。基于层次分析法计算出各指标的组合权重,在 Excel 中运用 POWER 公式计算加权平均后的功效系数 D_i^w。

(3)对每家医院各项指标加权后的功效系数进行连乘运算,计算出各医院经济管理评价综合指数 I,此指标即为各医院经济管理综合评价的结果。其计算公式为

$$I_i = D_1^w \times D_2^w \times D_3^w \times \cdots \times D_i^w \tag{11-13}$$

对各医院进行综合评价时,分别计算各级别、各类型医院综合指数的四分位数,将其作为判断医院经济管理排名等级的依据。综合指数 I_i 取值范围为 $I_i \geqslant I_{75\%}$、$I_{50\%} \leqslant I_i < I_{75\%}$、$I_{25\%} \leqslant I_i < I_{50\%}$、$I_i < I_{25\%}$ 时,所对应的医院综合评价等级分别为优秀、良好、一般和较差。

案例 11-3

某省城市公立医院经济管理评价体系构建

一、初步确立评价指标体系

基于文献研究及某省卫生健康委员会发布的《××省公立医疗机构经济管理年活动实施方案的通知》要求,参考国家卫生健康委员会、国家中医药管理局发布的《关于开展"公立医疗机构经济管理年"活动的通知》以及 2019 年《国务院办公厅关于加强三级公立医院绩效考核工作的意见》,形成了公立医院经济管理初始评价指标体系,包括 3 个一级指标、9 个二级指标、38 个三级指标。

二、德尔菲法（略）

三、经济管理综合评价

（一）经济管理层次结构模型

基于确立的公立医院经济管理评价指标体系，构建某省城市公立医院经济管理的层次结构模型。层次结构图中的目标层 A 代表城市公立医院经济管理状况评价；指标层 B 中包括财务管理、运营管理和经济结构 3 个一级指标，分别用 B1、B2、B3 表示；指标层 C 中包括成本管理、结余管理、资源效率、经济效益、资产管理、收支结构和费用控制 7 个部分，与指标体系的二级指标相对应，依次用 C1—C7 进行表示。此外，指标层 D 代表 32 个三级指标，用 D1—D32 进行表示，内容为上文确立的公立医院经济管理评价指标体系中的三级指标。

（二）判断矩阵的构建（略）

对判断矩阵进行求解和一致性检验。将上文所构建的公立医院经济管理层次结构模型输入软件中，并将已确定的各维度判断矩阵值输入软件，自动运行出判断矩阵的计算结果。结果显示，3 个维度的一致性比率 R_C 值均小于 0.1，通过一致性检验，意味着所得权重可以反映各指标的重要程度，且经济管理评价体系各个评价维度的权重值合理。经整理各维度指标层次单排序权重值，利用连乘法计算各三级指标的组合权重值，即为一级指标、二级指标和三级指标相对权重值的乘积，含义为每个三级指标相对于整个公立医院经济管理评价体系的相对重要程度。

各评价指标权重结果显示，在 3 个一级指标中，层次单排序权重值最高的是运营管理，达到 0.6000；财务管理和经济结构权重值则相等，均为 0.2000。财务管理维度中，成本管理权重值高达 0.8750，结余管理则为 0.1250；运营管理维度中，资源效率、经济效益及资产管理权重值均为 0.3330；经济结构中，收支结构和费用控制权重值也相等，均为 0.5000。在组合权重结果中，权重值最高的前 6 项指标分别为病床使用率、万元固定资产业务收入、总资产收益率、医院经费自给率、资产负债率以及每职工平均门急诊人次，均属于运营管理维度，其中病床使用率明显高于其他 5 项指标。

 思考与讨论

1. 公立医院经济管理的意义、目的及内容是什么？

2. 构建医院经济管理指标体系的步骤和方法是什么？

3. 公立医院经济运营管理效率分析方法有哪些？各有何优、缺点？

第十二章 药品市场与管制

 本章导学

药品在保障人类生命安全和身体健康中发挥着至关重要的作用。药品不仅具有普通商品的一般经济属性,同时也伴有高额研发费用等特殊属性,这也决定了药品不能仅由市场供给并调节,政府在其中也需扮演重要角色、承担关键责任。本章将介绍药品市场、药品的价格管制与药物补偿、药物经济政策等基本内容。

学习目标

1. 掌握药品、药品需求与药品供给的相关知识
2. 了解药品消费经济测量指标与国内外药品市场概况
3. 认识我国药品行业价格管制历史进程
4. 熟悉药物补偿概念和各国药物补偿办法
5. 明确我国药物经济政策的建设性作用

情境导入

2015 年发布的《国务院关于改革药品医疗器械审评审批制度的意见》开启了我国医药创新的大幕,2019 年新修订的《中华人民共和国药品管理法》进一步提供了坚实的法律基础,我国的医药发展环境日臻完善,医药创新成果层出不穷。在 2018 年成立了国家医保局之后,医保谈判加速为一年一谈,新药从获批上市到纳入医保的平均时间间隔已由 2017 年的 4.5 年大幅降低至 2021 年的 1.2 年,通过谈判纳入医保的新药数量也从 2018 年的 17 个激增至 2020年的 96 个,效率大幅提升。此外,我国国家医保药品目录的药品总数由 2016 年的 2196 个增加至 2021 年的 2860 个,其中包含西药 1264、中成药 1315 个,5 年增幅为 30%,这一扩容不仅增加了可报销药品的种类,也大幅减轻了患者的经济负担。因而,药品市场的发展与管制能否有效衔接医保、医疗等政策工作至关重要,它不仅影响着企业参与后续谈判的积极性,也直接关系到患者权益的用药保障。那么政府对专利药品进行价格谈判的动机何在?其中体现了药品市场与管制的哪些特征?其背后的药品经济学原理和意义又是什么?这些问题构成了我们接下来探讨药品市场与管制相关知识的逻辑起点。

第一节　药品市场

一、药品

(一)药品的定义

药品是指用于预防、治疗、诊断人的疾病,有目的地调节人的生理机能,并规定有适应症、用法和用量的物质,包括中药材、中药饮片、中成药、化学原料药及其制剂、抗生素、生化药品、放射性药品、血清、疫苗、血液制品和诊断药品等。

(二)药品的分类

1. 传统药与现代药

(1)传统药一般指历史上流传下来的药品,主要是动、植物和矿物药,又称天然药。

(2)现代药一般指 19 世纪以来发展起来的化学药品、抗生素、生化药品、放射性药品、血清、疫苗、血液制品等,又称西药。

2. 专利药、仿制药与原研药

(1)专利药是指药品产品专利尚处于保护期内的药品。

(2)仿制药是指按已有国家标准生产,与被仿制药具有同样的活性成分、给药途径、剂型、规格和相同治疗作用的药品。

(3)原研药是指化合物专利过期,包括行政保护期结束的专利药品和同类药品(未能申请中国专利保护,但在国内首次上市的药品)。

3. 处方药与非处方药

(1)处方药(Rx)是指为了保证用药安全,由国家卫生行政部门规定或审定的,需凭医师或其他有处方权的医疗专业人员开写处方出售,并在医师、药师或其他医疗专业人员监督或指导下方可使用的药品。

(2)非处方药(OTC)是指为方便公众用药,在保证用药安全的前提下,经国家卫生行政部门规定或审定后,不需要医师或其他医疗专业人员开写处方即可购买的药品。公众一般凭自我判断,按照药品标签及使用说明就可自行使用非处方药。

4. 预防性药品、治疗性药品和诊断性药品

(1)预防性药品是指用于预防某些疾病发生所使用的药品,如各种疫苗等。

(2)治疗性药品是指用于治疗某些疾病所使用的治疗性药品,其在现阶段是药品的主导部分。

(3)诊断性药品是指用于诊断各种疾病而使用的药品,如化验用试剂等。

5. 根据治疗领域分类

根据临床药理学分类,药品可分为抗微生物药、抗寄生虫病药、麻醉药、神经系统用药、治疗精神障碍药、心血管系统用药、呼吸系统用药、消化系统用药等,国家基本药物目录按照此分类方法收录了共 2535 个药品,包括西药 1297 个、中成药 1238 个(含民族药 88 个)。

二、药品的需求

药品市场主要包括药品生产、药品流通、药品提供三个环节,药品市场不同于一般由商品供应方、需求方及介于两者之间的商业中介所组成的典型商品市场。药品市场是卫生服务市场的一个非独立的子市场,其往往与医疗服务市场密切结合,同时由政府严密监管,从而形成了一个由药品使用者(药品需求方)、药品生产及经营企业(药品供给方)、医疗机构或医生(医疗服务提供中介或代理)、政府和医疗保险机构(药品费用支付方)及政府监管部门等多个参与主体构成的市场,其中,药品的需求与供给并不同于一般的市场结构。

(一)药品需求的定义

药品需求是指在一定时期、一定价格水平下,消费者愿意并且能够购买的某种药品的数量。药品需求的实现必须同时具备两个条件:①消费者要有购买药品的意愿;②消费者对想购买的药品要有相应的支付能力,二者缺一不可。

(二)药品需求的特点

1. 不确定性

药品需求的不确定性来源于疾病发生的不确定性。通常情况下,一个健康人很难预计到自己在将来的一段时间内是否会发生疾病,会发生什么疾病,继而需要什么样的医疗卫生服务以及需要什么药品进行治疗。这种未来药品需求的不确定性,往往会导致消费者行为的变化,如将收入中的一部分用于储蓄或者购买医疗保险以预防药品费用支出的不确定等。

2. 信息不对称性

由于疾病和疾病治疗的复杂性和知识的专业性,往往需要由具有专业知识的医学专家对患者进行诊断,进而判断是否需要药品、需要哪种药品以及需要多少药品进行治疗。而作为普通患者,一般对这些信息知之甚少甚至一无所知,这造成了医师与患者之间明显的信息不对称,形成了患者与医师之间的委托-代理关系。因此,药品实际需求是由医师和患者双方甚至主要是医师来决定的。

3. 被动性

正是由于药品消费中存在着信息不对称,尽管患者是药品的最终消费者,但是由于其没有掌握专业的医学知识,很难对药品的选择做出合理决策,也不太可能对医师处方的合理性进行审核和判断,患者往往被动地遵从医师的处方进行药品的消费,在这个过程中医师处于一个药品需求决策的主导地位,患者可能会被动地消费医师处方中实际存在不合理的药品。

4. 高优先性

药品需求是关系到患者健康甚至生命安全的特殊需求。患者一旦患病就会尽最大的力量去治疗疾病,但是,在发生疾病的时候,患者由于用于消费决策的信息不足,往往会依赖于价格进行商品或服务的选择。因此,多数患者会倾向于选择大医院和高价药品进行消费。还有些患者在发生疾病的急迫心情下,不知道该选择什么药品,这时药品的广告效应和患者的从众心理往往就会起到作用。

5. 缺乏弹性

药品需求的弹性主要包括价格弹性和收入弹性,分别表示药品的需求量随药品价格或消费者收入变化的反应程度。由于药品消费具有不确定性、高优先性、少数替代性等特点，药品需求往往缺乏价格弹性。例如，患者一旦生病，迫切需要药品治疗，但是可供选择的替代药品很少，且患者对价格变化不太敏感；如果没有生病，消费者就不会去购买药品，其对价格也不敏感。同时需要注意的是，对于某一种特定的药品而言，可能会由于市场上存在众多类似疗效的竞争药品或多个生产厂商而富有弹性。又如，在抗感染药品中，可供选择的药品有 3-内酰胺类、氨基糖苷类、大环内酯类和磺胺类抗菌药，并且每一类又包含了很多种具体的抗菌药品，它们相互之间具有较强的可替代性，如果其中的一种药品或一个厂商涨价，患者就可以选择其他的药品。

6. 消费结构的特殊性

药品的消费牵涉医疗卫生领域内的多个利益相关方，在药品消费决策时主要有患者、医师、药师和保险方。其中，患者是最终消费者；医师是患者的代理人；药师是医师处方的审核人，有权决定使用某一类药品中的具体药品；保险方通常作为患者药品费用的付费方式或者部分费用的补偿方。我国医疗卫生体制仍有待优化，药师的审核处方和替换药品的职能需进一步完善，多种不同的医疗保险制度存在着补偿与衔接的差别及药品消费的多种结构。

7. 复杂性

药品有时单独使用，有时作为其他医疗服务的替代品或互补品，有时又作为其他药品的替代品或互补品。由于某种商品的替代品或互补品价格的变化会引起该种商品消费量的变化，这种影响的强度通常用交叉弹性来表示，因此很多相关药品的价格变化都可能对某种药品的消费量产生影响，对于这种复杂的情况往往需要根据实际情况做出具体分析。

三、药品的供给

(一)药品供给的定义

药品供给是指生产者在一定时期内、一定价格水平下，愿意且能够提供出售的药品的数量。因此，要形成药品的供给必须满足两个方面的条件：一是生产者愿意提供，二是生产者具备提供药品出售的能力，二者缺一不可。

(二)药品供给的特点

1. 高质量性

药品的质量涉及人的生命和健康，药品的生产和供给应具有高标准的质量要求，也不允许发生质量问题。正因为药品生产或供给的高质量要求，世界各个国家都对药品的生产和供给实施了较严格的质量管制措施。

2. 高技术性

药品生产，特别是新药的研究和开发，是一个综合利用各项科学和高技术的系统工程。随着社会的发展、人口结构和病种的变化、生态环境的改变以及市场的作用，新药的生命周期越来越短，升级换代的频率越来越快。而新药产品的不断产生和迅速应用于临床，不仅扩大了疑难病症的研究领域，提高了人们对疾病诊断和治疗的能力和水平，也进一步增加了制药业的技术含量。

3. 高投入性

由于药品生产的高质量和高技术要求以及国家对其实行的严格管制措施,使得药品的生产和应用于临床都要经过药品的早期研究、生产过程的药品生产质量管理规范改造、最终产品上市和市场开发等多个环节。每一个环节都需要投入大量的资金,尤其是药品的研究和开发过程,不仅所花时间久,且费用高。据测算,目前世界上每种药品从开发到上市平均需要花费10～15 年的时间,耗费 8～10 亿美元。

4. 高风险性

药品从实验室研究到上市是一个漫长的过程,在这个过程中要经历合成提取、生物筛选、药理、毒理等临床前实验、制剂处方及稳定性试验、生物利用度测试和放大试验等过程。还需要经过人体临床试验、注册上市和售后监督等一系列环节。不仅过程和环节复杂、耗资巨大,且每一个过程和环节都存在很大风险。

5. 高回报性

由于药品实行专利保护,新药一旦成功上市,即可在专利期享有市场独占权,制药企业能够以其高昂的垄断售价获取高额的利润回报。

6. 市场集中度高

市场集中度是指最大的生产厂商所控制的市场份额。经济学用市场集中度指标来衡量市场的竞争程度。如果有许多厂商生产同一种产品,则该市场趋向于竞争,而只有一个或少数厂家生产一种商品,则该市场趋向于垄断。药品生产或供给的垄断性主要源自两方面的障碍:①市场的进入障碍,如专利保护的法律障碍、药品审批过程的管理障碍等;②经济的障碍,如药品生产较高的准入门槛、新药研发所需巨额费用等,不具备相当的经济实力难以从事药品生产和经营活动。

(三)药品供给环节

1. 生产环节

对于所有商品的生产商而言,其生产的最终目标均为利润最大化,药品生产厂商也并不例外。而做出保证利润最大化的生产决策是基于综合考虑生产成本及收益之后所做出的理性决策。对于药品生产厂商而言,其生产成本包括真实成本及虚拟成本两方面。①真实成本又可以分为显性成本和隐性成本。其中,显性成本包括生产商品的研发成本、原材料成本、制造成本及认证或许可成本等,前三种成本是构成药品价格的直接且无法降低的组成部分。另外,隐性成本是其"寻租"的"租金"。②虚拟成本事实上并不存在,它是药品生产厂商利用物价部门信息不对称及监管的漏洞人为创造出来,用以提高药品定价进而获得超额利润。

2. 经营流转环节

由于药品属性的特殊性及我国药品市场的不健全,药品在我国从生产到销售终端的经营流转环节特别多,一般要经过 6～9 个环节,且参与药品经营流转过程的交易主体更是不计其数。一般而言,药品在出厂之后,需经过省级、市级及县级批发商等层层批发之后,才会到达零售终端,即医院和药品零售商店。

3. 终端销售环节

在经过层层批发之后,药品最终达到其销售终端——医院和药品零售商。由于医疗服务的专业性及药品使用的特殊性,80%左右的药品最终由医院销售至病患。因此,以下仅考虑医院作为销售终端的情况。在医院,由于高达80%的药品需从医院销售至病患,对于药品批发企业而言,医院处于买方垄断地位;对于病患而言,医院处于卖方垄断地位,由于其未能全面了解掌握有关医疗服务的信息,处于信息不对称的地位,只能选择医生作为其代理人,将选择使用医药种类和数量的决定权交由医生。医院的双垄断地位致使在原本已经被推高的药品价格基础上再次推高,从而形成药品的最终消费价格。

四、药品消费

(一)药品消费的经济测量指标

药品消费经济测量指标为衡量药品市场总量、结构、变化及分析与评价市场干预的结果提供了必要而直观的实证数据,是观察、分析与评价药品市场表现的主要依据。

在一个充满变革及日新月异的社会经济环境下,药品费用作为衡量药品消费量的替代指标,不仅反映出内在的增长趋势,而且更易受到外部环境(如收入、健康意识、科技创新、服务模式)与相关体制机制(医疗保险体系、卫生服务模式与医疗机构经营管理)变化的直接或间接影响,在很大程度上表现为不可预测性和富于弹性。在没有完全理顺相关体制与机制的情况下,对药品市场实施管制重要的是提供改进效率的激励机制,而不是给予计划性的刚性约束。不同品种的药品,其需求的价格弹性会有不同的表现,有些药品消费量的增减幅度会高于药品价格增降的幅度,其需求属富于弹性。相反,有些药品则表现为缺乏价格弹性,在一个稳定的社会经济环境下,药品价格及其消费结构大体保持一个稳定而有趋势变化的态势。因而,无论采用药品总费用或人均药品费用、药品费用增长率、药品费用占GDP和卫生费用的比例等用以测量药品消费常用的宏观经济指标都能准确描绘出实际药品消费水平及其变化趋势,具体如下。

1. 药品费用

药品费用是一个国家卫生总费用的组成部分,它包括在医疗机构(处方药及非处方药)治疗和自我药疗(非处方药)过程中消耗药品费用的总和。它是药品消耗量以药品最终交易价格进行加权后反映药品总体消费水平的综合测量指标。

2. 名义药品费用

名义药品费用是按照当年药品价格,消费者购买药品而支付的费用总和。它反映当年药品费用的总体水平,没有剔除药品价格变动因素。该指标各年度之间缺乏可比性,不能反映消费者实际药品费用变动。

3. 实际药品费用

实际药品费用以某一年度药品价格作为基准,测算消费者购买药品费用总额。它剔除了药品价格变动对费用的影响,反映药品费用总体水平。该指标各年度之间可以比较,能够反映年度药品费用变化。

4. 人均药品费用

人均药品费用指一个国家或地区实际药品费用占人口总数的平均数。它消除了不同国家或地区人口(数量)因素的影响,从总体水平上表示人均药品费用的高低,是衡量不同国家或地区之间消费药品水平差异的指标之一,该指标可以在年度之间进行比较。

5.药品费用占卫生费用的比例

药品费用占卫生费用的比例用来反映药品费用相对于总体卫生资源消耗的内在结构,反映总体卫生资源消耗中药品消费情况。该指标多用于国际比较,无标准参考,发达国家一般为15%。

6.药品费用占GDP的比例

药品费用占GDP的比例用来反映药品费用相对于国民经济内在结构。在一定程度上运用药品费用占GDP比例指标来衡量两者之间的变化及比例关系能够体现药品消费的相对水平。但是,在对这些指标进行横向与纵向比较时必须注意药品与国民经济总体和卫生服务的相对比价关系,不能因为两者之间比价的差异或变化而造成的比例变化认定为政策干预或药品消费水平的相对变动。

(二)国际与国内药品市场概况

1.全球药品市场情况

药品总费用在全球不同国家之间的分布极其不平衡。成熟市场和新兴市场是两个最主要的阵营。成熟市场包括美国、德国、法国、意大利、英国、西班牙、日本、加拿大和韩国等9个发达国家。新兴市场国家共21个,指的是药品支出绝对增长超过10亿美元且人均GDP小于3万美元的国家,包括第一梯队的中国,第二梯队的巴西、印度、俄罗斯及第三梯队的阿尔及利亚、阿根廷、孟加拉国、智利、哥伦比亚、埃及、印度尼西亚、哈萨克斯坦、墨西哥、尼日利亚、巴基斯坦、菲律宾、波兰、南非、沙特阿拉伯、土耳其和越南。成熟市场与新兴市场在药品支出药品消费的数量、结构及药品市场的增长态势方面有着显著的区别。

2023年,全球药品支出约1.6万亿美元,2019—2023年复合增速为6.0%,2024—2028年预计将以6.6%的增长率增长,预计到2028年全球药品支出将达到约2.2万亿美元,驱动支出上涨的因素包括药品使用量增加、新产品上市、专利到期、生物类似物使用增加等。分区域来看,全球药品支出的主要贡献来自成熟市场,2015年成熟市场的市场份额为64%,新兴市场占23%;到2023年,成熟市场药品支出为1.3万亿美元,在全球市场中占比79%,新兴市场支出为3037亿美元,占比19%,这与成熟市场经济实力雄厚、高价品牌药与专科用药使用比例高、人口老龄化程度高、慢性非传染性疾病负担重等诸多方面都有密不可分的关系。但总体来看,成熟市场的市场份额在逐年减少,从2010年的69%降到2015年的64%,再降到2020年的63%。相比之下,新兴市场的市场份额逐年增加,发达市场的药品支出增速预计在5%～8%,而新兴市场的预计增速为10%～13%,新兴市场已远高于全球平均水平的10.6%,这主要得益于新兴市场国家医疗保障水平提升、药品可获得性提高、通用名药和OTC(非处方药)使用量的快速增长。如表12-1所示,全球药品市场销售排名变动反映了各国市场地位的变化,在以美国为参照的全球药品市场规模中,中国与日本在过去十年内实现了显著的市场扩张,德国、法国和英国等成熟市场保持较为稳定,相较之下,巴西、印度和俄罗斯等新兴市场有所波动,全球药品市场呈现动态变化的发展趋势。

表 12-1 全球各地区药品市场销售排名

排名	2010	指数	排名	2015	指数	排名	2020	指数
1	美国	100	1	美国	100	1	美国	100
2	日本	22	2 ▲	中国	27	2	中国	30
3 ▲	中国	19	3 ▼	日本	18	3	日本	14
4	德国	11	4	德国	10	4	德国	9
5 ▼	法国	10	5	法国	8	5 ▲	巴西	8
6	意大利	7	6 ▲	英国	7	6	英国	6
7	英国	6	7 ▲	巴西	6	7 ▲	意大利	5
8 ▼	西班牙	6	8 ▼	意大利	6	8 ▼	法国	5
9	加拿大	6	9	加拿大	5	9 ▲	印度	5
10 ▲	巴西	5	10 ▼	西班牙	4	10 ▼	加拿大	4
11 ▲	韩国	4	11 ▲	委内瑞拉	4	11 ▼	西班牙	4
12	澳大利亚	3	12 ▲	印度	4	12 ▲	俄罗斯	3
13 ▲	印度	3	13 ▲	俄罗斯	3	13 ▲	韩国	3
14 ▼	墨西哥	3	14 ▼	韩国	3	14 ▲	墨西哥	2
15 ▲	委内瑞拉	3	15 ▼	澳大利亚	3	15 ▲	土耳其	2
16 ▲	俄罗斯	2	16 ▼	墨西哥	2	16 ▼	澳大利亚	2
17 ▲	波兰	2	17 ▲	阿根廷	2	17 ▲	沙特阿拉伯	2
18 ▲	土耳其	2	18	土耳其	2	18	波兰	2
19 ▼	瑞士	2	19 ▼	波兰	2	19 ▼	阿根廷	1
20 ▼	荷兰	2	20 ▲	沙特阿拉伯	1	20 ▲	埃及	1

注：▼▲ 分别表示过去五年内的排名下降、上升,其中的数字表示排名的下降、上升位次;排名基于美元固定汇率,指数反映了各地区与美国药品市场消费的比较,阿根廷和委内瑞拉由于恶性通货膨胀以美元为基准,汇率可变。

2. 国内药品市场情况

我国人均药品消费水平在全世界尚处于较低水平,但药品费用增长过快。2007—2022年,我国药品费用从 4903.2 亿元增长为 21275.8 亿元,人均药品费用持续增长,但药品费用占卫生总费用的比重有所下降。2008—2013 年,人均药品费用的增长率一直高于 10%,2008年、2009 年和 2012 年涨幅更是超过 20%,高于居民可支配收入的增速,详见表 12-2。

表 12-2 我国近年药品费用及占卫生总费用的比重

年份	药品费用合计/亿元	人均药品费用/元	人均药品费用 增长率/%	药品费用占卫生 总费用的比重/%
2007	4903.2	371.1	8.73	40.7

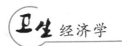

年份	药品费用合计/亿元	人均药品费用/元	人均药品费用增长率/%	药品费用占卫生总费用的比重/%
2008	6202.4	467.0	25.86	41.6
2009	7543.8	565.3	21.04	40.6
2010	8835.9	658.9	16.57	41.6
2011	9826.2	729.3	10.68	38.4
2012	11860.5	875.9	20.11	40.4
2013	13307.7	977.0	11.65	39.8
2014	13925.0	1018.0	4.10	37.8
2015	16166.3	1176.1	15.5	37.7
2016	17345.9	1261.9	7.3	35.8
2017	18203.0	1309.5	3.8	34.4
2018	19149.0	1372.3	4.8	32.7
2019	21116.8	1508.3	9.9	33.3
2020	20699.9	1466.2	−2.8	31.0
2021	20395.6	1444.7	−1.5	28.7
2022	21275.8	1507.0	4.3	26.9

　　药品流通方面,改革开放前在计划经济体制下,药品按国家计划生产,统购统销,价格实行国家统一控制,分级管理。改革开放后,我国医药行业部分实行市场经济,但药品定价由国家发改委价格司按医保用药、非医保用药,处方药或非处方药以及精神类专用药的不同分别采用国家定价、国家指导最高零售价以及市场价等方式实施。厂家在药品出厂后以出厂价将药品给各地区总经销、代理、市级、县级批发商,经销商再以直接联系或招标的模式向医院销售。此外,厂家往往要设立办事处,与各级批发商及医院或零售药店打交道。通常,各级批发商和厂家办事处都可直接对医院和零售药店进行销售。

第二节　药品的价格管制与药物补偿

一、药品的价格管制

(一)药品价格管制的背景及意义

　　药品费用不但对没有医疗保险的患者来说是无法承受的,而且对政府预算来说也是一项主要的负担。在高收入国家,药品支出大约占据了政府卫生预算的10%;在低收入国家,药品支出占到国家卫生预算的25%。在大部分的高收入国家,医疗保险为患者承担了大部分的药品费用,然而在非洲和南亚,有调查显示,药品费用占了家庭卫生总支出的80%以上。随着收入的减少和不公平性的增加,一方面要求国家在制定药品价格和药品可获得性等策略上能够保证药品的可承受性;另一方面需要用政策来促进卫生基础设施的改善,筹资以保证药品的合理使用。然而,药品价格是可及性最重要的障碍之一。

药品价格高的原因主要有四个:①政府保护公众能够获得质量高、安全和有效的药品,对制药企业提出严格的要求,使得企业投入昂贵的研发费用和生产设备改造费。②存在一些产生垄断的因素,其中一个因素是质量标准导致新企业难以进入市场。此外,专利保护允许制药企业在专利保护期内处于垄断地位。增进健康的产品是相对缺乏弹性的商品,强大的需求可促使垄断者制定高的价格。③药品费用由第三方而不是患者自己支付,降低了消费者对价格的敏感性。④由于消费者缺乏药品信息,因此他们往往以药品价格的高低来判断药品的质量和功效,即如果该药品的价格高则认为药品的质量就好,反之,某个药品价格低则被认为其质量可能比较差。在一个典型的消费者产品市场,一种商品的"公正"价格是供给商和使用者之间协商的结果,而这结果取决于谈判过程中双方的强度。在药品市场,供药商和患者之间因信息不对称而无法对等协商。为了控制药品费用,确保消费者对药品的可及性,需要进行价格管制。

(二)药品价格管制历史进程

1. 1990 年以前全面价格管制阶段

这一阶段为典型的计划经济时期,国家对药品的生产和流通实行严格的计划管理。医药生产企业和流通企业严格分开,分别只负责生产和流通,医药生产企业和流通企业均相对较少,药品流通实行极为严格的三级批发模式,只有医疗机构是唯一的零售渠道。对药品价格进行严格的控制,分别制定药品的出厂价、批发价和零售价。医疗机构按批发价购进药品,再增加 15% 销售额售出。

2. 1990－1996 年逐步放开价格管制阶段

这一阶段为整个国家经济体制由计划经济向市场经济的转轨时期,随着原有僵化的商品价格体系逐步放开,药品价格管制也逐步全部放开。除了对极少数的基本药品仍然实行原有的按出厂价、批发价和零售价的价格管理模式外,到 1996 年,绝大部分的药品价格处于完全放开的状态。当然,这一阶段也是医药市场各种问题开始滋生泛滥的时期,如医药生产领域大量的低水平重复建设、医药购销领域非正常竞争行为及存在药品"回扣"等行为。

3. 1996－2000 年加强价格管制探索阶段

政府对药品价格的干预是从 1996 年底开始恢复的。由于前一阶段药品价格放开后所出现的种种问题,1996 年下半年,国务院要求物价部门改革药品价格的管理体制。1996 年 9 月,国家计委出台《药品价格管理暂行办法》,这标志着政府对药品价格干预的重新开始。从 1996 年到《药品定价办法》正式实施之前的这一阶段,实行价格管制的药品较少(只有 200 种左右),基本上还是处于探索阶段,影响也较小。物价部门出台了一些临时性的干预措施,对于临床应用量大而广的少数国产药品以及进口药品纳入政府定价范围,由价格主管部门制定药品出厂、批发和零售价格。

4. 2000－2009 年价格系统管制阶段

自 1996 年重新开始对药品价格进行管制以来,多数的价格管制都是这一阶段出台和实施的。如果说 1996 年至 2000 年对药品价格的管制还处于尝试和探索阶段,那么从 2000 年来对于药品价格的管制越来越趋于严格化和系统化。

1）药品政府定价

2000 年，国家计划委员会（现已更名为国家发展和改革委员会）颁布的《药品政府定价办法》规定，对于列入国家基本医疗保险目录的药品和医保目录以外的麻醉药品和一类精神药品实行政府定价，政府定价建立在市场机制的基础上，不仅要求能够保证药企收回生产成本并获得合理利润，还能够通过价格体现药品的质量差异并且鼓励新药研发。定价方式不再是原来"形式上"的基于出厂、批发、零售三个环节的定价，而是调整为只制定药品的最高零售价格，放开出厂、批发价格。生产经营企业和医院在不突破政府规定的最高零售价格前提下，可以依据市场竞争情况确定实际的出厂批发和实际零售价格。

2）完善定价规则

2005 年，国家发展改革委先后出台了《国家发展改革委定价药品目录》和《药品差比价规则》，《国家发展改革委定价药品目录》明确了政府的定价范围（即列入国家基本医疗保险药品目录的药品，以及少数生产经营具有垄断性的特殊药品），将原先按甲类、乙类进行分类的管理方式修改为按处方药与非处方药进行管理；《药品差比价规则》则对医药企业"变换剂型规格、变相涨价"的现象予以规范。2005 年下半年，我国还成立了国家发展改革委药品价格评审中心，专门负责药品成本和价格数据的收集和分析、药品价格的测算以及药品价格制定或调整的组织评审等。

3）调整药品价格

1997—2007 年，我国出台了诸多药品价格调整方案，自 2000 年以来为全面调整药品价格阶段，28 次调整中的 19 次都在这一阶段，共涉及大约 1500 个药品品种，尤其是抗生素。2006—2007 年上半年，我国又对纳入政府定价范围的药品价格进行了全面梳理，降价金额 450 亿元左右。

5. 2009 年至今药品价格系统监管阶段

以 2009 年新医改启动为标志，我国进入了同药价市场化探索相适应的系统监管阶段。政府通过行政法规、部门规章与规范文件明确药品政府定价以及政府指导价和企业自主定价的差异化药品价格形成模式，着重通过最高零售限价和医院集中招标采购价"两个价格"进行过程监管，确保药品的每个流转环节都有相应的规范，由此形成了完善的药品价格监管系统与对应的规范体系。

（三）我国药品价格政策

在计划经济时期，药品一直由国家统一定价。1990 年以前，国家规定药品出厂价在成本价上加 5%，批发价在出厂价上加 5%，零售价在批发价上加价 15%。

1990 年后，药品价格逐步放开。药品市场的价格秩序一度较为混乱，结果导致药品价格上涨过快。为此，政府有关部门从 1996 年开始，加强了对药品价格的管理，出台了一系列有关药品价格管理的政策措施。其中较为重要的有 1996 年的《药品价格管理暂行办法》、1997 年的《药品价格管理暂行办法的补充规定》、1998 年的《国家计委关于完善药品价格政策改进药品价格管理的通知》等，对部分垄断性药品和临床应用量大面广的少数最基本治疗药物实行政府定价。

2000 年 7 月，为推进城镇医药卫生体制改革，促进城镇职工基本医疗保险制度的建立，根据国务院办公厅转发国务院体改办等部门《关于城镇医药卫生体制改革的指导意见》，国家计委印发了《关于改革药品价格管理的意见》(计价格〔2000〕961号),改革药品价格管理。这一文件及随后的配套政策对我国药品价格所涉及的方方面面产生了广泛影响,是对药品价格管理政策的重大调整。

2000年11月,国家计委印发的《国家计委定价目录》指出:对列入国家基本医疗保险目录的甲类药品及其他生产经营具有垄断性的少量特殊药品(包括国家计划生产供应的精神、麻醉、预防免疫、计划生育等药品)实行政府定价;列入国家基本医疗保险目录的乙类药品设立政府指导价;除此以外的其他药品,实行市场调节价。同时印发的《药品政府定价办法》指出:政府定价要综合考虑国家宏观调控政策、产业政策和医药卫生政策,并遵循以下原则:①生产经营者能够弥补合理生产成本并获得合理利润;②反映市场供求;③体现药品质量和疗效的差异;④保持获药品合理比价;⑤鼓励新药的研制开发。

为了鼓励新药研发,在2000年的《药品政府定价办法》中提出了药品单独定价政策。不同企业生产的政府定价药品,在其产品的有效性和安全性明显优于或者治疗周期和治疗费用明显低于其他企业的同种产品时,可申请单独定价。还规定"区别GMP与非GMP药品、原研制与仿制药品、新药和名优药品与普通药品定价,优质优价"。

2004年4月1日,国家发改委下发了《关于进一步改进药品单独定价政策的通知》,对单独定价的申请、审核和监督等提出具体实施细则,以进一步提高药品单独定价的科学性和合理性。

为遏制药厂利用包装、规格、剂型等方面的改变来换取高额药价现象,确保消费者利益不受侵害,2005年1月,国家发改委公布了《药品差比价规则(试行)》。该规则根据平均生产成本、临床应用效果、使用便捷程度以及治疗费用等因素,对同种药品因剂型、规格或包装材料的不同而形成的价格之间的差额或比值做出了详细规定,以达到药品合理的性价比。同年3月,又针对该规则适用范围、差比价的计算及特殊情况下发了《关于贯彻执行药品差比价规则(试行)有关问题的通知》。这一规则的出台将推动企业采用更加正规和合理的手段来进行市场竞争,而不是在药品规格上玩花样,对净化市场环境非常有利。

2005年6月,国家发改委公布了新的《国家发展改革委定价药品目录》,并于8月1日起正式执行。该目录对政府定价的药品范围、形式和权限进行了调整:国家发改委制定处方药的最高零售价及特殊药品的出厂价;非处方药、双跨药和各地调剂进入地方医疗保险报销范围的品种由省级物价部门制定最高零售价。修订后的政府定价目录,品种数从原来的1500种左右扩大到2400种左右。

2019年11月26日,国家医疗保障局印发《关于做好当前药品价格管理工作的意见》的通知。按照该通知的要求,除麻醉药品和第一类精神药品外的绝大部分药品执行市场调节价。公立医疗机构销售药品(含二类疫苗,中药饮片除外),以实际购进价格为基础,实行零差率销售。公立医疗机构销售中药饮片,以实际购进价格为基础,按顺加不超过25%的加价率制定销售价格。非公立医疗机构和社会零售药店销售药品,加价率由各医疗机构和药店自主制定,并向社会公示药品价格。鼓励非公立医疗机构参照公立医疗机构执行药品零差率销售政策。

二、药物补偿

(一)药物补偿的基本思路

1. 药品可及与公共卫生的关系

卫生保健系统的功能由许多相互影响的基本成分构成,并协同发挥作用。药品是维持公共卫生的基本组成之一,药品可从多方面提供它的价值。首先,药品能用于改善健康的结果,减少发病,帮助控制与管理疾病的症状。其次,药品能延长生命,控制和治愈对生命有威胁的疾病。再次,药品能改变生物学的过程,如疫苗和口服避孕药。最后,药品能减少复杂和昂贵的医学干预和住院费用,降低整个医疗成本,简化治疗过程。因此,每一个公民都应当能够获得质量可靠、能够支付得起的基本药物,如果达不到要求,就不可能使任何国家维持良好的公共卫生系统的作用。从另一个角度来看,保证基本药物的可及性也是对国民经济的投入,是人力资本得到维持和建立的基本要素;同时,还能够减少卫生保健机构的投资和规模,合理配置资源,改善竞争,促进国民经济的进一步发展。

2. 药物补偿与卫生政策的关系

维持基本药物可及性的重要性已毋庸置疑,问题是药品是否需要由公共财政承担。如果是,那什么是最好的药物补偿方法? 在一定的公共卫生服务预算范围内具有何种补偿水平? 事实上,药物补偿政策是控制药品费用两个主要机制中的一个,另一个是控制药品价格的政策(药品定价制度)。药品的补偿(或补贴)政策是准许政府能在一定程度维持公众健康的药品费用支付能力。在一些国家中,药品费用占了很大一部分的医疗卫生的开支。因此,如何形成一个可操作性的药物政策,在可接受的药物补偿水平与保证足够的基本药物可及性之间获得平衡是十分重要的问题。当然,将较大部分的医疗卫生费用花费在药品上并不意味着医疗卫生系统的效率,只有通过比较不同国家总的健康状况才能说明效率的高低。从一个成功的医疗卫生政策来看,有两个重要的决定因素(即药品的价格制定和药物补偿的方法)需要有效地管理起来。

(二)不同国家药物补偿方法的比较

1. 英国

英国在卫生服务提供和筹资方面最具有国家福利的方式。在英国,所有的公民享有公共财政支付的全民卫生制度,从1948年起英国实行国家卫生服务体制,主要由中央政府的税收与国家保险的保费共同筹资组成。在英国,只要药品获得了上市的许可,大部分药品是由国家卫生服务补偿的,除非药品被列入不报销的目录。

药厂可以对任何新药进行自由定价,但在英国,药价既不是控制或通过谈判而得的,也不是政府利用国际的药价作为参考定价制订的。换句话说,政府确定药厂在销售中最大的利润限额,药厂向国家卫生服务系统提供的处方品牌药的药价是间接通过药品价格规制(系统)来制定的。这是英国政府与英国药品工业协会之间的谈判结果。药品价格的规章制度是由卫生部管理的,它限定了药厂在国家卫生服务制度下可获得的最大利润,也就是说,药品价格规制确定一个利润的阈值,如果超过一定的百分率,药厂要将超额的利润返还给国家卫生服务制度或第二年降低药品的价格。药品价格的规章制度适用于所有的注册的商标药品销售到国家卫生服务的社区和医院,但不是适用于通用药和非处方药品。在英国对医院的药价是不控制的,但是随着用量的增加有折扣的现象是很普遍的。此外,初级保健医师的预算可以影响到他们对治疗的选择及限制昂贵药品的使用。通用药被广泛地应用,而且存在着大量的平行进口的市场,对降低英国药品的费用也起到了作用。

1991年,英国国家卓越临床中心成立,它提供了全国疾病管理的国家性指导,通过评价治疗效益和新药、新疗法的成本效果,在新药上市前通过评价治疗的价值和成本效果,可以推荐得到补偿。

2. 德国

德国约有 88％的人口（包括居民和合法的居住者）拥有医疗保险,占了接近 60％的卫生保健费用。德国是欧洲最大的药品市场之一,但没有得到很好的规制。由于药厂可以对药品自由定价,而德国的药品价格又可以作为其他国家的参考价格。所以,许多新药都是在德国首先上市的。同时,处方药是健康保险机构（称为疾病基金会）提供的服务包的一部分。因此,每个药品只要批准上市后,又不是非处方药,就能自动地被医疗保险报销,只是对一些治疗轻型疾病的药品,如咳嗽、感冒、性功能减退和戒烟药品除外。当然,卫生部有权力排除"无效的药品"或药效不确定的药品。事实上从 1991 年 10 月起,德国已拟订了不予报销的药品目录,以后又在 1993 年和 2000 年修订。目前药品报销的目录含有 2200 种药品,投保者对所有的处方药要支付 10％的药费,每一份包装药品最少支付 5 欧元,最多支付 10 欧元。从 1989 年起,药品的补偿价格通过治疗参考定价的方法降低了药品费用。患者除了自付药费外,还要求支付处方药真实价格与参考价格之间的价格差异。联邦联合委员会确定可比药品类别中的补偿限额,然后,疾病基金会联合会再确定参考价格。此外,2001 年引入了医师单张处方的限额,每年由社会健康保险机构与定点医师协会谈判。从 2002 年起,德国的药品市场的药价还受到药房采用通用药替代和平行进口药品政策的影响。

3. 法国

在法国,所有合法居民均拥有社会健康保险。法国是欧洲最大的药品市场之一,药品补偿的初步咨询程序是由透明委员会来决定的。同时,通过与同一个治疗领域的药品比较来评价每一个新药的治疗效果。透明委员会的建议提交给医疗产品经济委员会,由该委员会与药厂谈判价格。药厂在要求一个补偿价格前需要提供此药在其他欧盟国家的价格。补偿价格基于药品的治疗价值、指征、竞争药品的价格、目标人群的数量（和销售量）,在某些情况下,还需参考其他国家的价格。一些不能获得补偿的药品或医院专用药品不受价格规制影响,但是,也由政府和药厂谈判以便制定药品价格。

此外,药厂法国制药研究和开发的费用也是谈判中应该考虑的一个因素。创新的产品有明显治疗效果的价格可以提高。每四年价格谈判一次,但每年要监测两次。当达到协议的价格时药品才能列入报销目录。根据药品的医疗价值,药品的补偿率分为 35％、65％和 100％。在法国参考定价系统是 2003 年 7 月起实行的。政府对过期的专利药只支付一部分,其余部分的药价由患者自付。

2004 年 7 月,法国议会通过健康保险法案,目的是减少药品费用、提高其他收入。这个法案的主要影响是如果健康保险在药费支出上超过政府规定未来几年的目标时,医药工业被要求支付回扣直到超额的 70％。

4. 意大利

从 1978 年起,意大利用总税收来代替健康保险基金发展国家卫生服务,提供统一的综合保健。仿效英国的国家卫生服务体系,意大利向全体公民提供服务。2002 年后,服务范围又扩大到所有合法居住在该国的外国人。除非国家卫生服务将新药列入补偿,不然新药可以自由定价。在国家药品目录中,国家卫生服务有可以报销和不可以报销的国家药品目录。最新一版的国家药品目录根据药品的有效性和经济性将药品分为两类。一类是国家卫生服务规定的处方药,另一类是完全由患者自付的药品（价格由药厂自由定价）。列入国家药品目录的药品,价格谈判时要考虑产品的成本效益比值、新药在其他欧盟国家的价格、销售的预测和患者的数量。如果新药要申请比已有同类药品较高的价格补偿水平,要求有临床和经济学评价的资料。评价产品的功效,要根据药品创新的程度和治疗的价值、疾病的发病率、住院次数的减少和生存质量的改善等因素进行评价。在意大利,根据药品的价值有三种水平的补偿率,政府已有每一个药品的价格和它们的补偿水平。2004年1月,政府成立了一个新的机构,即意大利药品局,它负责药品的批准、价格和补偿以及药品总费用。意大利药品局有权力每年对药品补偿目录进行再评价,决定需要进行哪些改变。通过价格冻结或降价来控制药品费用的上升。2001年9月,卫生部引进新的参考价格体系。参考价格是基于同类通用药的权重平均数,如果患者处方的药品比参考价格贵,则患者会支付差价。

5. 西班牙

西班牙是一个主要的平行出口国。药品费用占了卫生费用中25%左右的比例,比欧洲国家的平均水平要高得多。传统上,药品价格在西班牙是严格管制的,价格要比其他国家低。如果一个药品不需要补偿则可以自由定价。如果一个药品需要补偿,则药厂、公共卫生部和消费者管理局就要价格谈判。西班牙的卫生保健系统传统上给患者提供的处方药补偿是很一般的。医院倾向于自己购买药品。虽然价格是由国家制定的,但药厂可以对公立医院、私立医院给予折扣。随着卫生保健的权力下放,地区政府要求有更大的控制价格和补偿以及控制药品费用的权力,近几年,西班牙卫生部已采取大量的措施(包含在"药房战略政策计划"内)来减少药品费用,包括强制性的价格回扣,参考定价和从公共补偿药品目录中强制排除某些药物制剂。修订参考价格系统的目的是激励通用药品的生产和真正的药品创新,通过运用药品价格和补偿机制,根据新药的治疗效果是否优于已有药品来制定价格,新的定价政策是考虑健康、技术和经济的标准,如药品的治疗机制,在其他国家统一药品的价格和对国民经济的贡献程度。

在西班牙,对公共费用资助的药品要支付一定的费用,一般规律是如果患者是属于有劳动能力的群体(或他们的家庭成员)则需要支付40%的药价。老人和那些已经退休者则不需要共付药费。国家公务员必须支付30%的药价,不管是在职的或退休的。但在特殊慢性病治疗时(如患糖尿病或使用很贵的药品时)则不需要共付费用。

6. 美国

美国是唯一不对所有居民提供卫生保健的发达国家。美国的卫生保健系统有私立和公立的医疗保险。它的特点是私立部门占据主导的地位。美国是药品最大的市场,消费者对新药的需求推动了药品市场的发展。美国还是唯一的对药品的定价开放和没有限制的西方国家。制药方可以制定任何价格,只要市场能够承受。而保险方的补偿率就依据此价格。即使药品价格是没有规制的,但大型的公立或私立的健康保险计划均应用它们的市场力量来影响价格,通过谈判获得折扣或回扣后才将药品列入报销目录中,创新药品往往按谈判价格获得完全的补偿。如果有低价格的通用药品,或市场上有许多其他可以比较的商品药,可以迫使药价下降。许多美国居民依赖于雇主计划提供的私人保险获得处方药。美国的老人联邦保险和低收入人群的保险和其他健康保险计划也提供补偿。低收入人群保险虽然提供一些药品,但只对贫困的人口。按照法律规定,药厂必须根据销售量付给低收入人群保险回扣和提供最优惠的价格。补偿商品药是根据平均批发价并给予通用药最高的封顶。对老年人的联邦保险,2003年美国立法规定将门诊的处方药也纳入补偿。有不同保险费率和年度起付线的多种处方药覆盖计划,参保者需要支付一定的保费。医院也与药厂谈判折扣和获得药厂的回扣。

7. 日本

自 1961 年来,日本的健康保险已全民覆盖,每一个人均有相等的机会获得卫生保健服务。日本国民均可被国家医疗保险(对自雇者)或社会保险(对职工)覆盖。参保者要支付一定的费用,根据收入有一定的封顶线。药品通过保险计划得到补偿,日本是世界上第二大药品市场。在国家健康保险情况下,支付给医疗机构的每一个处方药的价格是由厚生省的规制信息专家组制定的。新药与通用药的价格是不同的。新批准的药品加入国家卫生保险的药品价格清单中,每年修订四次。价格与以前目录中可比的药品价格比较而得。可比药品的选择是根据适应症、化学结构、药理作用等。新药的价格是与可比药品的每日价格比较而确定加价的,加价水平是根据药物利用的有效性及可能市场的规模而定,从 3% 到 40% 不定。如果没有相类似的药品可以比较,则新药可以按照一个特殊的成本计算方法来定价,如果与美国、英国、德国、法国的价格比较,高于其 50% 或低于其 25% 时,价格的计算需要调整。每年 7 月份,通用药的起始价格制定是按照专利药价的 80%,如果在目录中已有类似的通用药,则新的通用药定价在已有的通用药最低价格水平上。

由于医疗机构可以通过与批发商谈判,购买到比补偿价格更低的药品价格,因此在销售价格与国家健康保险药品补偿价格间可以存在差距。日本厚生省原则上每两年修订一次药品价格,目的是使健康保险的药价更接近于市场价格。药品价格的修订是按照权重平均价格区间的方法,而新药价格的计算是在权重平均市场价格的基础上再加上一定百分比的最近药价。由于市场规模、适应证和剂量、服用方法的变化,药品的价格可以重新定价。药厂生产亏损但临床上重要的药品也可以重新定价。

(三)以价值为基础的补偿原则

在药物经济学出现以前,药物补偿是构筑在复杂的因素基础上的,其中包括药品生产企业的生产成本、合理的利润率、对卫生保健预算的财务影响,对企业的激励措施,以及其他选择性国家的药品价格的参考对比等因素。然而,随着临床医学和医疗技术的进步,健康水平和健康需求的增长,药品生产质量要求提高导致的价格提高,人口老龄化伴随着卫生保健需求的增加,疾病谱的改变和社会经济的发展使富裕人群对医疗卫生有了更高的需求,全球的医疗卫生保障系统的财政压力正在越来越沉重,尤其是那些将提供全民医疗卫生保健作为政府社会责任的国家的形势更为严峻。大部分国家的政府和私人保险公司都将成本控制和合理利用作为最优先考虑的重点,医疗保健服务和医疗产品的需求和提供能力之间的矛盾日益加大,使医疗卫生管理者难以决策,因为他们不仅要考虑公正和可及,还要防止公众对医疗卫生服务的短缺导致不满意而引发政治和社会问题。药品的利用同样如此,大部分国家在过去的几十年里,药品费用在不断地增加。主要的原因是总的药品用量增加与应用比较昂贵的药品和新药的上市。在大部分发达国家里,医疗费用上升的一个重要缘由是已有一定比例的卫生资源花费在了药品上,因为没有节制的药品费用是一种机会成本,会影响到卫生保健的其他方面。这些国家纷纷发展规划来控制药品利用与利用药品价格来实现收支平衡。

无论是由税收还是通过私人医疗保险公司来支付,药物补偿计划都已增加了对药品价格的敏感度,特别是那些利用率很高,对预算有明显影响的药品。另外,从经济的现实性来讲,药品市场如同医疗保健市场,并不是一个完全竞争的市场,如准入条件低,价格竞争,信息不对称,足够的供应和消费者在竞争产品间可以自由选择,因此,有很多证据可以证明药品市场调节是失灵的。从全球来看,与其他产品市场行为相比,由于不具备及时的、独立的、可以比较的新药信息,专利药品间的价格竞争是非常弱的,药品的价格也不会因为消费增加而降价。药品从某种意义上看,是一种社会福利产品,有许多药品在治疗和预防疾病上是必需的。政府和药品生产企业有特殊的责任维护需要者的可及性。

事实上,用于医疗卫生的预算总是有限的,政府或健康保险计划需要为人群保证药品的预算具有最大的价值。药品政策应当基于有质量的证据,从传统的重视功效和安全性扩大到真正的临床治疗效果和药品的成本效果分析。在这种情况下,药物经济学会提供形成药物补偿政策的科学和经济的平衡,也就是以价值为基础的药物补偿,使有限的卫生健康费用的利用与管理更趋合理。

第三节　中国药物经济政策改革

一、国家基本药物制度

(一)国家基本药物制度的定义与内容

1. 定义

国家基本药物制度是指国家根据基本药物的研制、生产、供应、使用、广告、价格等环节制定的,有利于促进合理用药推广的有关法律、条例、策略和措施。国家基本药物制度在加强国家对药品生产、经营、使用等环节的管理、合理配置药品资源、保障人民用药安全及维护人民健康等方面发挥着重要作用。

2. 内容

1)保证药品的生产与供应,确保所有疾病都能及时得到安全、有效的药品治疗

通过基本药物制度的推行,一方面保证一些临床必需、价格合理的常用药的生产、供应,满足人民群众防病、治病的需要;另一方面尽最大努力使一些罕见病也有相对安全、有效的药品供临床使用。这是保障人民群众健康的前提条件,也是国家基本药物制度推行的基础。

2)提高药品的可获得性

所谓可获得性,即对于各种疾病(无论是常见病,还是罕见病),患者都能够方便地通过各种渠道,如医院、药店等获得相对应的治疗药品。基本药物制度的推行,为有足够的药品可供选择起到了推动作用。国家可通过改进药品的品种、筹资,规范药品的采购、分销和使用等途径,提高药品的可获得性,这是国家基本药物制度推行的保证。

3)提高居民药品的可支付性

可支付性也称可负担性,即保证药品价格控制在人民群众可以承受的范围之内。保障人民群众有效用药,首先是要考虑人民群众对基本药物的可支付能力,以及社会医疗保险与医疗救助等可报销的水平,这是受益于国家基本药物制度的前提条件。国家可以通过制定和推广基本药物目录,整体提高居民药品的可负担性。

(二)国家基本药物

1. 国家基本药物的定义

国家基本药物是指国家从目前临床应用的各类药品中经过科学评价和遴选出的、在各类

药品中具有代表性的品种。其特点是疗效好、不良反应少、质量稳定、价格合理、使用方便等。列入基本药物的品种,国家要按需求保证生产和供应,并据此制订基本医疗保险的用药目录。国家基本药物的目的是既满足广大人民群众防病治病的基本需要,又使国家有限的卫生资源得到合理的利用,以达到最佳的社会效益和经济效益。未列入基本药物的品种,国家也予以发展,继续生产和使用,但不归入基本医疗保险的用药范围。

2002 年,WHO 执行委员会报告指出,基本药物是指那些能够满足大多数人口基本医疗卫生保健需求优先选择的药品,是按照一定的遴选原则,经过认真筛选确定的、数量有限的药品;并在现有医疗保健体系下,必须保证人们能够在任何时候都能以可承受的价格,获得所需的足够数量、质量优良、信息准确的药品。它包括四层含义:首先,基本药物是满足绝大多数公众基本医疗保健需求的必需药品;其次,选择哪些药品为基本药物应因地制宜;再次,基本药物的遴选标准以药物流行病的研究方法证明药品的有效安全、获取成本效果的比较结果并认真筛选确定;最后,要保证基本药物在功能正常的卫生体制环境下,随时能够以充足的数量、准确的剂量和剂型、可靠的质量以及个人和社区可接受的价格实现供应,因此,基本药物数量应该是有限的。

基本药物概念的核心是通过使用按照批准的临床准则认真筛选的限定数量的药品,从而使药品的供应更完善,处方更为合理,费用更加低廉。大量数据证明,使用国家基本药物有助于改进卫生保健质量,节约药品费用。

2. 国家基本药物目录的产生与发展

面对昂贵的新药不断上市、药品消费负担日益增加、卫生资源使用效率低下、地区间医疗卫生服务不公平、药害事件越来越多等问题,WHO 于 1975 年向一些国家推荐制定基本药物的做法,并于 1977 年正式提出基本药物的概念、基本药物示范目录和基本药物制度,并将这些作为各个国家药物政策的组成部分,在全世界范围内积极推广,得到了各国的广泛响应,取得了举世瞩目的成就。

2009 年 8 月 18 日,中国正式公布《关于建立国家基本药物制度的实施意见》《国家基本药物目录管理办法(暂行)》和《国家基本药物目录(基层医疗卫生机构配备使用部分)》(2009 版),这标志着中国国家基本药物制度正式实施。2018 年 9 月,调整后的《国家基本药物目录》总品种由原来的 520 种增至 685 种。

二、医药分开改革实践

根据国务院 2015 年发布的《关于城市公立医院综合改革试点的指导意见》(国办发〔2015〕38 号)的要求,G 市作为试点城市在同年开始医药分开改革的试点工作。改革以破除"以药补医"机制为关键环节,以让群众享受到更加安全、有效、方便、价廉的医疗卫生服务为总目标。2016 年 1 月 1 日起,G 市首批 33 家部省、市属公立医院启动综合改革,取消药品加成,实行药品零差率销售。此外,在全市公立医院改革启动前,G 市第三医院便自行申报作为提前试点单位,于 2015 年 1 月 16 日先行开展医药分开改革。该市与第三医院规模相近的三甲医院共有5 家,但市属医院仅有 2 家,分别为第一医院、第四医院。第一医院和第四医院于 2016 年 1 月1 日启动医药分开改革,比第三医院晚了大约 1 年时间。从该市市区范围和人口分布来看,第一医院、第四医院与第三医院在地理空间上构成三角形,分别处于该市三个核心区的中心位置,三家医院皆以周边居民为主要服务对象。三家医院的医疗水平和能力接近,其中第三医院开放病床 1100 张,第一医院开放病床 1593 张,第四医院开放病床 1054 张。

根据 G 市医药分开改革的政策指导意见,改革涉及以下四个方面:①取消药品加成。公立医院销售的所有药品(中药饮片除外)按实际进价零差率销售。以 2014 年药品合理差价额和医疗服务降价额为基数,按基数的 80% 确定医疗服务价格调价总量,其余部分通过加大政府投入、改革支付方式、降低医院运行成本等予以补偿。②降低医用耗材加成。凡是价格项目"除外内容"和"说明"中未明确规定可另计费用的医用耗材,一律不得在项目价格之外另行收费;明确规定可另行收费的,按照购进价格档次设定 3% 或者 5% 的加成收费标准。③降低大型医用设备检查价格。④提高部分医疗服务价格。针对挂号费、诊查费和药事服务成本进行推算和调整,分设门诊诊查费和住院诊查费;治疗项目、手术项目、组织病理学检查与诊断、中医项目和床位费可以在规定幅度内提高价格。

根据政策改革方案,预期在医药和医疗设备检查方面,除非患者使用量在单价下降后有大幅度的增加,否则,G 市的改革将会降低患者医药费用和检查费用支出。如果在原有的医疗服务供给水平下,医疗服务价格的增加不足以弥补医药销售收入和检查收入下降的收入损失,医院为了避免医院总体收入水平下降,可能会诱导患者增加诊疗和护理等医疗服务的使用,从而提高患者在医疗服务方面的支出。患者总体医疗支出水平是上升还是下降在理论上仍是不确定的。

案例 12-1

流感疫苗经济学评价

我国的城镇职工基本医疗保险制度只对医疗费用进行补偿,而对预防保健服务的项目是不予报销的。为了探索对老年医保人群接种流感疫苗,能否改善老年人的健康水平,同时又能减少社保费用的支出,某市医疗保险局对参保老年人群进行了流感疫苗的经济学评价,同时分析对参保人群医疗服务利用和医保基金运行的影响。2020 年该市城乡居民医疗保险参保人数 684.04 万人,城镇职工基本医疗保险(含生育保险)参保人数 378.60 万人。自 2001 年起该市医疗保险局在机关行政部门首先推行流感疫苗接种试点。2004 年起,该市对全体参加医疗保险的人开展流感疫苗接种工作,目的是希望通过接种流感疫苗,减少发病,减少医疗保险基金的支出。选择参保人数最多的一个集团公司作为研究单位。全公司的参保职工有 1.2 万人,流感疫苗的平均接种率为 64.4%。采取随机整群抽样的方法,抽取部分参保人员作为研究的样本人群。估计接种流感疫苗后试验组的住院率为 5.0%,对照组住院率为 7.7%,规定 α 水平为 0.05,β 水平为 0.10,把握度 $(1-\beta)$ 为 90%,两组样本的估计数各为 1532 人。现场最后的实际抽样总人数为 2949 例。对样本中接种组和未接种组人群开展回顾性调查,了解既往病史和近 2 年内流感疫苗接种史、医疗服务利用和门诊、住院的费用情况,由医疗保险局提供结算费用记录。进行成本效益分析后,两组均衡性分析结果显示在慢性病患病率和各年龄组间的接种率未见明显差异。样本中女性和 65 岁以上的老年人的比例比参保人员总体中的比例要高。效果比较的观察指标包括死亡率、就诊率、门诊费用、住院率、住院费用和住院天数。2004 年全市参保总人数 769289 人,实际接种流感疫苗 362417 人,接种率为 47.11%。当年接种疫苗的费用为 32 元/人,共计支出直接成本(疫苗费用 + 注射费用)1159.73 万元,其中包括疫苗、冷链、交通、注射等环节的全部费用。间接成本(交通费用 + 处理不良反应的医疗费用)为 1.8 万元。两者相加总接种成本为 1161.53 万元。每次住院费用为 4670.47 元。

效益计算包括直接效益(接种疫苗减少的相关病例的住院费用)和间接效益(接种疫苗后减少住院人数和陪伴人数工资的损失)。具体计算的公式如下:

直接效益＝ 参保总人数×次均住院费用×接种率×（标化后未接种组发病率－标化后接种组发病率） (12－1)

代入公式得

直接效益＝ 769289×4670.47×0.4711×（10.53％－6.87％）元＝61950426.26 元

间接效益＝（接种疫苗减少的住院人数×住院天数×人均工资）＋（接种疫苗减少的陪伴人数×陪伴天数×陪伴人每人每天工资水平） (12－2)

间接效益＝ 769289×0.4711×（10.53％－6.87％）×15.66×13041.11/365 ＋769289×0.4711×（10.53％－6.87％）×12.46×13041.11/365 元＝13326641.72 元

总效益＝直接效益＋间接效益＝61950426.26＋13326641.72 元＝75277067.98 元

净效益＝ 总效益－总成本 (12－3)

净效益＝75277067.98－11615344 元＝63661723.98 元

效益成本比＝ 接种效益/接种成本 (12－4)

效益成本比＝ 75277067.98/11615344＝6.48,即 6.48：1。

净效益与成本比＝（总效益－总成本）/总费用 (12－5)

净效益与成本比＝ 63661723.98/11615344＝ 5.48,即 5.48：1。

为了解接种率对流感疫苗成本效益的影响,2004 年样本的平均接种率是 47％。如果提高到 60％、80％和 100 ％将会对净效益带来什么影响?

如表 12－3 所示,随着流感疫苗覆盖率的提高,净效益会随之增高。2004 年度该市参保城镇职工接种流感疫苗的直接效益为 6196 万元,净效益为 6367 万元,效益成本比值为 6.48：1,说明流感疫苗的成本效益是良好的。今后城镇职工基本医疗保险制度应该推行预防为主的政策,将部分具有成本效果和成本效益的预防保健项目应该纳入报销的范畴。该项研究与早年北京大学研究发现的结果是比较一致的。接种流感疫苗可使接种人群就诊率减少 36.5％,心脑血管疾病就诊率减少 10.4％,老年人群的成本效益比值为 4.97：1。

表 12－3 流感疫苗成本效益的敏感性分析

接种率/%	直接效益/万元	间接效益/万元	总效益/万元	直接成本/万元	间接成本/万元	净效益/万元
20	2630	566	3196	492	1.8	2702
40	5261	1132	6393	985	1.8	5406
47	6196	1333	7529	1160	1.8	6367
60	7891	1698	9589	1477	1.8	8110
80	10521	2253	12774	1969	1.8	10803
100	13152	2829	15981	2462	1.8	13517

 思考与讨论

1. 药品需求以及供给有哪些特点?

2. 药品消费经济测量指标有哪些?

3. 我国药品行业价格管制的发展由来是什么?

4. 国际上药物补偿办法都有什么不同?

5. 我国医药分开改革等经济政策还应如何深化发展?

第十三章　疾病经济负担

本章导学

　　疾病经济负担是从经济层面上研究不同疾病对人群健康的影响，是指由于发病、伤残以及过早死亡带来的经济损失和资源消耗的总和。通过研究疾病、伤残、死亡的经济负担，寻找减轻负担的途径，衡量卫生服务或医疗保健工作的投资效益，可以帮助政府、卫生行政部门合理、有效地分配卫生资源，评估疾病防治策略，制定更为合理的卫生政策。本章将在疾病经济负担基本概念介绍的基础上，阐述疾病经济负担的测算步骤和方法，总结国内外疾病经济负担研究进展与应用。

学习目标

1. 掌握疾病经济负担的基本概念
2. 掌握直接经济负担、间接经济负担的基本含义
3. 了解影响疾病经济负担的主要因素
4. 熟悉疾病经济负担测算方法
5. 了解疾病经济负担研究应注意的问题
6. 了解疾病经济负担研究现状

第一节　疾病经济负担概述

一、疾病经济负担的概念

(一)疾病负担

　　疾病负担是评价疾病对社会经济及人群健康造成影响的指标，通常可以分为流行病学负担和经济负担两个方面，其中的经济负担一般又称作疾病经济负担，是从经济层面上研究不同疾病对人群健康的影响。

　　疾病负担是指因疾病、伤残和过早死亡对健康和社会造成的总损失。常用发病率、患病率、死亡率、门诊和住院率等指标衡量疾病负担。

　　为了比较全球不同国家的疾病负担，世界银行在1990年首次提出了全球疾病负担的概念，并在1993年《世界发展报告：投资健康》中首次使用失能调整生命年作为衡量疾病负担的评价指标。失能调整生命年是按时间进行衡量的指标，它综合使用了早死所致的寿命损失年和在非完全健康状态下的寿命损失年。除失能调整生命年之外，质量调整生命年和潜在寿命损失年也常用于对疾病负担进行测量。

(二)疾病经济负担

疾病经济负担一般也称为疾病费用或疾病成本,是指由于疾病、伤残或过早死亡给患者、家庭和社会带来的经济损失以及为了防止疾病而消耗的卫生资源。换句话说,就是指由于发病、伤残以及过早死亡带来的经济损失和资源消耗的总和。关于疾病经济负担的研究最早源于美国学者本杰明·马尔兹伯格,其在20世纪50年代对精神疾病间接疾病经济负担进行测算,而中国的疾病经济负担研究起步相对较晚,始于20世纪90年代。

疾病经济负担的估计值反映了所感兴趣的疾病或不健康的状态在微观和宏观经济层面对卫生及非卫生部门产生的经济影响,通过疾病成本研究可以确定经济负担。疾病成本通常包括医疗保健的成本和社会、工作单位、雇主、家庭和个人支出的疾病成本,它本质上是一种机会成本。

疾病对社会和人群造成的经济负担分为直接疾病经济负担、间接疾病经济负担和无形疾病经济负担,三者的具体含义如下。

1. 直接疾病经济负担

直接疾病经济负担是指直接用于预防和治疗疾病的总费用,包括个人、家庭和社会用于疾病和伤害的预防、诊治及康复过程中直接消耗的各种费用,主要包括直接医疗经济负担和直接非医疗经济负担。

直接医疗负担是指在医药保健部门购买卫生服务所消耗的经济资源,主要包括门诊费、住院费、药费以及其他防治疾病的费用。直接非医疗经济负担是指在非卫生保健部门所消耗的经济资源,或在治疗疾病过程中支持性活动的费用和疾病导致的财产损失,包括和治疗疾病有关的营养费、交通费、住宿费、膳食费、陪护费和财产损失费。

2. 间接疾病经济负担

间接疾病经济负担是指由于患病、伤残和过早死亡给患者本人和社会所带来的经济损失。具体包括:①因疾病、伤残和过早死亡所损失的劳动工作时间;②由于疾病和伤残导致个人工作能力和效率降低而造成的损失;③患者的陪护人员损失的劳动工作时间。狭义的间接疾病经济负担是指生产力损失而造成的经济损失,而广义的间接疾病经济负担主要包括社会生产力损失、收入损失、家务劳动损失、培训费用、保险费用、管理费用等。

3. 无形疾病经济负担

无形疾病经济负担也叫无形损失,是指与患者生命质量的降低或残疾程度有关的无形损失,主要指疾病、伤残、过早死亡在心理上、精神上和生活上给患者、家庭和社会其他成员造成的痛苦、悲哀与不便所带来的生活质量的下降。在实际研究过程中,由于缺乏把体现无形经济负担的生活质量信息货币化的依据和方法,无形经济负担测量较为困难,在真正计算上较少列入,但也是客观存在的。

二、疾病经济负担研究意义与分类

(一)疾病经济负担研究意义

对疾病经济负担进行研究,有利于了解各类疾病对于患者及其家庭和社会所带来的经济损失和影响,可以定量评估疾病的严重程度和危害性。有助于寻找减轻经济负担的途径,控制疾病费用的上涨幅度,帮助决策者确定重点卫生问题,为卫生政策的制定提供参考意见,使有限的卫生资源得到合理的配置,具体来说可以总结为以下几点。

1. 确定政府卫生策略

通过疾病经济负担研究可以为卫生行政部门制定卫生工作重点,确定重要问题的解决措施,科学合理地规划和配置卫生资源提供技术支持和决策依据。研究疾病经济负担的分布结果,有利于政府制定区域卫生规划,科学合理地设置医疗机构,配置人力、设备和经费等卫生资源,集中解决优先的、重要的卫生问题,以便产出更大的成本效益和社会效果。

2. 改善卫生服务机构效率

根据国家医改政策,卫生机构应合理检查和用药,以避免出现过度检查和用药现象。由于医疗资源的消耗主要来自患者利用各种大型医疗设备和药品,这也是医疗费用的主要成分。此外,医院还面临着患者需求和医疗保险机构费用补偿的双重压力,因此卫生机构应善于利用疾病经济负担研究结果来调整医疗服务成本构成,减少大型检查和昂贵药品的使用,制定科学合理的服务成本规划,以最小的服务成本实现患者的满意度,提高医院服务绩效。

3. 提高医疗保险运行效率

疾病经济负担研究结果有助于保险机构进行市场需求分析,为重点疾病开发新的保险品种,并吸引社会组织和个人参加商业医疗保险,满足居民的实际需要。这也有利于保险机构准确评估保险费率和支付标准,充分发挥保险金的给付和调节作用,让居民看得起病,有效降低疾病风险和经济负担。同时,研究疾病经济负担的相关影响因素有利于规范保险机构运行行为,确保保险金科学合理地支付,减少保险经营风险,提高保险金使用过程中的安全性、公平性和效率。

4. 影响居民健康行为

通过对疾病经济负担的计算,可以知晓居民在各种疾病中承担的个人经济成本比例,并揭示其对应的影响因素。这些信息有助于居民了解自身疾病经济负担的主要来源和障碍。在国家倡导的健康促进活动中,居民可以根据这些信息科学规划个人健康行动方案,预防和减少不良的生活方式。从而有效地减少疾病的发生率,缩短疾病的病程,控制疾病的并发症,进而减少因病致贫、因病返贫等问题的出现,最终降低居民的疾病经济负担。

(二)疾病经济负担研究分类

疾病经济负担的研究可以从不同的角度出发,从不同的角度开展研究所包含的内容和方法,对于评价同一种疾病也会得到不一样的结果。现阶段,疾病经济负担的研究大致可以从医院、家庭和社会三个不同的角度进行。

从医院角度而言,疾病的经济负担包括在医院里发生的一切医疗相关费用,如检查费、诊断费和药费等,还包括医院的管理成本、折旧等费用。从家庭角度而言,经济负担包括医药费、膳食营养费、误工费和购买康复仪器等费用。而从社会角度而言,又与从家庭角度计算疾病经济负担是不同的。例如,某生产厂家生产某种药品,其出厂价格为50元,假设综合考虑3%的增值税以及销售环节的成本,该药品到市场销售环节价格为55元,那么从社会角度估算其价值应为50元,因为这是用来生产这种药品的真正价值,但从患者的角度估算这种药的价值应该为55元,因为其实际支付价格为55元。目前,大多数的研究集中在从家庭的角度计算疾病的直接经济负担、间接经济负担和无形负担。

三、疾病经济负担的影响因素

对于时下我国出现的"看病贵"现象,不少社会学领域的专家、学者对医疗经济负担的相关影响因素进行了研究和分析,一定程度上解释了该现象产生的原因。归纳起来主要有以下几个方面:①社会人口学因素。有研究从社会角度分析,发现不同人群、人口的分布、构成及数量等均是影响医疗经济负担的因素;有学者从个体特征角度研究,认为不同年龄、性别、受教育程度、家庭人口数、婚育情况和经济收入的人群有着不同程度的疾病经济负担。②健康与疾病相关因素。相关研究表明,健康状况本身对于经济负担的影响作用明显,肌体健康与疾病的诊断难易度、诊断结果、疾病病种、类型和程度、治疗手段及方案等均是影响疾病经济负担水平的重要因素。③卫生服务利用程度。它包括不同地区、不同级别的医疗服务机构,居民的就医行为,医疗卫生服务的可及性、方便程度,获取服务的次数、时间,居民的健康期望值,等等。

(一)社会人口学因素

从前文可知,疾病经济负担是从经济层面上研究不同疾病对人群健康的影响,从广义来讲,影响疾病或疾病负担的因素都会对疾病经济负担产生影响。具体可包括人口数量及构成分布、年龄、性别、地区、文化程度、不良行为方式等。2005—2017 年中国疾病负担研究报告数据显示,高血压、吸烟、高钠摄入、颗粒物和高血糖是导致中国居民失能调整生命年损失的前五位危险因素,其中吸烟、高钠摄入是典型的不良生活方式。除此之外,2017 年中国失能调整寿命年的危险因素顺位存在明显的省际差异,尽管在前三位危险因素方面各省级行政区基本为高血压、吸烟和高钠摄入,但在其他危险因素上,不同省份之间存在显著的差异。从全社会的角度来看,人群的年龄结构也是影响疾病经济风险的主要因素之一。2020 年第七次全国人口普查数据显示,全国人口中 60 岁及以上人口占 18.70%,其中 65 岁及以上人口占比 13.50%。与 2010 年第六次全国人口普查相比,60 岁及以上人口的比例上升了 5.44 个百分点,65 岁及以上人口的比例上升了 4.63 个百分点。

(二)健康与疾病相关因素

《中国居民营养与慢性病状况报告(2020 年)》显示,随着中国经济社会发展和卫生健康服务水平的不断提高,居民人均预期寿命不断增长。而随着慢性病患者生存期的不断延长,加之人口老龄化、城镇化、工业化进程加快和行为危险因素流行对慢性病发病的影响,中国慢性病患者基数不断扩大。同时,因慢性病死亡的人数比例也持续增加,2019 年中国因慢性病导致的死亡的人数占总死亡人数的比例为 88.5%,其中心脑血管病、癌症、慢性呼吸系统疾病死亡人数比例为 80.7%。与此同时,居民超重肥胖问题不断凸显,城乡各年龄组居民超重肥胖率继续上升,有超过一半的成年居民超重或肥胖,6 岁以下、6~17 岁儿童、青少年超重肥胖率分别达到 10.4% 和 19%。高血压、糖尿病、高胆固醇血症、慢性阻塞性肺疾病的患病率和癌症发病率与 2015 年相比有所上升。不同疾病发病率/患病率的改变会导致社会疾病谱的变化,特别是慢性病的高发及其带病生存期的延长,将消耗更多的卫生资源,使得全社会整体的疾病负担增加。

一项对中国城镇居民 5 种慢性疾病的经济负担研究显示,不同慢性疾病的经济负担存在明显差异,如表 13-1 所示,高血压的年人均总费用为 6271.80 元,而糖尿病的年均总费用达到 8914.36 元。由此说明,从全社会的角度而言,不同的疾病谱构成将会对社会整体的疾病经济负担产生较明显的影响。

表 13-1　2011 年中国城镇居民主要慢性疾病年人均经济负担

疾病	年人均 直接费用/元	年患病 导致误工天数/天	年人均 非直接费用/元	年人均 总费用/元
高血压	6021.72	2.2	250.08	6271.80
心脑血管疾病	8569.32	3.3	384.97	8954.29
糖尿病	8582.63	2.9	331.73	8914.36
关节炎或风湿病	6215.33	4.0	464.71	6680.04
慢性肺病	6983.91	2.0	235.78	7219.69
所有慢性疾病	6857.16	3.6	417.57	7274.73

　　根据前文所述,患病、伤残和过早死亡都会给患者本人和社会带来经济损失,那么整个社会的死亡率或是死因构成必然会与疾病经济负担产生直接关联。《中国死因监测数据集2019》(见表 13-2)显示,2019 年我国人口死亡率为 10 万分之 674.51,其中仅因慢性病导致的死亡率就达 10 万分之 596.65,占到全部死因构成的 88.46%。由此可以看出,由慢性病所导致的伤残或者过早死亡会对中国整体的疾病经济负担产生巨大影响。

表 13-2　2019 年全国死因监测系统三大类疾病死亡率和死因构成比

项目	疾病分类	合计	男	女
死亡率/ (1/10 万)	传染病、母婴疾病和营养缺乏性疾病	22.61	26.29	18.80
	慢性病	596.65	675.14	515.69
	伤害	46.25	59.57	32.52
	其他疾病	9.00	8.57	9.44
	总计	674.51	769.57	576.45
死因构 成比/%	传染病、母婴疾病和营养缺乏性疾病	3.35	3.42	3.26
	慢性病	88.46	87.73	89.46
	伤害	6.86	7.74	5.64
	其他疾病	1.33	1.11	1.64
	总计	100.00	100.00	100.00

(三)卫生服务利用程度

　　人一旦产生疾病了就会利用医疗卫生服务,进而消耗医疗卫生资源,从而产生疾病经济负担。那么引起卫生服务利用程度变化的因素就会导致疾病经济负担的变化,如是否利用卫生服务、服务次数、利用卫生服务的地点机构以及费用补偿方式等。

　　为了直观地了解卫生服务利用的变化对医疗卫生资源消耗的影响,可以简单地观察门诊和住院人次数,以及门诊和住院次均费用的变化情况。如表 13-3 所示,从 2009 年到 2019年,中国总诊疗人次从 54.9 亿人次增加到 87.2 亿人次,入院人数则从 1.3250 亿人增加到2.6596 亿人。与此同时,医院人均门诊费用则从 152.0 元上升到 290.8 元,医院人均住院费用从 5684.1 元上升到 9848.4 元。若将医疗资源的消耗简化为卫生服务利用与费用的乘积,那么从 2009 年到 2019 年,中国门诊医疗资源消耗将从 8344.80 亿元增加到 25357.76 亿元,住院医疗资源消耗则从 7531.43 亿元增加到 26192.81 亿元,对应的就是疾病负担的增加。

表 13 - 3　2009 年和 2019 年中国医疗服务利用及医疗费用情况

指标	2019 年	2009 年
总诊疗人次/亿人次	87.2	54.9
医院	38.4	19.2
基层医疗卫生机构	45.3	35.7
其他机构	3.5	—
入院人数/万人	26596	13250
医院	21183	8488
基层医疗卫生机构	4295	3870
其他机构	1118	892
医院人均门诊费用/元	290.8	152.0
医院人均住院费用/元	9848.4	5684.1

数据来源:中国卫生健康事业发展统计公报。

　　医疗卫生资源的可及性会直接影响居民对于卫生服务利用的水平,因此医疗卫生资源可及性的变化也是引起社会疾病经济负担变化的原因之一。《全国第六次卫生服务统计调查报告》数据显示,1998—2018 年中国城乡卫生服务可及性进一步改善,尤其是西部农村等欠发达地区改善明显。城镇和乡村居民因经济困难需住院而未住院的比例从 1998 年的 18.3% 和 24.5% 下降到 2018 年的 9.0% 和 10.2%。2018 年有 89.9% 的家庭 15 分钟以内能够到达最近医疗点,而西部农村地区,15 分钟内到达最近医疗点的家庭比例从 2013 年的 69.1% 提高到 2018 年的 82.6%。

第二节　疾病经济负担测算具体步骤

　　本节主要以世界卫生组织 2016 年 9 月发布的《季节性流感经济负担评估指南》为依据,简单介绍开展一项疾病经济负担研究的具体步骤。

　　一般而言,开展疾病经济负担研究主要包括 7 个步骤(见表 13 - 4),可归纳为 3 个主要环节:识别、数据收集和测量、评价。

表 13 - 4　疾病经济负担测算过程

步骤	过程	细节
1	确定所需资源	在疾病病程中所用的全部资源
2	制订抽样框架和数据收集计划	收集数据的整体规划
3	测量住院资源利用	
4	测量门诊资源利用	直接医疗成本
5	确定单位成本	
6	估计自付成本(即非正式护理成本)和间接成本(即共同支付/自付/社区护理)	直接医疗成本、直接非医疗成本和间接成本
7	未就医患者的非正式护理成本	

一、疾病经济负担的识别

(一)确定利用的资源

确定在一个病程周期内使用的所有资源应该涵盖的内容有药物、医疗用品、诊断测试、住院床日、门诊、交通、患者和照护人员的工作缺勤天数(或小时数)或生产力损失,以及非正式护理。理想情况下,完整的分析应包含所有的成本,但基于数据可获得性,特别是在缺少非医疗提供者护理成本的相关信息时,可以开展部分分析。

(二)制订抽样框架和数据收集计划

1. 制订抽样框架

首先,确定研究的角度,假设从社会角度开展某地区的疾病经济负担研究,那么确定研究现场十分重要,良好的研究现场可以保证所收集数据是该地区的无偏代表。其次,确定疾病采集的机构,如《季节性流感相关疾病负担评估指南》建议应该以识别出已捕获到的严重急性呼吸道感染和流感样病例实验室确诊数据的特定哨点监测点作为数据采集机构。采用这些机构来收集住院以及门诊数据应该能代表目标评估区域。并且,这些现场应该是地理位置的随机样本,或者是能代表目标地区水平的一组挑选出的地点(见表 13 - 5)。

表 13 - 5   成本估计时机构和调查对象的选择

项目	说明
选择机构	用于数据收集的现场机构应尽可能采用系统或随机抽样方法,确保现场机构代表目标区域。进行保守估计时建议仅选取公立医院,但根据当地相关利益者的理由和决策也可包括私立医院
选择调查对象	①样本大小取决于所要求的估计值精确度和数据收集时可用的资源 ②调查对象必须随机抽样获得

除了选择机构外,还需要根据研究估计所需的精确程度和数据收集时的可用资源决定研究现场数量和每个现场的样本大小。

确定样本大小应遵循两个步骤:①需从医疗机构的病案室收集所有出院诊断为研究目标疾病的病例名单。如果该机构没有对出院诊断进行国际疾病分类(international classification of diseases,ICD)编码,可以参考国际疾病分类第 10 版(ICD－10)或出院记录对研究疾病进行编码。按月计数整个自然年的所有研究疾病患者。②表 13 - 6 可作为确定合适的样本量的参考。表中所建议的样本量是根据估计总体均值的标准样本量公式计算得到的。每个患者治疗成本的变异系数是指标准差与平均值的比值。例如,假设根据文献可知某疾病治疗成本的变异系数为 0.5,精确度为 10%,那么,如果该机构在上一年里有 200 个该疾病病例,则样本量为 65 例。

表 13 - 6 不同变异系数下参考样本量

上一年总病例数	变异系数					
	0.25	0.5	0.75	1	1.5	2
精确度＝10％ 100	20	49	69	80	90	94
200	22	65	104	132	163	177
500	23	81	151	218	317	378
1000	24	88	178	278	464	606
2000	24	92	196	323	604	869
精确度＝15％ 100	10	30	49	64	80	88
200	11	36	65	93	132	155
500	11	40	81	128	218	289
1000	11	41	88	146	278	406
2000	11	42	92	158	323	510

2. 制订数据收集计划

采集疾病经济负担研究所需的数据方案,研究地区的社会经济状况、卫生信息化程度、卫生系统、卫生筹资和资源等情况不同,方案也存在非常大的变化。数据收集方法取决于医疗电子数据库的可获得性、数据库的可靠性和代表性以及前期研究的可获得性。收集方式主要有五种:①医院电子数据库;②研究团队的既往研究;③现有文献;④开展单位成本研究;⑤使用设计合理的问卷访谈患者及照护人员。

二、疾病经济负担的数据收集与测量

(一)测量门诊资源利用

为了评估某疾病患者的资源利用情况,应全面收集整个疾病病程中所使用的资源数据,包括医疗机构门诊就诊的资源利用情况。需收集的资源利用数据包括就诊人次和类型、诊疗部门或机构的类型(即内科或全科医学)、实验室检查的频率和次数、药物、诊断测试、治疗干预和医生咨询等。测量门诊资源利用的方法可分为三种:医院电子数据库、现有文献、原始数据收集。

表 13 - 7 门诊资源利用测量方法的优缺点比较

方法	优点	缺点
医院电子数据库	快捷便利,成本低	①医院电子数据库的可靠性可能未经评估 ②可能难有全国代表性,除非为国家数据库 ③需要数据分析技术
现有文献	快捷便利	①不能完全代表本研究的情况 ②不能收集全部的资源利用数据
原始数据收集	可以收集所有需要的数据,尤其适用前瞻性研究	耗时、成本高

一般情况下,如果医院电子数据库可获得且可靠并能代表整个研究地区,那么它则是疾病

负担信息的最佳来源。现有文献和原始数据收集根据研究时间和研究预算可作为备选项。实际使用时可以结合这些方法,因为单个方法都无法满足所有的数据需求。例如,文献综述可与原始数据收集结合使用。

(二)测量住院资源利用

为了评估某疾病患者的住院资源利用情况,理想情况下应该全面收集整个住院期间使用的资源。需收集的资源利用数据包括住院时间、病房类型(如重症监护病房或普通病房)、实验室检查的频率和次数、药物、诊断测试、治疗干预、药物治疗持续时间和用药途径(如抗组胺剂、解热剂),以及医生或医疗服务提供者的咨询。住院资源利用的估计方法与门诊资源利用相同。

(三)住院和门诊资源使用的单位成本估计

前面的工作已经估计了治疗某疾病的资源利用的数量,即治疗一例研究目标疾病病例所消耗的药物、检测、住院天数和就诊次数。那么下一步工作就是分别收集各项资源的单位成本估计值,然后整合单位成本和数量,估计治疗一例研究目标疾病病例的总成本。

单位成本数据可以用当地货币来表示。若要进行国家之间的比较,则建议将本国货币转换为全球统一货币,如"国际美元",以消除不同国家的货币购买力不同而产生的影响,具体可利用购买力平价汇率将当地货币单位转换为全球统一货币。此外,分析所用成本并不一定都发生在和疾病负担估计相同的标准年,建议分析时应该选择一个指示年,并在疾病负担和成本的研究结果中明确指出指示年。各项资源的单位成本估计值计算方法如下。

1. 药品和医用耗材的单位成本估计值

(1)国家药品和医用耗材价格清单。许多国家保留了公立医院和诊所使用药物的无补贴价格清单。这些价格近似于实际的经济成本,因为它们是基于政府的大量采购而制定的,但是若价格清单中记录的是由政府补贴之后的价格,若补贴金额未知,则不能作为合适的信息来源。价格清单可以从公开网站或者医院采购部门获得。

(2)购买价格。应确定该研究的样本医疗机构中各种医疗用品的购买价格,价格应包括折扣和运费。采购价格可以在卫生行政部门、医院或医保部门获得。

2. 诊断测试的单位成本估计值

(1)国家发布的普通诊断或实验室检查的国家无补贴价格清单,在中国即为各省市执行的医疗服务价格目录。这些价格近似于实际的经济成本。同样,若这些价格由政府补贴并且补贴金额未知,则不能作为合适的信息来源。价格清单可以从公开网站或者医院采购部门获得。

(2)若无标准的国家价格,可以采用私立第三方实验室的购买价格作为替代。每个项目的私立第三方实验室购买价格应根据样本实验室确定。这些价格可能高估了真实的经济成本。因此,它们适合在无法获得国家价格清单时使用。

(3)实验室服务的全面成本研究。这是一种资源密集型方法,包括评估实验室检查所用的所有资源,以及所有资源的单位成本。它包括实验室设备、工作人员时间和样本运输等项目。

3. 每床日成本,不包括药品、医疗耗材和诊断测试

每床日成本定义为单个患者单日成本,包括医院人员、建筑、设备、维修、管理、洗衣、食品、清洁等成本。应分别收集重症监护病房和普通病房的该类成本信息,可以用两种不同的方法

来估计每床日成本。特定研究中使用的方法应根据研究的目的和范围以及卫生决策者的需要仔细进行选择。这些方法在实施时所需资金和时间不同,估计值的准确性也不同,具体如表13-8所示。

表 13-8　估计医院每床日成本的方法

方法	说明
医院每床日成本现有估计值	为了可用作每床日成本估计值,成本应该包括所有相关的成本内容(设施、设备、维护、管理、人员等)。但是,应注意确保样本具有代表性,如果所得数据早于所选择的研究指示年,应调整通货膨胀
全面成本研究	这种方法最详细且资源密集。需使用医院详细的成本数据和医疗服务利用数据。分别估计医院所有活动的成本,并将所有成本项目分为资本成本和经常性支出。门诊护理和住院服务的成本分开估计,以确保可得到每床日和每次门诊就诊成本。需要注意的是,只有当需要非常精确的成本估计值,并且认为值得花费额外精力和资源去获得该估计值时才采用此方法

4. 单次门诊就诊成本

门诊就诊成本的评估方法与医院每床日成本评估相同。但是应分别对该分析中所考虑到的每种机构类型(咨询室、医院门诊部、卫生室、急救室等)或者不同地区(例如城市和农村)的机构分别进行评估。

5. 自付成本

自付成本指的是就医人群的非正式照护成本,一般通过对患者或照护人员进行问卷调查来获得。问卷需包含与自付成本相关的问题:就诊或住院前门急诊费用、住院患者及照护人员的日常支出、交通成本和随访就诊咨询费以及卫生机构就诊的共同支付成本。若调查对象表示自己未支付交通成本,则应通过估计每次就诊通行距离和当地每公里燃料成本来计算交通成本。与住院和门诊有关的家庭自付成本是家庭承担的直接医疗成本的一部分。在估计总治疗成本时,应注意不要将这项成本包含在前述计算的直接医疗成本中,以避免重复计算。

6. 生产力损失

从分析应用的角度,患者和照护人员的生产力损失也需要估计。第一步是测量时间,第二步是估计时间损失的价值。患者通常在接受医疗诊疗和往返医疗机构时需花费时间,除此之外,若因患病使个人无法完全正常地工作,导致缺勤或者在岗却未充分发挥出能力,这部分生产力损失也应考虑在内。除了患者的生产力损失之外,照护人员的时间成本也要进行计算。患者和照护者所花的时间均可用他人或自行开发的问卷测量。在测量时间损失后,必须以货币价值来衡量和呈现。人力资本法是衡量因疾病、过早死亡、就医和照顾某人而造成个人、家庭或社会损失的最常见的方法。对时间损失的估值可以基于三种途径:①实际收入,一般通过询问调查对象获得;②不同年龄段的平均收入,从政府统计部门获取;③最低工资率,从政府统计部门获取。

第三节 疾病经济负担测算方法

一、疾病经济负担研究方法分类

根据分类标准的不同,疾病成本研究主要归为三类:①根据所使用的流行病学指标分为以患病率为基础的研究和以发病率为基础的研究;②根据具体各项成本测算方法分为自上而下法和自下而上法;③根据研究开始时间与成本发生的时间关系分为前瞻性研究法和回顾性研究法。

(一)以患病率和发病率为基础的研究法

以患病率为基础的疾病经济负担研究、评估的是在某一给定时间内(通常为1年),由某种疾病或某组疾病所引起的患者经济负担。病例数包括在调查期间内新旧病例数的总和,统计病例时不关注每例患者的病程持续时间,而仅注重疾病病种。世界卫生组织将基于患病率的方法定义为从横断面角度评估疾病的经济结果。但是这种方法的局限性在于,对于周期性传染性疾病,如流行性感冒,由于其患病期通常较短,人群中有症状的病例数每天都在变化,因此任何时间点的病例数都不是估计该疾病经济负担的可靠指标,所以基于患病率的方法通常不适用于评估此类疾病的总经济负担。

以发病率为基础的疾病经济负担研究估计的是疾病从发生到结束期间的总成本,要求疾病的起点和终点(治愈或死亡等)都很明确,只包含在特定时期内的新发病例,计算的是新发病例整个病程周期的成本。这种方法对于纵向地确定疾病的影响是很有用的,以便能了解疾病在某特定时间段内的总体影响。

一般对于病程较长的疾病,以患病率为基础测算出的疾病经济负担结果大于以发病率为基础的研究;而病程较短时,两者研究结果差别不大。具体选择以患病率为基础还是以发病率为基础,除需考虑不同疾病的特征外,还应根据研究目的选择适宜的方法。选择基于患病率的方法适用于以下情况:①当某病被低估,需要引起政策制定者关注时;②评估某项旨在改善患者某种功能的项目效益时;③制定成本控制政策时;④疾病病程较长时。选择基于发病率的方法适用于以下情况:①评估干预措施的效果,估算干预措施实施后节约的成本;②疫苗的成本-效益分析;③分析疾病管理的效果;④急性病,如流行性感冒。

(二)自上而下法和自下而上法

1. 自上而下法

自上而下法是由美国学者在1966年提出的,主要用于获取全国或地区总的医疗费用,将其按一定的标准分配到患者群中,可获得各种疾病的总费用和例均费用。一般按疾病的主要诊断来分配,通过直接分配或建立模型(如广义可加模型)可以在不同年龄、不同疾病、不同费用种类等层间进行比较。自上而下法是一种回顾性的调查方法,一般与患病率结合使用。该方法的优点在于数据便于收集,省时省力。其缺点也很明显,主要表现为:①仅能测算直接医疗成本;②费用按疾病的主要诊断进行分配,当出现较大比例的患者的出院诊断为多种疾病的情况时,此种方法会产生较大偏倚。除此之外,当结合人群归因危险度百分比时,自上而下法也可用于分析归因于某种疾病或危险因素的成本研究中。

2. 自下而上法

自下而上法也称为微观成本法。该方法是基于每一名患者实际的卫生资源消耗来计算疾病成本的，一般通过随访调查获得患者实际的每项成本信息，这样不仅可以获得直接成本，还可以得到误工等造成的生产力损失成本。测算过程通常分为两步：首先获得卫生服务投入量，其次估算卫生服务的单位成本，则疾病总成本就等于卫生服务投入量与卫生服务单位成本的乘积。

自下而上法可以获得每项成本的信息，因此同种疾病不同研究以及不同疾病间可以对某些内容进行比较或进行差别分析。同时，自下而上法所得数据准确、资料利用度高，在某种程度上被认为是疾病成本测算的"金标准"，一般与基于发病率的前瞻性随访研究结合使用。

需要注意的是，从社会角度计算成本时，由于实际接受治疗的人数一般都小于发病数或患者数，因此该法会高估疾病的经济负担，需要了解确切的就诊率和住院率等信息。另外，该法估算的疾病总的直接医疗费用可能会高于全国或地区的卫生总费用，相反自上而下法可以避免此种情况发生。

（三）前瞻性研究法和回顾性研究法

在疾病经济负担研究过程中应用回顾性还是前瞻性方法，主要取决于研究开始时间与成本发生的时间关系。回顾性研究时，所有相关成本在研究开始时已经产生，只能收集研究开始前相关的记录资料。相反，前瞻性研究中，研究开始时相关成本并没有产生，研究者需在研究期间对被研究者进行随访以收集相关成本信息。

回顾性研究法的优点在于节省时间和成本，可以获得患者为治疗疾病所发生的全部费用（包括其他医疗机构发生的和自我医疗的费用）；其缺点是回顾性研究难以避免地会存在一定的回忆偏倚。但是可以通过缩短回顾时间、选择医疗记录完整的医疗机构等方法减小回忆偏倚。

对于前瞻性研究法，调查者可以将问卷发放给患者及其家属和医疗机构，以收集随访期间与疾病有关的直接成本、误工情况等，数据全面且准确性高。对于容易存在回忆偏倚的费用，如交通费、伙食费等，可以通过假设每次就诊相同来减少回忆偏倚。但对于病程迁延且较长的疾病，前瞻性研究法耗时长、费用高，此时回顾性研究法更具可操作性，相对更高效。

二、直接疾病经济负担测算

（一）直接经济负担测算的数据收集

1. 直接医疗费用

直接经济负担调查一般有从医疗保健机构调查和向医疗服务对象调查两种途径。从医疗保健机构调查收集数据，主要调查从该机构的病案室的记录中收集到所有病种住院患者在住院期间发生的住院费用及其相关信息、年总门诊费用、平均每日门诊费用等，而单病种的门诊费用或因某种疾病患者发生的年门诊费用难以直接从医疗机构中收集到。虽然从医疗保健机构中收集到的费用相对可靠，但仍然不能反映特定疾病的患者支付的费用总额。

从医疗服务调查收集数据，主要调查患者自购药产生的费用等，这些费用相对差异较大，但在直接经济负担中还占有相当比例，因此不能忽视。大部分面向服务对象的调查为回顾性调查，但由于调查时间与调查对象费用发生时间相隔久远，从而误差较大，准确性不高。除此也可做追踪调查,由患者发生一笔费用时记录一笔,这样准确性提高、误差小,但耗时耗力,且追踪数据也有较大的可能性,造成失访率提高。在实际调查中,可以将上述方法相结合进行收集。

2. 直接非医疗费用

除直接医疗费用外,患者寻求医疗服务也会产生一定的费用或消耗,产生直接医疗费用而引起直接经济负担。直接非医疗费用一般从向患者调查获得,主要包括伙食营养费、交通费、住宿费、陪护费等。这部分费用虽然不是直接医疗产生的,但占有较大比例,不能忽视这部分产生的经济负担。

(二)直接疾病经济负担的测算方法

直接疾病经济负担的测算通常有四种方法,分别是自下而上法、自上而下法、分步模型法和直接法。

1. 自下而上法

自下而上法常用于微观成本测算,是根据疾病的平均治疗成本与疾病发病率(患病率)的乘积来计算疾病直接经济负担的。通常用不同卫生服务种类的平均费用乘以相应卫生服务利用次数来获得平均治疗成本。

2. 自上而下法

自上而下法常用于宏观成本测算,也叫作流行病学归因法,主要用于测算归因于某个危险因素暴露的疾病经济负担。

人群归因分值也称作人群归因比或归因比,其定义为:在一个人群的特定时期内,如果消除或者预防某(些)确定的危险因素后(同时其他危险因素在人群中的暴露分布保持不变),所获得的人群中疾病发生风险降低的比例。人群归因分值是一个评估暴露的人群作用的常见的流行病学指标,其计算公式如下:

$$F_{PA} = \frac{p(R_R - 1)}{p(R_R - 1) + 1} \qquad (13-1)$$

式中: F_{PA} 为人群归因分值; p 为疾病患病率; R_R 为相对危险度。

获得人群归因分值后,将归因分值与某种或某几种疾病的直接经济负担相乘,即可获得某种或某几种疾病归因于某个危险因素的疾病经济负担。

在人群归因分值概念中应该注意三点:①消除或预防的暴露因素与疾病的发生之间确定存在因果关联,该暴露因素是疾病发生的一个(些)组分病因;②消除或预防某(些)确定的危险因素时,疾病的其他危险因素在人群中的分布或暴露率保持不变;③人群归因分值不可以仅估计消除或预防单一危险因素的情况,也可以估计一些危险因素同时消除或预防后对疾病发生风险的影响。

3. 分步模型法

分步模型法是指把医疗费用分成多个部分,对每一个部分分别建立数学模型。国内应用较多的是四步模型法,是指对门诊利用和门诊费用、住院利用和住院费用建立测算模型。将该法进一步扩展,还可用于交通费、差旅费、特殊教育费、发展性服务费等间接医疗费用的测算。该法可对人群医疗利用和费用做全面研究,并分析年龄、收入、性别等因素对医疗费用的影响。

分步模型法相对科学,对测算精度和数据材料都有较高的要求,其计算方法如下:

$$年门诊医药费用 = \sum (次均就诊医药费用 \times 两周就诊率 \times 26 \times 居民数) \quad (13-2)$$

$$年住院医药费用 = \sum (次均住院医药费用 \times 年住院率 \times 居民数) \quad (13-3)$$

$$年门诊非医疗费用 = \sum (次均就诊非医疗费用 \times 两周就诊率 \times 26 \times 居民数)$$

$$(13-4)$$

$$年住院非医疗费用 = \sum (次均住院非医疗费用 \times 年住院率 \times 居民数) \quad (13-5)$$

该方法可用于全面研究人群的医疗利用和费用,并且可以通过建立数学模型来分析年龄、性别、收入等因素对费用的影响,结果相对科学,测算相对准确。

4. 直接法

通过调查得到疾病的例均直接经济负担,再结合地区人口、患病率等计算疾病总的直接经济负担。其计算方法如下:

$$某病直接费用 = 年平均直接费用 \times 患病率 \times 人口数 \quad (13-6)$$

各种疾病直接费用之和为总的疾病直接费用。使用该方法时应注意,由于患者支付能力受经济和其他因素的影响,实际接受治疗的人数一般都小于发病或患病的人数,尤其是在发展中国家,用此法往往会高估疾病的经济负担。因此,使用该方法时需了解确切的就诊率和住院率的情况。

三、间接疾病经济负担测算

(一)间接经济负担测算的数据收集

间接疾病经济负担的收集方法一般为向患者及家属亲友调查,医疗保健机构无法直接获得数据。调查方法有回顾性调查与前瞻性调查两种,其方法和优缺点与直接疾病经济负担调查方法相似。间接经济负担不但要向患者、亲属及亲友进行调查,同时还要向社会经济部门进行调查,如国内生产总值、国民生产总值、社会平均工资等,在进一步测算时需按照采用的估计方法向社会经济部门收集。

(二)间接疾病经济负担的测算方法

间接疾病经济负担测算的关键是如何计算损失工作1天或1年的有效劳动的价值。其主要有以下四种测算方法:人力资本法、支付意愿法、磨合成本法和其他法。

1. 人力资本法

人力资本法又称为预先收入法,广泛应用于间接成本估计。基于一旦生病就会造成潜在生产力损失这一假设,用时间来表示通过某种间接方式折算为货币价值,具体有以下几种计算方法。

1)用工资计算

根据西方均衡价格理论,一般用工资率乘以因疾病和伤害损失的有效工时来计算疾病经济损失的间接费用。这种方法把潜在性生产或收入损失看作疾病和伤害的结果。潜在性是指永久性伤残或早亡与退休时间的跨度,把此间存在的总的创造收入作为间接经济负担。其计算方法为

$$间接经济损失 = 年人均工资(日工资) \times 损失工作人年数 \qquad (13-7)$$

$$损失工作人年数 = 人口平均期望寿命 - 死亡或致残的时间 \qquad (13-8)$$

2)用人均国民生产总值或国民收入计算

根据劳动价值理论,国民生产总值或国民收入都是由劳动力劳动创造的,劳动力因病损失的有效时间,其经济价值应等于这一时间内劳动力劳动所创造的价值。可用人均国民生产总值或人年均国民收入来计算每人年工作损失所带来的间接经济负担。其计算方法为

$$间接费用 = 误工日 \times \frac{人均国民收入}{365} \qquad (13-9)$$

$$间接费用 = 损失时间 \times 人均国民生产总值 \qquad (13-10)$$

如果计算早亡带来的间接经济负担,损失时间可用潜在减寿年数表示。潜在减寿年数是指某年龄组人群因某病死亡者的期望寿命与实际死亡年龄之差的总和,即死亡所造成的寿命损失。潜在减寿年数于1982年提出,现已广泛应用。潜在减寿年数是在考虑死亡数量的基础上,以期望寿命为基准,进一步衡量死亡造成的寿命损失,强调了早亡对人群健康的损害。该指标是根据"平均死亡年龄大时,对期望寿命影响较小;反之,平均死亡年龄小时,对期望寿命影响较大"这一原理提出的。同时,用潜在减寿年数来评价疾病对人群健康影响的程度,可消除死亡者年龄构成的不同对预期寿命损失的影响。此外,该指标可用来计算不同疾病或不同年龄组死亡者总的减寿年数。该指标是评价人群健康水平的一个重要指标,多用于综合估计导致某人群早死的各种死因的相对重要性,为确定不同年龄组的重点疾病提供依据,也可比较不同地区及不同时间的特点及变化趋势。

3)将人力资本法与失能调整生命年结合计算

将人力资本法与失能调整生命年结合计算的计算方法为

$$间接经济费用 = 人均国民生产总值 \times 失能调整生命年 \times 生产力权重 \qquad (13-11)$$

式中,失能调整生命年是指从发病到死亡(或康复)所损失的全部健康生命年。失能调整生命年包括因早死所致的损失生命年和疾病、伤残引起的伤残生命年两部分,它综合考虑了死亡、发病、疾病严重权重、年龄相对重要性权重以及时间偏好率(贴现率)等因素,是综合评价各种非致死性健康结果(包括各种伤残状态)与早死的效用指标。失能调整生命年指标主要由四个方面构成,即死亡损失的健康生命年,疾病后伤残状态下生存的非健康生命年相对于死亡损失的健康生命年的测量和转换,健康生命年的年龄相对重要性(年龄权数)和健康生命年的时间相对重要性(贴现率)。一个失能调整生命年可以被看作是因为伤残而损失的一个"健康"年。

计算一给定人群的失能调整生命年,就是将该人群的损失生命年和伤残生命年进行综合计算,再以生命年的年龄相对值和时间相对值做加权调整。失能调整生命年是生命数量和生命质量以时间为单位的综合度量,其计算公式如下:

$$Y_{\text{DALs}} = Y_{\text{LL}} + Y_{\text{LD}} = \int_a^{a+L} D_{C_{xe}^{-\beta x}} e^{-r(x-a)} \, \mathrm{d}x \qquad (13-12)$$

式中:Y_{DALs} 为失能调整生命年;Y_{LL} 为损失生命年;Y_{LD} 为伤残生命年;x 为年龄;a 为发病年龄;$D_{C_{xe}^{-\beta x}}$ 为计算不同年龄的生存时间,一般 $C = 0.1658$;r 为贴现率,一般取 3%;β 为年龄权重函数的参数,一般取 0.04;L 为残疾(失能)持续时间或早死损失时间;$e^{-r(x-a)}$ 为连续贴现函数;D 为残疾(失能)权重(0~1),如早亡=1。

该方法可评价一个国家或地区各年龄组和总的经济负担。由于各年龄组人群的生产力并不相同,应将各年龄组生产力根据国际或国内标准赋予不同的权重。目前,国际上通用的生产力权重值,把患者年龄分为0～14岁、15～44岁、45～59岁及60岁及以上四个组,分别赋予0、0.75、0.8和0.1的权重值,以均衡不同年龄组之间因劳动力差别所致的生产力差异。也可根据中国生产力调查的数据,分析和提出中国国内年龄组生产力权重赋值。

2. 支付意愿法

支付意愿法是评估个体为了降低患病或死亡的风险所愿意支付的费用,与上述方法不同,其出发点是测量患者为避免某种疾病或死亡的发生而愿意或打算支付的最多费用,一般通过直接询问患者获得,在假定的情景下收集相关数据,体现健康价值。从这个意义上讲,在疾病间接经济负担中,支付意愿是患者为避免特定疾病所愿意支付的货币值。支付意愿法的主观性极高,是个人情愿支付的金额来替换降低危险因素或死亡的可能性的估计。目前,该方法在国内卫生经济学领域中的应用还不多见,在中西部一些地区有过使用。

获得支付意愿资料的方法主要有两种:①直接消费者调查法,该方法是测量个人意愿支付降低危险因素的方法;②依据对劳动力市场或特别消费活动的研究,获得相应的资料。从个人获得资料有两种方法:①显示偏好法。观察个体对有关健康危险因素所采取的行动,进而推测其用货币来换取这些健康结果的意愿,是测量个体对健康结果支付意愿的一种方法。②表达偏好法。该方法又称条件估价法,是指利用效用最大化原理,以得到商品或服务的价值为目的,在模拟市场中采用问卷调查直接询问人们对某项服务功能改善的支付意愿或放弃某项服务功能而愿意忍受的接受意愿,以此揭示被调查者对物品和服务的偏好,从而最终得到该物品的经济价值。揭示偏好,重点是如何引导出应答者的真实偏好,因此引导方法尤为重要,可归为连续型引导技术和离散型引导技术,后者一般优于前者。

3. 磨合成本法

疾病和伤残导致生产损失的数量取决于组织恢复生产所花费的时间,用于估算患者患病后离开岗位到其他人完全胜任该项工作这一过程所产生的社会损失。磨合期是指患者在等待他人接替工作期间造成损失的时间跨度,以平均误工期为基础。按照磨合成本法,长期缺勤、失能和死亡的间接成本主要发生在更换雇员的过程中,也就是磨合期内。从短期看,真正的间接成本低于人力资本法计算的结果,主要原因有三个:①企业存在着劳动力报酬递减规律;②企业内部具有劳动力储备;③因病缺勤的雇员康复并回到工作岗位后常常会弥补其耽误的工作。该方法认为疾病的间接成本只发生在磨合期内,通常会低估疾病间接经济负担,并不是估算间接成本的人力资本法的有效替代方法。

4. 其他方法

测量疾病间接经济负担的方法很多,除上述方法外,还有一些常见的其他方法,如隐含法、培养法、现值法等。隐含法即以相关领域中现有的某些规定作为测算依据,比如用人寿保险等赔偿规定估算因病死亡给社会带来的经济损失。培养法即计算将一个人培养成劳动力或培养到一定年龄所需要的费用,并把它作为疾病死亡造成的经济损失,这种方法多在估计未成年或刚参加工作的年轻人死亡给社会造成的经济损失中使用。现值法也称作工资率法,其计算公式为

间接经济负担＝工资标准×因病损失的有效工作时间

四、无形疾病经济负担测算

无形疾病经济负担是指与患者生命质量的降低或残疾程度有关的无形损失，主要指疾病、伤残、过早死亡在心理上、精神上和生活上给患者、家庭和社会其他成员造成的痛苦、悲哀与不便所带来生活质量的下降。由于无形经济负担测量困难，很少真正地被列入计算。但是，它确实是一种客观的存在，因此分析评价时要给予适当考虑，如进行恰当的描述。

目前，可以用来评价无形经济负担的方法有两个：支付意愿法和调整生命年测量法。调整生命年测量法易于理解，但调整生命年的效用值测量难度较大，计算比较复杂，在常规评价中不太适合。因此，多选择支付意愿法，该法是测量生命和健康价值一种可替代方法，它是根据个人为了减少疾病或死亡的可能性所采取的措施和愿意支付金钱的数量。

五、疾病经济指标测算应注意的问题

(一)注意研究时间跨度长的贴现

疾病经济负担研究评价患病、伤残和早亡造成的现在及未来成本的损失，故而损失的成本具有时间概念。当疾病的作用或影响时间超过一年时，计量该疾病的经济负担需要贴现，而不能将不同年份的经济负担进行简单加总，因为未来损失的成本不可直接使用，需对它们进行贴现转化为现值。

所谓贴现，就是将不同时间所发生的成本，按相同的贴现率换算成同一"时间点"上的成本的过程。转化后的成本才能与现在成本加在一起表达疾病成本。其计算公式为

$$P = \sum \frac{F_n}{(H_r)^n} \qquad (13-13)$$

式中：P 为当年现值，F_n 为第 n 年损失的成本，r 为贴现率，$\frac{1}{(H_r)^n}$ 称作贴现系数或贴现因子。一般应用政府推荐的贴现率或是专家推荐的 5%、3% 贴现率，同时在文献中给出未贴现的成本，以便其他研究者使用其他的贴现率进行贴现，和其他研究进行比较。

(二)注意不同研究角度之间的差异

如前文所述，对于测量疾病经济负担的研究，可以从不同的角度出发，如从社会、政府、医疗机构、保险公司、患者及其家属、雇主单位角度来衡量。不同的角度成本包含的内容不同：从保险公司的角度，成本仅为保险公司需要赔偿的部分；对于患者来说，就包括自付部分以及误工损失；等等。研究角度不同，即使评价同一种疾病，所得的结果也不同。因此，疾病经济负担研究中需明确研究角度，以便进行比较和评价。

(三)注意不同价值参数的敏感性

疾病经济负担评价中包含了许多社会价值参数，如贴现率、年龄权重以及生产权重等。不同参数的应用将对分析结果产生不同影响，敏感性分析是定量评价不同参数对分析结果的影响程度。可以对使用不同生产力权重或不同贴现率的间接成本进行比较分析，同时对不同参数计算的结果进行线性相关分析，以便分析参数与结果之间的关系。

(四)注意要合理考虑非正式照护

非正式照护是指由非专业人士提供的照顾。通常由患者家庭成员，如配偶、子女或亲戚、

朋友等提供,此类照护最大的特点是照护提供者未经过专业化的培训与指导以及无须支付薪酬。非正式照顾一般应用间接成本的估算方法,其首要问题是估算花在非正式照顾上的准确时间,可以通过访谈或问卷调查来获取。对于牺牲工作时间提供照顾的损失可以用人力资本法或条件价值评估法估算;对于无工资收入或利用业余时间提供照顾的人员的损失,可以使用反映生命质量的指标来衡量,也可以使用替代价值法。截至 2023 年底,中国 65 岁及以上人口比例已经达到 15.4%,老龄失能人口的长期照护是将会是一个突出的社会问题,由于中国现阶段养老及长期照护体系还有待完善,将会有大量的老龄失能人口接受来自亲属的非正式照护,那么在进行老龄失能人口的疾病经济负担研究时,非正式照护的成本是一个必须要考虑的问题。

第四节　疾病经济负担研究进展与应用

一、疾病经济负担研究现状

(一)国内疾病经济负担研究历程

从 20 世纪 80 年代起,国内部分经济学类和医学类院校的相关领域专家学者、卫生行政部门、医疗卫生服务机构的领导及卫生工作者开始学习并引进西方卫生经济学界在医疗经济负担方面的理论知识、研究成果及测量、评价技术,并尝试将其运用到国内该领域的实际研究之中。20 世纪 90 年代后期,国内越来越多相关领域的专家学者开始重视疾病的国家和社会医疗经济负担研究。目前,国内学者在疾病经济负担的相关理论知识研究和方法学方面进行了卓有成效的探讨,对慢性非传染性疾病的医疗经济负担、传染性疾病的医疗经济负担、疾病的医疗经济负担相关部分病种分类以及为了获取医疗卫生服务的部分费用测量与计算等方面开展了大量的研究。最近几年,国内该领域的研究则愈发多元化,与其他相关学科,尤其是社会科学的交叉融合水平越来越高。

(二)疾病经济负担相关概念在国内的发展历程

西方卫生经济学界在人力资本理论的指导下,将疾病经济负担称之为疾病成本,其中也突出关注疾病的"机会成本"并将其作为医疗成本重要组成部分。早期研究者提出疾病经济负担概念,之后被世界卫生组织采纳并得到广泛使用,但依旧未见统一明确的定义。随着医学与社会科学的不断融合,以及"大健康观"的提出,近年来不少国内外学者和国外相关健康机构(如美国国立卫生研究院、美国疾病控制与预防中心健康管理中心)认为疾病经济负担定义过于狭隘,并开始倡导医疗经济负担或健康经济负担的提法。

国内卫生经济学研究学者主要受劳动力再生产理论的影响,学习西方卫生经济学相关理论和研究成果。目前,国内以医疗经济负担为研究主题的计量分析研究较为少见,且学术界对医疗经济负担的定义、内容及分类尚未统一。部分学者认为,医疗经济负担应主要以卫生总费用为衡量指标,因此,医疗经济负担也应当包含疾病的流行病学负担部分;也有学者认为,医疗经济负担主要受疾病的发生与患者个体承受而产生疾病经济负担和意义,不应将疾病流行病学社会负担作为疾病经济负担的内容。目前,国内大部分学者更倾向于将医疗经济负担综合化评价,即指由疾病而造成的一切现实或潜在的经济损失。

目前,大部分的相关研究对医疗经济负担的分类主要是将其分为直接医疗经济负担和间接医疗经济负担。直接医疗经济负担一般指的是由于预防、保健或治疗疾病(含健康体检、诊断和康复)而直接造成的个人、家庭和社会各利益相关方(如医疗保险公司、政府、卫生保健机构等)的各种经济损失和负担。直接医疗经济负担又分为直接医疗性经济损失及负担和直接非医疗性经济损失及负担。直接医疗性经济损失及负担包括病患就医活动所产生的挂号费、检查费、治疗费、手术费、药费、住院费、康复费等一切医疗性支出;直接非医疗性经济损失及负担则是指病患为了获得医疗卫生服务而产生的其他一切额外医疗性支出,如为了看病消耗的交通费、伙食餐饮费、营养费、陪护费等。间接医疗经济负担是指除了直接医疗经济负担之外的一切经济损失和负担,尤其是指因病造成的"机会成本"的损失,如因病造成的工作效率的降低、时间损失、陪护人员的损失等。

二、疾病经济负担研究应用

(一)疾病经济负担的决策支持研究

疾病经济负担是各国政府做出的有依据的、基于循证证据的卫生决策的重要依据之一,可以优化分配有限的资源,确定卫生部门的优先干预措施。如在国家或者省级层面开展季节性流感或乙肝病毒肺炎的经济负担研究,可以帮助政策制定者制定研发或者购买相应疫苗的决策,特别是如果需要对可获得的有限资源进行分配,以确保多项卫生干预措施的最佳优先顺序时,可以提供有力的科学证据,并且帮助政府制定补充免疫接种策略和扩大疫苗接种目标群体的决策。

(二)疾病经济负担的角度与内容拓展研究

疾病经济负担大致可以从医院、家庭和社会三个不同角度开展研究,但是目前较多的研究是集中在针对某种或某类疾病对患者个人或其家庭的疾病经济负担情况的研究,如针对慢性病、先天性心脏病、肺结核等,从医院和社会角度开展的疾病经济负担的研究还仍显不足。在未来疾病经济负担的研究方面,可以进行一些细化的研究,如从患者个人角度或家庭角度研究其医疗经济负担的一般情况及其影响,并进一步挖掘其原因,尝试探索和创新解决方案和政策建议。也可以从社会宏观角度开展研究,如探讨疾病经济负担对社会带来的经济损失以及为了防治疾病而消耗的卫生资源,还可以从政府角度、社会角度出发,开展多维度研究,如社会人群心理、行为偏好、社会经济、商业和贸易、政府形象、社会安定和投资信心等。还可以从医院的角度或医疗保险机构的角度出发,研究医疗经济负担对健康投资和社会医疗保险机构的影响,有助于提高医保资金资金管理的安全性和有效性。

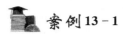 **案例 13 - 1**

时间你慢些走,有些记忆它不长留

"我已经不知道我是谁了,我也不知道接下来我还要失去什么",短期记忆减退、智力下降、不认识回家的路,我们身边越来越多的老人正承受着认知减退带来的痛苦。世界卫生组织2021年数据显示,全球目前有超过5500万人患有阿尔茨海默病,预计到2030年患者人数将达到7800万人,到2050年患者人数将增至1.39亿人。中国是全球阿尔茨海默病患者数量最多的国家,据中国疾病预防控制中心估计,中国老年人口阿尔茨海默病患病率为5.56%。目

前,中国约有 1000 万阿尔茨海默病患者,预计到 2050 年,患者人数将突破 4000 万。

阿尔茨海默病在全球死因顺位排序中位列第七,但由于诊断技术和病耻感等原因导致全球 75% 的痴呆症患者未被确诊,合计约 4100 万人。

全球每年用于治疗阿尔茨海默病的费用高达 6040 亿美元,其费用已经超过了心脏病、癌症和中风的费用,给全球带来繁重的经济负担。有研究估计,中国阿尔茨海默病所致社会经济负担总额在 2015 年已达到 1677.4 亿美元,预计到 2030 年经济负担总额将达到 2.54 万亿美元。

国际阿尔茨海默病协会在其发布的《世界阿尔茨海默病报告 2021》中呼吁,全球各国政府必须马上推广实施新的、更准确的测量手段和完善记录诊疗系统,准确测量和高诊断率是治疗、护理和支持医疗保健系统准备以及降低病耻感和提高干预疾病信心的关键。

思考与讨论

1. 疾病的直接经济负担与间接经济负担有什么区别?
2. 无形疾病负担的估计方法有哪些?
3. 疾病经济负担的测算在卫生经济分析中有什么实际意义?
4. 疾病经济负担测算时应注意哪些问题?

第十四章　健康公平性

 本章导学

　　《"健康中国 2030"规划纲要》战略目标中提道:"到 2030 年,促进全民健康的制度体系更加完善,健康领域发展更加协调,健康生活方式得到普及,健康服务质量和健康保障水平不断提高,健康产业繁荣发展,基本实现健康公平,主要健康指标进入高收入国家行列。"健康公平的内涵是什么? 如何测量和评价? 本章将在介绍健康公平性基本内涵与公平性分析方法的基础上,从卫生筹资、卫生服务利用、健康结果三方面深入解读健康公平性的概念与测量方法。

学习目标

　　1. 理解健康公平性的内涵
　　2. 掌握健康公平性的测量方法
　　3. 理解健康公平性的影响因素

情境导入

　　2023 年 5 月,第 76 届世界卫生大会在日内瓦举行。本届大会主题为"世界卫生组织成立 75 年:拯救生命,推动人人健康"。2023 年适逢中国政府向发展中国家派遣医疗队 60 周年,60 年来,中国向全球 76 个国家和地区累计派出 3 万人次医疗队员,诊治患者 2.9 亿人次,增进了世界人民健康福祉。中国政府始终坚持把人民健康摆在优先发展的战略位置,经过不懈努力,中国建成了世界上规模最大的医疗卫生服务体系,90％的城乡家庭 15 分钟内能到达最近医疗点;建成了世界上最大的医疗保障体系,基本医疗保险覆盖 13.6 亿人,覆盖率稳定在 95％以上,医疗保障能力不断提升。

　　中国高度赞赏世界卫生组织 75 年来在全球卫生治理体系中发挥的重要领导作用,将继续坚定支持世界卫生组织的领导协调作用。中国愿继续同国际社会一道,积极推动卫生健康交流合作,推动构建人类卫生健康共同体。打造人类卫生健康共同体倡议展现了中国对全世界各国人民平等的生命健康权等基本人权的尊重,增进了各国民众的健康福祉。生命健康权无国界、无种族、无关社会发展水平,尊重全世界各国人民平等的生命健康权,这是人类命运共同体理念的题中应有之义。

第一节　健康公平性概述

一、公平的概念与内涵

　　公平的概念表述众多,涉及价值判断,且与伦理道德观念有密切联系。公平概念蕴涵在社会生活价值目标中,反映了社会正义的基本要求。

罗尔斯"无知之幕"假设对"公平"概念影响深远。关于公平的理解包括以下几种:①从公平的社会作用来看,公平作为一种社会核心价值观,用于规范和调整社会关系。②公平是对人们之间社会关系的度量。社会关系的公平表现为三种形式:起点公平、过程公平及结果公平。任何权利与义务、社会价值的分配都包含在三种基本形式之中。③公平是对人与人、人与自然关系的一种认识和价值判断。一个人的收入状况、交往状况、政治地位和权利等,本身不存在是否公平的问题,只有在按照特定价值观对这些状况进行评价时,才会得出是否公平的结论。④公平主要指经济领域的公平,即国家通过赋税制度和社会保障制度对社会财富进行调节并保证二次分配的公平。⑤从公平与效率的因果关系来看,公平总是促进效率的。

社会事物可以按照不同的分类标准(如收入、年龄)分为若干组,水平维度是指其分类标准相同的一组,垂直维度是指人群按照分类标准分成连续的层,如图14-1所示。

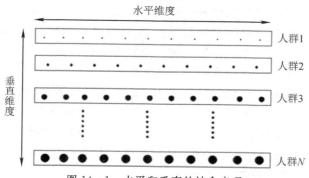

图 14-1 水平和垂直的社会表现

公平可以分为水平公平及垂直公平。①水平公平对处于相同状况的个人或群体给予平等对待,又称"横向公平"。这一概念常被用来考察税收和收入方面的问题。对家庭而言,有着相同规模和收入的家庭应支付相同税收;对个体而言,收入相同的个人应承担相同税收。②垂直公平对处于不同状况的个人或群体区别对待。垂直公平强调的是差别待遇,又称"纵向公平"。这一概念通常被用来考察税收问题。从贡献方面看,垂直公平强调缴费(如税收)是根据人们的支付能力设定的;从受益方面看,垂直公平强调收益随着人们的需要程度提高而增加。水平公平及垂直公平均是健康公平性的概念基础。

二、健康公平性的概念与内涵

健康是一项基本人权,达到尽可能高的健康水平是当今世界范围内最重要的社会性目标之一。健康公平性不只是描述健康结果的分布,更不能简单地将其理解为医疗卫生保健资源的分布。健康公平性具有更广泛的含义,涉及卫生健康领域公平问题的相关概念。一般认为,健康公平性包含卫生筹资公平性、卫生服务利用公平性和健康结果公平性三个方面的内容,可以理解为每一个社会成员(不论其性别、年龄、种族、收入、社会地位等)均应在上述各方面以平等的机会达到最佳状况。

健康公平性可以理解为创造平等地获得健康的机会,使不同人群的健康差别降到最低水平;也可理解为对生存机会的分配应以需要为导向,而不是根据收入差距或等级特权;要求努力降低社会各类人群在健康和卫生服务利用上的不公正和不应有的社会差距,力求使每个社会成员能够达到最佳健康状态。在卫生系统中,健康公平性要求所有社会成员均有平等的机会获得尽可能高的健康水平,这是社会成员的基本权利。健康公平性的最终目的是为了实现人人健康和健康平等。

三、健康公平性的历史研究及其意义

1977 年,英国政府成立了健康不公平研究小组,该小组于 1980 年 8 月向国会提交了《黑色报告》。该报告非常详细地显示了英国人口中健康不良和死亡分布不均的程度,将不同社会阶层的健康水平差异归因于社会经济环境的差异,这引起了世人的普遍关注和对健康公平研究的广泛兴趣,也成为世界各国制定卫生政策的伦理价值目标。

此后,世界卫生组织的许多政策声明和研究结果都强烈呼吁缩小国家之间和国家内部不同社会经济群体之间的健康差异。在研究早期,"健康差异"普遍强调社会经济层次不同的人群健康状态的不同,而对不同性别、种族或民族间存在的健康差异关注较少。

许多研究者在测量和评价健康差异的程度、变化及其原因方面,探索出了许多分析方法,对健康差异研究做出了重要贡献。尽管在健康差异的实证和方法论研究方面取得很大进展,但有关健康差异的定义和内涵还没有取得一致性看法。

1990 年,怀特海提出健康公平的概念,指出"健康公平意味着创造平等的健康机会,以便将健康差异降到尽可能低的水平,也就是在人口健康方面能够体现出社会的公正目标"。1992 年,怀特海指出,不同国家间或同一国家不同社会人群间的健康状况和卫生服务利用确实存在着明显差异,这些差异可进行统计学测量,但并非所有的差异均代表"不公平",只有那些可避免的和不应有的差异才被认为是"不公平"的。

20 世纪 90 年代后期,对于如何定义健康差距以及如何测量健康差距在国际社会引起了很大争议。1995 年,世界卫生组织就各国及各国国内不同收入水平人群间存在的严重健康不平等情况,在日内瓦展开了关于"健康公平性""健康差异"及"健康不平等"的国际讨论。世界卫生组织侧重于推动低收入国家的健康公平性。1995—1998 年,世界卫生组织卫生公平项目组将健康差异定义为"不同社会地位人群健康水平以及健康影响因素的可以避免的差距"。

1999 年,世界卫生组织再次重申"健康公平性"及"健康不平等"问题的严重性,并强调将对健康公平性的探讨转移到有关健康公平性的新测量方法层面,随后一系列有关健康公平性的内涵及测量研究成为全球学术研究的热点。2000 年,瓦格斯塔夫等人从方法论角度提出了两种健康不平等概念,即纯粹健康不平等和社会经济健康不平等,并对两种概念进行对比分析。纯粹健康不平等是指一个国家或地区一定时期内人群的健康状况差异,常用人群期望寿命、婴儿死亡率和人群的患病率等指标来评价。社会经济健康不平等是指不同社会经济特征人群的健康状况差异,从社会经济维度研究健康不平等,这些因素包括性别、职业、收入、阶层、教育水平、文化等,是健康不平等重要的度量指标。社会经济健康不平等多采用洛伦兹曲线和基尼系数等收入不平等的测度方法来度量健康不平等。1991 年瓦格斯塔夫等人、2000 年布雷弗曼等人通过实证研究,分析了工业化国家不同社会经济人群的健康分布差异,并开发了新的分析方法,如集中曲线和集中指数等。健康不平等的分析方法包括单维度分析方法和多维度分析方法,通过这些分析方法来剖析健康不平等的深层次社会经济原因。瓦格斯塔夫等人对于卫生筹资公平性的测量方法也有深入的研究。

21 世纪以来,健康公平性受到极大挑战,健康不公平现象遍及全世界。无论是在国家之

间还是在国家内部,无论是发达国家还是发展中国家,无论国家总体健康水平是高还是低,获得健康的机会都存在着严重的不平等。

健康公平性是卫生领域研究的热点之一。健康公平已成为国际组织和各国政府追求的政策目标,各国把消除健康不平等作为卫生领域改革的主要目标。改革开放以来,中国卫生事业发展迅速,但城乡发展不协调、卫生资源配置不合理等问题日渐突出,健康不平等问题愈发凸显。中央及各级地方政府均明确把提高健康公平性作为重要的卫生发展战略。

理想状况下,一个好的卫生系统应该在卫生筹资和卫生服务利用两方面同时具有水平公平和纵向公平。但在实践中,往往难以同时兼备以上两点。一般认为,一个好的卫生系统应该在卫生筹资方面具有垂直公平性,在卫生服务利用方面具有水平公平性。

健康公平性的内涵及测量仍然是全球学术研究的热点,健康公平性也是各国制定卫生政策的价值目标。

第二节 公平性的分析方法

健康差异的测量方法因其简单并易于掌握而被国外学者所推崇。中国学术界于 20 世纪 90 年代中期开始关注健康差异的测量,并逐步引入健康差异的测量方法。这些方法现已被广泛用于评估健康结果以及卫生服务相关变量的差异。集中曲线和集中指数被采用的频率越来越高,并获得国内外学者认可,成为测量健康差异的标准方法。测量方法主要包括收入五分法、集中曲线、集中指数、洛伦兹曲线及基尼系数。

一、收入五分法

收入五分法将人群按收入从低到高排序后进行五等分,比较不同组别人群的健康水平。收入五分法用来测量与收入相关的健康差异。其分析步骤为:①将居民按照个人收入从低到高进行排序;②将排序后的居民进行五等份分组;③采用方差分析(当反映健康水平的指标为连续性变量时)和卡方检验(当反映健康水平的指标为分类变量时)方法比较各组人群的健康水平的差异。如果健康是平等的,那么五组人群的健康水平差异就应该无统计学意义,否则认为健康水平存在显著差异。除了健康水平外,收入五分法还可以用于测量不同收入人群卫生服务利用和卫生筹资的差异。

真实的收入水平对健康差异的测量结果非常重要,国际上一致认为准确收集居民的收入数据非常困难。在发达国家,尽管能够较准确地收集到政府部门或大型公司雇员的收入数据,但对于个体户或从事不稳定工作的人员很难收集到准确的收入数据;在发展中国家,由于在正规企事业单位工作的人很少,大部分人从事收入不稳定的工作,所以很难收集到准确的收入数据。针对收入不稳定群体,可以通过入户调查的方式收集其收入数据。然而,居民自报的收入水平往往会低于真实收入水平。已有研究往往采用易于准确收集的个人消费性支出或家庭耐用品价值等作为收入数据的替代。

收入五分法的优点是在测量健康差异时不仅考虑了最低和最高收入组人群的健康水平,而且考虑了介于最低和最高收入组之间的人群的健康水平。其缺点是仅可以比较不同收入人群的健康是否有差异而无法量化差异的程度。

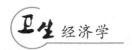

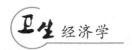案例 14-1

运用收入五分法分析不同收入居民健康差异

采用某省某次国家卫生服务调查统计的居民慢性病患病率指标反映居民的卫生服务需要水平(见图 14-2)。结果显示,无论城市还是农村,高收入组居民的慢性病患病率均高于低收入组居民。卡方检验结果表明,城市和农村不同收入组居民的慢性病患病率均有显著差异($p < 0.05$)。但由于收入五分法自身的缺点,其无法量化不同收入组人群卫生服务需要差异的程度。

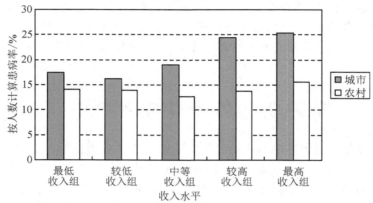

图 14-2　某省城市和农村不同收入组居民慢性病患病率

二、集中曲线

集中曲线是横坐标为按收入水平排序人口累计百分比、纵坐标为健康累计百分比的一条曲线(见图 14-3)。集中曲线用于衡量与社会经济水平相联系的健康差异程度。如果各收入水平人群的健康状况是绝对平等的,集中曲线和 45°对角线重合;如果低收入人群的健康水平较差,集中曲线位于对角线下方,反之则位于对角线上方。曲线与对角线的距离越远,表示不同收入水平人群的健康状况越不平等。绘制集中曲线的关键变量是健康水平和经济收入,采用的数据既可以是入户调查的个人数据,也可以是按经济收入分组后的数据。除了健康水平,集中曲线还可以用于测量不同经济水平的人群卫生服务利用和卫生筹资的差异。

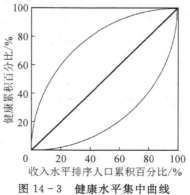

图 14-3　健康水平集中曲线

集中曲线简单明了,反映了健康状况在不同收入的人群中分布是否均匀,同时考虑了分层变量,能够衡量健康差异在多大程度上与经济收入或社会阶层相关。集中曲线的缺点是不能用一个量值表示健康差异的程度。

案例 14 - 2

运用集中曲线法分析不同收入居民健康差异

采用某省某次国家卫生服务调查的居民慢性病患病率指标反映居民的卫生服务需要水平,利用集中曲线分析城市和农村居民的卫生服务需要差异。城市和农村居民的慢性病患病率集中曲线均位于 45°对角线的下方,说明城市和农村居民的卫生服务需要均存在差异,高收入人群卫生服务需要高于低收入人群(见图 14 - 4)。

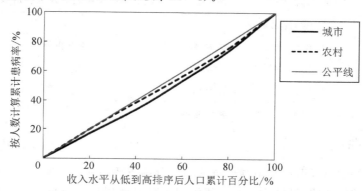

图 14 - 4　某省城市和农村居民慢性病患病率集中曲线

三、集中指数

集中曲线和 45°对角线之间面积的 2 倍称作集中指数,其取值范围为 -1~1。集中指数是在集中曲线的基础上计算得到的,用于衡量与经济水平相关的健康差异。与集中曲线不同的是,集中指数可以量化健康差异的程度。如果与经济水平相关的健康水平是绝对平等的,集中指数为 0;当集中曲线位于 45°对角线上方时,集中指数为负值,表明穷人拥有较高的健康水平;当集中曲线位于 45°对角线下方时,集中指数为正值,表明富人拥有较高的健康水平。

计算集中指数的公式为

$$C = \frac{2}{\mu}\text{cov}(h,r) \tag{14-1}$$

式中:$\text{cov}(h,r)$ 是相关秩 r(个体的经济状况在总体中的秩次)和健康水平 h 的协方差。该公式表明,集中指数仅仅与健康水平变量和经济水平排序之间的关系密切相关。

集中指数能够反映全部人口状况,且按人群的社会阶层排序,确保了把健康不平等的社会因素(如经济水平)考虑在内,但是仅以某一项健康指标作为观察指标,没有综合考虑其他指标的作用,属于单因素分析方法。

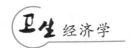

运用集中指数法分析不同收入居民健康差异

采用某省某次国家卫生服务调查中统计的居民两周患病率和慢性病患病率指标反映居民的卫生服务需要水平,利用集中指数分析城市和农村居民的卫生服务需要差异。城市和农村居民两周患病率和慢性病患病率的集中指数均为正值,说明无论是城市还是农村,低收入居民的卫生服务需要均高于高收入居民(见表14-1)。由于集中指数的值反映了卫生服务需要的差异程度,因此,由两周患病率显示的卫生服务需要差异,农村居民高于城市居民;对于由慢性病患病率显示的卫生服务需要差异,城市居民高于农村居民。

表 14-1 某省居民两周患病率和慢性病患病率的集中指数及其标准误

类型	两周患病率		慢性病患病率	
	集中指数	标准误	集中指数	标准误
城市居民	0.0312	0.0208	0.0865	0.0170
农村居民	0.0436	0.0144	0.0320	0.0155

注:两周患病率和慢性病患病率均为按人数计算的患病率。

四、洛伦兹曲线

洛伦兹曲线将收入或财产按不同人群或地区分为若干等级,横轴表示每一等级的人口数占总人口数的累计百分比,纵轴表示每一等级拥有财富的累计百分比,连接各点,即得到洛伦兹曲线。为了研究国民收入在国民之间的分配问题,1905年美国统计学家洛伦兹提出了著名的洛伦兹曲线,该曲线用以比较和分析一个国家在不同时代或不同国家在同一时代的财富不平等状况。

1986年,罗格朗将洛伦兹曲线引入测量健康差异。洛伦兹曲线的横轴是人群健康状况排序累计百分比,纵轴是健康累计百分比(见图14-5)。如果健康是平等分布的,洛伦兹曲线会和45°对角线重合,否则会位于45°对角线下方。洛伦兹曲线与对角线的距离越远,健康差异的程度越大。除了健康水平外,洛伦兹曲线还可以用于测量不同经济水平人群的卫生服务利用和卫生筹资差异。

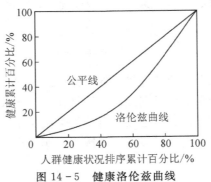

图 14-5 健康洛伦兹曲线

洛伦兹曲线的优点是反映了所有人群而非仅仅是极端值的情况,而且图形简单明了,可以直接看出健康分布是否均匀。同时,没有将人群进行经济分组,因此避免了将人群按经济分组后的一系列问题,如每组规模大小。其缺点是由于缺少分层变量,不能衡量健康差异在多大程度上与社会阶层相关。也就是说,无法了解社会经济状况分布对健康分布不均匀起到的作用。

案例14-4

运用洛伦兹曲线分析居民健康差异

采用某省某次国家卫生服务调查中"健康状况自评分"反映居民健康水平。"健康状况自评分"为居民在被调查当天对自己的健康状况评分,最差为0分,最好为100分。城市和农村居民健康状况自评分的洛伦兹曲线均在45°对角线下方,说明城市和农村居民的健康水平均存在差异。然而,由于没有对人群进行经济分组,无法判断哪些经济收入组人群的健康水平较好(或较差)(见图14-6)。

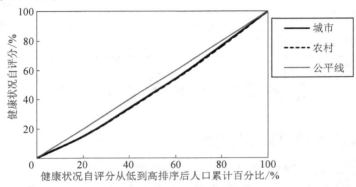

图14-6　某省城市和农村居民健康状况自评分洛伦兹曲线

五、基尼系数

基尼系数的数值等于洛伦兹曲线与对角线之间面积的2倍,取值在0~1,比值越大,差异越大。基尼系数为0,洛伦兹曲线与对角线重合,健康分布均匀;基尼系数为1,表示所有人群健康集中于某一阶层,即健康分布绝对不均匀。1922年,意大利经济学家基尼根据洛伦兹曲线的定义提出了判断收入分配平等程度的指标——基尼系数,之后该指标被引入用于测量健康水平的差异。此外,基尼系数还可用于测量不同经济水平人群卫生服务利用和卫生筹资的差异。

基尼系数的优点是用一个量值表示出了健康差异情况并可以直接进行比较,使用简便,效果直观,且反映了人群的总体情况。其缺点是不能测量与经济水平相关的健康差异,同时,不能反映每一层次健康的改变对总人群健康分布的影响。例如,当经济水平最高组人群的健康状况上升而经济水平最低组人群的健康状况下降时,由于是对混合人群测量健康状况,故可能出现正负相抵而不能客观反映各层次健康改变和需求的现象。

案例 14 - 5

运用基尼系数分析居民健康差异

采用某省某次国家卫生服务调查中"健康状况自评分"反映居民健康水平。健康状况自评分为居民在被调查当天对自己健康状况的评分,最差为 0 分,最好为 100 分。城市和农村居民健康状况自评分的基尼系数均大于 0,说明城市和农村居民的健康状况均存在一定差异。由基尼系数的数值可知,农村居民的健康差异略大于城市居民(见表 14 - 2)。然而,由于计算基尼系数的过程中没有对人群进行经济分组,因此,无法判断哪些经济收入组人群的健康水平较高(或较低)。

表 14 - 2 某省居民健康状况自评分的基尼系数及其标准误

类型	基尼系数	标准误
城市居民	0.0919	0.0024
农村居民	0.0921	0.0018

第三节 卫生筹资公平性

一、卫生筹资公平性的概念与内涵

卫生筹资的定义有广义和狭义之分。卫生筹资广义上的定义包含三个方面:①卫生服务资金的筹集;②卫生服务资金在各地区、不同人群和各类卫生服务之间的分配;③卫生服务的支付机制。卫生筹资狭义上的定义只涉及卫生服务资金的筹集。

无论是高收入国家还是低收入国家,卫生筹资渠道都是以下五种可能来源的组合:税收、社会保险、商业保险、社区筹资和直接现金支付(如患者直接支付给医疗机构的费用)。大多数卫生筹资机制都有两个目的:①确保卫生服务的平等可及;②防止患者因为疾病而遭到灾难性的损失(筹资保障),避免因病致贫。

卫生筹资公平性包括的原则有:①相同支付能力的居民支付的费用相同;②支付能力高的居民应该支付更多的卫生服务费用,而且所支付卫生费用占其收入的比例应该高于支付能力低的居民;③支付结束后,支付能力高的居民在扣除卫生支出后所剩余的收入应该高于支付能力低的居民。

卫生筹资公平性分为水平公平性和垂直公平性。水平公平性是指支付能力相同的家庭应该为医疗保健筹资做出同等的贡献。垂直公平性指支付能力越大的家庭为医疗保健筹资所支付的金额占其收入的比例应越高。就垂直公平性而言,当收入越高的家庭的医疗保健支出占其收入的比例越大时,该系统被认为是累进的;反之,当收入增加,其医疗保健支出占收入的比例反而下降时,该系统是累退的。当各收入水平的人群所支付的金额占其收入的比例都相同时,则该系统为成比例系统。一般认为,先进的卫生筹资机制应该是累进制。

保证卫生筹资的公平性是世界卫生组织在《2000 年世界卫生报告》中提出的卫生系统的三大目标之一。这种筹资负担的公平性也是卫生系统绩效测量的一个重点。卫生筹资公平性是卫生系统的主要目标之一,卫生筹资机制的公平程度将对人群的健康水平和健康公平产生很大影响。卫生筹资机制不同,使得不同人群的经济负担各不相同,从而对社会财富的再分配产生一定影响。卫生筹资公平性对卫生资源的合理配置、人群健康的公平性、卫生费用控制以及卫生服务的可及性等有直接影响。卫生筹资公平性对宏观卫生筹资系统绩效评价具有很高的价值。根据卫生筹资累进性的测算结果,分析不同卫生筹资渠道中不同人群筹资的累进或累退程度,对相应卫生政策的实施情况和效果进行监测和评价,针对不同经济状况的人群制定和调整卫生筹资政策,降低卫生不公平程度,从而实现人人健康的全球性目标。

二、卫生筹资公平性测量

卫生筹资公平性的测量主要通过计算家庭卫生筹资贡献率、筹资贡献公平性指数和卡克瓦尼指数等指标及方法测量。

(一)家庭卫生筹资贡献率

家庭卫生筹资贡献率是指家庭用于医疗卫生方面的支出占家庭可支付能力的比例。不管家庭的收入水平、健康状况和对卫生系统的利用如何,如果每个家庭卫生筹资负担比例相同,就可以认为整个社会的卫生筹资负担具有公平性。

以家庭为单位,通过各种方式测算家庭所消耗的卫生资源,而后计算实际消耗卫生资源占家庭可支付能力的比例,得到家庭卫生服务筹资贡献率。其计算公式如下:

$$家庭卫生筹资贡献率 = \frac{家庭医疗卫生支出}{家庭可支付能力} \tag{14-2}$$

式中:家庭医疗卫生支出指的是家庭在卫生方面的总支出,囊括了通过卫生系统筹资的各种支付方式,包括税收、社会保障卫生支出和商业性健康保险支出,以及家庭利用卫生服务时的直接现金支付。

(二)筹资贡献公平性指数

筹资贡献公平性指数主要反映家庭卫生筹资贡献率在每个家庭中的分布情况。其计算公式如下:

$$F = 1 - 4 \frac{\sum_{h=1}^{H} |C_h - \overline{C}|^3}{0.125H} \tag{14-3}$$

式中:F 为筹资贡献公平性指数;h 代表家庭;H 为样本中家庭数;C_h 为每户家庭的卫生筹资贡献率;$\overline{C}$ 为所有家庭卫生筹资贡献率的均值。F 的最大值为1,当所有家庭的卫生支出占其支付能力的比例相同时,F 为1;当各家庭的卫生支出占其支付能力的比例不等时,F 小于1。

卫生筹资贡献公平性指数有三个显著的特点:①卫生筹资贡献公平性指数综合反映了卫生筹资的垂直不公平性和水平不公平性。其值小于1时有两种可能:一种可能是相同支付能力的家庭卫生支出占支付能力的比例不同;另一种可能是不同支付能力的家庭卫生支出占支付能力的比例不同。当卫生筹资贡献公平性指数小于1时,卫生筹资系统既有可能存在水平不公平性,也有可能存在垂直不公平性,或二者兼有。②从卫生筹资贡献公平性指数无法看出卫生筹资是累进的还是累退的。不管是高收入家庭卫生支出占支付能力的比例高于低收入家庭(累进筹资)还是低于低收入家庭(累退筹资),卫生筹资贡献公平性指数都会小于1。③除了所有家庭卫生支出占支付能力的比例相同这种特殊情况外,卫生筹资贡献公平性指数对所有家庭卫生支出占支付能力比例的均值也非常敏感,因此该指数不仅反映了垂直和水平不公平性,同时也反映了卫生支出占支付能力的总体比例情况。

(三)卡克瓦尼指数

卡克瓦尼指数能够反映卫生筹资的累进性或累退性,其数值等于卫生支出的集中指数与家庭可支付能力(用收入代替)的基尼系数之差,是集中曲线与洛伦兹曲线之间面积的2倍。取值范围从-2(累退程度最大)到0(支付与收入成比例),再到1(累进程度最大)。如果筹资来源中,某种卫生支出的税率是累进的,则集中曲线位于洛伦兹曲线的下方;反之,如果某种卫生支出的税率是累退的,则卡克瓦尼指数为负值,集中曲线位于洛伦兹曲线的上方。如果某种卫生支出水平恰恰与收入成比例,则卡克瓦尼指数等于0,且筹资来源是均衡的。

全部卫生筹资的卡克瓦尼指数为各种渠道卫生筹资卡克瓦尼指数的加权平均和,其计算公式如下:

$$K = \sum_{j=1}^{j} \omega_j k_j \tag{14-4}$$

式中:K 为全部卫生筹资的卡克瓦尼指数;k_j 为各种渠道卫生筹资的卡克瓦尼指数;ω_j 为其对应权重,所有筹资渠道的权重之和为1。权重来自本地区卫生总费用数据,为通过该种渠道筹资的卫生费用占卫生总费用的比例。

卡克瓦尼指数的优点在于对收入分布进行了控制,而收入是界定筹资机制累退性的主要变量。如收入的集中程度比某种卫生支出更为集中,那么卡克瓦尼指数会将这种结果考虑在内,从而揭示某种卫生支出表面上看似累进实际上累退的真实情况。在实际分析中,可能会出现一些特殊情况,如某种卫生支出在低收入人群为累进的,在高收入人群为累退的,如果仅通过计算卡克瓦尼指数来反映卫生筹资的累进性,将会掩盖很多真实情况。因此,还需绘制卫生支出的集中曲线和洛伦兹曲线来直观清晰地反映各收入组人群卫生支出的累进性。

累进筹资是指在不同收入人群中,随着支付能力增加,卫生支出占可支付能力比例相应增加的卫生筹资类型。卫生筹资累进性是指在人群中,随着可支付能力的提高,卫生支出占可支付能力的比例增加的程度。

根据支付能力的原则,应从水平公平性和垂直公平性两方面进行公平性的测量。

水平公平性要求支付能力相同的家庭做出同等的贡献;垂直公平性要求支付能力越大的家庭为卫生服务筹资所支付的金额占其收入的比例应越高。就垂直公平性而言,当收入越高的家庭卫生服务支出占其可支付能力的比例越大时,该系统被认为是累进的;反之,当收入增加,其卫生服务支出占可支付能力的比例反而下降时,则认为该系统是累退的。当各收入水平的人群所支付的金额占其可支付能力的比例都相同时,则该系统为等比例系统。一般认为,先进的卫生筹资机制应该是累进制,但是一个国家的卫生筹资系统应该累进到什么程度,不同社会的决策者和公众均有其期望值,典型的经验性研究都避免对此做出固定的价值判断。

通常采用卡克瓦尼指数进行累进筹资评价。卡克瓦尼指数测量的是各收入组(此处用收入代替可支付能力)所承受卫生费用负担的程度。这个指数可以通过画图予以描述(见图14-7)。收入曲线(洛伦兹曲线)描绘了人群的数量累计比例(根据税前收入进行排序)随收入的累计比例变化关系。支出曲线(集中曲线)描述了人群数量的累计比例(根据税前收入进行排序)随卫生服务支出的累计比例变化关系。如果是按收入比例收取卫生服务费用,那么这两条曲线就是重合的。

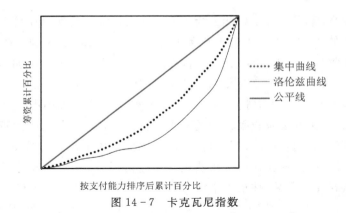

图 14-7　卡克瓦尼指数

　　如果筹资体系是累进的，支付比例增长速度大于收入的增长速度，则集中曲线位于洛伦兹曲线的外侧。如果卫生服务支出比例是累退的（也就是说，支付比例随着收入的增加而下降），则集中曲线位于洛伦兹曲线的内侧。根据两条曲线之间的面积大小来判定累进程度。卡可瓦尼指数的取值范围从 -2（累退程度最大）到 0（支付与收入成比例），再到 1（累进程度最大）。卡克瓦尼指数是基尼系数与卫生支出集中指数的差，也就是洛伦兹曲线与集中曲线之间面积的两倍。如果集中曲线位于洛伦兹曲线外侧，卡克瓦尼指数为正值，则筹资机制是累进筹资；如果集中曲线位于洛伦兹曲线内侧，卡克瓦尼指数为负值，则筹资机制是累退筹资；如果集中曲线与洛伦兹曲线重合，卡克瓦尼指数为 0，则筹资机制是等比例筹资。

　　累退筹资是指随着可支付能力的增加，卫生支出占可支付能力的比例相应减少的卫生筹资类型。累退筹资意味着低收入人群承担的医疗卫生负担较高收入人群高。

　　患者直接支付是最不公平的卫生系统筹资形式。这一方式允许富人支付与穷人同样的金额获得同样的服务，是一种典型的累退卫生筹资形式。世界各国最常见的卫生服务支付形式之一就是患者直接购买需要的药品和卫生服务。特别是在较贫困的国家，患者大都依赖于直接支付的形式。

　　患者直接支付有多种形式，包括医生诊疗费、处置费、药品费、其他物品费以及实验室化验费。患者直接支付方式限制了卫生服务的可及性，这一点在较贫穷的人们身上表现得尤为明显，因为穷人必须选择把有限的钱用于看病还是支付其他必需品，如食品和住房。对于那些因为疾病必需接受治疗的人来说，他们面临着变得贫困或更加贫困的风险。2002 年，布隆迪推出"向使用者收费"的机制，两年后，80% 的患者要么靠负债、要么靠出售自己的财产来治病。许多国家的人们都被迫借钱或出售资产来筹集卫生服务费用。

　　一个国家或地区的卫生筹资机制属于累退筹资，表示这一个国家或地区的卫生筹资公平性差。卫生系统筹资应该是一个患者能够负担、可以保证公平且具有可持续性的系统。当居民通过各种类型的税收以及保险来参与卫生系统筹资时，评估卫生筹资公平性就变得非常复杂。卫生筹资可能不以收入为依据，而是通过累进税系统达到平衡。在该系统中，富人缴费金额占其收入的比例要高于穷人。但是，所有缴费都是以个人支付能力为依据的。

　　等比例筹资是指在人群中，随着可支付能力的增加，卫生支出占可支付能力比例不变的卫生筹资类型。

　　在等比例筹资方式中，穷人和富人各自筹资占其可支付能力的比例不变。如穷人的可支付能力为 1000 元/月,富人的可支付能力为 10000 元/月,那么按照等比例筹资方式,假设筹资比例为可支付能力的 10%,则穷人的卫生筹资金额为 100 元,富人的卫生筹资金额为 1000元。如穷人和富人收入均增加 1000 元/月(假设纯粹为可支付能力的增加),那么收入增加(即支付能力增加)的穷人和富人的卫生筹资比例依然为 10%。这种情况下,收入的增长并不会引起卫生筹资比例的增长,因此,等比例筹资方式根据支付能力大小进行筹资。相比较而言,富人的支付能力强,但是并没有贡献较大的卫生筹资比例,因此,其卫生筹资公平性较差。

相对于累退筹资的典型方式直接支付而言,等比例筹资的典型方式如医疗保险则不区分穷人和富人,要求其承担同样比例的医疗费用。在此情况下,穷人更容易因病致贫,因为穷人常常必须选择将钱花在如食品、住房等生活必需品的消费上,更不容易享受医疗卫生资源;而富人会因为所需支付的医疗费用不足以影响其生活,则更容易享受医疗卫生资源。等比例筹资的卫生筹资公平性差,这种筹资方式并没有考虑到筹资需按照不同人群的支付能力进行,但是相比较累退筹资而言,等比例筹资的筹资公平性更好。

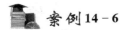 **案例 14 - 6**

某省农村地区卫生筹资累进性研究

运用某省的微观和宏观数据,采用集中曲线、卡克瓦尼指数等,分析农村地区卫生筹资公平性。微观数据主要通过某省 M 县的家庭入户调查获得,主要包括以家庭为单位的年经济收入、年消费支出及各类消费支出,共调查家庭 1056 户,总计 3106 人。宏观数据主要通过某省卫生总费用报告及统计年鉴获得,主要包括该省卫生筹资结构、财政收支状况等。数据结果显示:税收是累进的,具有垂直公平性;现金卫生支出累退,垂直公平性较差;新农合固定数额的筹资方式具有很强的累退性,总卫生筹资略微累退(见表 14 - 3、表 14 - 4)。

表 14 - 3　收入五分组下某省农村各种筹资方式的分布(%)

经济分组	家庭可支付能力	直接税	间接税	社会医疗保险	商业医疗保险	现金卫生支出	总卫生支出
最贫困组	7.0	6.0	9.4	18.1	7.1	7.8	8.8
次贫困组	11.7	10.4	13.4	18.3	11.9	14.5	12.5
中等组	16.5	12.9	18.9	18.6	15.6	15.0	14.8
次富裕组	22.4	19.0	22.5	20.8	20.5	23.8	19.8
最富裕组	42.4	51.7	35.8	24.1	44.9	39.0	44.1

注:表中的家庭可支付能力为家庭生活标准加直接税负担再加各种医疗保险支出。直接税为个人所得税;间接税为家庭负担的增值税和消费税,主要从食品、衣物、通信、水电、住房、娱乐等方面计算。

表 14 - 4　农村各种筹资方式的集中指数和卡克瓦尼指数

项目	可支付能力	直接税	间接税	社会医疗保险	商业医疗保险	个人现金卫生支出	总卫生支出
集中指数	0.3993	0.4317	0.2758	0.0597	0.3661	0.3094	0.3362
卡克瓦尼指数	—	0.0807	-0.0752	-0.0913	0.0151	-0.1416	-0.0148

第四节　卫生服务利用公平性

一、卫生服务利用公平性的概念与影响因素

(一)卫生服务利用公平性的概念

卫生服务利用公平性是指有相同卫生服务需要的人群无论其社会地位、收入水平、种族和地理等方面存在何种差异,都应该得到相同数量和质量的卫生服务;有不同卫生服务需要的人群,应该得到不同的卫生服务。

卫生服务利用公平性包括水平公平性(又称横向公平性)和垂直公平性(又称纵向公平性)两个方面。多数实行医疗保障的国家和地区,在卫生服务利用上倾向或强调水平公平性。

卫生服务利用水平公平性指的是有相同卫生服务需要的人群应该得到相同的卫生服务,而不论其贫富、年龄、种族等,又称卫生服务利用横向公平性。它包括两方面的内容:①有相同卫生服务需要的人群得到相同数量和质量的卫生服务;②有相同的卫生服务需要的人群卫生服务的可及性相同。

卫生服务利用垂直公平性指的是不同卫生服务需要的人群应该得到不同的卫生服务或对于不同健康状况的个体需要提供不同的卫生服务,又称卫生服务利用纵向公平性。卫生服务需要多的人比卫生服务需要少的人应该获得更多的卫生服务,即需要越多,利用越多。

(二)卫生服务利用公平性的影响因素

卫生服务利用公平性是健康公平性的重要组成内容之一。在健康公平性研究领域中,保证卫生服务利用公平性已经成为世界各国普遍关注的问题。21世纪以来,卫生服务水平公平性测量方法已经得到了广泛应用,对于评估中国卫生服务利用公平性、分析公平性影响因素进而改善公平性产生了积极作用。

卫生服务利用公平性的影响因素主要有:①卫生资源配置不合理。不同地区卫生服务人力、设备与房屋设置不合理等直接影响卫生服务利用公平性的实现。②社会医疗保障体系不完善。不同社会医疗保障人群的卫生服务利用存在不公平性。③社会经济因素。收入公平是保证卫生服务利用公平性的前提,经济收入对卫生服务利用有显著影响。④其他因素。生物学因素、教育程度、地理位置、自然灾害以及医疗费用增长等因素都会影响卫生服务利用公平性。

卫生服务利用公平性理论为制定卫生政策提供了理论依据。世界卫生组织1977年提出的"人人享有卫生保健"的战略目标、2009年中国"新医改"方案中基本公共卫生服务均等化目标以及建立基本医疗卫生制度等政策目标,均以该理论为政策制定的重要依据。

二、卫生服务利用差异

(一)卫生服务利用差异相关概念

卫生服务利用差异指的是不同地区或同一地区不同人群在门诊服务利用、住院服务利用、预防保健服务利用等方面存在差异,又称卫生服务利用不平等。

卫生服务利用差异包括两大类:①客观存在、不可避免的差异。这类差异由不可避免、不

可控制的生物学因素(年龄、性别、遗传等)及自然因素(气候、季节等)等造成。②可以减少和消除的差异。这类差异由可避免或可控制的人口学社会学因素(收入、文化程度等)、卫生政策因素(医疗保障制度等)、环境因素(地理位置等)等造成,属于卫生服务利用不公平性研究范畴。

基于卫生服务利用公平性理念,卫生服务利用的多少取决于卫生服务需要的多少,在公平情况下与影响卫生服务需要的因素(年龄、性别、遗传等生物学因素)有关,与非需要因素(社会阶层、种族、收入水平等社会经济、文化和环境因素)无关。相反,当卫生服务利用与非需要影响因素有关时,则发生了卫生服务利用不公平现象。

卫生服务利用不公平性包括水平不公平性和垂直不公平性。水平不公平性意味着相同的卫生服务需要未得到相同的卫生服务利用。垂直不公平性意味着不同卫生服务需要未得到不相同的卫生服务利用。

(二)卫生服务利用差异的测量指标

1. 门诊服务利用指标

门诊服务利用指标包括两周就诊率、两周患者就诊率、两周患者未就诊率等,用来反映人群对门诊服务的需求水平。

2. 住院服务利用指标

住院服务利用指标包括住院率、住院天数及未住院率,可用于了解人群对住院服务的利用程度,进一步分析住院原因、医疗机构、科别、辅助诊断利用、需住院而未住院的原因等,作为确定医疗卫生机构布局、制定相应的病床发展及卫生人力规划的依据。

3. 预防保健服务利用指标

预防保健服务利用指标包括计划免疫、妇幼保健、康复、健康体检、传染病和慢性疾病防制等各项预防保健服务利用的指标。通过健全的资料登记和信息系统收集相关的数据资料,计算相应的统计分析指标,反映预防保健服务的利用情况。也可以采取入户调查等抽样方法收集资料,反映人群实际利用和接受医疗和预防保健的服务量。

(三)卫生服务利用差异的影响因素

1. 人口生物学因素

不同性别、不同年龄组间均存在一定的卫生服务利用差异。2018年《全国第六次卫生服务统计调查报告》显示,男性两周就诊率为21.9%,女性为26.0%;15~24岁、25~34岁、35~44岁各年龄组两周就诊率依次为8.0%、10.7%、14.3%。

2. 人口社会学因素

不同职业间、不同文化程度组间、不同收入间均存在一定的卫生服务利用差异。2018年《全国第六次卫生服务统计调查报告》显示,国家公务员、技术人员、办事人员、企业管理人员、工人、农民、军人、自由职业者、个体经营者和其他不同职业类型组两周就诊率依次为10.2%、10.6%、10.4%、14.2%、15.9%、26.7%、7.1%、16.9%、15.7%、16.4%;没上过学、小学、初中各文化程度组两周就诊率依次为39.2%、33.4%、23.4%。

3. 自然环境因素

不同地理位置、季节存在卫生服务利用差异。2018年《全国第六次卫生服务统计调查报告》显示,东部农村、中部农村、西部农村调查人群两周就诊率依次为26.5％、23.5％、24.7％。

4.政策环境因素

不同医保参保人群间存在明显的卫生服务利用差异。2018年《全国第六次卫生服务统计调查报告》显示,城镇职工医保参保者年住院率14.8％,城乡居民基本医保参保者年住院率13.7％。

5.其他因素

其他因素包括医疗卫生机构设置、技术水平、医疗质量、服务态度等。

通过对卫生服务利用差异的测量,可以分解出可控制的差异,进一步分析可控制差异产生的原因,提出相应的干预措施和策略,为卫生政策制定和决策者提供决策依据和政策建议。卫生服务利用差异通常应用于卫生服务公平性研究领域,是进行卫生服务利用公平性分析的基础步骤。

三、卫生服务利用水平公平性测量

卫生服务利用公平性分为水平公平性和垂直公平性,然而水平公平性和垂直公平性测量方法的发展并不平衡,比较成熟的卫生服务利用公平性的测量方法均为测量水平公平性方法。

卫生服务利用水平公平性测量方法最初由罗格朗提出,此后瓦格斯塔夫等人对其进一步发展,先后提出了集中曲线法、直接标准化法、间接标准化法、广义线性模型间接标准化法以及集中指数分解法等测量卫生服务公平性的方法。

(一)卫生服务利用/需要比值法

罗格朗在分析英国国民医疗服务制度中的卫生服务公平性时,提出了两种测量公平性的方法:①计算每个社会经济组中患者群的人均医疗支出;②计算每组医疗支出占全部医疗支出的比例,且与每组中患者群占全部患者群的比例进行比较,如图14-8所示,图中Ⅰ到Ⅵ分别代表收入由低到高分组。假设患者群的卫生服务需要相同且只有患病的人才去就医,如果卫生服务达到水平公平,相同卫生服务需要的人一定会支付相同的医疗费用(即对所有社会经济组来说,患者群的平均医疗支出应该相等),同时,在每组中医疗卫生支出所占比例与患者群所占比例相同;如果低收入组患者群人均医疗费用支出低于高收入组,或低收入组医疗支出所占比例低于患者群所占比例,那么医疗服务存在有利于富人的不公平(即富人获得更多的医疗服务)。

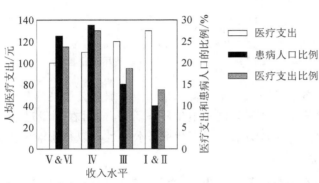

图14-8　罗格朗公平性测量方法

罗格朗提出的测量水平不公平性的方法遭到了许多学者的质疑,其存在的主要缺点有以下几个方面:①罗格朗法在测量卫生服务不公平性时,仅关注低收入组和高收入组人群卫生服务的公平性而没有考虑中间人群,同时没有考虑每组人群的相应人口规模。②罗格朗法在分析公平性的过程中,假设是只有患病的人才会得到治疗。这种假设的合理性受到质疑,因为即使没有患病的人也可能会利用卫生服务(例如体检)。瓦格斯塔夫认为,当患病和未患病人群均为医疗服务对象时,罗格朗法会产生偏倚,从而得出错误结论。③罗格朗法的第二个假设是所有患病的人都被认为拥有相同的卫生服务需要。有学者则认为这样假设不合理,因为患慢性病和患急性病的人对卫生服务的需要是不同的。④为了控制人口学因素的混杂作用,罗格朗法将卫生服务公平性的年龄-性别标准化结果和非标准化结果同时进行了公布。然而,即使是对年龄-性别的结构差异进行了标准化,由于没有对健康状况进行标准化,同样不可能得出非偏倚的结果。⑤罗格朗法无法回答卫生服务不公平的程度。

(二)集中曲线法

瓦格斯塔夫在罗格朗法的基础上提出用集中曲线法来测量卫生服务公平性,这种方法可以对不公平性的程度进行量化。首先将个体按经济水平从低到高排序,然后在图 14-9 中做居民患病情况(反映卫生服务需要)及医疗费用支出的集中曲线,将两者进行比较。如果在各收入组人群中医疗费用支出所占的比例与患者群所占的比例相同(即卫生服务公平),那么两条集中曲线应该重合;如果低收入组人群患病后得到的医疗服务低于高收入组人群,医疗费用集中曲线就会位于患病情况集中曲线的下方,反之,医疗费用集中曲线位于患病情况集中曲线的上方。卫生服务不公平性的程度用两条集中曲线之间的面积表示,其大小为两条曲线之间面积的 2 倍。假设 C_{ill} 为患病情况的集中指数,C_{exp} 为医疗费用的集中指数,那么两条集中曲线之间面积的 2 倍为

$$H_i = C_{exp} - C_{ill} \tag{14-5}$$

式中:H_i 为水平不公平指数,当不公平性有利于富人时为正,有利于穷人时为负。

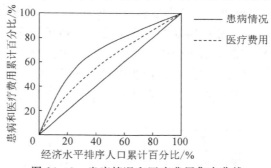

图 14-9　患病情况和医疗费用集中曲线

集中曲线法利用各经济收入水平人群测量了卫生服务公平性的程度,但也存在缺点:由于该方法采用的居民患病情况并不等同于卫生服务需要,同时在测量过程中并没有控制人口学因素的混杂作用,因此,利用该方法测量卫生服务公平性难以得出非偏倚的结果。

(三)直接标准化法

直接标准化法由瓦格斯塔夫等提出,是通过对不同经济组人群卫生服务需要进行标准化,进而利用集中指数测算卫生服务利用水平公平性的一种方法。假设 m_i 和 x_i 分别为反映个体

i在一定时期内卫生服务利用的变量和卫生服务需要的变量（卫生服务需要变量指反映居民健康状况的变量，包括年龄、性别、患病情况等），在每个经济组内以 m_i 为因变量、x_i 为自变量做回归模型，然后用所有人群的卫生服务需要变量均值代入每个回归方程式，得出当卫生服务需要相同时每组人群的卫生服务利用。水平公平性的程度可以通过标准化集中曲线和 45° 对角线之间的面积表示，即标准化集中指数来衡量。标准化集中指数表明在卫生服务需要相同时各经济组人群卫生服务利用的差别，反映了水平不公平性的程度，即水平不公平指数。此外，瓦格斯塔夫等人基于卡克瓦尼的研究结果提出了水平不公平指数的标准误估计方法（卡克瓦尼对集中指数与 0 的差异以及不同集中指数之间差异的统计学检验方法进行了研究）。

利用直接标准化法测量卫生服务利用公平性时控制了居民的卫生服务需要，测算出了居民在相同卫生服务需要时卫生服务利用的差异。然而，直接标准化法在测量卫生服务利用公平性时需要将人群按经济水平分组，分组数量的不同会导致测算出的水平不公平指数有所不同，正因如此，直接标准化法并没有被广泛应用。

(四)间接标准化法

间接标准化法是指利用回归模型对个体卫生服务需要的差异进行标准化（消除需要本身对服务利用的影响），计算间接标准化卫生服务利用，进而利用集中指数测算与经济水平相关的卫生服务利用公平性的一种方法。

在标准化过程中，用到的变量主要有三类：①利用变量。利用变量是指门诊费用、住院费用、住院天数等变量。②需要变量。需要变量是指反映居民健康状况的变量，包括年龄、性别、患病情况等变量。③非需要变量。非需要变量指除需要变量外其他影响卫生服务利用的社会经济变量。利用间接标准化法测算卫生服务利用水平公平性时消除了需要变量对卫生服务利用的影响，且充分利用了个人信息（不需要对人群按经济水平进行分组），因此测算结果准确可靠。

(五)集中指数分解法

利用集中指数分解方法可以将卫生服务利用不平等性分解为各影响因素对其的贡献，利用该方法不仅能够测量与经济水平相关的卫生服务利用的水平不公平性，而且能够对不公平性的原因进行合理解释。集中指数的分解一般适应于线性模型，如果是广义线性模型，需要用到广义线性模型的线性估计来分解集中指数，最常用的线性估计的方法是估计自变量为均值时的偏效应。线性估计的公式如下：

$$y_i = \alpha^m + \sum_j \beta_j^m x_j + \sum_k \gamma_k^m z_k + \mu_i \tag{14-6}$$

式中：y_j 为卫生服务利用；x_j 为卫生服务需要变量；z_k 为非需要变量；β_j^m 和 γ_k^m 分别为需要变量和非需要变量的偏效应；μ_i 为误差项，包括估计误差。由于公式为线性形式，所以卫生服务利用的集中指数可以分解为

$$C = \sum_j (\beta_j^m \overline{x}_j / \mu) C_j + \sum_k \left(\frac{\gamma_k^m \overline{z}_k}{\mu} \right) C_k + G_{C_u} / \mu \tag{14-7}$$

式中：C 是卫生服务利用的集中指数；C_j 和 C_k 分别是 x_j 和 γ_k 的集中指数；G_{C_u} 是误差项的集中指数；$\overline{x}_j$ 和 $\overline{z}_k$ 分别是 x_j 和 γ_k 的均数。

公式表明卫生服务利用集中指数等于需要变量和非需要变量集中指数的加权和（未考虑误差项），而每个需要变量和非需要变量的集中指数与其加权的乘积即为其对卫生服务利用不

平等性的贡献。在卫生服务利用集中指数中减去需要变量对卫生服务利用的贡献后便得到卫生服务利用的水平不公平指数，其公式为

$$H_{Ii} = C - \sum_j (\beta_j^m \overline{x}_j / \mu) C_j \qquad (14-8)$$

利用集中指数分解法不但可以测量与经济水平相关的卫生服务利用的水平公平性，而且能够计算各因素对卫生服务利用不平等性的贡献，该方法在探索卫生服务利用公平性的影响因素方面得到了广泛的应用。其缺点是当卫生服务利用为非连续变量时，需要估计广义线性模型中自变量为均值时的偏效应，这种线性估计方法是否合理，目前还存在一定争议。

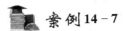

案例 14-7

互助医疗项目对改善卫生服务利用公平性的效果评价

由哈佛大学组建的中国农村互助医疗模式项目小组，根据中国西部农村地区面临的基本问题，与卫生改革的相关理论以及国内外实践经验相结合，设计出一种解决我国农村卫生问题的综合模式，其目的在于提高西部农村居民卫生服务的可及性、公平性和抗疾病风险的能力，提高卫生服务效率和质量，最终达到改善居民健康状况的目的。

运用某省 Z 县互助医疗试点 A 镇的数据，公平性测量方法主要采用集中指数法、收入分组法和医疗服务标准化方法，分析互助医疗制度对当地居民卫生服务利用公平性的改善情况，应用多元线性回归模型，标化后利用是指消除医疗服务需要本身对医疗服务利用的影响后，由社会经济因素影响的门诊服务利用。

项目实施前 A 镇两周就诊集中指数为 0.0330，集中曲线位于公平线下方，说明就诊人群偏向高收入人群；项目实施后两周就诊集中指数为 -0.0209，集中曲线位于公平线上方，说明就诊人群偏向低收入人群；且项目实施后集中指数较项目实施前有所减小，说明互助医疗实施 3 年后，A 镇的卫生服务利用公平性有了一定的提高，但不同收入人群之间存在一定的差距，卫生服务利用公平性还有待进一步提高。以两周就诊情况作为评价医疗服务利用的指标之一，用集中指数评价其公平性。由表 14-5、表 14-6、表 14-7 可以看出：项目实施前门诊服务利用集中指数为正值，说明基线年门诊服务利用多集中于高收入人群，而项目实施后参保和整体人群标化后医疗服务利用集中指数均为负值；项目实施后标化后的整体人群和参保人群门诊服务利用集中指数均小于项目实施前标化后的门诊服务利用集中指数。

表 14-5 A 镇项目实施前和项目实施后样本人群的两周就诊率(‰)

收入分组	项目实施前基线调查	项目实施后随访调查	项目实施后随访调查参保人群	项目实施后随访调查未参保人群
Ⅰ	79.85	135.38	150.42	37.98
Ⅱ	103.03	139.34	158.37	75.00
Ⅲ	94.55	115.40	123.06	37.98
Ⅳ	92.01	107.15	110.94	37.50
Ⅴ	126.21	119.22	143.61	37.98
合计	94.48	123.30	138.30	45.33

表 14 - 6　A 镇不同收入水平人群门诊服务利用情况(‰)

收入分组	项目实施前两周就诊率			项目实施后两周就诊率			项目实施后两周就诊率(参保)		
	实际利用	需要预期	标化后	实际利用	需要预期	标化后	实际利用	需要预期	标化后
Ⅰ	79.85	85.67	66.82	135.38	141.39	149.55	150.42	142.87	141.07
Ⅱ	103.03	82.49	67.20	139.34	135.68	101.45	158.37	126.89	129.87
Ⅲ	94.55	72.78	66.96	115.40	115.97	114.09	123.06	117.13	125.53
Ⅳ	92.01	94.02	72.46	107.15	120.86	114.93	110.94	120.73	126.81
Ⅴ	126.21	104.50	73.17	119.22	125.34	133.56	143.61	126.53	133.61
合计	94.48	87.89	69.32	123.30	127.85	122.72	138.30	126.83	131.38

表 14 - 7　A 镇项目实施前后门诊服务利用集中指数

项目实施前后	实际利用	需要预期	标化后
项目实施前	0.0330	0.0224	0.0104
项目实施后(参保人群)	-0.0178	-0.0122	-0.0055
项目实施后(全人群)	-0.0209	-0.0147	-0.0060

第五节　健康结果公平性

一、健康结果公平性的概念与影响因素

(一)健康结果公平性的概念

健康结果公平性在不同地区或同一地区不同人群健康状况间不存在差异。不同人群的健康状况如果存在差异,叫作健康状况差异。健康状况差异包括两大类:一是客观存在、不可避免的差异。如果健康状况差异是由不可避免的因素导致的,那么健康结果是公平的。二是可避免的因素导致的差异。由此导致的健康结果是不公平的。

(二)健康结果公平性的影响因素

健康结果公平性的影响因素主要为影响健康状况差异的可避免的因素,包括经济水平、社会地位、教育水平、职业、生活方式、社会背景和社会政策。

1. 经济水平

在影响健康结果公平性的因素中,经济因素至关重要。经济变量通过影响人群的营养水平、教育程度和卫生服务可及性等,直接或者间接地影响健康状况和卫生服务利用。不同国家的调查均表明经济因素是影响社会成员健康状况的主要因素,贫困是造成健康结果不公平的最深层次的原因。贫困会导致营养不良以及无法获得维持健康的必需条件,如较好的住房、卫生设备和洁净的饮用水等。研究表明,相对贫困或社会不公正造成的心理影响、社会影响也会造成健康不良。如收入差距大与社会疾病指标有关,还会造成更具威胁性的生活环境压力。不断加剧的收入差距不只影响着最贫困的人群健康状况,对整个人群健康状况都会产生负面影响。

2. 社会地位

通常而言,社会地位的提高与健康状况改善是平行的。社会地位较优越的人健康状况更好,社会地位较低的人健康状况较差。健康状况的社会梯度在全球所有国家都普遍存在,不仅仅是发达国家才存在的现象。由于社会地位较低的个体通常暴露于多种不同的危险因素中,且这些因素之间可能会发生相互作用,所以他们对某个特定危险因素健康影响的易感性比社会地位较高的个体要高。如大量关于污染物的研究发现,社会地位低的人群的职业和居住条件使得他们面临的危险更大,这可能会导致他们失能。

3. 教育水平

教育对健康的决定性作用已经得到充分的证明。总的来说,受教育程度最高的阶层,其生存概率最大。中国和南非国家的研究发现,母亲的受教育程度与婴儿死亡率之间存在着强的负相关。在智利和俄罗斯,教育充当了经济转型所带来的负面健康效应的缓冲剂。在俄罗斯,教育程度较高的人,尤其是妇女,所受到的死亡风险的影响要比那些教育程度较低的人小。较高的教育程度可以降低很多病因导致的不健康或死亡的危险。教育的健康效益不局限于某个年龄——可以跨越整个生命期,并可以延续到后代。

4. 职业

职业与健康之间的联系在于人们能否获得足够的收入来维持良好的健康状态。研究表明,在俄罗斯,成人失业者的死亡率最高。职业稳定性对期望寿命有影响,在俄罗斯,高职业更换率与低期望寿命之间存在着强的正相关。同时,不同职业人群的健康状况差异明显。1977 年,英国政府成立了健康不公平研究小组,研究报告指出,无技能职业组未到退休年龄死亡的概率比最高等职业组高 2.5 倍。职业性的健康分级为研究健康的社会决定因素提供了重要依据。

5. 生活方式

不同社会成员的社会生活方式存在明显差别,许多研究表明,较低社会阶层的人群吸烟、酗酒、缺乏体育锻炼、不良饮食习惯等健康不良行为发生的比例较高,因此他们的健康状况也较差。相对于社会经济地位最高组人群,社会经济地位最低组人群的吸烟率是前者的 2 倍。

6. 社会背景和社会政策

社会背景和社会政策包括许多重要的健康决定因素,其中包括政治的、文化的、社会的以及经济的因素。在缺少民主的社会体系中,普遍腐败、暴力、地方种族主义和性别歧视为健康不公平提供了土壤。此外,对交通运输的管理、对烟草和酒精类物品给予规制、政府治理暴力的措施都属于对健康有影响的政策。卫生或医疗保健体系也是社会政策的重要组成部分,各国在进行卫生体制改革时要兼顾效率和公平。

二、健康结果公平性测量方法

(一)健康差异的概念

健康差异不同人群在卫生筹资、卫生服务利用及健康结果上存在的不平等性,又称健康不平等。健康公平性理论下的健康差异不仅包括健康结果存在差异,还包括卫生筹资以及卫生服务上存在的差异。健康差异包含可避免的差异和不可避免的差异两种。可避免的健康差异就是健康不公平。健康差异示意如图 14 - 10 所示。

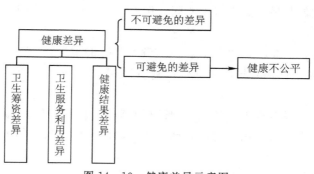

图 14-10 健康差异示意图

由于时间和地域差异,如何确定不可避免的健康差异存在不同的答案。通常认为以下七种因素影响健康差异:①自然的、生物学的变异;②损害健康的行为,如参加娱乐活动和体育活动不当;③有利于改善健康状况的健康促进行为;④经济社会原因导致的不良生活方式或行为;⑤暴露于非健康的居住和工作环境;⑥利用基本卫生和其他公共服务不足或过度;⑦自然选择或健康相关的社会疾病,包含易患病的群体转为贫困人群。在上述健康差异的影响因素中,第①、②、③通常被认为是不可避免的因素;而第④、⑤、⑥被认为是可以避免的因素,并且可导致健康不公平。因素⑦包括因病致贫。

由于自然变异的原因,人类存在个体差异性。因此,每一个体不可能具有同等的健康水平。如 70 岁的男性冠心病的患病率高于 20 岁的男性,这是由于人类自然老化过程导致的差异,而不能认为是健康不公平。男女性之间的某些健康结果差异是由于遗传原因导致的,同样也不能认为是健康不公平。如宫颈癌及卵巢癌只发生在女性患者,而前列腺癌及睾丸癌的患病只在男性中发生。

健康公平的目的不是要消除所有健康的差异,而是尽量减少或消除可以避免的和不公正的因素导致的健康差异。因此,健康公平是关注获得健康的平等机会,并使健康差异下降到尽可能低的水平。

由于受到时间和空间限制,健康公平的定义应该只强调到目前为止可以避免的健康差异,如果存在可以避免的健康差异则意味着健康不公正或不公平。清楚辨别哪些是可以避免的健康差异具有重要的现实意义,尤其是识别那些能以较低的成本和最少的投入达到降低健康差异的因素十分重要。

(二)健康差异的测量

较简单的测量健康差异的方法是将不同人群的健康水平进行比较,如测量不同收入人群健康差异所采用的收入五分法。较复杂的健康差异测量方法包括利用/需要比法、极差法、洛伦兹曲线法、基尼系数、差异指数(又称不相似指数)、不平等斜率指数、相对指数、集中曲线和集中指数等。

健康差异的测量方法因其简单、易于掌握而被国外学者所推崇。中国学术界于 20 世纪 90 年代中期开始关注健康差异的测量,并逐步引入健康差异的测量方法。这些方法现已被广泛用于评估健康结果以及卫生服务相关变量的差异。集中曲线和集中指数被采用的频率越来越高,被国内外学者认为是测量健康差异的标准方法。

比例差异法用来测量两组人群健康状况的绝对差距,是指一组人群中拥有某种健康指标的人数占总人数的比例与另一组人群中相同比例差值。其计算公式如下：

$$R_D = r_1 - r_2 \qquad\qquad (14-9)$$

式中：R_D 为比例差异；r_1 和 r_2 为两组人群反应健康状况的指标；r_2 为对照组人群；R_D 的单位和 r_1、r_2 相同；极差法是比例差异法的一个特例，它是指最高收入组和最低收入组健康指标的差值。

比例比率法用来测量两组人群健康状况的相对差距，是指一组人群中拥有某种健康指标的人数占总人数的比例与另一组人群中相同比例比值。其计算公式如下：

$$R_R = r_1 / r_2 \qquad\qquad (14-10)$$

式中：R_R 为比例比率；r_1 和 r_2 为两组人群反应健康状况的指标；r_2 为对照组人群。

比例差异反映了健康差异的实际值，对于评估政策目标非常重要。当采用比例差异和比例比率在同一时间点对同一指标测量时得出的结果一致，但当时间点不同且评估指标不同时，采用二者测量的结果不一致。

改革开放以来，在中国社会结构和经济体制的变化带来巨大经济成就的同时，贫富差距和健康水平的差距也在不断扩大。从婴儿死亡率、孕产妇死亡率和期望寿命来看，中国的健康差距主要体现在地区之间（东、中、西部）、城乡之间和不同经济收入人群之间，具体表现为东、中、西部居民的健康水平逐次降低，农村居民的健康水平低于城市居民，低收入者的健康水平低于高收入者。不仅如此，健康水平较低人群的疾病经济风险远高于健康水平较高人群。由此可以看出，缩小中国不同人群之间的健康差距已刻不容缓。健康差距除了重视健康本身的差距外，更应该重视影响健康的重要因素的差距。健康差距的定义为中国利用政策干预提高居民健康水平指明了方向，必然会对中国居民健康水平的整体提高产生深远的影响。

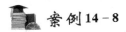 **案例 14-8**

某省基本医疗保险参保者健康结果公平性分析

利用某省第五次卫生服务调查资料，以城镇职工基本医疗保险、城镇居民基本医疗保险和新型农村合作医疗保险制度参保人员为研究对象，使用集中指数和集中曲线测量健康结果不平等的程度，使用集中指数分解法探索健康结果不平等的来源和分析健康结果水平不公平的程度。

研究发现，城镇职工医保参保人员健康结果集中指数较小，说明健康不平等的程度较小；城镇居民医保健康结果集中指数较大，说明其健康结果不平等程度也较大；新农合健康结果集中指数及不平等程度介于两者之间；自评健康不良的不平等性大于两周患病和慢性病患病的不平等性。

"可控变量"使两周患病和慢性病患病集中于较高收入人群，存在偏穷人的健康结果水平不公平；而自评健康不良却相反，"可控变量"使偏富人的健康不公平程度增加，健康结果集中于较低收入群体。新农合参保人员健康结果的水平不公平性大于职工医保和居民医保。

1. 健康结果集中指数

将三种基本医疗保障制度作为总体，计算所有参保人员两周患病、慢性病患病和自评健康不良的集中指数，其集中指数分别为 0.0456、0.0057、-0.0691，两周患病和慢性病患病的集中指数为正值，说明存在偏穷人的健康结果不平等，即健康结果集中于较高经济水平组，经济水平较好的参保人员健康结果较差。自评健康不良集中指数为负值,说明存在偏富人的健康不平等,即自评健康不良集中于较低经济水平组,经济水平较差的参保人员健康较差,如表14-8所示。

表 14-8　基本医疗保障制度参保人员健康指标集中指数

健康指标	集中指数	标准误	集中指数95%置信区间	
			下限	上限
两周患病	0.0456	0.0054	0.0350	0.0561
慢性病患病	0.0057	0.0050	−0.0040	0.0154
自评健康不良	−0.0697	0.0046	−0.0781	−0.0602

表14-9展示了健康结果集中指数分解结果。以两周患病为例,两周患病的集中指数为0.0456,其人口学变量相关的贡献为−0.0395(占比−86.6%),水平不公平指数为0.0852,表明在排除人口学差异的情况下,两周患病集中于富裕人口。

表 14-9　三种基本医疗保障制度参保人员健康结果水平公平性

健康公平性指标	两周患病	慢性病患病	自评健康不良
人口学变量的贡献	−0.0395	−0.0481	−0.0170
健康结果指标集中指数	0.0456	0.0057	−0.0691
水平不公平指数	0.0852	0.0538	−0.0522

 思考与讨论

1. 如何通过制度设计促进卫生筹资的公平性?
2. 可以从哪些维度评价社会医疗保险制度的公平性?
3. 卫生服务利用的"平等性"和"公平性"的区别是什么?

第十五章 卫生技术经济学评估

 本章导学

目前,我国面临着有限的卫生资源与日益增长的卫生服务需要之间的矛盾,如何采取科学的评价方法选择最优的卫生技术和卫生政策意义重大。卫生技术经济学评估以经济学相关理论为基础,通过研究卫生领域中的经济规律来解决卫生经济问题,是衡量卫生技术是否具有经济价值的重要方法。作为卫生技术评估的一个重要方面,卫生技术经济学评估能够帮助决策者选择更加科学、有效的方案。本章将在介绍卫生技术经济学评估概念、内容、应用及步骤的基础上,分别介绍成本效果分析法、成本效益分析法和成本效用分析法这三种卫生技术经济学评估方法的概念与应用。

学习目标

1. 熟记卫生技术的概念
2. 熟悉卫生技术评估的分类
3. 理解卫生经济学评价的概念、内容及程序
4. 掌握成本效果分析方法
5. 掌握成本效益分析方法
6. 掌握成本效用分析方法

情境导入

在我国,每年有 20 余万女性罹患乳腺癌,乳腺癌已成为严重威胁妇女健康的主要疾病之一。1998—2007 年,我国城乡乳腺癌发病率呈现上升趋势,而研究数据表明,乳腺癌发病率的平均增长率农村(6.3%)高于城市(3.9%)。2008 年,我国新发乳腺癌 169452 例、死亡 44908 例,分别占到全世界的 12.2% 和 9.6%。2010 年《中国乳腺疾病调查报告》指出,我国乳腺癌的发病率增长较快,增速比西方国家高出 1%～2%,且呈现出年轻化的趋势。《2013 中国肿瘤登记年报》数据显示,乳腺癌已经成为女性恶性肿瘤发病率排名第一的疾病。

为了保障妇女的健康、提高健康水平,2009 年 6 月,《国务院关于医药卫生体制改革近期重点实施方案(2009—2011 年)》确定将农村妇女"宫颈癌和乳腺癌"(两癌)检查项目作为重大公共卫生服务项目之一在全国范围内实施,2009—2011 年为全国 31 个省(区、市)221 个项目县的 1000 万农村适龄妇女免费进行宫颈癌检查,其中东部地区 30 个县、中部地区 78 个县、西部地区 113 个县。

国家每年对公共卫生项目实施专项拨款,要求有效地开展"两癌"筛查工作。当大量的资金投入到该项目中,项目运行的成本是多少呢? 所取得的短期效果和效益如何? 长期效果、效

用以及效益又是怎样的？取得的效果、效用和效益与成本相比，是否符合经济学最优的标准？以上问题均需要做进一步的评价。

第一节　卫生技术经济学评估概述

一、卫生技术评估概述

(一)卫生技术的概念

18世纪末，德国哲学家把技术定义成为了完成特定目标而协调动作的方法、手段和规则相结合的体系。卫生技术是指广泛用于卫生保健和医疗卫生服务体系的特定知识体系的统称，它包括卫生保健的药品、医疗设备、医疗信息系统、手术方案、卫生辅助材料等，泛指一切用于疾病筛查、预防、诊断、治疗康复及健康促进、延长生存期和提高生命质量的技术手段。

一般科学技术是主观要素与客观要素的统一，是一个从潜在的意识形态转变为现实形态的过程，是生产力的主要构成要素。科学技术都是客观存在的，并具有实证检验的能力。一般技术的进步均要求较高的探索性和创造性。凡是技术总具有双面性，一方面可以带来效率的提升，另一方面也会导致一些不必要的后果。卫生技术除了拥有一般科学技术的这些特性以外，也有其自身的特性。①卫生技术使用的场所是公共卫生和临床医疗等涉及人群健康的领域。对于人类来说，没有什么比生命更加珍贵的，因此对卫生技术的安全性和有效性要求特别高，需要保证人们的生命安全。②卫生技术具有很强的正外部性。如疾病的预防接种、传染病的防治措施、重大疾病的筛查技术等均具有很强的正外部性和效益的不可分割性。③卫生技术发展和使用要符合社会和伦理学要求。

(二)卫生技术评估

1. 卫生技术评估的概念

卫生技术评估是指对卫生技术的技术特性、临床安全性、有效性(效能、效果和生存质量)、经济学特性(成本效果分析、成本效益分析、成本效用分析)和社会适应性(社会、法律、伦理、政治等)进行系统全面的评价，为各个层次的相关政策决策者提供科学信息和决策依据，对卫生技术的开发、应用、传播、转化与淘汰的整个周期进行政策干预。卫生技术评估能促进卫生资源的合理优化配置，在提高其效率的同时兼顾公平，从而达到提高人民整体健康水平的目的。要处理好有限的卫生资源与人们日益增长的医疗卫生需求之间的矛盾，重点就是需要提高卫生资源的利用效率，实现卫生资源合理有效的配置，在保证安全和有效的前提下，以最小的投入来获得最大的收益。

2. 卫生技术评估的对象

卫生技术评估的对象包括临床医疗技术和公共卫生技术。临床医疗技术评估从类型上可分为单一技术评估和多技术评估；从内容上可分为医疗技术评估、药物评估和医疗器械评估。公共卫生技术评估从服务提供角度可分为临床预防技术评估、行为预防技术评估和环境预防技术评估；从疾病预防阶段角度可分为一级预防技术评估、二级预防技术评估和三级预防技术评估。

3. 卫生技术评估的角度和价值判断标准

卫生技术评估的目的是为了促进卫生资源的合理有效使用,提高卫生技术的有效性和公平性,最终影响人们的健康水平。卫生技术评估的过程其实是一个不断判断和选择的过程,做出判断最重要的是需要一套大家都认可的评判标准,同时,也要对技术评估活动本身的成本与效益进行价值判断。卫生技术评估的主体和目的决定了卫生技术评估的方法与结果。

4. 卫生技术评估的内容

卫生技术评估的内容主要包括卫生技术的技术特性、安全性、有效性、经济性和社会伦理性五个方面。卫生技术的技术特性是指卫生技术在操作过程中的属性,即是否符合卫生技术的操作规范,包括技术设计、生产、加工、维护过程中的一系列规范。假设一项技术在使用过程中产生了一定的副作用,但是这个副作用不会影响患者的其他功能和生活状态,只是持续一段时间的副作用,出于技术安全性的考虑,需要在操作过程中告知患者或者患者家属副作用产生的客观性。卫生技术的安全性是指卫生技术在使用过程中对于使用该技术的患者可能出现的不良反应和后果要尽可能在患者的可接受范围之内。除了在流程规范上需要告知患者和患者家属外,也需要让患者及家属根据自身实际情况权衡卫生技术的安全属性,然后进行选择。卫生技术的有效性是指使用该技术能够在多大程度上改善使用者的健康状态。从另一个角度来说,卫生技术就是为了达到治疗的有效性,但是同样的卫生技术应用在不同的患者身上,治疗结果会产生差异,即使他们罹患的是同一种疾病,这是由于个体特性导致的。卫生技术的经济性包括微观的经济特性和宏观的经济特性。微观的经济持性主要是针对个体来说的,指个体为某种卫生技术支付的价格。宏观的经济特性是指某卫生技术使用对于国家整体健康水平的影响以及对于国家或者某一地区整体医疗费用的影响。卫生技术的使用对象是人体,所以必然会涉及社会和伦理的问题。如胎儿性别检验、干细胞应用、活体器官移植、基因检测和临终关怀支持等一系列卫生技术都面临着一定的法律标准和社会道德问题,卫生技术的发展一定要在法律允许和支持的范围之内,同时需要在社会伦理道德的视角下做出正确的判断。技术的有效性是指该技术能够在多大程度上减轻患者因为疾病产生的痛苦。

5. 卫生技术评估的方法

卫生技术评估综合运用流行病学、卫生统计学、卫生经济学、计量经济学和卫生伦理学等理论方法。不同类型的评估内容使用的方法也不尽相同,例如卫生技术的安全性和有效性评估中主要应用临床试验的方法,包括随机对照组试验、队列研究等;卫生技术的经济学评估使用成本分析、成本效果分析、成本效益分析、成本效用分析等方法;卫生技术的社会伦理评估采用伦理审核、专家组评定等方法。

6. 卫生技术评估的基本步骤

不同的卫生技术评估主体在评估不同的卫生技术时,评估的步骤可能不尽相同,但是大多数卫生技术评估的步骤都是类似的。

1)确定评估题目

卫生技术评估的选题原因多种多样。有的是出于医疗实践的需要,比如新药上市之前必须要进行有效性和安全性的评估;有的可能是应用过程中需要重新评估,比如应用过程中出现强烈副作用的药品;有的是出于大多人的健康需要,比如那些高患病率、死亡率的疾病,造成患者的疾病担重,需要急切地对治疗该疾病的技术进行医疗技术评估。

2）明确评估问题

了解评估主体之后，就要对评估问题进行具体分析。评估人员要了解卫生技术中具体涉及的健康问题、人群、评估的技术类型、技术的使用场所和技术的评估内容等。

3）确定评估角度

对一项卫生技术进行评价要选择从哪个角度进行评价，并且确立大家普遍接受的具有权威性的评价标准。

4）进行评估设计

卫生技术评估设计时要先区分是实验性评估、非试验性评估还是观察性评估等。

5）收集资料

收集的资料直接关系到最终评估结果的质量。因此，在收集资料时，要尽量保证资料的完整性、准确性和可靠性。

6）分析数据

资料收集之后，研究者需要对已有的数据资料进行系统的研究和分析。

7）综合证据

数据分析以后，为了形成决策，需要将研究结果进行综合，使卫生技术的评价能够更加全面。

8）形成评估结果

评估的结果是对某项技术的建议和意见。例如，某技术的安全性和技术性较好，但是会涉及部分社会伦理问题，或者某技术的有效性好，但是相比现在常用的技术安全性较差，具有某种副作用。评估的结果有多种呈现形式，可以是研究报告，也可以是学术论文等。

9）评估结果的传播

评估结果的传播方式包括大众非专业渠道传播和专业渠道传播。比如可通过专业学术期刊、研讨会和论坛等学术著作的形式呈现，可通过建立政府与评估机构的合作机制影响决策，可通过政府的政策咨询进行传播。

10）监测技术使用效果

评估结果能否产生作用，除了通过传播转化的机制，还需要监督检测卫生技术的执行情况，需要了解卫生技术执行的机构、人员、技术要素是否严格按照技术规定执行。

二、卫生技术经济学评估

(一)基本概念

1.卫生经济学评估

卫生经济学起源于 20 世纪 60 年代，在以后得到极大的发展。卫生经济学以经济学的相关理论为基础，通过研究卫生领域中的经济规律来解决卫生领域中的经济问题。解决的问题涉及卫生服务的需求、利用、定价、供给以及卫生资源的筹集、配置等多个方面。长期以来决策者受困于卫生资源不能满足日益增长的卫生服务需要的难题，如何经过科学的经济学评价选择最优的方案就显得意义重大。作为卫生技术评估的一个重要方面，卫生经济学能够帮助决策者选择更加科学和有效的方案。

卫生经济学评价是运用技术经济分析与评价方法，对卫生干预措施的制定、实施或产生的结果，从卫生资源的投入（卫生成本）和产出（效果、效益和效用）两个方面进行科学的分析，为政府或卫生部门从决策到实施卫生干预措施以及考察其实现程度，提出评价和决策依据的方法。即从多维度对患者的疗效、生命质量及医疗费用进行综合考量，以寻求决策最佳平衡的方法，使有限的卫生资源得到合理的配置和有效的利用。目前，卫生经济学评价的方法主要涵盖了四种，分别是成本分析、成本效果分析、成本效益分析和成本效用分析。

2. 卫生经济学评估的要素

1）成本

在经济学中，成本是指一个组织或者个体为了生产或提供一定的产品或服务所消耗的所有活劳动和物化劳动的货币总和。组织在进行产品或提供服务时需要消耗生产资料和劳动力，这些消耗在成本中用货币计量，表现为材料费用、折旧费用、工资费用等。成本可以分为直接成本和间接成本。直接成本一般是能够明确地追踪到某一既定的成本对象的成本，或者说是直接用于生产某产品或提供某服务的成本。间接成本是指为生产或者提供服务发生了消耗，但是不能直接追踪到某既定的成本对象的成本。在卫生领域中，间接成本是指因伤病或死亡所引起的社会成本或代价。

根据成本总额与服务量的关系，成本可以分为固定成本和变动成本。固定成本是指在一定时期一定服务量范围内，不受业务量变化的影响而保持固定不变的成本。变动成本是指成本总额随服务量的增减而增减，呈正比例变化的成本。

在进行成本效果分析时还要考虑机会成本和边际成本。机会成本是将同一卫生资源用于另一最佳替代方案的效益。由于卫生资源是有限的，当决定选择某一方案时，必然要放弃其他一些方案，被放弃方案中最好的一个方案的效益被看作是选择某一方案时所付出的代价。换句话说，做某一件事的机会成本就是以同样的资源做另一件事所能获得的好处。只要资源是有限的，决定做某件事就必然包含着机会成本，只有被选择方案的效益不低于机会成本的方案，才是可取的方案。机会成本并非实际支出，只是在卫生经济分析与评价时作为一个现实的因素要给予认真的考虑。边际成本是指在原卫生服务量的基础上再增加（或减少）一个单位的服务量所增加（或减少）的成本额。由于卫生资源是有限的，选择往往不仅在做与不做之间进行，而且在做多与做少之间进行。根据边际成本与平均成本的关系，只要边际成本低于平均成本，增加卫生服务量或多或少将使平均成本继续降低。当边际成本等于平均成本时，这时所获得的经济效果最大，且每单位服务量的平均成本最低。

2）效果

效果是指卫生服务产出的一切结果，具有满足人们各种需要的属性。在卫生经济的成本效果分析中，效果是指因为疾病防治所带来的各种卫生方面的直接结果指标的变化，如发病率、死亡率的降低，治愈率、好转率的提高，人群期望寿命的延长等。不同的服务项目其产出的效果也不同。以国家重大公共卫生服务项目农村妇女乳腺癌、宫颈癌免费检查为例，项目实施的主要目的是早期发现乳腺癌、宫颈癌患者，提高其治愈率，保障妇女的健康，这是项目评价的关键点，但是在项目实施的过程中也有其他的效果，包括农村妇女乳腺癌、宫颈癌防治知识知晓率的提高、相关卫生管理者及卫生技术人员水平的管理水平及技术应提升、发现妇女的常见病和多发病以及广大群众对政府的满意度增加等。

3）效益

效益是有用效果的货币表现，即用货币表示卫生服务的有用效果。效益一般可分为直接效益、间接效益和无形效益。

（1）直接效益是指某项卫生计划方案实施后所节省的卫生资源。如发病率的降低，就减少了诊断、治疗、住院、手术或药品费用的支出，减少了人力、物力资源等的消耗，这种比原来节省的支出或减少的消耗就是该卫生计划方案的直接效益。

（2）间接效益是指某项卫生计划方案实施后所减少的其他方面的经济损失。如由于发病率的降低和住院人数、天数的减少，避免患者及陪同家属的工资、奖金的损失等。

（3）无形效益是指某项卫生计方案实施后减轻或避免了患者肉体和精神上的痛苦，以及康复后给其带来的舒适感和愉悦感等。

4）效用

卫生服务领域中效用是指人们对不同健康水平和生活质量的满意程度。成本效用分析中效用常用衡量生命质量的指标（如质量调整生命年和失能调整生命年等）代表效用。

质量调整生命年是指由于实施某项卫生规划挽救了人的生命，不同程度地延长了人的寿命。不同的人其延长的生命质量不同，因此需将不同生活质量的生存年数换算成相当于完全健康人的生存年数。

失能调整生命年是指从发病到死亡所损失的全部健康寿命年，包括因早逝所致的损失生命年和疾病伤残所引起的伤残生命年两部分。该指标是对疾病引起的非致死性健康结果与早逝的复合评价指标，用来衡量人们健康的改善和疾病的负担。

（二）卫生经济学分析与评价的基本内容

卫生经济学分析与评价是指应用技术经济分析与评价方法，对卫生规划的实施过程或产生的结果，从卫生资源的投入量（卫生服务成本）和卫生资源的产出量（效果或效益）两个方面进行科学的分析。简而言之，即通过分析卫生规划的经济效果（成本、效果或投入、产出），对备选方案进行评价和选优。

采用哪种经济学评价方法取决于评价所涉及的问题及评价的目的。经济学评价分为全面评价和部分评价。经济学的全面评价主要具有两个特征：①评价既要考虑被评价项目的投入（成本）又要考虑项目的结果（效果、效益和效用）；②要在两个或两个以上方案之间进行比较。不具备上述两个特征的评价，即只进行成本评价或结果评价，都属于经济学的部分评价。

全面的卫生经济分析与评价要求从成本和结果两个方面，对不同的备选方案进行分析比较，所以其最基本任务就是要确认、衡量、比较和评价各备选方案的成本和结果，解决技术方案的选优问题。测算成本时，要包括直接成本、间接成本和社会成本，充分考虑方案的机会成本、边际成本；评价结果时，需依据不同的目的将规划产生的结果划分为效果、效益和效用，并分别进行测量。

（三）卫生经济学评价方法的使用

在我国卫生服务的各个领域，经济学评价的使用主要体现在以下四个方面。

1. 论证卫生政策的经济效果

卫生领域的各项政策，如卫生筹资政策、资源配置政策（区域卫生规划）、公共卫生服务政策等，都需要利用卫生经济评价方法，论证其经济效益，体现政策实施的结果。例如，通过经济学分析方法评价预防保健卫生资源利用的效益。

2. 论证卫生规划实施方案的经济效果

为了实现卫生政策目标、达到规划目的,往往可以采取多种实施方案。有限的资源究竟投入到哪一方案?通过对比各种方案的成本、效果,进行经济评价是一种很好的选择。

3. 论证卫生技术措施的经济效果

在给定的情况下选择何种临床治疗方案,如对肾衰患者是选择肾移植还是肾透析等,应用卫生经济分析与评价可以论证其在经济上是否可行。

4. 对医学科学研究成果进行综合评价

医学科研本身是受多因素影响的复杂过程,当科研成果形成了新技术并应用于实际时,计算其经济效益,进行经济评价,提供相应的经济信息,这些都有助于医学科研成果的综合评价。

(四)卫生经济学评价的基本步骤

1. 确定评价目的

评价者首先必须明确研究目的和问题。卫生经济学评价基于对问题的认知,是评价的基础。分析角度的不同会测算出不同的成本和结果。经济学评价可以从不同的角度进行分析,从什么观点进行分析对理解一项研究的结果非常重要。因此,在明确所要研究的问题的基础上,要综合分析评价各备选方案实施的影响,以做出科学的决策。

2. 确定各种备选方案,排除明显不可行的方案

要实现卫生政策的预期目标,可以采用不同的实施方案及具体措施。一定的卫生资源究竟该用于哪一种方案呢?评价者应该考虑到一切可能的方案并对每个方案有一个全面的认识,提出各方案最佳的实施措施以供比较,这是卫生经济分析评价工作的前提,对合理配置资源以及评价和决策都有很重要的意义。在多方案选择时,应该遵循的标准有:在政治上能得到支持或承诺的方案;对若干相似方案进行归类,选择有代表性的方案进行评价;对具有高度成本效益的方案应该优先予以考虑,反之则予以排除;对具有严重约束条件、不可能进行操作的方案应予以排除。

3. 投入成本的测量

成本的组成包括直接成本和间接成本。评价应该主要立足于社会角度,从整个社会角度来分析评价,不能单纯从卫生部门或机构狭隘的立场上进行评价,要通盘考虑项目、计划和干预活动整个周期的成本,这样才能进行客观评价。

4. 产出结果的测量

应明确所有计划实施的结果,并且尽可能地度量出来。评价过程中有时很难确定取得最后结果的信息,而只能用中间结果来测量。在结果中效果的测量要全面,效益测量取决于能否用货币值来表示,大部分项目可带来多种效益,主要分为直接或间接的社会效益和经济效益。效用测量从人的生命和生命质量出发,采用综合指标。

5. 贴现和贴现率

卫生经济学评价受时间的影响,政策方案在实施中的资金投入具有时间价值,不同的时间里,同样的资金的时间价值是不同的。货币的时间价值产生于使用资金过程中获得的利息或利润。影响时间价值的因素包括时间的长短和收益率的高低。贴现又称为折现,是把将来某一时点的资金金额换算为现在的等值金额的过程。贴现使用的利率称为贴现率。对方案的成本和效益进行贴现便于各方案之间进行合理的比较。

6. 敏感性分析

敏感性分析也是卫生经济学评价中一种重要的方法，它主要是分析在一定的范围内，通过改变参数估计值来计算参数变化对结果影响程度的一种方法。由于模型结构复杂且涉及了大量参数，其中一些参数的取值存在不确定性。因此评价时需要做敏感性分析，判断参数的不确定性是否会影响分析结果的稳定性。敏感性分析可以弥补参数估计时的不确定性，有助于找出影响政策方案成本效果的因素，增强决策可靠性。常用的敏感性分析方法有单因素敏感性分析、多因素敏感性分析、阈值分析、龙卷风分析以及概率敏感性分析等。

7. 投入产出定量评价

卫生经济学评价的核心准则是计算各个方案的投入和产出，并做出比较，选择单位产出成本最小的方案，从而得出结论。为比较各种检查方案的优劣，以增量成本效果比值作为综合评价指标，增量成本效果比值越小，则政策方案每多获得一个单位效用需要投入的成本越少，增量成本效果比值最小的方案为最优方案。根据 WHO 的标准，当增量成本效果比值大于人均 GDP、小于 3 倍的人均 GDP 时，政策方案均可以实施。

第二节　成本效果分析

一、成本效果分析的概念

成本效果分析主要评价使用一定量的卫生资源（成本）后的个人健康产出，这些产出表现为健康的结果，用非货币单位表示，如发病率的下降、延长的生命年等，也可采用一些中间指标，如免疫抗体水平的升高等。

成本效果分析的指导思想是以最低的成本去实现确定的计划目标，任何达到目标的计划方案的效果越好，或者消耗一定卫生资源在使用中应该获得的最大的卫生服务效果，即从成本和效果两方面对备选方案之间的经济效果进行评价。当政策方案之间成本相同或接近时，选择效果较好的方案；当方案之间的效果相同或接近时，选择成本较低的方案。

成本效果分析一般用于相同目标、同类指标的比较上，如果目标不同，活动的性质和效果就会不同，这样的效果指标就难以比较，即使比较也没有什么实际意义。

二、成本效果分析中的指标选择

在进行成本效果评价时，应该明确效果指标，对效果指标进行定量测量。效果测量取决于不同政策方案所涉及疾病的种类、症状、体征、实验室检查项目、干预时间和干预对象情况等。在对急性疾病进行干预时，效果指标可以选择发病率、治愈率、症状消失率及病死率等指标。对慢性病干预进行成本效果分析时，可以用患病率、人群健康生命质量的改善等作为效果指标。在评价预防接种实施效果时，可以采用项目覆盖人数、发现患者人数、治疗患者数和降低的死亡率等作为产出或效果的衡量指标。反映效果的指标应该满足有效性、数量化、客观性、灵敏性以及特异性的要求。

在实际分析应用中,大多数的评价都采用单位效果的成本作为不同干预措施的比较指标。如发现一例患者的成本、治疗一例患者的成本和治愈一例患者的成本等。

成本效果分析包括一般成本效果分析和增量成本效果分析。一般成本效果分析是指每发现或减少一例患者需要投入的成本。但仅通过一般成本效果分析,难以准确比较不同方案的优劣,需要进行增量分析。增量分析的指标为增量成本效果比值,该指标反映了每多获得一个单位效果需要投入的成本,增量成本效果比值最小的方案为最优方案。

成本效果分析既可以从综合效果也可以从单项效果来进行比较分析。只要能以最简捷的方法对不同干预措施效果进行比较,从而做出选择,也就基本达到了成本效果分析的目的。

卫生政策方案的效果指标有时不止一个,而是有多个,尤其是社会卫生规划或卫生服务计划方案的效果指标往往有多个。当比较的效果指标有多个时,不同方案之间的比较就显得困难了。在这种情况下需要采取适当的办法简化效果指标,使成本效果分析能够对方案做出确切的评价。具体方法包括以下几个方面。

(1)卫生政策方案的目标尽量单一。将卫生计划方案在实施中难以实现的目标去掉;对不能协调的目标权衡之后予以放弃;有从属关系的目标,去掉从属的目标;将方向基本一致的目标进行合并。

(2)精选效果指标。去掉满足效果指标条件较差的指标,将对卫生计划方案重点内容评价的指标作为效果指标,将较次要的指标作为约束条件对待。

(3)综合效果指标。当效果指标较多时,可以采用综合评分法,对效果指标根据其数值给予一定的分数,并根据效果指标对方案评价的重要程度给予一定权重,经过计算使效果指标换算成一个综合性指标,作为方案总效果的代表值,用于不同方案之间的比较和评价。各方案的成本相同时,比较各方案效果指标的综合得分;当各方案的成本不相同时,可以将成本也看作一个指标(即负的效果指标)给予评分,然后比较各方案的综合得分。

三、成本效果分析与评价的方法

(一)应用成本效果分析的条件

1. 评价目标必须明确

决策者必须有明确的目标,即想要得到的结果应该清晰。卫生政策的目标可以是服务水平、行为的改变,或是对健康的影响等,它们常同时存在。因此,必须确定一个最主要的目标,使评价人员对效果的评价有确切的范围,以便选择合适的效果指标。

2. 备选方案必须明确

成本效果分析是一种比较技术分析方法,必须至少存在两个明确的备选方案才能进行相互比较,而备选方案总数量没有上限。

3. 备选方案必须具有可比性

分析人员必须保证备选方案间具有可比性。①确保不同备选方案的目标一致;②如果卫生政策有许多目标,要确保不同的政策方案对这些目标的实现程度大致相同。

4. 每个备选方案的成本和效果都是可以测量的

成本通过货币的形式得以表现。要确保效果指标(如避免的死亡人数等)可以被测量,即使不能定量,至少也必须被定性,如治疗效果以"有效、无效、恶化"等表示,再把定性指标转化为分级定量指标进行比较。

(二)成本效果分析的三种方法

(1)当卫生政策方案的成本基本相同时,比较各方案的效果的大小,选择效果最大的方案为优选方案。

(2)当卫生政策各方案的效果基本相同时,比较各方案的成本的高低(即成本最小化分析),选择成本最低的方案为优选方案。

(3)当不同卫生政策实施方案成本不同时,效果也随之变化,这种情况下可通过计算增量成本和增量效果的比率判断哪个方案更优。同时也可以计算增量成本效果比值,增量成本效果比值越小,则政策方案每多获得一个单位效果需要投入的成本越少,增量成本效果比值最小的方案为最优方案。

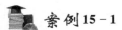 案例 15-1

某地农村妇女乳腺癌筛查成本效果分析

某地对农村妇女进行乳腺癌的免费筛查,现有 1、2、3 三种方案。方案 1:每 1 年检查一次＋临床检查＋彩超＋钼靶 X 线;方案 2:每 2 年检查一次＋临床检查＋彩超＋钼靶 X 线;方案 3:每 3 年检查一次＋临床检查＋彩超＋钼靶 X 线。采用三种方案对 10 万农村妇女检查 30 年,使用马尔可夫模型对成本和效果进行预测,各方案成本效果如表 15-1 所示。

表 15-1　乳腺癌各筛查方案的成本效果

检查方案	发现的乳腺癌数/人	检查总成本/万元	成本/效果比/(元/人)	增量成本效果比值/人均国内生产总值
方案 1	2475	25144.50	101593.94	2.63
方案 2	1224	12944.21	105753.35	2.74
方案 3	808	8889.28	110015.84	2.85

表 15-1 中,乳腺癌三种检查方案中方案 3 的成本最小,方案 1 的成本最大,但是其检查效果明显不同,此时无法判断哪个方案是最优方案。从成本效果比值来看,方案 1 是最优的方案。根据世界卫生组织标准,当检查项目的增量成本效果比值与人均国内生产总值的比值小于 3 时,项目方案均可以实施。所以按照某地当年的经济社会发展水平,乳腺癌三种检查方案均可以实施。

第三节　成本效益分析

一、成本效益分析的概念

成本效益分析是评价公共项目的一个重要工具,是指通过比较不同备选方案的全部预期成本和全部预期效益来评价备选方案,为决策者选择计划方案和决策提供参考依据,即研究方案的效益是否超过它的资源消耗的机会成本,只有效益不低于机会成本的方案才是可行的方案。其决策标准比较简单,总的来说,只要方案的净社会效益大于零(即效益大于成本),这个方案从经济上就是可行的。

与成本效果分析不同的是,成本效益分析不仅要求成本,而且要求产出指标也要用货币单位来测量。从理论上讲,成本效益分析是将投入与产出用可以直接比较的统一的货币单位来估算,是卫生项目经济学评价的最高境界,同时也是最难于操作的一种方法。因为这种分析方法要求将投入和产出均用货币单位来表示,这样就使得不仅项目间可以用精确的货币单位换算来比较优劣,而且项目自身也可以比较投入与产出收益大小,可是在实际操作上很难实施。

对于效益的衡量,一般情况下采用某项卫生技术所带来的效益,如减少的诊断、治疗、手术、卫生材料的支出等的测定相对来说比较简单,可以直接采用与之相关的费用来计算。但采用卫生技术后健康的改善,延长的生命的价值或减少的身体及精神上的痛苦所带来的效益比较难以测量,对这些效益的测量一般常用人力资本法和意愿支付法。

二、成本效益分析法

(一)成本效益分析方法的选择

不同类型方案分析方法产生的结果不同,决策者需要综合分析各种方案间的关系,以确定选用正确的成本效益分析方法进行方案的评价、决策。方案之间的相互关系一般有三种情况,即相互独立的方案、相互排斥的方案以及相互依赖的方案。

1. 互相独立的方案

如果对某个方案的选择不影响对其他方案的选择,这些方案就是相互独立的方案。相互独立的方案之间无须互相比较和选择,能否接受或采纳某个方案只取决于方案自身的经济效益能否满足决策所提出的标准,而与其他方案的优劣无关。对相互独立的一组方案,可根据决策标准全部接受,或部分接受,也可以全部不接受。当资金有限时,常用效益成本比率法并结合净现值法来选择最优的方案组合。

2. 相互排斥的方案

当选择其中任何一个方案之后就不能再选择其他方案。这些方案就是互相排斥的方案。在有资源约束的情况下,这类方案的选择以内部收益率最大的方案为优;在没有资源约束的情况下,常采用增量内部收益率分析来评价和决策,以增量收益率最大的方案为最优。

3. 相互依赖的方案

相互依赖性的方案一般是把它们合并作为一个方案来考虑,再研究它与其他方案是相互依赖的还是互相排斥的。

(二)几种常用的成本效益分析方法

根据是否考虑货币资金的时间价值,成本效益分析分为静态分析法和动态分析法。

1. 静态分析法

静态分析法是指不考虑货币的时间价值,即不计利息,不计贴现率,直接利用成本和效益的流转额,以增量原则计算方案投资在正常年度能带来多少净收益。常用指标有以下四种。

1)投资回收期

投资回收期是指以投资方案各年现金净流量来看收回该方案原投资所需要的时间。其计算公式如下：

$$投资回收期＝原投资额/平均每年现金净流量 \qquad (15-1)$$
$$投资回收期＝各年末尚未收回的投资余额/各年末累计现金净流量 \qquad (15-2)$$
$$现金净流量＝营业收入-营运成本 \qquad (15-3)$$

或

$$现金净流量＝营业净利＋折旧 \qquad (15-4)$$

若各年现金流量相等，则采用公式(15-1)；若各年现金流量不等，则用公式(15-2)。在实际工作中，各年现金流入主要是营业收入，而现金流出主要是运营成本。

投资回收期是根据方案的预期投资回收期来确定方案是否可行的一种决策分析法，如方案预期投资回收期比要求的回收期短，风险程度就比较小，则项目方案可行；反之，项目方案不可行。这种方法的优点是计算简便、容易理解。其缺点为：①没有考察方案的整个寿命周期，未考虑回收期后的成本效益情况，即忽略了方案投资的长远利益；②只反映方案投资的回收速度，不能直接评价方案的收益能力；③没有考虑货币的时间价值。故应避免片面依靠该指标做决策。

2）简单收益率

简单收益率是指达到设计产量的年份（即正常年度）所取得的现金净流量与原投资额之比。其计算公式如下：

$$简单收益率＝平均每年现金净流量/原投资额 \qquad (15-5)$$

使用简单收益率评价方案时，要将其与标准简单收益率进行对比。若大于标准，则该方案在经济上可行；反之，则不可行。简单收益率一般只能用于判别项目方案是否可行，用来比较方案时，不能反映追加投资以及全部可用资本的投资效果，此时应采用追加收益率。

3）追加收益率

追加收益率是指两个方案现金净流量之差与原投资额之差之比，也即单位追加投资所带来的年现金净流量的增值。其计算公式如下：

$$追加收益率＝方案 2 的现金净流量-方案 1 的现金净流量/方案 2 的原始投资额-$$
$$方案 1 的原始投资额 \qquad (15-6)$$

将追加收益率与标准简单收益率做比较，若追加收益率比后者大，则表明追加投资的方案可行；反之，追加投资方案不可行。比较两个方案可采取此法，但有多个方案比较时，需逐一计算以淘汰方案，过程烦琐。

4）折算费用

折算费用是指项目方案中年营运成本与简单收益和原投资额相乘之积之和。它用于比较多个方案，不需两两对比，分析步骤简单。各方案比较时，折算费用最小的方案为最优。其计算公式如下：

$$折算费用＝年营运成本＋标准简单收益率×原始投资额 \qquad (15-7)$$

以上四个指标的测算对方案的评价、决策有一定的参考价值，但都存在局限性，即未考虑货币资本的时间价值。

2. 动态分析法

动态分析法是指既要考虑货币的时间价值，把不同时点发生的成本和效益折算到同一时间进行比较，又要考虑成本和效益在整个寿命周期内的变化情况。常用方法有以下四种。

1) 净现值法

净现值法是根据货币时间价值的原理,消除货币时间因素的影响,计算计划期内方案各年效益的现值总和与成本现值总和之差的一种方法。其计算公式如下:

$$V_{NP} = \sum_{t=0}^{n} \frac{B_t - C_t}{(1+i)^t} \qquad (15-8)$$

式中:V_{NP} 为净现值;B_t 为第 t 年所获得的效益;C_t 为第 t 年所消耗的成本;i 为贴现率;t 为年限;n 为计划方案的年限。

为了使不同年份的货币值可以加总或比较,就要选定某一个时点作为基准点来计算各年效益和成本的价值。通常把方案的第一年年初作为计算现值的时间的基准点,不同方案的时间基准点应该是同一年份。成本效益分析的目的是在所有方案中找出净效益大于零的方案。当在预算约束下进行资源配置时,可以依据公式计算的净效益大小对项目进行排序,以净现值高的方案为优选方案。净现值法有一定的局限,对卫生政策不同方案的计划时期和初始投资要求相同或相近,否则,用净现值进行比较时不能准确反映各方面的差别。因为净现值的大小受计划期和初始投资额的影响,计划期越长则累计净现值越大,初始投资额大其相应的净现值也往往较大。

2) 内部收益率法

内部收益率法是指方案在计划期内使其净现值等于零时的贴现率的一种方法。其计算公式如下:

$$V_{NP} = \sum_{t=0}^{n} \frac{B_t - C_t}{(1+i)^t} = 0 \qquad (15-9)$$

从公式可以看出,在计划期 n 及每年净现金流量不变的情况下,一个卫生政策方案的净现值 V_{NP} 只与其使用贴现率 i 有关,V_{NP} 随 i 的增大而减小,故必然存在一个 i 值使得 V_{NP} 正好等于零,那么这个使方案净现值为零的贴现率就是该方案的内部收益率。

计算内部收益率时可用以下两种方法。

①试差法。用不同的贴现率反复计算备选方案的净现值,直至试算出净现值等于零,此时的贴现率即为方案的内部收益率。

②插入法。在使用两个不同贴现率计算方案净现值得到正负两个相反的结果时,运用插入法来换算内部收益率的方法。其计算公式如下:

$$R_{IR} = I_1 + (I_2 - I_1)\left(\frac{V_{NP_1} - V_{NP_2}}{N_{PV_1} - N_{PV_2}}\right) \qquad (15-10)$$

式中:R_{IR} 为内部收益率;I_1、V_{NP_1} 分别表示偏低的贴现率和相应为正的净现值;I_2、V_{NV_2} 分别表示较高的贴现率和相应为负的净现值。

内部收益率代表着方案的确切盈利率,它只是以投资的现金流量为依据,而不考虑其他外部因素的影响,故称其为内部收益率。内部收益率法是根据各备选方案的内部收益率是否高于平均收益率或标准收益率,来判断方案是否可行的决策方法。如果方案的内部收益率大于标准收益率,则该方案可行;反之,方案不可行。

对相互独立的方案的选择,在无预算约束的条件下,凡是内部收益率大于所要求的基准收益率的方案都是可行的方案,反之则是不可行的方案。在有预算约束的条件下,内部收益率较大的那个方案或一组方案是较好的方案。对于两个及两个以上互斥方案的选择,在有预算约束的条件下,以内部收益率大者为优。

3)年当量净效益法

年当量净效益法是指将方案年实际发生的净效益折算为每年的平均净效益值的一种方法,它是净现值考虑贴现率时的年平均值。年当量净效益的计算公式如下:

$$A = R_C \times N_{PV} \tag{15-11}$$

式中:A 为年当量净效益;V_{NP} 为各年净现值之和;R_C 为资金回收系数(可查复利系数表)。

对于不同计划期限的互斥方案一般采用该法进行比较、评价和决策。当各方案年当量净效益都为正值时,选用当量净效益高者为优。

4)效益成本比率法

效益成本比率法是将卫生计划方案中的效益现值总额与成本现值总额进行相比的一种方法。其计算公式如下:

$$\frac{B}{C} = \frac{\sum_{t=1}^{n} \dfrac{B_t}{(1+i)^t}}{\sum_{t=0}^{n} \dfrac{C_t}{(1+i)^t}} \tag{15-12}$$

式中:B 为效益;C 为成本;i 为贴现率;t 为年限;B_t 为第 t 年所获得的效益;C_t 为第 t 年所消耗的成本。

在实际工作中,许多成本效益分析由于技术难度没有计入无形成本和无形效益中。如某方案的副作用产生无形损失,实施方案后所避免的患者身体和精神上的损失,方案的外延性效益等难以计算。采用哪种具体方式来用货币形式正确表现人的生命价值和健康效益也值得进一步探讨,如人力资本法假定每一个人所生产的价值等于一个人的平均工资收入值,但这难以让人信服,因为收入往往不等于一个人真正的价值。而支付意愿法也没有解决根本问题,因为人的价值应由其已经创造的或可能创造的价值来决定,而不是简单等同于其愿意支付的费用。所以在卫生领域中,成本效益分析法的应用还有许多需要完善和发展的地方。

在进行成本效益分析前,一般应先进行成本效果分析,如果成本效果分析遇到很多难以解决的问题,那么进行成本效益分析的可能性就很小。相反,如果成本效果分析进展顺利,就可以考虑进一步开展成本效益分析。成本效益分析的范围比成本效果分析、成本效用分析广泛,因为成本效益分析将成本和效益均转化为货币单位,不仅局限于卫生保健方案之间的比较,同时也可以用于经济部门内部和经济部门资源配置决策。

成本效益分析方法的主要特点是需要将人类寿命和生活质量用货币单位来进行估计,因此,许多研究者发现这是成本效益分析需要面临的巨大困难。

案例 15-2

某地农村妇女乳腺癌、宫颈癌筛查成本效益分析

一、乳腺癌筛查成本效益分析

某地对农村妇女进行乳腺癌的免费筛查,现有1、2、3三种方案。方案1:每1年检查一次+临床检查+彩超+钼靶X线;方案2:每2年检查一次+临床检查+彩超+钼靶X线;方案3:每3年检查一次+临床检查+彩超+钼靶X线,采用三种方案对10万农村妇女检查30年,使用马尔可夫模型对成本和效益进行预测。各方案成本效益如表15-2所示。

表 15 - 2　乳腺癌各筛查方案的成本效益

检查方案	检查总成本/万元	效益/万元	成本效益比
方案 1	25144.56	2865.11	8.78
方案 2	12944.21	1660.30	7.80
方案 3	8889.28	1258.70	7.06

方案 1、2、3 每投入 8.78 元、7.80 元、7.06 元才能获得 1 元的收益。其原因是相对于一般疾病来说，乳腺癌发病率比较低，对大样本人群进行检查，检出的癌症患者较少，投入的检查成本却相当大。虽然通过早期检查，可以及早发现一定数量的乳腺癌患者，降低死亡率，但是因干预而减少的诊断和治疗费用却难以弥补检查投入的成本。所以单从经济收益的角度分析，乳腺癌各个检查方案都不符合成本效益原则。

二、宫颈癌筛查成本效益分析

宫颈癌是全球范围内最常见的恶性肿瘤之一，是严重威胁妇女健康的第二大常见恶性肿瘤。在我国，宫颈癌每年新发病例约在 11 万以上，且每年约有 2 万～3 万女性死于宫颈癌。为达到宫颈癌的早期预防，我国把农村妇女宫颈癌免费检查作为重大公共卫生服务项目在全国范围内实施。某地从 2018 年开始实施该项目，对 35～64 岁农村妇女采用妇科检查＋细胞学检查＋阴道镜检查＋组织病理学检查的技术进行每 3 年一次的检查。由于预防并控制重大疾病的卫生服务需要和卫生资源有限性之间的矛盾，因此对该项政策进行经济学的评价作用就尤为重要。表 15 - 3 是宫颈癌检查的人数、成本、经济效益及成本效益比相关数据。

表 15 - 3　宫颈癌筛查检查的成本效益

年份	实际检查妇女数/人	检查成本/万元	经济效益/万元	成本效益比
2018	185500	1262.88	8641.43	0.1461
2019	298267	2030.60	13951.09	0.1456
2020	239828	1632.75	11288.70	0.1446
2021	580196	3949.97	27307.53	0.1446
2022	600349	4087.18	28279.22	0.1445
2023	593974	4043.77	27969.41	0.1446

以成本效益比作为评价筛查是否具有成本效益的指标，当其值小于 1 时，则认为筛查较好。由表 15 - 3 可以看出，自筛查开展以来，各年成本效益比值皆小于 1，说明筛查成效较好，筛查是具有成本效益的，且 2021—2023 年的效益优于 2018—2020 年。

(三)对卫生保健结果赋予货币价值

1. 概述

从古至今，众多思想家、哲学家、经济学家都深刻探讨过人的生命价值问题。由于人类对自身认识的局限，针对这个古老的问题，人们始终没有一个统一的答案，更多的是迷茫与困惑。从哲学及社会伦理角度来看，人的生命是无价的，是不应该用金钱和实物来衡量的。但是当个人在社会中受到伤害时，无论是对于个人、企业还是国家，一个公正合理的赔付标准是非常重要的。这就需要从经济意义上来评估人的生命价值。

国外对于人的生命价值的研究具有悠久的历史,早期用劳动者生产力价值衡量人的生命价值,而现在更多关注劳动者的自我价值评价,生命价值评估体系也愈发完善。目前,生命价值测量的方法主要有人力资本法、工资风险法、消费市场法以及条件价值法。国外学者通过对死亡风险的测量以及人的生命价值的评估,将理论广泛运用于人寿保险经济学、卫生经济学、管制经济学、诉讼经济学、灾害经济学和风险经济学等领域,为政策制定者在公共安全、环境保护、卫生安全等方面提供合理的建议。

2. 人力资本法

人力资本法是指从人所创造的经济价值的角度来衡量人的生命价值。卫生保健项目人力资本法是计算个人一生中所创造的财富和收入总和,并根据贴现率转换成现值来评估人的生命价值。该方法用得到的生命价值是对个人产出能力的衡量。

1672年威廉·配第在《政治算术》中提出经济意义上的生命价值的概念,并且运用"生产成本法"计算当时英国人的平均生命价值。威廉·法尔从收入角度来衡量人的生命价值,认为个体的价值等于个体未来预期收入减去成本的现值。恩斯特·恩格尔在威廉·法尔的基础上进一步发展生命价值理论,提出人的成本价值和投资价值概念。1880年,生命价值理念被引入到寿险领域,之后被广泛应用于保险领域。

人力资本法的核心思想是认为人的生命价值等于人在一生中创造的财富价值总和的净现值。在计算生命价值的过程中必须关注两个基本问题:①计算不同时期的财富收入;②贴现率的选择。对于财富收入的计算,需要从国家财富、企业的价值创造和家庭财富创造等不同的角度来评估生命价值。对贴现率的选择,目前还没有统一的意见,大多数文献选择6%~10%的贴现率。

人力资本法的优点是测量时所需要的数据容易得到,例如收入、消费等资料的可获得性比较好。人力资本法的缺点主要有四个方面:①人力资本法往往采用个人的平均收入,但是其隐含着高收入者的生命价值高于低收入者,极端情况是没有劳动收入或失去劳动能力的人的生命价值为零,例如儿童、退休人员、无法工作的残疾人员,这不符合现实也非常不合理。②人力资本法将生命价值限定在一个狭窄的范围,忽略了人自身偏好的其他福利,简单地将个体生命价值与个人产出画上等号,人力资本法忽略了生命的内在价值,也未考虑人对自身的安全评估,仅仅考虑生命阶段中的收入因素,该方法测算出来的生命价值往往偏低。③人力资本法的计算考虑到对货币的时间价值进行贴现,不同的贴现率的取值对测算结果影响很大。④人力资本法没有考虑疼痛、悲伤、对风险的厌恶和失去的空间、时间等的价值。

3. 支付意愿法

支付意愿法是一种测量方法。用支付意愿法测算出来的生命价值被称为统计生命价值,其概念最早由学者谢林于1968年提出,他将统计生命价值定义为个体为降低死亡风险所愿意支付的成本或者个体因死亡风险提高而要求获得的补偿。支付意愿法经常用在灾害经济学领域,诸如防灾减灾、控制污染、环境治理等方面。因为对这些项目进行效益分析时,必然会涉及计算为了提高安全水平需要投入多少资金的问题,这就会涉及统计生命价值。目前在测量生命价值的研究中,国外主流的方法就是支付意愿法。

在卫生领域中,支付意愿法是一种用以测量健康改善,包括生命延长、疾病治愈、身体和精神痛苦减轻所带来的价值的方法,它是建立在健康效用理论的基础上的。健康效用理论认为人的效用由两部分组成：一是人的健康状况，二是人的收入。人的健康状况决定了人的生命效益，所以可用人的生命效益来表示健康状况。人的生命效益包括未来的劳动力收入、非劳动力收入（包括资本收入、房产收入等）、非市场活动（家务管理）和空闲、疼痛和悲伤等。

支付意愿法中最主要的方法是条件价值法。条件价值法是通过问卷调查的形式，直接询问被调查者在假定情况下为降低一定量的死亡风险而愿意支付的货币，从而得出人的生命价值。其计算公式如下：

$$V_{SL} = \frac{P_{WT}}{\Delta P} = \frac{A_{WT}}{\Delta P} \qquad (15-13)$$

式中：V_{SL} 为统计生命价值；P_{WT} 为降低死亡风险所愿意支付的金额，A_{WT} 表示因承受死亡风险增大而愿意接受的补偿金额，ΔP 代表死亡风险的变动程度。

条件价值法不需要建立有关死亡风险的回归方程，它直接通过询问调查者问题："为减少某种死亡风险，你愿意付出多少钱？"或者"给你一笔钱来弥补某种死亡风险的增加，你愿意接受多少钱？"根据生命统计价值公式计算得到生命价值。这种方法并不是要求受访者直接评估自己的生命价值，而是根据问卷调查上面的问题，在风险和补偿之间进行选择，从而测算出生命统计价值。

条件价值法的优点是：①条件价值法不需要从劳动市场或者消费市场获得数据，从数据的可获得性来讲，该方法更加便捷，并且研究结果不再局限于劳动者或者消费者，而是扩大到一般人群。②条件价值法是直接通过设计问卷获得的。③采用条件价值法的研究者能够通过对调查问卷的内容以及调查程序步骤的设计获得预期的结果，能更好地为具体的政策服务。条件价值法依赖于调查问卷，而不是人的实际行为。

条件价值法的缺点是：被调查者是在假定环境下做出选择的，该选择可能与真实市场中的行为有所不符，会造成测量结果的偏差。此外，调查问卷的结果主要来自个体的主观估计，不同人群得到的数据会相差较大。最重要的一点是，问卷的设计、程序步骤并没有一个统一的标准，不同研究者问卷设计的不同会直接影响结果应用的可靠性。

条件价值法作为支付意愿法分支中比较新颖的方法在国外发展较快，目前国外有较多文献使用条件价值法来测算劳动者的生命价值。由于条件价值法是基于个体对风险与补偿的主观权衡，因此用该方法测得的生命价值往往较高。

第四节　成本效用分析

一、成本效用分析的概念

成本效用分析是近 30 年发展起来的一种卫生项目经济评价方法，是制定卫生政策的决策工具之一。

成本效用分析是通过比较项目投入成本量和经质量调整的健康效益产出量，来衡量卫生项目或治疗措施效率的一种经济学评价方法，它是成本效果分析法的一种发展。其优点在于使用单一的成本指标（货币）与单一的效用指标，使其可被广泛地用于所有健康干预。它的特点在于效用指标是人工制定的，使用卫生服务最终产品指标把获得的生命数量和生命质量结合在一起,反映了同一健康效果价值的不同。进行成本效果分析时,比较的是每增加一年寿命的成本。如果考虑到生命质量,则进行成本效用分析时,先计算不同方案或预防措施增加的效用值或挽回的效用值,然后再比较每增加一个效用值或者挽回一个效用值的成本,进行方案的优选和决策,选择成本效用比率较低的方案或措施,以求采用最佳方案来防治重点疾病,使有限的资源发挥更大的挽回健康寿命年的效果。

二、成本效用分析的原因

1. 生命的质量是卫生政策实施的重要预期结果

例如,在比较治疗关节炎的不同方案时,预期结果不是治疗对死亡率的影响,而是不同方案对患者的生理机能、心理状态和社会适应能力的改善情况——生命的质量的改善,可以用成本效用分析法。

2. 生命质量是卫生政策实施重要的结果之一

例如,要对低体重出生婴儿实行监护保健,评价备选方案的效果时,除了婴儿存活率这一重要指标外,对其存活的质量的评价也很关键。

3. 卫生政策方案同时影响患病率和死亡率

卫生政策影响生命的数量和质量,而决策者希望将两种效果用同一指标反映。例如,用雌激素治疗女性绝经期综合征,可以消除这些症状给患者带来的不舒适感,降低髋关节骨折的死亡率,提高患者的生命质量;但也会引发一些并发症,这时宜用效用进行分析。

4. 卫生政策方案有各种类型的预期结果,需要评价人员用同一指标进行比较

例如,现有 3 个需要投资的卫生规划方案:开展低体重出生婴儿监护保健、筛检和治疗高血压和对 Rh 免疫型妊娠妇女进行营养缺乏的预防。对它们进行比较时,由于其预期结果各异,不能使用相同的自然单位指标,否则缺乏可比性。这时候成本效用分析是一个好的选择。

三、成本效用的测量与计算

成本效用分析中的成本用货币单位表示,效用为卫生项目获得的质量调整生命年。质量调整生命年是以生活质量效用值为权重调整的生命年数。

成本效用分析中涉及的"效用""生活质量效用值""质量调整生命年"是经济学、社会医学研究领域内几个既相互联系又相互区别的概念。对个体来说,效用由两部分组成:生活年数和生活质量。生活年数是人从出生到死亡的时间数量;生活质量是人在生与死之间每一时点上的质量,用生活质量效用值表示。生活质量效用值是反映个人健康状况的综合指数,取值范围在 0~1,0代表死亡,1 代表完全健康。常使用质量调整生命年为效用指标进行成本效用分析。

成本效用分析通过计算每一卫生项目的成本效用比来比较各项目获得每单位的效用值所消耗或增加的成本,进而对不同项目做出评价。

成本效用分析的评价指标是成本效用比。它表示项目获得每个单位的效用值所消耗或增加的成本量。成本效用比值越高,表示项目效率越低,反之成本效用比值越低,表示项目效率越高。

成本效用分析中常用的确定健康状态效用值(或失能权重)的方法有如下三种。

(1)文献法:直接利用现有文献中使用的效用值指标,但要注意其是否和自己的研究相匹配(包括其确定的健康状态、评价对象和评价手段的适用性)。

（2）专家意见咨询费法：挑选相关专家根据经验进行评价，估计健康效用值或其可能的范围，然后进行敏感性分析以探究评价的可靠性，这是最简单方便的方法。

（3）抽样调查法：自己设计方案进行调查研究获得需要的效用值，这是最精确的方法。通常采用等级衡量法、标准博弈法、时间权衡法衡量健康状态的基数效用。

成本效用分析使用质量调整生命年作为项目健康产出单位，克服了将项目健康产出简单地货币价值化带来的问题，也可以比较具有不同种类健康产出项目的经济效益，因而其使用范围较为广泛，特别适合于进行卫生保健项目的经济评价。

案例 15 - 3

某地农村妇女乳腺癌、宫颈癌筛查成本效用分析

一、乳腺癌筛查成本效用分析

某地对农村妇女进行乳腺癌的免费筛查，现有 1、2、3 三种方案。方案 1：每 1 年检查一次＋临床检查＋彩超＋钼靶 X 线；方案 2：每 2 年检查一次＋临床检查＋彩超＋钼靶 X 线；方案 3：每 3 年检查一次＋临床检查＋彩超＋钼靶 X 线（现有方案），采用三种方案对 10 万农村妇女检查 30 年，使用马尔可夫模型对成本和效用进行预测。表 15 - 4 为各方案每增加一个质量调整生命年需要增加的检查成本相关数据。

表 15 - 4　各检查方案每增加一个质量调整生命年需要增加的检查成本

检查方案	增加的检查成本/万元	增加的质量调整生命年/年	增量成本效果比值/（元/质量调整生命年）	增量成本效果比值/人均国内生产总值
方案 1	25144.56	3171.78	79275.86	2.06
方案 2	12944.21	1600.90	80855.83	2.10
方案 3	8889.28	1077.58	82492.99	2.14

表 15 - 4 中，效用指标采用质量调整生命年时，成本效果比值表示每获得一个质量调整生命年需要投入的成本。与不参加乳腺癌检查相比，每增加一个质量调整生命年，方案 1、方案 2 和方案 3 需要投入的检查成本依次为 79275.86 元、80855.83 元和 84292.99 元，分别是人均国内生产总值的 2.06 倍、2.10 倍和 2.14 倍。从每增加一个质量调整生命年需要付出成本的角度看，方案 1 优于方案 2 和方案 3。根据世界卫生组织的建议，当增量成本效果比值大于 3 倍的人均国内生产总值时，认为检查方案不具有成本效果，不建议实施。本研究中的 3 种检查方案的增量成本效用比均小于 3 倍的人均国内生产总值，可以认为检查方案可行。表 15 - 5 为各方案每挽救一个生命年需要增加的检查成本相关数据。

表 15 - 5　各检查方案每挽救一个生命年需要增加的检查成本

检查方案	增加的检查成本/万元	挽救的生命年/年	增量成本效果比值/（元/挽救的生命年）	增量成本效果比值/人均国内生产总值
方案 1	25144.56	2446.79	102765.50	2.67
方案 2	12944.21	1244.62	104001.30	2.70
方案 3	8889.28	844.18	105300.77	2.73

表 15 - 5 采用的效用指标是挽救的生命年，方案 3 与不检查相比，挽救一个生命年需要付

出的成本最多,为 105300.77 元;方案 2 挽救一个生命年需要付出的额外成本为 104001.30 元;方案 1 挽救一个生命年需要增加的费用为 102765.50 元。方案 1、方案 2、方案 3 的增量成本效果比值分别为检查当年该省人均国内生产总值的 2.67 倍、2.70 倍、2.73 倍。

二、宫颈癌筛查成本效用分析

表 15-6 是某地宫颈癌检查的成本、效用及成本效用比相关数据。

表 15-6　检查方案的成本效用分析

年份	检查成本 /元	增加的质量调整 生命年/年	增量成本效果比值 /(元/质量调整生命年)	增量成本效果比值/人均 国内生产总值
2018	12628840.00	810.88	15574.24	0.5740
2019	20306017.36	1292.88	15706.03	0.5789
2020	16327490.24	1034.64	15780.84	0.5816
2021	39499743.68	2515.96	15699.67	0.5786
2022	40871759.92	2599.37	15723.72	0.5795
2023	40437749.92	2581.53	15664.26	0.5773

由表 15-6 可见,以成本效用比作为评价筛查是否具有成本效用的指标,各年的成本和效用比比较接近。把增量成本效果比值即多获得一个质量调整生命年增加的成本与人均国内生产总值的比值作为成本效用分析的评价指标,根据世界卫生组织标准,其比值小于 3 时筛查是具有成本效用的,筛查各年的比值皆小于 3,说明筛查是具有成本效用的。

 思考与讨论

1.什么是卫生技术? 为什么要进行卫生技术评估?

2.为什么要进行卫生经济分析与评价? 基本步骤有哪些? 可用哪些方法进行评价?

3.成本效果分析的特点是什么?

4.成本效益分析的原则是什么?

5.成本效用分析与成本效果分析有哪些联系与区别?

第十六章 卫生经济政策

 本章导学

为更好地满足广大人民群众的需求,切实解决"看病难、看病贵"问题,政府不断调整卫生经济政策,规定卫生事业发展方向,解决卫生资源筹资、开发、配置和利用问题,从而实现卫生政策的公平、效率和可持续性。卫生经济政策是政府调节、规范卫生健康领域的重要措施,也是坚持以人民健康为中心的重要举措,我国卫生经济政策经历了不同的发展时期,对卫生健康事业的发展起到了积极作用。本章将在介绍卫生经济政策基本概念及目标的基础上,系统梳理新中国成立至今我国卫生经济政策的演进历程,介绍如何科学评价卫生经济政策。

学习目标

1. 掌握卫生经济政策的概念与目标
2. 了解国内卫生经济政策发展演变
3. 掌握卫生经济政策评价的意义与步骤

情境导入

65 岁的杨女士突然感觉胸闷难受,在家属的陪同下来到某市人民医院就诊,经检查杨女士确诊为急性心肌梗死,医生建议立即做心脏搭桥手术,但是杨女士一直担心费用问题。后来医生向杨女士介绍了降价冠脉支架,以前一万多元的支架,现在只要 469 元,杨女士安心地做了手术,一周后恢复出院。据了解,国家药品(耗材)集中采购采取带量采购、量价挂钩、以量换价的方式,通过竞价采购降低药品(耗材)价格,减轻患者医药费用负担,取消了中间环节费用,而国家集中采购的冠脉支架,平均费用直接降低了 80%,降低了医疗费用,切实解决了群众"看病难、看病贵"的问题,使更多的患者能付得起费用,更多的病情能够得到及时治疗,极大地发挥了医院救死扶伤的功能,这是一种双赢的局面。集中采购政策作为卫生经济政策的一个方面,可以有效缓解患者看病负担。那么,究竟什么样的卫生经济政策才是有效的? 应该怎样制定卫生经济政策呢?

第一节 卫生经济政策概述

一、卫生经济政策的概念

卫生经济政策是指政府相关职能部门在充分发挥市场资源配置和政府宏观调控的基础上,规定与现行社会制度和社会经济发展水平相适应的卫生事业总体发展目标和方向,并运用经济手段推行的关于卫生资源筹资、开发、配置和利用等方面的措施、条例、计划和规划的总和。

卫生经济政策是国家宏观经济政策的重要组成部分,是政府发展和管理卫生事业的主要手段。它包括宏观和微观两个层面:宏观卫生经济政策包括卫生发展的指导思想、卫生发展的战略重点、卫生工作的指导方针和医疗保健制度等;微观卫生经济政策包括卫生经济管理政策、卫生价格政策等。

卫生经济政策具有三个主要功能:①指导功能。卫生经济政策确定了政府卫生事业发展的目标和方向,并统一了观念和认识。②协调控制功能。卫生经济政策通过对有限的、稀缺的卫生资源进行合理控制和最优配置,协调各方面的利益,保证公众利益均衡,使卫生资源发挥最大的社会效用。③分配功能。卫生经济政策制定的同时强调政府在资源配置中的宏观调控作用和市场优化资源配置作用,达到效率与公平兼顾的分配原则。

政府通过不同的卫生经济政策对有限的卫生资源进行合理调控和优化配置,使其发挥最大社会效用,保障基本医疗卫生服务,不断满足人民更高层次的健康需要,维护和增进人民健康,促进经济与社会协调发展。卫生经济政策同国家政治、经济制度和发展水平有密切关系,它体现卫生事业的性质,决定人民享有卫生服务的水平,对于维护和增进人民健康具有重要意义。

二、卫生经济政策的目标

卫生经济政策的确定离不开对卫生经济政策目标的选择,世界范围内卫生经济政策目标主要集中在向全体公民和居民公平地提供卫生服务、降低卫生费用或降低卫生费用的增长速度、提高卫生服务的效率与质量等方面。同时,为了合理确定卫生经济政策的目标,需要提高居民接受卫生服务的可及性,使卫生资金投入的成本效用达到最优。卫生经济政策的目标是经济政策的出发点和归宿,制约着经济政策从制定到实施的全过程。

卫生经济政策的目标是指政策制定者希望通过卫生经济政策的实施所达到的效果,主要表现为卫生系统经济和社会效益的提高、区域人群卫生状况和卫生指标的改善。卫生经济政策的最终目标是:①提高人民的健康水平;②确保消费者满意;③使卫生系统具有筹资风险保护作用,即保证消费者不因就医而遭受经济上的巨额损失。公平、效率、可持续性、稳定性与质量是政府制定和执行卫生经济政策最基本的五个目标。当前各国政府均致力于在这五个目标之间寻找一个相对合理的平衡点,以保证卫生事业的健康发展。

(一)公平

在 20 世纪 90 年代以前,学者们对公平的研究主要集中在卫生服务的可得性、可及性以及利用水平等方面,目前比较前沿的研究主要集中在健康公平、卫生筹资公平以及反应性公平等方面。在卫生政策中,公平通常指对于合理的卫生服务都有广泛的同等可及性,并且在不同收入阶层之间对卫生筹资的负担进行公平分配。公平性可以分为水平公平性和垂直公平性。从卫生筹资的角度看,水平公平性是指实际支付能力相同的人支付相同的卫生费用,而不论其性别、婚姻状况、职业、国情等差别有多大;垂直公平性以效能中"平等贡献"为基础,要求支付能力越高的人支付水平越高。从卫生服务供给角度来看,水平公平性要求有相同卫生保健需求的人获得同等对待,无论其收入如何;垂直公平性是指有较高服务需求的人获得的卫生服务量也应该较高。

卫生经济分析的公平性主要是指从卫生服务提供的可得性、可及性与卫生服务的实际利用三个方面来进行分析。

1. 可得性

可得性是指行政单位(省、市、县、乡村)的人口数和卫生机构、床位、医疗设备、药品等卫生资源的比例。例如,千人口卫生技术人员数、千人口医院床位数、原卫生部的目标"有医有药能防能治"就是卫生经济政策分析可得性目标的生动描述。从经济学的观点看,可得性是关于卫生资源供给能力的问题,是发展生产、保证供给的问题。

2. 可及性

可及性是指卫生服务的消费者在需要卫生服务的时候,能很快地得到所需要的卫生服务。影响卫生服务可及性的因素主要包括经济、文化和地理上的障碍。经济上的障碍导致患者因无钱治病而延误病情或放弃治疗。文化上的障碍使得患者缺乏对疾病的正确认识,医患关系难以达成有效沟通。地理上的障碍则是偏远地区百姓看病难的主要原因:①由于卫生资源分配不均,部分地区缺乏技术先进的医院和医技高超的医生;②患者难以获得其他地区医疗资源的信息,并需为异地治疗支付高额的非医疗费用。

3. 实际利用率

从一定意义上讲,保证人民群众实际利用卫生服务是卫生经济政策最重要的公平性目标。用卫生工作的常用术语,就是某项卫生服务的覆盖面、覆盖率的问题,是卫生服务实际利用与客观需要量的比较,如围生期孕产妇系统管理的覆盖率、计划免疫覆盖率、应就诊未就诊率、应住院未住院率等。基本卫生服务的实际利用率是评价与检验卫生经济政策正确性、有效性的重要指标。

(二)效率

有关效率的核心思想就是在有限资源的约束下,尽可能实现最大的目标,即让稀缺资源以最小化投入形成最大化产出。在卫生系统中,在既定的卫生经济政策目标下,以适宜的方式提供适宜的服务,即说明政策是有效率的。效率的实现涉及两个关键问题:以什么样的方式提供服务?提供怎样的卫生服务?由此我们引申出两个具体的效率概念:技术效率和配置效率。

技术效率是指在目标产出确定的情况下,投入最小;或以固定的投入获得最大的目标产出,即正确地做事。技术效率的投入指标主要包括有形投入和无形投入,产出指标主要包括以服务衡量产出以及以健康衡量产出。

配置效率是指利用资源获得的结果与社会的优先重点相匹配,在卫生领域主要研究的是如何使有限的卫生资源最大限度地满足人民群众的健康需要。

(三)可持续性

在卫生服务领域,可持续性是指维持卫生服务长期供给的经济、资本资源和政治支持,可以从经济、组织和政治角度加以分析,包括筹资的可持续性、政治支持的可持续性以及组织管理的可持续性。从筹资角度看,目前筹资的可持续性问题与成本过快增长以及低收入人群的可承受能力密切相关,建立一种能够不依靠外部投入而有自我生存能力的卫生筹资体系已经受到越来越多的关注。从组织角度看,组织管理的可持续性主要依靠政治与市场力量的变化、管理能力和技术水平高的卫生专业人员等因素。

(四)稳定性

卫生经济政策的稳定性目标包括健康保障、防止因病致贫和因病返贫、纠正卫生服务市场失灵。

（1）健康保障是社会保障系统的重要组成部分，是社会经济可持续发展的重要条件。因此，提高全民族的健康水平是卫生经济政策的重要目标之一。

（2）在防止因病致贫和因病返贫方面，制定与分析卫生经济政策必须考虑贫困人口的医疗服务等问题。疾病不仅威胁患者的生命，而且治病要消耗大量的经济资源，有些疾病可能导致患者因病致贫、因病返贫。健康是脱贫致富的前提，扶贫首先要控制疾病，解决群众的健康问题。因此，政府应制定切实可行的卫生扶贫政策来解决贫困人口的就医问题。

（3）在纠正卫生服务市场失灵方面，公共卫生服务属于公共产品，一部分卫生服务具有外部效应，医疗保险市场上存在逆向选择，与此同时，卫生服务市场存在信息不对称和技术垄断问题，因此不能完全依靠市场机制实现卫生资源的合理配置，必须发挥政府作用，制定切实有效的卫生经济政策，如实施区域卫生规划，纠正卫生服务市场失灵。这是卫生事业稳定发展的重要条件，也是社会稳定发展的条件。

（五）质量

质量是指高标准、高可及性、高满意度的医疗卫生服务。医疗卫生服务的质量包含两层含义：①为群众提供切实可靠的医疗技术服务，帮助患者解决疾病痛苦，最大限度降低医疗风险，减少医疗事故；②根据患者情况和个人需要提供个性化和人性化服务。由于卫生服务利用者、卫生服务提供者和政策制定者对卫生服务质量的理解角度不同，其对卫生服务质量的评价也不尽相同，这要求我们在卫生政策分析中，应该全面结合各方的观点，从社会角度去评价卫生服务质量，制定针对普遍大众的卫生服务质量标准。

第二节　中国卫生经济政策

我国的卫生经济政策体系主要包括医疗机构财政补助政策、药品加成收入留用政策、公共卫生机构财政政策、税收政策和医疗保险政策。从新中国成立至今，中国的医疗卫生政策从封闭逐渐走向市场化和社会化，从公共选择逐渐走向社会选择，从政府主导逐渐走向发挥市场的作用，中国的卫生经济政策也在不断完善进步。

新中国成立以来，国家根据当时的时代特征制定并实施了一系列卫生经济政策，并根据不同时期社会发展需要进行调整。我国的卫生经济政策大体上经历了卫生事业福利时期、卫生事业配合市场化改革时期、卫生事业回归公益性时期以及新医改以来的卫生经济政策等阶段。

一、卫生事业福利时期（1949—1978 年）

新中国成立后，政府把医疗事业作为一项社会福利，制定了带有普惠性质的医疗卫生政策，并承担医疗卫生领域的主导性角色。新中国成立初期，中国经济发展缓慢，为了建立低投入、高产出以及面向全民的医疗卫生体系，1950 年 8 月召开全国第一次卫生工作会议，确立了"面向工农兵、预防为主、团结中西医"的卫生工作方针，并逐步建立起由政府主导的低水平福利性医疗保障制度；1956 年，财政部、卫生部在《全国卫生系统财务检查工作总结》中指出："经过初步研究，我们认为医疗卫生事业是人民的福利事业，应当为社会主义建设服务，为人民的健康服务。"这一观点成为我国整个计划经济时期乃至后边很长一段时间我国卫生事业的发展目标。在这一时期，我国采取的卫生经济政策主要包括以下方面。

(一)医疗机构的财政补助政策

20世纪80年代之前,我国对医疗机构的财政补助政策主要实行定项补助方式。卫生部门所属医院工作人员的工资全部由国家预算开支,医院财务预算管理方式为"全额管理,定项补助,预算包干"。实行按人头拨款的方式在某种程度上助长了当时人浮于事的现象,医疗机构工作效率和服务质量低下,造成看病难、手术难、住院难的"三难"问题。

(二)药品加成收入留用政策

药品加成收入留用是指国家允许医疗机构在业务范围内向患者零售药品,按药品批发价,西药加成15%、中药加成25%～30%销售,并免征流转税和所得税,所得收入全部留归医疗机构。随着政府对医疗机构补偿筹资政策的改变,这部分收入变得越来越重要,药品构成留用政策与高新医疗技术项目按成本收费政策一起成为当时医院补偿的主要渠道。药品加成留用政策是政府对卫生事业发展实行的一项优惠政策,对卫生事业发展起着补充资金的作用。

(三)医疗机构的财政补助政策

在这一时期,政府实施医疗机构财政补助政策,卫生部门所属医院工作人员的工资全部由国家预算开支,医院财务预算管理方式为"全额管理,定向补助,预算包干"。为了解决预防保健等公共卫生机构费用全部由国家包下来的预算管理办法受到财政支付能力限制的问题,国家允许卫生防疫、药品检验机构开展的部分监督、检验业务实行有偿服务,所得收入全部留归单位用于发展事业和改善职工工作、生活条件。

(四)医疗机构的税收政策

在税收政策方面,国家为了促进卫生事业发展,积极扶持各级各类医疗机构。从1950年起,卫生部、财政部、国家税务总局等陆续发出通知,对公立、私立等医疗机构免征工商业税,公立医疗机构所设账簿免征印花税。我国各级、各类医疗机构基本免征一切税费,不承担为国家积累资金的义务,这极大地促进了我国卫生事业的不断发展,也间接地减少了人民看病的费用,同时扶持了各级各类医疗机构的不断发展。

(五)医疗保险政策

计划经济时期,政府实行公费、劳保和合作医疗等不同形式的医疗保障制度,医疗保险覆盖面较广,并向全体社会成员提供免费和低收费的各类医疗服务,卫生筹资的公平性得到了很好的体现。虽然这一时期国民经济不是很发达、卫生资源也不充裕,但我国卫生事业取得了举世瞩目的成就:人民的平均期望寿命由新中国成立初期的35岁提高到了71岁,人民的卫生状况得到了根本改善,危害社会的传染性疾病、传染源得到了控制,疾病发病率大幅度降低,婴儿死亡率、孕产妇死亡率都低于其他发展中国家,有些指标已经达到发达国家水平。然而,这一时期由于公费医疗、劳保医疗资金来源单一,缺乏合理的筹资机制和稳定的经费来源,没有合理的制约机制和积累机制,资金浪费严重。与此同时,定项补助政策导致医疗机构服务效率低下、资源浪费严重、卫生服务供给不足,卫生事业的可持续发展受到严重的影响。

二、卫生事业配合市场化改革时期(1979－2002年)

改革开放以来,我国实行社会主义市场经济,市场化的不断发展也对卫生经济政策产生深刻影响,在这一时期,政府减少自己的支出责任,不断发挥市场的作用。1979年,卫生部提出

"要用经济手段管理卫生事业",卫生事业和卫生服务由之前的福利性质逐渐转变为商品属性;同年,卫生部、财政部印发《关于加强医院经济管理试点工作的通知》,这一通知使得经济手段在医院管理中得以运用;1985年,国务院批转卫生部《关于卫生工作若干政策问题的报告》,明确卫生改革的目的是调动各方面的积极性,改善服务态度,提高服务质量和管理水平;1992年,在经济体制改革背景下,国务院出台《关于深化卫生改革的几点意见》,明确提出建立与社会主义市场经济相适应的医疗卫生体制。在这一时期,我国采取的卫生经济政策主要包括以下几方面:

(一)医疗机构的预算补助政策

改革开放以后,为了贯彻党的十一届三中全会精神,1979年4月,卫生部、财政部、国家劳动总局颁布了《关于加强医院经济管理试点工作的意见》,提出对医院经费补助逐步实行"全额管理、定额补助、结余留用"的办法,将原来包工资的办法改为按编制床位或任务定额补助,医院增收节支的结余,可以用于改善医疗条件和职工集体福利以及个人奖励。这一政策变化对于调动医护人员的工作积极性,激发医院的运行效益,尤其是经济效益,起到了重要作用。

然而,由于国家经济体制的改革,财政实行"分灶吃饭",卫生事业的管理体制也从集中统一领导转为"中央宏观指导、分级管理地方为主、条块结合"的模式。各地财政和卫生部门根据各自卫生改革的实际情况和财力状况对公立医疗机构的财政补助政策进行改革。但是由于各地经济发展和财力状况的不平衡,加上实行了不同的财政补助内容和方式,各地财政对医疗机构补助水平存在较大差异。因此经济欠发达地区,特别是贫困地区县、乡财政收支困难,很难保证卫生工作的开展和卫生机构的维持运营,造成城乡之间、地区之间卫生投入水平出现较大差距,卫生服务筹资的公平性降低。

(二)药品加成收入留用政策

随着医疗机构财政补助政策的变化,政府卫生财政投入不断下降,卫生服务收费继续实行计划管理,价格受到政府严格控制,不能及时随成本变动而调整,难以弥补医院服务成本,药品收入和高新医疗技术收入成为医疗机构收入的主要来源。我国公立医院是政府实行一定福利政策的社会公益事业单位,始终把患者利益放在首位,必须彻底扭转医院片面追求经济收入的倾向。

改革开放以后,随着医疗机构财政补助政策的变化,政府卫生财政投入不断下降。与此同时,卫生服务收费继续实行计划管理,价格受到政府严格控制,不能及时随成本变动而做出相应调整,难以弥补医院服务成本。医疗机构充分利用高新技术高于成本定价以及原有的药品加成政策寻求利润,药品和高新医疗技术的收入成为医疗机构财政收入的主要渠道。

(三)医疗机构的税收政策

这个阶段我国的税收政策与20世纪80年代前基本保持一致,运用税收优惠政策积极扶持各级各类医疗机构发展。1989—1991年,我国还对医疗卫生事业单位举办其他以副补主的产业免征所得税,鼓励通过多渠道筹资发展卫生事业。

(四)医疗保险政策

改革开放以来,原有的医疗保险政策难以适应经济体制改革的要求而逐步瓦解,党的十四届三中全会提出,要建立社会统筹和个人账户相结合的社会医疗保险制度。1994年,国务院决定在江苏省镇江市、江西省九江市实行医疗保险制度改革试点;1996年,试点工作又扩大到

57个城市。试点的实践证明,实行社会统筹和个人账户相结合的医疗保险制度符合中国国情,对保障职工基本医疗、抑制医疗费用过快增长发挥了积极的作用。这一时期,我国逐步形成了以城镇职工基本医疗保险体系为主、以补充医疗保险(包括企业补充保险、公务员医疗补助、工会的大额医疗费补助)和商业保险为辅的医疗保险制度。

三、卫生事业回归公益性时期(2003－2009 年)

2003 年"非典"疫情暴发,政府意识到市场的弊端,"病有所医"问题得到重视,国家加大了对公共卫生事业的财政拨款,同时加强对突发事件的应对能力。党的十八大确立了人人享有基本医疗服务的目标,明确提出坚持公共医疗卫生的公益性质,为群众提供安全、有效、方便、价廉的医疗卫生服务。

(一)建立医疗保障制度

2003 年 1 月,国务院转发卫生部、财政部和农业部《关于建立新型农村合作医疗制度的意见》,决定重建农村合作医疗制度。该制度是由政府组织、引导、支持,农民自愿参加,个人、集体和政府多方筹资,以大病统筹为主的农民医疗互助共济制度。与此同时,政府建立了医疗救助制度。2005 年,国务院办公厅转发民政部、卫生部、劳动保障部、财政部《关于建立城市医疗救助制度试点工作意见》,提出用 2 年的时间在各省、自治区、直辖市的部分县(市、区)进行试点,再用 2 到 3 年时间在全国建立起管理制度化、操作规范化的城市医疗救助制度。

(二)提出农村互助医疗模式

为解决我国卫生工作存在的卫生服务可及性差等问题,以哈佛大学萧庆伦教授为首设计了中国农村互助医疗模式,简称互助医疗。该模式是哈佛大学领导的项目小组根据目前我国西部农村地区面临的基本问题与卫生改革的相关理论,如经济理论和管理学理论等,结合我国和国际实践经验,从需求、供给多方面入手设计的一种解决我国农村卫生问题的综合模式。互助医疗试点工作于 2003 年底至 2006 年底在贵州省开阳县和陕西省镇安县组织实施,在实施的 3 个年度中,引入了一系列的改革措施:建立专门的互助医疗管理机构、成立村民自治小组、设计以需求为导向的福利包、给村医发放基本工资和奖金、实行医药分开管理等,其目的在于提高农民对卫生服务的可及性、公平性和抗风险能力,提高卫生服务的效率和质量,最终改善农民的健康状况。

农村互助医疗是一种既保小又保大的医疗保险,其理念在于通过及时治疗小病而预防大病的发生。从运行 2 年后的效果来看,农村互助医疗有效地改善了门诊就诊情况,同时,对住院服务利用也产生了一定程度的正向影响,基本达到了预期目标。其中,不同居住地人群的门诊服务利用改善程度有了明显差异,这揭示出卫生服务实现的可及性在一定程度上受卫生服务潜在的可及性的影响,合理的医疗机构布局,方便、有效的基层卫生服务供给也是农村互助医疗可持续发展的一个必要条件。除了医疗保障制度外,加强基层医疗卫生网点建设也是保障人民群众基本医疗需求、提高卫生服务可及性的重要措施之一。

(三)健全卫生服务体系

在这一时期,公共卫生服务体系得到完善。我国政府以 2003 年抗击"非典"为契机,一方面加大了公共卫生体系建设力度,逐步完善国家疾病预防控制体系、医疗应急救治体系和卫生监督体系,大大加强了基层卫生服务体系建设。另一方面加大了对农村卫生服务体系的建设:

2004—2007 年中央安排专项资金 94 亿元支持农村卫生服务体系建设,县、乡、村三级卫生服务条件和能力得到提高;2006 年底,全国 88.1% 的行政村建有村卫生室,每千农业人口中拥有乡村医生或卫生员 1.10 人,每个乡镇举办 1 所政府办卫生院并上划至县区卫生局管理。与此同时,城市社区卫生服务迅速发展,2003 年以来,城市大部分城市街道建立了社区卫生服务机构。

(四)医疗保险政策

在这一时期,城镇居民基本医疗保险开始试点。2007 年 7 月,国务院发布的《关于开展城镇居民基本医疗保险试点的指导意见》指出,为实现基本建立覆盖城乡全体居民医疗保障体系的目标,决定开展城镇居民基本医疗保险试点。2007 年在有条件的省份选择 2 至 3 个城市启动试点,2008 年扩大试点,争取 2009 年试点城市达到 80% 以上。通过试点,探索和完善城镇居民基本医疗保险的政策体系,形成合理的筹资机制、健全的管理体制和规范的运行机制,逐步建立以大病统筹为主的城镇居民基本医疗保险制度。

(五)完善公共卫生机构财政政策

一方面,针对"非典"所体现的公共卫生体系建设问题,政府开始加大对公共卫生领域的财政投入,将公共卫生服务均等化作为卫生工作的一个主要目标之一,并且通过立法等手段重建了公共卫生体系,先后出台了《关于突发公共卫生事件医疗救治体系建设规划的通知》《国家突发公共事件医疗卫生救援应急预案》等多项政策。另一方面,在明确的卫生事业定位和目标下,陆续出台针对农村和低收入群体的配套性政策。2003 年国务院办公厅转发卫生部等部门《关于建立新型农村合作医疗制度意见的通知》,政府重新扶持建立农村合作医疗制度,并明确政府财政投入不低于每人 10 元;2007 年,政府在城市地区开始建立城镇居民医疗保险制度,同样明确了政府财政投入的责任。针对农村医疗资源不足的问题,政府出台了加强农村医疗机构建设、培养农村卫生工作人才以及规范药品流通体系等相关政策;2009 年,大部分这类政策在新医改后得到进一步巩固和加强。

这一时期我国卫生经济政策体系开始兼顾医疗机构和人民的需求,对医疗机构实行医疗服务价格改革、重视加强基层医疗卫生服务体系建设,对需方完善医疗救助制度,通过财政重建农村合作医疗制度,建立城镇居民基本医疗保险制度。该时期强调政府主导下符合市场规律的卫生经济管理,我国卫生事业也正式定性为公益性事业,但该时期主要以政策维持的方式继续推进卫生健康事业发展,经济政策体系耦合性仍稍显不足,缺乏对卫生健康事业发展整体框架的考虑,医疗卫生机构"以药养医"现象较为严重,个人的疾病经济负担水平仍较高,且医疗保障水平不足。

四、新医改以来的卫生经济政策(2009 年至今)

针对我国卫生系统出现的问题,2009 年国家出台《中共中央国务院关于深化医药卫生体制改革的意见》,建立健全覆盖城乡居民的基本医疗卫生制度,为群众提供安全、有效、方便、价廉的医疗卫生服务。到 2011 年,基本医疗保障制度全面覆盖城乡居民,基本药物制度初步建立,城乡基层医疗卫生服务体系进一步健全,基本公共卫生服务得到普及,公立医院改革试点取得突破,明显提高基本医疗卫生服务的可及性,有效减轻居民看病负担,切实缓解"看病难、看病贵"问题。到 2020 年,覆盖城乡居民的基本医疗卫生制度基本建立。《中华人民共和国国民经济和社会发展第十四个五年规划和2035年远景目标纲要》指出:"建立稳定的公共卫生事业投入机制,改善疾控基础条件,强化基层公共卫生体系。"卫生资金筹集、分配使用等卫生经济政策对促进卫生事业发展具有重要作用,目前我国不断完善医疗服务体系,坚持以非营利性医疗机构为主体、营利性医疗机构为补充,以公立医疗机构为主导、非公立医疗机构共同发展的办医原则,建设结构合理、覆盖城乡的医疗服务体系。在这一时期,我国的卫生经济政策主要有以下几方面。

(一)完善基本医疗保障体系

21世纪初,我国的居民医疗保障制度还不健全,居民自费医疗费用的比例还比较高,居民医疗负担重,针对此问题,我国实施新医改,建立覆盖城乡居民的基本医疗保障体系。我国的基本医疗保障体系由城镇职工基本医疗保险、城镇居民基本医疗保险、新型农村合作医疗(新农合)和城乡医疗救助共同组成,分别覆盖城镇就业人口、城镇非就业人口、农村人口和城乡困难人群。其中,城镇居民基本医疗保险重点解决老人、残疾人和儿童的基本医疗保险问题,全面实施新农合,逐步提高政府补助水平,适当增加农民缴费,提高保障能力,完善城乡医疗救助制度,对困难人群参保及其难以负担的医疗费用提供补助,筑牢医疗保障底线。这三个基本保险覆盖了我国城乡全体居民,就政策角度而言,我国已经基本实现了全民医保。虽然我国实施了三个独立的基本医疗保险,但是在不同的地区,不同的险种保费水平还是有差异的,这是基于不同地区经济发展水平的差异,因此,在以后的改革中应该缩小不同地区以及不同险种之间的差异,实现卫生筹资公平以及卫生服务利用公平。

近年来,我国加快构建有序的就医和诊疗新格局,持续推进分级诊疗和优化就医秩序。组织制定疾病分级诊疗技术方案和入出院标准,引导居民有序就医。推进紧密型县域医疗服务共同体总额付费,加强监督考核,结余留用、合理超支分担,促进区域或医疗联合体内合理就医。

促进多层次医疗保障体系发展。目前,我国已基本建成以基本医疗保险为主体、医疗救助为托底、补充医疗保险等共同发展的多层次医疗保障制度体系。2022年,我国将继续支持商业保险机构开发与基本医疗保险相衔接的商业健康保险产品,更好地覆盖基本医保不予支付的费用。此外,基本医疗保险统筹层次稳步提高,我国绝大多数省份已经实现了市级统筹,北京、天津、上海、重庆、海南等省市已经探索开展省级统筹。接下来,基本医保省级统筹将继续推进。在跨省异地就医直接结算方面,进一步扩大门诊费用跨省直接结算,每个县至少有一家定点医疗机构能够提供包括门诊费用在内的医疗费用跨省直接结算服务。国家医保局等部门也将指导各地推进职工医保普通门诊统筹,对在基层医疗卫生机构就医实行差别化支付政策,逐步将多发病、常见病的普通门诊费用纳入统筹基金支付范围。

健全医疗保险稳定可持续筹资和报销比例调整机制,研究实行职工退休人员医疗保险缴费参保政策;改革医疗保险支付方式,发挥医疗保险控费作用;改进个人账户,开展门诊费用统筹;整合城乡居民医疗保险政策和经办管理,鼓励发展补充医疗保险和商业健康保险,鼓励商业保险机构参与医疗保险经办,将生育保险和基本医疗保险合并实施。

积极开展应对人口老龄化行动。弘扬敬老、养老、助老社会风尚,建设以居家为基础、社区为依托、机构为补充的多层次养老服务体系,推动医疗卫生和养老服务相结合,探索建立长期护理保险制度。全面放开养老服务市场,通过购买服务、股权合作等方式支持各类市场主体增加养老服务和产品供给。

(二)推进医疗服务价格改革

近年来,我国不断推进医疗服务价格改革,医疗服务价格是重要的民生价格。《深化医药卫生体制改革 2022 年重点工作任务》再次明确今年医疗保险的改革目标。此前,国家医疗保障局等八部门联合印发《深化医疗服务价格改革试点方案》,明确了通过 3 至 5 年的试点,探索形成可复制、可推广的医疗服务价格改革经验,以赣州、苏州、厦门、唐山、乐山 5 个城市为试点城市。2022 年,国家医保局等部门指导地方科学设置医疗服务价格调整的启动条件、触发标准及约束条件,年内开展 1 次调价评估,符合条件的及时调价。我国在深化医疗服务价格改革的同时,也将不断完善配套措施确保群众负担总体稳定,包括做好调价可行性的评估,做好医疗服务价格和支付政策协同,将调价部分按规定纳入医保支付范围等。

(三)完善医药价格形成体系

医药价格形成机制是卫生经济政策研究的重要领域。科学制定医疗服务价格是提供适宜的医疗服务的基础,同时也会减少不必要的浪费。政府作为医药价格的管理部门,对非营利性医疗机构提供的医疗服务实施政府指导价政策,而对那些营利性机构实施自主定价政策。新医改规定:中央政府负责制定医疗服务价格政策及项目、定价原则及方法;省或市级价格主管部门会同卫生、人力资源和社会保障部门核定基本医疗服务指导价。基本医疗服务价格按照扣除财政补助的服务成本制定,体现了医疗服务的成本和技术劳务价值。针对不同级别的医疗机构和医生提供的服务,实行分级定价。规范公立医疗收费项目和标准,研究探索按病种收费等收费方式改革。政策规定了我国医疗服务以及药品的价格,对医疗机构而言,这有利于减少医疗资源的浪费,为人民提供最优配置的医疗资源;对人民而言,这也有利于减轻看病成本,有力解决"看病贵"难题,使人们更好地使用医疗资源。

(四)完善基本药物制度

1. 提高药品质量,确保用药安全

基本药物制度是对基本药物的遴选、生产、流通、使用、定价、招标、检测评价等环节实施有效管理的制度,它与公共卫生、医疗服务、医疗保障体系相衔接,是国家药物政策的基础和核心,也是我国基本医疗卫生制度的重要组成部分。我国坚持中西医并重,促进中医药、民族医药发展。完善基本药物制度,健全药品供应保障机制,理顺药品价格,增加艾滋病防治等特殊药物免费供给。

2. 扩大药品耗材集采范围

继续开展药品耗材集中带量采购工作,扩大采购范围,力争每个省份国家和地方采购药品通用名数合计超过 350 个。这意味着,药品集采将继续扩围,进一步挤压药品带金销售的空间,扩大老百姓受益面。国家层面开展一批脊柱类高值医用耗材集中带量采购,对国家组织采购以外用量大、采购金额高的药品耗材,指导各省份至少各实施或参与联盟采购实施 1 次集中带量采购,提高药品、高值医用耗材网采率。落实药品耗材集中采购医疗保险资金结余留用政策,完善结余留用考核,激励合理优先使用中选产品。研究完善对抗菌药物等具有特殊性的药品集采规则和使用方案。

3. 不断强化药品供应保障能力

持续深化评审审批制度改革,加快有临床价值的创新药上市;持续推进仿制药质量和疗效

一致性评价工作,优化国家基本药物目录,完善目录管理机制;完善公立医疗机构优先配备使用基本药物的政策,鼓励城市医疗集团、县域医疗服务共同体等建立药品联动管理机制,促进上下级医疗机构用药衔接;健全药品协同监测机制,强化药品短缺分级应对措施;加强小品种药(短缺药)集中生产基地建设,加强罕见病用药保障;健全药品临床综合评价工作机制和标准规范,将评价结果作为医疗机构用药目录遴选、上下级用药衔接等的重要依据;分类推进医疗器械唯一标识实施工作,深化唯一标识在监管、医疗、医疗保险等领域的衔接应用。

基本药物制度保证了人民群众基本用药的可及性、安全性和有效性,促进"以药补医"机制转变,体现了社会公平,促进药品生产流通企业资源优化配置,同时也降低了人民群众医疗支出成本。

(五)完善医疗机构税收政策

我国的医疗机构分为非营利性医疗机构和营利性医疗机构两种。对于非营利性医疗机构会继续享受税收优惠政策;对于营利性医疗机构,根据营利性收入按照规定征收各项税收;而对于那些直接用于改善医疗卫生服务条件的部分,经税务部门审核批准可抵扣其应纳税所得额,就其余额征收企业所得税。此措施也极大地降低了医疗成本,便于群众更好地使用医疗资源,促进自身健康。

(六)完善公共卫生机构财政政策

中央和地方政府对卫生事业的投入随着经济的发展逐年增加,且增加幅度不低于财政支出的增长幅度。我国积极拓宽卫生筹资渠道,广泛动员和筹集社会各方面的资金,发展卫生事业。与此同时,专业公共卫生服务机构的人员经费、发展建设和业务经费由政府承担,公共卫生服务主要通过政府筹资,向城乡居民实现均等化提供。政府采取多种形式、多渠道筹集卫生资金;制定优惠政策,鼓励企事业单位、社会团体和个人自愿捐资,支持卫生事业;建立基金会,对无支付能力的危急患者实行医疗救助。

发挥政府投入激励作用。坚持公益性,落实政府在卫生健康领域的投入责任,指导地方按规定落实政府对符合区域卫生规划公立医院的投入政策。继续支持公立医院综合改革,实施公立医院改革与高质量发展示范项目,激励引导一批有改革积极性的地市推广成功的医疗体制改革经验。

(七)完善公立医院补偿政策

为改善长期以来形成的"以药补医"补偿方式,新医疗体制改革提出要积极探索医药分开的有效形式,逐步取消药品加成,调整医疗机构的补偿方式,使其由政府财政投入、医疗服务投入和药品收入三种渠道转变为财政投入和医疗服务收入两种渠道。

我国现阶段的卫生经济政策呈现出政府主导和充分发挥市场调节作用的特点,改善了改革开放后忽视政府作用带来的不良影响,强化政府在医疗卫生行业的责任,发挥政府财政补助和制定卫生经济政策的作用,实现卫生事业的公益性和公平性。同时,积极发挥市场的作用,动员社会和企业积极参与,增加医疗卫生资源的可及性和公平性,降低医疗服务成本,提高医疗服务的质量和效率,不断为人民提供满意的医疗卫生服务。

案例 16－1

某三甲医院物价精细化管理的探索与实践

2020 年,国家卫生健康委、国家中医药管理局连续下发了《关于开展"公立医疗机构经济管理年"活动的通知》(国卫财务函〔2020〕262号)、《关于加强公立医院运营管理的指导意见》(国卫财务发〔2020〕27号)、《公立医院内部控制管理办法》(国卫财务发〔2020〕31号)等文件,要求医院管理模式向精细化转变,进一步强化医疗服务项目收费管理,严格执行收费规范和医保支付政策。要求建立沟通协调机制,定期分析诊疗服务过程中是否存在政策偏差,及时组织整改不合理收费条目。为贯彻落实上述文件精神,某三甲医院积极加强院内职能部门管理和临床服务过程内部管控,采取多项举措大力推进精细化管理并持续改进,医院收费管理更加规范,医保基金使用更加合理。

根据上述文件精神,某三甲医院从院内经济管理、运营管理、内控管理等方面着重梳理存在的问题,以便有针对性地进行改进。找出的主要问题是,医院管理人员对政策理解不透,内控力度弱,导致临床科室对物价管理依从性差、落实医保政策出现偏差。2020年,河北省医保部门相继发布了6次价格调整文件,调价2000余项、新增500余项、修订200余项、放开定价100余项。在政策密集出台、调价项目繁多的情况下,由于宣传培训跟不上,导致临床科室特别是兼职价格管理人员不能及时熟悉、掌握新规定、新要求。

通过一系列精细化管理策略,该三甲医院的价格管理取得了较好的成效。根据《河北省医疗保障基金检查问题指南》,2020年5月医院自查发现17项问题,多次自查和整改后,问题全部清零。价格政策文件落实路径的持续改进,使临床科室对政策掌握执行的错误率明显下降。例如:2019年医院对《河北省医疗保障局河北省卫生健康委员会关于核定部分医疗服务价格项目及有关问题的通知》(冀医保字〔2019〕50号)执行错误率为32.6%;2020年医院对《河北省医疗保障局河北省卫生健康委员会关于公布部分医疗服务价格项目及有关问题的通知》(冀医保字〔2020〕35号)执行错误率下降为14.2%,对《河北省医疗保障局河北省卫生健康委员会关于新增和修订部分医疗服务价格项目的通知》(冀医保字〔2020〕45号)执行错误率下降为6.1%。日常病历抽查合格率也明显提高,2019年病历抽查合格率89.0%,2020年病历抽查合格率98.0%。

医疗服务项目收费管理是医院运营管理的核心工作之一。临床医师下达医嘱,各个医技部门根据医嘱内容,将医疗服务项目(药品、材料)的名称、数量、价格、计价单位、金额等信息进行记载,形成患者每日的明细清单。患者出院(离院)时,这些明细清单依据财务指标归类汇总形成结算清单,再根据医保支付政策,划定医保基金、救助(补助)资金、个人自付资金等进行支付。这关系到每个参保人的医疗权益,也体现着广大医务人员的劳动价值。

该案例医院对于违规和不合理收费问题高度重视、力行力改,收费工作由粗放管理转向精细化管理。一是完善了各项收费制度和管理规定,重构了医疗服务项目收费管理的职能。二是建立了以分管院长为直接主导的领导小组和工作小组,在人、财、物、制度上给予了高度重视和配置保障。三是围绕临床建立了扁平化、网格化的医疗服务项目收费管理团队,联合医务、护理、药学、采购、信息等部门对诊疗收费项目进行梳理,明确收费内涵和管理边界。四是重新制定了收费条目与医嘱的关联,并按医保支付范围规定做好限定支付提醒,以问题为抓手,建立了一系列收费项目关联关系、包括关系、除外关系的规则和医保限定支付适应症规则。五是通过广泛政策宣传、医疗行为纠偏和信息技术支撑,使得违规收费、不合理收费情况大为减少。六是持续跟踪新的价格调整政策落实情况,通过数据筛查总结,发现问题并联动整改、持续改进。可见,该案例医院在加强临床规范化诊疗、收费项目合规性审核方面下足了"硬功夫、苦功夫"。

第三节 卫生经济政策评价与完善

一、政策评价的概念

关于政策评价的概念,国内外学者从不同角度进行了诸多定义。政策科学的创始人之一哈罗德·拉斯韦尔在《决策过程:功能分析的七种类别》一文中,把评价功能定位为:"就公共政策的因果关系做事实上的陈述。"爱德华·S.奎德定义政策评价为:"从广义上讲是确定一种价值的过程分析,狭义上却是调查一项进行中的计划,就其实际成就与预期成就的差异加以均衡。"托马斯·戴伊认为,政策评价就是了解公共政策所产生的效果的过程,就是试图判断这些效果是否是所预期的效果的过程,就是判断这些效果与决策成本是否符合的过程。

总结这些定义,我们发现主要包含以下几点:①政策评价主要是对政策方案的评价,属于预测评价的范畴,即政策评价属于"未来取向";②政策评价的着眼点是政策的效果;③政策评价是对政策全过程的评价,既包括对政策方案的评价,也强调对政策执行以及政策结果的评价。结合上述内容,我们对政策评价的定义为:按照一定的价值标准,由具备专业资质的评价者作为主体,运用公认的科学研究方法,包括社会科学和自然科学研究方法,排除政策执行过程中环培等非政策因素的干扰,对政策的效益、效率及价值进行判断的过程,并以此作为决策变化、政策改造和制定新政策的依据。政策评价是政策制定程序的一个重要环节,是对政策制定全过程的判断。政策评价的目的可描述为"通过评价提高政策价值"。政策评价是政策循环过程中不可或缺的一步,包括对政策制定过程的评价、政策执行过程的评价和政策执行结果的反馈评价。政策评价在政策流程中的作用如图16-1所示。

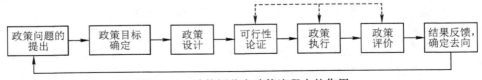

图16-1 政策评价在政策流程中的作用

二、实施卫生经济政策评价的意义

随着经济社会的不断发展,人民生活水平不断提高,对健康的需要也不断发生变化,我国政府针对不同时期的社会状况,不断调整和完善我国的卫生经济政策,以促进我国卫生事业的不断发展,提高人民的健康水平。

实施卫生经济政策评价的意义和作用在于以下几方面。

(1)实施卫生经济政策评价是检验卫生经济政策效果、效益和效率的基本途径。

(2)经济政策评价的结果是决定政策修改、调整、继续或终止的重要依据。

(3)卫生经济政策评价是有效配置卫生资源的基础,是促使卫生资源利用的社会效用最大化的重要保证。

(4)卫生经济政策评价是提高卫生政策决策科学性、合理性和可行性,促使卫生事业长期持续、稳定、协调发展的必要条件。

三、卫生经济政策评价的具体步骤

通常情况下,评价各项卫生经济政策主要有以下几个步骤。

(一)确定评价主体

对于政策评价而言,客观公正是最基本的原则,同时也是操作的最大难点。影响政策评价客观公正的原因有两方面:①政策评价的政治敏锐性;②评价主体的价值取向和评价综合能力。

(二)明确评价的目的、意义和要求

明确评价目的是执行一项政策评价的出发点和落脚点。如前文所述,通常卫生经济政策的目标有 5 点,即公平性、效率、稳定、可持续性和质量。一般来说,卫生经济政策评价的目的即是该政策出台的目标。

(三)制订评价方案

制订评价方案包括 5 个要素,即评价者、评价对象、评价目的、评价标准和评价方法。通俗而言,评价方案的制订就是告诉人们:由谁来进行评价,出于什么目的,依据什么标准,采用什么方法,对什么政策进行评价。

(四)挑选和培训评价人员

这是执行政策评价过程中不可缺少的一步,也是最容易被忽视的一步。由于一项评价计划的执行不可能靠一己之力,必须靠团队合作完成,因此,挑选和培训团队人员就非常必要,有时会直接影响到整个评估项目的质量和结果。人员培训的主要目的是使大家对评价任务和要求有一个统一的认识和了解,从而确保调研结果(包括定性访谈和问卷调查)的信效度。

(五)实施评价方案

实施评价方案包括两个主要任务:①收集所需要的资料;②对评价资料进行综合分析。收集资料除了利用现有资料和采用实验法获得外,最常用的就是开展社会调查。在政策评价中,社会调查常用的两类方法是问卷调查和定性访谈。其中,问卷调查的优点是可以获得定量数据,便于后期的定量分析。定性访谈的作用主要是对评价实施中发现的问题进行深度挖掘,探索问题存在的深层次原因。很多时候政策评价往往需要问卷调查辅以定性访谈,以使评价结论更为全面。

(六)提交评价报告

提交评价报告需要注意两点:①报告是否客观公正地完成了既定计划的目标、指标体系和评价内容。②报告格式是否规范。政策评价报告格式上一般包括内容摘要、政策背景简述、政策主体特征简述、政策评价计划和实施过程简述、主要结论和建议以及附录几部分。评价报告不同于科研文章,不强调创新,重视是否如实反映政策效果与不足。

案例 16 - 2

大医院看病有多难

一段名为"女孩怒斥医院号贩子"的视频在网上热传,视频中一个年轻姑娘在北京某医院排了一天队,没挂到一个标价 300 元的专家号,而黄牛手里却有号,要卖 4500 元。姑娘怒了,声泪俱下地控诉。2022年北京某医院日门诊量近万人,而五六年前,日门诊量只有几千人,门诊人数增加了三倍多,超过协和、同仁、北医三院等大医院,门诊量位居北京地区第一。但这仍不能满足需求。进入医院门诊大厅,电梯旁都聚满了人,等着住院的患者也很多,某些科室患者住院经常要等上一两周,长的要等到一两个月。就诊、住院的人数太多 ,医护人员长期处于超负荷工作状态,医疗质量难免会受到影响。

思考与讨论

1. 试述卫生经济政策和卫生经济政策分析的内涵。

2. 卫生经济政策的目标是什么?如何评价我国新医改之后的卫生经济政策目标?

3. 结合卫生经济政策评价方法,如何评价我国的社会办医政策?

第十七章 卫生体系研究

 本章导学

从全球卫生体系运行来看,无论采用何种衡量标准,均不难发现各国卫生体系运行成效存在显著差异,而这种差异并非单一地归因于经济实力的强弱。卫生体系的设计、管理及其运行机制深刻影响着人们的生存和生活质量。对于决策者而言,首要之务在于了解卫生体系所承载的关键职能,清晰界定高效与低效卫生体系之间的界限。本章将在介绍卫生体系构成和运行的基础上,分析中国卫生体系概况及面临的问题,介绍现行卫生体系评价框架。

学习目标

1. 掌握卫生体系的构成与运行
2. 熟悉卫生体系的功能
3. 了解什么是良好的卫生体系
4. 熟悉中国卫生体系及其存在的问题
5. 了解 WHO 卫生体系评价框架
6. 识记 Harvard(哈佛)卫生体系评价框架

情境导入

WHO 发布的《2023 世界卫生统计报告》显示,2019 年,全球范围内的人均期望寿命已达到 73 岁,而在半个世纪以前,这一数字仅为 48 岁。卫生体系对期望寿命所发生的巨大变化产生了作用,它为改善人类健康做出了巨大贡献,影响了全世界数十亿人的生活和幸福。然而,卫生体系的潜能与它的实际成效之间仍有很大差距,而且在那些看似具有相同资源条件和能力的国家产生的效能也迥然不同。为什么会这样呢?一个有效的卫生体系应该如何形成?一个卫生体系应该如何做到公正?我们如何才能知道一个卫生体系是否正在尽其所能良好地运行?接下来我们将学习卫生体系及其评价的相关知识。

第一节 卫生体系概述

系统一词意为由部分组成的整体。系统论创始人贝塔朗菲认为,"系统是相互联系、相互作用的诸元素的综合体"。这个定义强调元素间的相互作用以及系统对元素的整合作用。可以表述为:如果对象集满足下列两个条件,即对象集中至少包含两种不同元素,对象集中的元素按一定方式相互联系,则称对象集为一个系统,对象集的元素为系统的组分。

这个定义指出了系统的三个特性:①多元性,系统是多样性的统一、差异性的统一;②相关性,系统不存在孤立元素组分,所有元素或组分间相互依存、相互作用、相互制约;③整体性,系统是所有元素构成的复合统一整体。

卫生体系是以维护和提高社会健康水平为目的,具有提供服务、筹措资金和卫生资源、卫生治理等特定功能的系统。它是由若干相互关联又相互作用的要素组成的有机组合体,各要素间基于特定结构形成相对稳定的组织、制度和分工,并通过与外部环境的交互作用实现其功能。

WHO将卫生体系定义为"所有以促进、恢复或维持健康为主要目标的组织、制度和资源整合(系统)"。这一定义包括正规的卫生服务(例如医院、社区卫生服务)、传统的行医者、药物使用、卫生保护、健康促进、管制。

卫生体系的主要目标是改善健康状况。要实现这一目标,不仅需要治疗和预防服务,还要推行健康干预和实现跨部门合作。在任何一个国家,卫生体系都是社会体系的一部分,其提供的价值远超过健康本身。因此,卫生体系的目标还包括卫生筹资和资源配置的公平性、防范家庭灾难性卫生支出的发生、居民对健康期望的反应和对居民人格尊严的尊重。

一、卫生体系的构成与运行

(一)卫生体系的构成要素

1.服务人群

服务人群分为五类,即寻求医疗服务的患者、对治疗怀有期望的消费者、为卫生体系提供资金的纳税人、享有卫生保健权利的公民、为追求和促进健康而采取行动的人群。

2.卫生服务的功能

卫生服务的功能包括服务提供、卫生人力、信息、医疗产品(疫苗、技术等)、筹资、领导或治理。

3.卫生服务功能的整合

卫生服务包括一般的预防与治疗服务和特定健康问题的卫生服务(包括特定疾病控制项目和特定群体的医疗服务);卫生服务提供的模式或渠道包括不同水平的卫生机构、卫生服务产品的销售点(如药房或商店)和其他战略(如以社区为基础的卫生人员和行动)等;通过混合的服务提供(公立与私立、营利性与非营利性、正规与非正规、专业与非专业、对抗疗法与传统疗法、有偿行为与志愿行为)建立多元化的卫生服务体系。

(二)卫生体系的运行

1.宏观层面

宏观层面主要关注国家卫生体系,同时也受到更广泛的国内外环境影响。宏观层面的作用包括:①平衡政策、战略、资源配置、卫生人员薪酬体系等要素,与卫生体系总目标保持一致;②在卫生服务功能、提供和健康干预之间进行协调;③制定政策和规章制度;④与居民等卫生体系参与者进行交流;⑤与其他国家机构、国际组织和国际卫生议程之间进行沟通。

人们已逐渐认识到国际环境对人群健康和卫生事业发展具有重要影响,如国际贸易、国际援助以及全球经济、气候的变化,还包括多边或双边组织、全球公私合作计划等一些极具影响力的国际组织和参与者。因此,国内卫生体系是一个置身于国际环境的开放性体系,既受国际力量的影响，又影响国际力量。

2. 中观层面

中观层面一般为地方或组织层面的卫生体系，其主要作用包括：①根据卫生服务提供和健康干预情况对卫生需求和环境做出反应；②协调地方参与者；③管理卫生服务、医疗活动和卫生人员；④监管和培训卫生服务提供者；⑤将国家政策、指导方针与各地实际相结合。

3. 微观层面

微观层面一般指卫生体系中的个人，包括卫生服务提供者、患者、居民、管理者、政策精英及他们之间的相互关系。个人在这一层面的关键作用包括：①寻求医疗帮助，遵从治疗建议；②开展卫生服务提供和健康干预活动；③构建良好的医患关系，进行患者随访；④卫生体系代理人与居民建立广泛联系；⑤卫生体系内的管理决策和治理。

卫生体系的不同层次如图 17-1 所示。

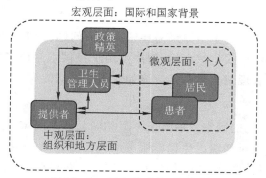

图 17-1　卫生体系的不同层次

（三）卫生体系各要素的动态关系

卫生体系不仅包含多种要素，而且要素之间、个人与卫生体系之间存在着相互作用，这不仅能够改善卫生服务提供，而且有助于卫生体系产生更大的社会价值。如图 17-2 所示，单一要素并不能构成体系，若干要素的有机组合才能形成一个整体。这是一种多重的相互关系，每一要素影响和决定着其他要素，又受其他要素的影响，这种交互影响将这些要素整合成一个体系。

然而，这种相互作用既受到卫生体系中不同软硬件的影响，又会影响卫生体系绩效。卫生体系的硬件是指构成卫生体系的组织、政策、法律、筹资框架以及卫生服务需求；软件是指体系内的各种制度、标准、价值观和程序等。

卫生体系中软硬件一般整合在一起，如筹资机制不仅影响卫生体系的筹资水平，还揭示了卫生体系的价值，体系中以税收为基础的要素表明社会在多大程度上准备采取集体行动来支持再分配；而体系中的服务收费水平则表明社会在多大程度上重视选择，允许那些有能力的人通过支付医疗费用来购买更多或更好的服务。此外，筹资机制还会影响国民关系、医患关系、卫生服务利用的方式和水平以及卫生体系在遭遇危机或创造社会效益时能够寻求经济保护的程度。

因此，对卫生体系要素的认识应更加专注于卫生体系的性质及所产生的协同效应，并认识到整体效果要远远大于各个部分之和。

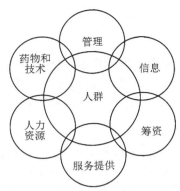

图 17-2　卫生体系各组成部分动态联系

二、卫生体系的功能

为了实现卫生体系的目标,卫生体系需要解决如下问题:①卫生体系中应包括什么样的服务,这些服务通过什么样的形式组织;②如何产生用于提供卫生服务的必要资源;③卫生服务应该如何筹资;④政府在管理卫生体系时应该如何履行它们的责任。

(一)提供服务

卫生体系在世界上不同的国家发展情况不尽相同。许多国家的卫生体系主要依靠医院提供医疗服务,其中门诊是提供初级卫生保健服务的第一站。一些卫生体系拥有致力于预防和早期诊断的全科医师或者社区诊所,并起到专科和住院服务守门人的作用。

保健体系的内部平衡(从预防到临床治疗,到康复再到病情减轻)在不同国家有所差异。考虑大部分国家内部资源的稀缺性,一个重要挑战是如何决定提供卫生服务的优先权,即什么服务可以以较低的成本被提供甚至被免费提供,而什么服务需要对其可获得性进行限制。这种优先权的设置不仅仅是一个关于价值和财政资源的问题,而且反映了对于质量、安全性、人力资源以及组织能力的考量。另外一个挑战是如何设计服务体系以满足不同社区(例如城市和农村)和不同人群(例如不同种族群体、年龄群体、性别群体)的卫生服务需求。

各国在卫生体系结构上的差异和用于提供服务的组织形式有关。以官僚形式提供服务(通过公立医院和诊所提供服务并受卫生部门管理)在发展中国家尤为普遍。在市场经济更发达的体系里,政府可以和保险人签订合同或者从独立经营的机构(民营机构、慈善机构或非营利组织等)购买服务。

对服务提供组织的配置同样存在国际差异。服务可以集中于少数大型机构,或者可以广泛分布在小型组织中。大部分卫生体系采用一种混合设计,其中三级和专家服务集中于主要的人口中心和大型机构。卫生服务越来越呈现网络化趋势,或通过公共管理安排,或通过合约机制来实现各个方面的服务供给。服务可以被垂直整合,使得初级保健可以同三级保健相连,也可以被水平整合,使得所有类型的初级卫生保健服务可以被单一的提供者或者网络所提供。这些组织安排的产生是为了在利用规模经济的同时保证服务可以被社区或者市场所获得。

(二)筹措卫生资源

为服务创造资源的问题提出了更复杂的选择,如:①需要什么类型的提供者——是医生和护士,还是需要更多的卫生职业? 应该怎样实现高级培训和职业培训的平衡? ②应该由谁来提供劳动者——是公共部门还是私人部门? ③应该由谁来提供固定资产——是建设设施、制造仪器等机构吗? ④什么是资源在城市中心、郊区和农村地区间的正确分布?

国家如何制定这些决策依赖于很多因素,因此卫生服务资源如何创造,在不同的国家间存在广泛的差异。在很多卫生体系中,例如美国,卫生保健人员的教育和其他卫生保健资源的产生是通过市场来实现的,建设卫生保健设施同样也依赖于金融市场。而在澳大利亚,虽然卫生保健人员的教育是通过公共部门提供的,但是政府有一个卫生人力的计划最小量,并且在每个专业的培训标准上也扮演了重要角色。此外,用于卫生保健的资金规划是政府关注的一个核心问题,对很多发展中国家而言,政府在人力培训和资金规划中都发挥着重要作用。

(三)筹措资金

在卫生筹资领域存在多种选择,例如首先是资源如何募集的问题,然后是资源如何分配的问题。这些决策通常反映了社会所强调的卫生保健价值。

从资源募集的角度,主要问题在于:①筹资是应该通过税收体系(如英国和澳大利亚)、社会保险(如德国)、商业保险(如美国),还是通过现金支付? ②个人是否应该做出同等贡献? 更富有的人是否应该贡献更多? 贡献的多少是否应该根据个人的需要和利用情况来决定? (年纪大的人是否应该贡献更多)? 这些问题的答案反映了一个社会致力于社会公平还是个人选择的程度。

从资源分配的视角,主要问题在于:①在服务提供完成后进行支付(即后付),还是应该选择更前瞻性的方法来预先设定可支付什么? ②资源是应该根据人口(人头费)、服务种类(按病种付费)、服务项目(按服务付费)配置,还是应该根据提供服务的时间来配置? 这些问题的答案反映了卫生体系中服务提供者所拥有的权力以及能够收入最大化的程度。

还有一个问题是:谁持有资金——政府(通过卫生或者社会保障部门)、公立部门卫生购买主体、卫生保险资金还是其他的社会组织? 当有更多的资金持有者时,卫生体系内的交易成本就会不可避免地提高,也潜在地提高了卫生保健的成本。反之,一个单一的资金持有者更有可能是官僚部门,据此出现了一个更为重要的问题:政府用于管理卫生保健资金的法律框架是什么?

卫生筹资选择的核心问题是如何承担风险以及这些风险应该在多大程度上分摊。例如,在中国农村大部分地区,当患者采用自付医疗费用时,风险全部由患者承担。然而,合作医疗的出现使医疗费用开始向一种社区水平分担风险机制转变。

来自不同收入组的人群可能会拥有相同的贡献,当然也有可能是那些不健康的人由于利用了更多的医疗服务,因此贡献得更多。但上述问题都不能被认为是公平的,因为低收入的人需要贡献他们收入中的更高比例用于医疗服务,而那些不健康的人会由于利用卫生保健而陷入贫困的境地。

从保证社会福利和社会稳定性的角度而言,更普遍的形式为:①低收入组贡献比较少,通过高收入组对其实行有效补贴。②同等收入的所有人都贡献相同的水平,使得更健康的人(即患病风险较低的人)可以有效地补贴那些不健康或者患病风险较高的人。

(四)治理功能

WHO认为政府应该扮演一个特别的角色,即监督卫生体系的发展。因为政府需要关注人民和社会的长期发展,需要设计长期方案,需要决定如何基于证据进行决策,并且需要为应对卫生体系内的变化制定一系列政策工具。

大部分政府所面临的挑战是如何维持一个长期视角下的卫生投资倾向,尤其是在跨越选举周期时。政治体系也可以是卫生体系的重要决定因素。联邦体系(如澳大利亚、加拿大、美国)必须协调州和省的关系,和上述权力更分散的体系相比,将立法和行政权力合并的议会制体系(如英国和新西兰)可以更有效地发展和实施政策。但是,在所有体系中,对于多变政治利益的管理成为一项重要挑战。

三、良好卫生体系的制度特征

(一)以人为本一体化卫生服务模式

WHO 提出的优质高效的卫生体系模式为以人为本一体化(people-centered and integrated care,PCIC)卫生服务模式。以人为本的卫生服务就是"让病患、家属和所在社区共同参与到诊疗服务中,他们作为卫生服务的受益人,同时也是参与者。他们对服务体系充满信任,同时服务体系也能够以人性化、个性化、一体化的方式,根据他们的需要和偏好提供服务"。整合型的卫生服务就是"将包括健康促进、疾病预防、治疗、康复和临终关怀等在内的各种医疗卫生服务的管理和服务提供整合在一起。根据健康需要,协调各级各类医疗机构为病患提供覆盖全生命周期且连续的服务"。

以人为本一体化卫生服务模式有三个核心,即以人为中心、以基层为基础、提供系统连续服务。以人为本一体化卫生服务模式能够根据人们不同生命阶段的需要,通过卫生体系内不同层级机构协作进行健康促进、疾病预防、诊断、治疗、康复和管理等连续性服务的提供和管理,其核心理念在于以人为本,实现医疗卫生服务的整合。

为了实现这一重大制度转型,《深化中国医药卫生体制改革,建设基于价值的优质服务提供体系》报告为中国提出了"八合一"改革措施(见图 17-3),并认为这些改革对中国未来几十年社会经济发展至关重要。

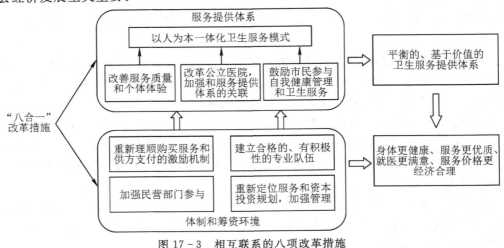

图 17-3　相互联系的八项改革措施

(二)良好的卫生体系特征

一个良好的卫生体系需满足以下特征。

(1)以提高人群健康水平、降低疾病经济风险、提升公众满意度为目标。

(2)从"以疾病为中心"转向"以患者为中心",再到"以人的健康为中心",强调把患者作为一个"整体的人"来看待,进一步关注人性化照护——关照每一位患者及其家属的情绪反应和心理诉求,尊重和珍惜所有生命个体。

(3)实现筹资纵向公平和卫生服务利用横向公平,即依据支付能力来进行卫生筹资,依据需要来分配卫生服务。

(4)提供包括保健、预防、治疗、康复和临终关怀服务在内的更加全面、完整的全方位服务。

(5)构建起覆盖从妊娠期、新生儿期、学龄前、学龄期、青春期、中年期、老年期直到生命终点的全生命周期,面向妇女、儿童、老年人、残疾人等在内的全人群卫生健康服务体系。

(6)破除子系统之间的体制、机制障碍,实现卫生服务体系的整体性。在涉及为患者提供持续性服务时,强调基层、二级和三级医疗机构之间的沟通和协调,包括重新定义这些机构(特别是医院)的职能及其相互关系。

(7)各类卫生服务之间无缝隙连接,实现卫生服务体系的连续性。这种连续性服务强调的是以患者的需要而不是服务提供系统的需要为核心。它还有助于减少重复性服务,提高资源使用效率。例如,可以把公共卫生的某些重要职能(包括疾病监测和早期发现、快速应急响应能力等)整合到医疗服务提供体系中,以解决卫生体系面对灾害的应急反应能力问题。

第二节　中国卫生体系

一、中国卫生体系概述

一般来说,卫生体系按其服务内容和功能可以分为四个子系统:公共卫生服务体系、医疗卫生服务体系、健康保障体系和药品供应保障体系。

(一)公共卫生服务体系

中国公共卫生服务体系主要包括疾病预防控制机构、妇幼保健机构、卫生监督机构、精神卫生专业机构等。上述机构一般分国家、省、市、县四级,乡镇和村级不单独设置,相关职能整合在相应级别的医疗卫生机构中,如乡镇卫生院、村卫生室等。

(1)疾病预防控制机构是实施疾病预防控制与职业、放射、环境、学校卫生等公共卫生技术管理和服务的专业机构,包括疾病预防控制中心、地方病等各类专业防治站(所)等。

(2)妇幼保健机构是主要为妇女儿童提供预防保健等的公共卫生服务专业机构。

(3)卫生监督机构是主要承担食品及医疗市场、传染病等的卫生监督工作的机构。

(4)精神卫生专业机构是主要承担精神障碍的预防、治疗、管理、技术支持与指导等工作的机构。

目前,中国已初步形成了三部分相互连接的公共卫生服务体系:①专业公共卫生服务网络,包括疾病预防控制、卫生监督、妇幼保健、精神卫生、应急救治等专业服务机构;②具有"医防一体"功能的部分基层医疗卫生机构,包括社区卫生服务机构、乡镇卫生院、村卫生室;③医院的公共卫生服务功能机构，主要包括传染病医院、精神病医院等专科医院，以及综合医院的公共卫生相关科室（如传染病科、发热门诊等）。这三类机构根据自身职能，提供不同类型的公共卫生服务。

其中，城市公共卫生服务体系主要由两大类机构组成：疾病预防控制中心和卫生监督中心。2003年，我国建立起"中央、省、市、县"四级传染性疾病预防控制体系，不同级别的疾病预防控制中心之间形成技术性联系；卫生监督中心也包括国家级、省级、市级、县级。农村公共卫生服务体系包括县、乡镇、村级卫生机构，县级卫生机构包括妇幼保健院和疾病预防控制中心，乡镇卫生机构是乡镇卫生院，村级机构主要是村卫生室。

从筹资看，我国公共卫生服务体系已建立起政府主导的多元卫生投入机制。公共卫生服务主要通过政府筹资向城乡居民均等化提供服务。按照分级负担原则合理划分中央和地方各级政府卫生投入责任，地方政府承担主要责任，中央政府主要对国家免疫规划、跨地区重大传染疾病预防控制等公共卫生给予补助。政府对公共卫生投入采用"机构补助＋项目购买"的方式。政府对公共卫生的机构补助，即专业公共卫生服务机构的人员经费、发展建设和业务经费由政府全额安排，按照规定取得的服务收入上缴财政专户或纳入预算管理。政府通过购买服务的方式提供国家基本公共卫生服务项目和重大公共卫生服务项目等。例如，政府按照辖区人口人均经费标准向社区卫生服务机构、乡镇卫生院等基本公共卫生服务的承担主体拨付基本公共卫生服务经费。

（二）医疗卫生服务体系

中国已经建立了完善的医疗卫生服务体系，能够提供门诊和住院服务、急救医疗和其他医疗服务。

在中国，城市和农村患者都可以自主选择到各类医疗机构就诊。中国基层医疗服务主要由城市的社区卫生服务中心（站）和农村的乡镇卫生院、村卫生室等基层医疗卫生机构提供。二级医院是指向多个社区提供医疗卫生服务并承担一定教学、科研任务的地区性医院，包括一般市、县医院及直辖市的区级医院，以及具有一定规模的工矿、企事业单位的职工医院。三级医院是指向几个地区提供高水平专科性医疗卫生服务和执行高等教育教学、科研任务的区域性医院，包括国家、省、市直属的市级大医院以及医学院的附属医院。

按地域划分，中国医疗卫生服务体系分为农村和城市医疗卫生服务提供体系。农村医疗卫生服务提供体系以县级医院为龙头，以乡镇卫生院和村卫生室为基础。县级医院为县域内医疗中心，主要负责基本医疗卫生服务及急危重症患者的抢救，并承担对乡镇卫生院、村卫生室的业务技术指导和培训；乡镇卫生院负责提供常见病、多发病的诊疗综合服务，并承担对村卫生室的业务管理和技术指导，在部分已实现乡村卫生服务一体化的地区，由乡镇卫生院对村卫生室实行统一管理；村卫生室承担一般疾病的诊治工作。城市医疗卫生服务体系是以社区卫生服务为基础、社区卫生服务机构与城市医院分工协作的医疗服务体系。社区卫生服务机构包括社区卫生服务中心（站），社区卫生服务中心对其下设的社区卫生服务站实行一体化管理，其他社区卫生服务站接受社区卫生服务中心的业务管理。城市医院与社区卫生机构建立分工协作机制，城市医院通过技术支持、人员培训等方式，带动社区卫生服务持续发展。国家级、省级和市级的大型综合医院承担城乡居民急危重症和疑难病症的诊疗、医学教育和科研等方面的职责。

根据医院服务针对的人群或疾病类型，医院包括综合医院和专科医院。综合医院提供针对各类人群和各类疾病的综合医疗服务,专科医院则提供某些专科服务,比如儿童医院、耳鼻喉医院、妇产医院、口腔医院等。

上述医疗卫生机构按照登记注册类型分为公立和非公立医疗卫生机构,按管理类别分为非营利性和营利性医疗卫生机构。总体来看,中国医疗卫生服务体系以公立医疗卫生机构为主,非公立医疗卫生机构也发挥着重要作用。中国政府鼓励和支持社会资本进入医疗服务市场。

急救医疗是指对危及生命的突发急症、创伤、中毒等的抢救治疗,包括现场急救、转送途中急救和各级医疗机构内急救。急救医疗服务包括院前急救、医院急诊科和重症监护病房三个环节。院前急救以急救中心(站)为主体,与医院组成院前急救网络。院前急救网络完成急救工作的指挥和调度,开展现场抢救和转运途中救治、监护,并将患者转运至医疗机构救治。医院在接收患者之后提供院内急救服务。规模较大的急救中心(站)还承担着培训、宣传、教育、科研等任务。

(三)健康保障体系

新中国成立初期,受限于近乎崩溃的国民经济与薄弱的财政基础,各地医疗卫生资源严重短缺,人民群众得不到基本的医疗卫生保障,就医需求难以满足。20世纪50年代,中国建立了公费医疗制度和劳保医疗制度,与此同时,农村地区开始探索覆盖农村居民的合作医疗制度。20世纪70年代末,这三种医疗保障制度在我国实现广泛覆盖,对改善国民健康发挥了重大作用。

改革开放以后,随着经济体制和社会体制的变化,农村合作医疗和城市劳保医疗经历了巨大变革。农村合作医疗覆盖率快速下滑,劳保医疗的覆盖率与保障水平也显著下降,这些变化标志着原有医疗保障体系的解体。到2000年,我国卫生总费用中个人支出比例已经接近60%,卫生筹资的公平性在191个国家中位列倒数第四位。

为解决"看病难、看病贵"问题,中国政府开始推动建立新的医疗保障制度。1998年,城镇职工基本医疗保险制度正式建立;2002年底,我国开始针对农村居民建立新型农村合作医疗保险;2005年,对城乡低收入人群建立了医疗救助制度;2007年,开始针对儿童、老人和非正式就业人群开展城镇居民基本医疗保险试点工作;后又将新型农村合作医疗、城镇居民基本医疗保险整合为城乡居民基本医疗保险,逐步实现参保人全覆盖。目前,我国已经建立城乡统一的居民基本医疗保险和大病保险制度,正逐步形成以基本医疗保险为主体、医疗救助为托底、其他保障措施共同发展的多层次医疗保障体系。

从结构看,我国现有医疗保障制度可以分为托底层、主干层和补充层。其中,医疗救助等项目是托底层,主要针对特定贫困群体或低收入人群;新农合、城居保(整合为城乡居民基本医疗保险)和城镇职工医疗保险是主干层;大病医疗保险、商业医疗保险是补充层。

从筹资看,现有医疗保障体系的筹资水平不断增加,保障范围不断扩大。城镇就业人口强制参加城镇职工基本医疗保险,由用人单位和职工共同缴纳保费,覆盖门诊、住院服务以及定点销售药店。城镇非就业居民自愿参加城镇居民基本医疗保险,由城镇居民和政府共同筹资。农村居民以家庭为单位自愿参加新型农村合作医疗,由农村居民和政府共同筹资。政府财政补贴在城镇居民基本医疗保险和新型农村合作医疗制度筹资中起主导作用。三类基本医疗保险均设立统筹基金,一般用于支付符合规定的住院和部分门诊大病医疗费用,设有一定的起付标准、共付比例以及最高支付限额。此外,基本医疗自付费用的城乡低保、五保户和其他困难家庭人员由城乡医疗救助体系提供资助。城乡医疗救助体系是中国多层次医疗保障体系的兜底层次,通过政府拨款和社会捐助等多渠道筹集资金,主要是确保贫困人口的基本医疗服务。

中国用短短20多年的时间,建立了较为完善的多层次医疗保障体系,实现医疗保障全民覆盖的目标,取得了许多国家历经几十年甚至更长时间才能实现的医疗成就。2018年3月,国家医疗保障局正式成立,它将人力资源和社会保障部的城镇职工和城镇居民基本医疗保险、生育保险职责,国家卫生和计划生育委员会的新型农村合作医疗职责,国家发展和改革委员会的药品和医疗服务价格管理职责,民政部的医疗救助职责进一步整合,负责医保基金的运行、定价、支付、药品招标、采购等功能,统筹规划、资源整合、信息一体、集权管理,开启了全面建成中国特色健康保障体系的新征程。

(四)药品供应保障体系

新医改以来,中央和地方积极建立以国家基本药物制度为基础的药品供应保障体系,规范药品生产流通,严格执行市场准入和药品审批制度,促进药品生产、流通企业的整合。建立药品供应网,完善药品储备制度,实施药品集中采购政策,规范药品流通秩序,降低药品费用,减轻患者用药负担。

基本药物制度是药品供应保障制度的核心。中国在基层医疗机构和公立医院实施药品零差率政策,按药品购进价格零差率销售基本药物。所有零售药店和医疗机构均要求配备和销售国家基本药物,基本药物全部纳入基本医疗保障药品报销目录,报销比例明显高于非基本药物。中国建立和完善了国家基本药物目录遴选和调整机制。基本药物目录制定更加关注"定期评估,动态调整",调整周期原则上不超过3年。在此基础上,进一步开展以基本药物为重点的药品临床综合评价和药品使用监测工作,对新审批上市、疗效较已上市药品有显著改善且价格合理的药品,适时启动调入程序;通过一致性评价的药品品种,按程序优先纳入基本药物目录,未通过一致性评价的基本药物品种,逐步调出目录;对于基本药物目录内的治疗性药品,医保部门在调整医保目录时,按程序将符合条件的药品优先纳入目录范围或调整甲乙分类。

改革药品采购机制。医疗卫生机构使用的基本药物由省级人民政府指定的机构进行公开招标采购,并由招标选择的配送企业统一配送。省级人民政府根据招标情况在国家指导价格规定的幅度内确定本地区基本药物统一采购价格。2019年,国家组织药品集中采购和使用试点,首批中选的25个药品平均降价52%。针对短缺药品供应保障问题,采取加强供需对接、定点生产、打击垄断违法违规行为等一系列措施,保证药品供应。

中国已经建立了一个由法律法规、部门规章和其他规范性文件构成的完整药品管理法律法规体系,涵盖《中华人民共和国药品管理法》《药品注册管理办法》《药品生产质量管理规范》和《药品经营质量管理规范》等。建立了完善的药品监督管理体系,中国国家市场监督管理总局是药品行政管理机构,省、自治区、直辖市人民政府药品监督管理部门负责本行政区域内的药品监督管理工作,对药品及其生产、流通、消费环节实施统一监督管理。此外,国家中医药管理部门承担了协同监管中药材等任务。为保障用药安全,中国建立并不断完善药品不良反应监测体系,每年向社会发布药品不良反应监测年度报告。

二、中国卫生体系面临的问题与思考

为了解决卫生发展中的问题,中国进行了一系列卫生改革,中国卫生体系也取得了一定的成绩,但由于卫生改革和卫生体系发展的复杂性和系统性,中国卫生体系仍有诸多问题,中国卫生改革仍面临着许多挑战,需要长期坚持和发展。

(1)公共卫生和应急体系有待完善。公共卫生事业投入机制和人才队伍建设均有待完善和加强。现行卫生体系中存在防治分离问题,疾病预防控制体系独立于医疗服务体系之外,疾病预防控制体系和医疗救治体系在机制、人员、信息、资源等方面存在割裂。此外,在公共卫生服务体系内部,如何形成上下联动的协作机制,进一步加强对急性传染病的防控和应急处置能力问题也有待解决。

(2)在基本公共卫生服务均等化制度建设方面,基本公共卫生服务均等化虽然为城乡居民提供了人均等额的经费,但是偏远农村地区公共卫生服务质量、资源质量仍然落后,实现真正意义上的服务均等化还需要进行长时间的努力和改革;在中国城镇化进程中,医疗保障体系和服务体系如何做出调整,实现城乡统筹发展,也是改革需要考虑的问题。

(3)中国的基本医疗保障制度建设已经基本实现了人口全面覆盖,但仍然有很长的路要走。城乡三个基本医疗保险制度间存在着筹资和服务等方面的差距,需要通过三项基本医疗保险制度的整合、医疗保险与医疗救助更加紧密的衔接、医疗保障与基本公共卫生保障的整合来实现。

(4)医疗保险健康促进作用有待进一步提高。现行医疗保险支付范围主要集中在医疗,没有与公共卫生经费、重大疾病防治经费进行有效的资金整合与对接。事实上,通过医疗保险资金购买一定程度的预防服务、公共卫生服务和健康管理服务能够更好地促进人群健康,也能降低医疗保险长期支出。

(5)公立医院承担着主要的门诊和住院服务,但因其逐利行为而饱受诟病,三级医院通过价格和卫生服务利用的提升得以迅速扩张。尽管公立医院改革在破除以药养医、取消药品加成方面有所突破,但由于基本药物和服务收益较低,公立医院对这些服务的提供缺乏动力。与此同时,由于新的补偿机制尚未到位,医务人员劳动价值尚未得到体现,出现了一些医务人员与药店联手售药、通过多项检查达到"以医补药"等现象。

(6)基层医疗卫生机构的设施条件得到了极大改善,但尚未解决卫生技术人员的能力问题,我国基层医疗诊疗质量、抗生素使用和慢病管理水平有待提升。卫生筹资机制的改变使得基层医疗卫生机构人员收入与医院差距拉大,影响了其工作积极性。卫生技术人员因激励机制问题也缺乏提供医疗服务的积极性。

(7)部分基层医疗卫生机构存在重公卫、轻诊疗的情况,基层医疗卫生的筹资与支付方式需要优化,例如将公共卫生服务经费与社会医保资金绑定在一起,并将基层医疗支付方式从"按服务付费"转向"按人头付费",将基本公卫和基本医疗进行联动。对基层医疗卫生机构监督、评估等责任需要进行划分,制定绩效评估规范,进行任务界定等。

(8)中国在药品领域仍然存在着药品配送环节障碍多、用药安全风险较大、医疗机构不同程度地存在药品不合理使用等现象。采购供应、医保支付等相关环节政策有待协同发展。需围绕基本药物配备使用、上下级医疗机构用药衔接、药品使用监测、药品临床综合评价、降低慢性病用药负担等内容整体推进基本药物制度建设。

(9)卫生体系应更加强调统筹推进医疗保障、医疗服务、公共卫生、药品供应、监管体制综合改革。过去,虽然各项制度改革均有所突破,但进展不平衡,各项制度改革缺乏协调、互相脱节,如医疗保障制度的覆盖率显著增加,而医疗资源的投入增长并未与之相匹配,影响到卫生体系改革整体效果的发挥。加强卫生体系建设需要系统思维,要求从更加宏观的维度审视和研究卫生体系。

面对持续的健康和人口转型,中国需要一个更加有效的卫生体系应对新的挑战,满足不断增长的健康需要。我国的卫生体系改革面临着新的命题,即中国的卫生体系改革应该如何适应国家经济内外环境、人口健康需求、社会发展稳定,完成"健康中国"战略赋予的实质性内涵,实现"两个一百年"的奋斗目标。

第三节 卫生体系评价框架

一、WHO 卫生体系评价框架

(一)WHO 卫生体系评估

政府和社会如何评价卫生政策选择是正确的还是错误的呢?对卫生体系的评价通常有不平等、不充分、无效率、质量不合格、不能满足居民要求以及费用太高。这些对卫生体系表现的评价通常成为卫生政策改革的动力。人们怎么能知道卫生体系绩效的提高是政策干预的结果呢?这就要求设置一个必要的监控体系,并且需要对出色的卫生体系绩效的标准做出明确的阐述。

WHO 对卫生体系绩效评价主要集中在三个领域,这些领域与 WHO 认定的卫生体系的三个主要目标密切相关:①提高人群健康,即健康状态的改善;②满足社会期望,即尊重患者的尊严、隐私和自主权,同时考虑患者的选择性、及时性和可行性;③提供疾病成本的经济保护,包括合理的财政分配。

WHO 卫生体系评价框架可以通过图 17-4 表示。对于前两个目标,WHO 既提出了一个绝对的度量方法("有多好"),又提出了一个针对公平性的相对度量方法("有多公平"),但是对于第三个目标却只有一个反映公平性的度量方法。这是因为测量财政分配绝对指标并不是很有意义。一些比较富裕的国家可以在卫生保健上投资更多,而一些比较贫穷的国家却很难负担得起一个较高的投资水平。所以围绕着财政贡献的关键问题是:在给定有限资源的情况下,可以实现什么样的公平?

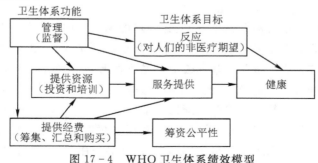

图 17-4 WHO 卫生体系绩效模型

卫生体系作为一个整体,WHO 认为度量绩效的关键应该是:①质量,它反映了对健康状况的贡献和卫生体系的反应性;②公平,它综合考虑了健康状况分布、卫生体系反应性以及卫生保健筹资;③绩效度量,它相对于所实现目标的资源使用。

虽然政府可能会认为它们没有足够的资源来实现质量和公平,但是 WHO 认为绩效并非和资源的绝对水平相关,而是与一个国家如何有效利用它能够获得的资源密切相关。

(二)卫生体系绩效比较

2000 年,WHO 尝试对国家卫生体系绩效进行比较,但引发了很多争议,包括指标和方法的适用性、数据的准确性和可比性以及考虑的健康非卫生决定因素的程度等。

然而各国依然对国家之间的比较很感兴趣,在联邦制国家(澳大利亚、美国和加拿大)内部,不同的洲/省也对洲际比较很感兴趣。不管采用什么样的方法和分析框架,比较性分析通常是一个起点而非终点,对特定因素的比较是为了进行更进一步的审视,而不是提供明确的答案。

WHO 关于卫生体系的框架既包括了在设计体系时需要考虑的方面,又包括了在比较体系绩效时需要考虑的方面。为了实现这个目标,框架提出了一系列问题——从利益群体到经济资源再到制度和结构安排——如果卫生改革想要有效而成功,那么这些问题必须被考虑到。

案例 17 - 1

医疗外交:古巴的一张闪亮名片

古巴素有"全民医疗体系王国"之称,然而这一称号来之不易。20 世纪 60 年代初,由于不堪忍受国内落后的艰苦环境,古巴一大批医务工作者选择移民海外,古巴原有的医疗力量几乎流失过半。

菲德尔曾直言:"古巴革命的历史经验表明,当有限的资源被公平分配时,医疗奇迹就会发生。"作为古巴"革命一代"的领袖人物,菲德尔不仅在长期的武装斗争中塑造了铁骨铮铮的硬汉形象,亦在发展本国健康事业的道路上建立了一套颇为"硬核"的医疗卫生系统,涵盖了古巴国民"从摇篮到坟墓"的所有健康需求。菲德尔宣布将古巴卫生健康事业全部收归国有,同时大规模培养优秀医生,扩大医护人员数量,并做出将医学重点由治疗转向预防的关键部署。

经过 60 余年孜孜不倦的追求和不遗余力的投入,古巴成为世界上唯一一个真正意义上全民免费医疗的国家,由家庭医生、社区医院、中心医院和全国性医院等构成的医疗体制覆盖了古巴 99% 的人口。古巴医患比在全球处于领先地位,平均每千人就拥有九名医生。古巴新生儿死亡率和产妇死亡率远低于拉美平均水平,与美国等西方发达国家水平持平,在人均预期寿命方面与后者不相上下。

二、Harvard 卫生体系评价框架

如上节所述,WHO 卫生体系评价框架描述了卫生体系功能,然而,该框架并没有充分讨论关键功能与卫生体系绩效之间的关系。更重要的是,对政策制定者来说,它没有解释为什么一个特定的体系会产生特定的结果,该体系的哪些特征对该结果的产生贡献最大,或者如何对该体系进行改革能获得更好的结果。Harvard 卫生体系评价框架对卫生体系的系统性问题进行了建模,帮助我们理解可能解释不同体系结果的主要因素,通过提供一个评价工具来帮助政策制定者比较并管理其卫生体系绩效。

(一)卫生体系的目标

1. 健康状况

卫生体系为哪些社会经济目的服务?尽管各国的卫生保健体系结构非常不同,但大多数

国家都有共同的基本信念：①良好的健康对人们具有内在价值；②某些卫生服务对于维持生命和减轻强烈的痛苦是必要的。

2. 财务风险保护

国家健康保险制度明确地将风险保护作为最终目标。许多国家将"可负担性"作为卫生体系的一个政策目标。一种商品的可负担性是指消费者在没有过多经济负担的情况下购买它的能力。医疗保健的特点是高额医疗费用的不确定性，因此可负担性是由卫生体系保险功能程度决定的。

3. 公众满意度

公众满意度是民主社会的政治领导人和决策者的目标。政府越来越认识到，如果没有足够的公众满意度，卫生体系的稳定性就得不到保证。对现状不满意与公众认为卫生保健体系需要根本变革或彻底改革的观点高度相关。

4. 公平的作用

公平被广泛定义为卫生体系的一个目标，通常用"普遍平等地获得医疗服务"来表达。它是实现健康状况、财务风险保护和消费者满意度这三个目标的原则。

所有国家的共同目标是在有限资源的约束下实现多个目标。当一个国家想用有限的资源实现多个目标时，必须做出艰难权衡。第一种权衡是一个国家必须在卫生体系目标（如改善人口健康状况）和其他经济、政治和社会目标（如为所有儿童提供教育）之间做出权衡。因此，健康状况、财务风险保护和公众满意度的水平和分布，部分取决于一个国家的经济资源。第二种类型的权衡发生在一个国家试图在卫生体系内实现不同目标时。例如，一个国家必须在健康状况和公众满意度之间做出权衡。但事实上，很少有国家明确这些内在权衡。历史进程和基本社会价值观为不同目标的权衡创造了隐性界限，限制了可供选择的改革范围。例如，欧洲国家的医疗保健体系深深扎根于平等主义传统。违反这一基本的政策建议，无论它们能在多大程度上提高效率，总体上都没有吸引力。美国的卫生保健体系植根于自由主义传统，导致经过60多年的公开辩论，覆盖所有美国人的强制性健康保险仍然遥遥无期。

我们经常将中间结果与我们关心的最终目标混淆。将卫生政策和计划目标定位在改善获取机会、质量或效率上是很重要的，但它们对于卫生体系的最终目标来说只是衍生结果。我们对追求更高的卫生服务技术质量感兴趣，因为它对健康状况有积极影响；提高医疗服务的质量是可取的，因为它影响到患者的满意度和健康结果。在预算限制下，最大限度地提高分配效率可以改善健康状况和风险保护。最终，一个国家在实现这些中间结果方面的成功，应该根据它们对最终产出的贡献程度来评估。图17-5说明了卫生体系的手段、一些中间结果和最终目标之间的关系。

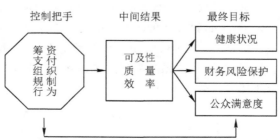

图17-5　卫生体系的手段、中间结果和最终目标

(二)卫生体系的控制把手

许多国家已经尝试了不同的政策"实验"以改善其卫生体系表现。对这些经验的分析表明,卫生保健体系的哪些结构组成部分会影响最终目标。我们确定了国家可以调节的五个能影响最终结果的主要部分,将其称为卫生体系"控制把手"。

1. 筹资

筹资是指资金调动方式和使用方式。它是一个主要的控制把手,影响着健康状况及其分布和风险保护等结果。筹资至少包括四个主要工具:筹资方法、资金分配、配给和筹资的体制安排。

1)筹资方法

常见的筹资方法包括一般收入、社会保险、私人保险、社区筹资和自付费用五种。主要筹资方法的选择决定了卫生保健的可用资金数量、资源的控制和财政负担的分配。由于多个公共项目需要竞争一般税收,而社会保险则依靠雇主和雇员支付的专项保险费用,因此通过社会保险资助的项目可能获得更多的资金支持。

2)资金分配

在预防、卫生服务、医疗培训和资本投资之间的资金分配决定了获得卫生成果的技术效率。资金分配也会对财务风险保护水平产生关键性影响。例如,当一个保险融资计划将某些服务排除在其覆盖范围之外时,患者的财务风险保护就被取消了,他们将面临100%的费用。保险范围或医疗服务供应的改变影响了患者对医疗服务的获取和利用,从而影响他们的健康状况和满意度。

3)配给

无论经济状况如何,没有一个国家能够负担其民众所需要的每一项医疗服务。至少,有一部分医疗服务必须进行配给。医疗服务可以通过价格、等待时间、提供者能力、患者选择医生的权利、药品和手术用品等辅助物品的供应以及供给方友好程度来进行配给。所选择的配给方法对健康状况公平性、患者满意度和风险保护有重大影响。例如,通过价格来配给医疗服务意味着穷人比富人获得的机会少,而通过等待时间来配给则不利于富人,因为他们的时间机会成本通常更高。

4)筹资的体制安排

在筹资体制安排上,国家可以选择以下方式:①依靠公共垄断或竞争来提供保险;②集中或分散公共资金。在社会保险下,一个国家可以把保险组织成公共垄断,或者允许许多营利性和非营利性的保险机构竞争,从而改变行政效率。值得注意的是,筹资中的竞争程度决定了筹资中逆向选择和风险选择的程度,这反过来又影响了风险的集中。

图17-6描述了筹资与中间结果和最终目标之间的关系。有时筹资对最终结果有直接影响,而其他时候,筹资会影响到中间结果,如可及性和质量,这反过来又影响健康状况和公众满意度。国际经验表明,筹资是决定两个最终结果——健康状况和财务风险保护的水平和分布的主要因素。

2. 支付

支付是指将筹集的资金支付给个人和组织的方法。适当的激励措施可以对卫生服务的提供和使用产生可衡量的积极影响。世界各地的改革都集中在建立"正确"的激励机制方面,以

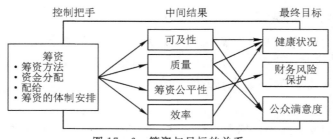

图 17-6　筹资与目标的关系

促进效率和质量,重点是实施供给方(而不是需求方)激励机制。医疗服务提供者的支付系统包括两部分:一是支付方式,二是每单位支付金额。支付方式为患者和医疗机构创造了两种不同的激励机制——经济回报和风险承担。不同的支付方式将财务风险转移给系统中的不同参与者。

1)对消费者的激励措施

消费者必须支付的价格影响了他们购买服务的性质和数量。对于普通商品,经济理论表明,当消费者被要求支付商品的边际成本时,效率可以得到提高。然而,医疗保健不是一种普通的市场商品。疾病严重程度是不确定的,其治疗需要大量的费用支出。通常情况下,10%的人口占一个国家医疗总支出的60%或更多。人们通常希望有某种类型的保险来分散这种灾难性疾病风险。然而,保险导致投保患者要求更多的服务,其中一些服务可能没有什么有益效果。为了减少这种由保险导致的低效率问题,可以要求患者自付一部分医疗费用。然而,费用分担的经济负担可能会阻止穷人和低收入家庭寻求必要的医疗服务,从而造成不公平的经济负担和健康状况差异。

2)对提供者的激励措施

为提供者建立的激励框架会影响医疗服务成本、效率和质量。对于普通商品,各国通常允许由竞争性市场来确定价格。国际经验表明,在医疗市场上,供给方拥有强大的垄断力量,可以收取高额的垄断价格并诱导需求。

(1)从业人员。从业者获得报酬的方法以及获得报酬的数额,影响到从业者将选择何种治疗方式、如何提供服务、工作时长以及有多少有资质人员进入服务提供市场。医生的报酬可以按服务收费、按人头付费或按工资计算。每种方法都给医生带来不同的经济回报和风险。按服务收费的医生承担的财务风险很小,他们的收入随着服务量的增加而增加,从而激励他们增加服务,导致医疗开支的膨胀。而按人头付费将财务风险转移到医生身上,促使他们尽量减少服务并选择更健康的患者。

(2)医院。财政激励是影响医院服务质量和效率的有力杠杆之一。一家医院以不同的方式组织和管理其活动和员工——改变护理质量和技术效率——取决于它是否获得固定预算、收费服务补偿或基于病例的支付。这些组织决定影响着医院服务质量和技术效率。在1997年之前,德国的医院是按日付费的,这种按日付费的方法驱使了医疗机构增加患者的住院时间。

(3)药品。随着归因于药品的相对医疗支出的增加,制药企业已成为卫生系统的主要供应商。许多国家发现有必要设定支付水平以减少垄断利润。例如,德国在1989年首次引入参考价格,通过统计公式区分出三个层次的药品平均价格。参考价格的引入使德国1993年上半年的药品价格下降了 20.6％。这一政策虽然有效,但参考定价也有漏洞——由于改用不在参考定价体系内的新产品,药品总体支出增加了。

3. 组织

组织是用于组织卫生保健服务的广泛机构。它主要通过各个机构的组织和管理方式影响到医疗服务效率、质量和可用性。与组织相关的四个基本因素包括公共垄断与竞争、权力下放、纵向整合和所有权。

1）公共垄断与竞争

是依靠公共垄断（即公共资助的政府设施）还是公共和私人提供者之间的竞争来提供卫生服务？国际经验表明了公共垄断的局限性。在公共垄断中,政治侵入使各组织偏离了对一般公共利益的追求。此外,公共垄断机构往往缺乏足够的外部监管和平衡。随着时间的推移,这些垄断机构可能将自己员工的利益置于顾客利益之上。

国家可以通过利用竞争来组织卫生服务提供者。但卫生服务市场上常见的严重市场失灵有据可查。要避免这些市场失灵并保持有效竞争,需要许多前提条件,而这些条件对于大多数低收入和中低收入国家来说,即使不是不可能,也很难建立。

理论经济学家们提出,由政府承包服务所引起的竞争应能提高效率和形成对患者需求的反应能力。英国和瑞典已经建立了内部市场,迫使公立医院竞争患者。然而,经验证据表明,承包和内部市场能否明显提高医疗服务的效率和质量,结果不一。

2）权力下放

当一个国家选择依靠公共垄断来提供医疗服务时,它必须决定哪一级政府——中央、地区、州等——应该负责管理绩效并承担相应责任。一些学者建议,应将公共权力、责任和问责下放至基层,因为选民对公共卫生服务的效率和质量有最直接的了解。不幸的是,地方政府往往缺乏足够的能力和人力资源来管理公共卫生服务。

3）纵向整合

宏观组织的第三个主要问题是如何整合预防、初级、二级和三级服务。大多数的常见疾病可以在初级保健层面进行诊断和治疗,但更复杂的疾病可能需要专家或住院服务,而最严重的疾病可能需要三级保健服务。一个国家必须决定卫生服务是由独立的诊所和医院提供,还是由具有明确转诊准则的综合服务网络提供。这种宏观组织决定影响着医疗服务的质量和效率。当医疗服务被分割时,每一级医疗服务提供者都可能不知道患者已经接受过哪些检查和治疗,患者可能会遭受服务的缺失或治疗的延误问题。

4）所有权

所有权决定了一个组织要对谁负责以及对什么负责。所有权有三种类型:公共、私人非营利性和营利性。营利性保险公司或医院负责为其所有者创造利润。因此,符合逻辑和预期的是,营利性私人保险计划将避免覆盖高成本的患者,而营利性医院将拒绝为那些无力支付医疗费用的人提供服务。公共和非营利机构往往有多种相互矛盾的目标,比如在保持财务清偿能力的同时为社区利益服务。由于社区利益等结果难以衡量和监测,公共和非营利机构在运营中可能会遇到更大的行政懈怠。

国际经验表明,组织决策对卫生服务效率和质量有很大影响。它们反过来又影响到公众健康状况和公众满意度。

4. 规制

规制,狭义上是指政府使用强制力对组织和个人进行约束。规制手段可以包括法律、法令、命令、守则、行政规则以及政府和非政府机构发布的准则。

在卫生体系中,法规制定有四个主要目的:①为普通民众提供安全保护,以改善健康状况;②制定交易和交换的游戏规则,以提高卫生服务效率和质量;③通过保证每个人都能获得基本卫生保健服务来加强社会公平;④纠正市场失灵,以提高卫生保健和保险产品的效率和质量。

5. 行为

卫生体系的表现和健康状况受到个人行为的多方面影响。改变个人行为可以对个人健康状况产生重大影响。

个人行为受多种因素影响。其中一些因素由其他控制把手决定,如筹资、支付、组织和规制,行为也受文化和社会结构影响,如习惯、价值观、感知、信仰和态度。私营部门和政府改变个人行为的有力手段之一是通过广告、教育和信息传播来影响人们的信仰、期望、生活方式和偏好。

在卫生部门,通过中间人进行行为改变也有迹可循。影响消费者偏好的一个有效中介是医疗从业者。例如,制造商向医生大力推销新技术和药物,医生反过来向患者推荐这些技术和药物,而患者则依赖医生的专业建议和医疗信息。

(三)Harvard 卫生体系评价框架的意义

Harvard 卫生体系评价框架的建立对卫生体系的最终目标和主要结果进行了解释,该模型为政策和研究界提供了一个易于理解和分析卫生体系的新范式,并允许推导和测试各种假设。该模型还为政策制定者和研究人员提供了一个框架,防止混淆原因和结果。

Harvard 卫生体系评价框架关注的是体系方面,而不是个人或企业层面的行为,集中于最终目标和可以影响绩效的五个控制把手。这个模型还提供了一个区分中间目标和最终目标的框架,加强了对卫生体系的比较分析。

政府总是有一个卫生政策,无论是主动还是被动。不制定政策只是意味着默认为自由放任的立场,在这种情况下,自然的社会经济力量塑造了卫生体系,患者根据他们的支付能力和意愿来购买医疗服务。由于社会收入差异,人口健康状况和风险保护将反映该社会的不平等性。同样,由于市场失灵,如信息不对称和不完善的代理关系,将出现一个垄断的、高成本的、由供给方驱动的医疗服务市场。决策者必须了解其行动和不行动的后果。这种将卫生体系作为一种手段的模式为决策者提供了一个概念性工具,作为评估和设计卫生体系的基础,他们可以通过改变控制把手来改善国家卫生体系的最终结果。

案例 17 - 2

中国疾病经济风险保护的改变

《全国第六次卫生服务统计调查报告》显示,调查地区基本医疗保险覆盖率达到 96.8%,比 2013 年提高了 1.7 个百分点,城市地区和农村地区居民基本医保参保率分别为 96.1% 和 97.6%。贫困人口的社会医疗保险覆盖率逐年上升,已经超过了全人口的社会医疗保险覆盖率,达到 97.8%。获得基本医疗报销人数的比例达到 91.1%,比 2013 年提高 1.1 个百分点。90% 以上的住院患者医疗费用得到了报销。

自 2003 年之后,随着医保覆盖面的逐渐扩大和社会医疗保障水平的逐步提高,住院费用报销水平逐年提升。

 思考与讨论

1. 为什么需要对卫生体系绩效进行评价?
2. 什么是良好的卫生体系?
3. 两种卫生体系绩效评价的框架有何异同?
4. 结合新医改后的卫生政策,论述中国卫生体系改革的要点与改革方向。

参考文献

[1] 李锦春. 效用及消费者行为理论探析[J]. 现代商贸工业,2010,22(2):56-57.

[2] 费佳宝. 商品价格的决定因素探析:基于劳动价值论与效用价值论之比[J]. 科教文汇(中旬刊),2021(1):70-71.

[3] 方锐,李幼平. 患者效用最大化就医决策与深化新医改的路径选择[J]. 经济问题,2014(4):12-16.

[4] 张颖,杜颖,李宇宇,等. 基于无差异曲线的长沙市失独老人身心健康干预研究[J]. 经济研究导刊,2020(30):34-36.

[5] 朱铭来,王恩楠. 医疗需求释放、患者道德风险还是供方诱导需求?:基本医疗保险类型转换后医疗费用上涨的路径研究[J]. 经济科学,2021(7):110-122.

[6] 李军山,贺睿博. 医疗服务供方诱导需求实证分析[J]. 卫生经济研究,2014(4):18-20.

[7] 刘自敏,张昕竹. 供方诱导需求研究综述和展望[J]. 卫生经济研究,2014(5):15-21.

[8] 孟庆跃,江启成,刘国祥,等. 卫生经济学[M]. 北京:人民卫生出版社,2013:40-61.

[9] 周绿林,于彩霞. 卫生经济学[M]. 北京:科学出版社,2016:50-60.

[10] 富兰德,古德曼,斯坦诺. 卫生经济学[M]. 王健,李顺平,孟庆跃,译. 6版. 北京:中国人民大学出版社,2011.

[11] 陈凯荣. 医疗服务行业中的市场失灵与政府失灵及其矫正[J]. 发展研究,2013(4):56-60.

[12] 林沅锜,许军. 关于医药卫生服务市场中政府失灵的思考[J]. 卫生软科学,2018,32(8):13-15.

[13] 邱五七,严晓玲,胡广宇,等. 卫生规划和卫生资源配置评价研究进展[J]. 中国卫生资源,2017,20(2):118-122.

[14] 朱阳杰,唐康,刘同同,等. 我国卫生资源配置公平性研究综述[J]. 解放军医院管理杂志,2021,28(12):1101-1103.

[15] 赵临,张航. 基于随机前沿分析方法的我国卫生资源配置效率评价研究[J]. 卫生软科学,2016,30(10):8-10.

[16] 陈文,刘国祥,江启成,等. 卫生经济学[M]. 4版. 北京:人民卫生出版社,2017.

[17] 程晓明,罗五金. 卫生经济学[M]. 3版. 北京:人民卫生出版社,2012.

[18] 张毓辉,赵郁馨,万泉,等. 政府卫生补助分配公平性研究:受益归属分析[J]. 中国卫生经济,2013,22(12):10-12.

[19] 程晓明. 医疗保险学[M]. 2版. 上海:复旦大学出版社,2010.

[20] 姚岚,熊先军. 医疗保障学[M]. 2版. 北京:人民卫生出版社,2013.

[21] 周绿林,李绍华. 医疗保险学[M]. 北京:科学出版社,2016.

[22] 刘利军,肖龙华,刘晓黎,等. 从卫生总费用看卫生事业与社会经济的协调发展[J]. 卫生经济研究,2014(5):7-11.

[23] 肖龙华.中国国家和省级卫生总费用快速推算方法及应用研究[D].北京：北京协和医学院，2012.

[24] 邹伟能，焦之铭，陈芳菲，等.我国医疗服务项目定价机制改革现状：问题与对策[J].卫生软科学 2022，36(3)，13－18.

[25] 李欢.我国医疗服务成本与价格的关系研究：兼评《医疗服务成本及价格体系研究》[J].价格理论与实践，2016(1)：157－158.

[26] 吴久鸿.药品经济学[M].北京：高等教育出版社，2017.

[27] 陈文.卫生经济学[M].4版.北京：人民卫生出版社，2017.

[28] 程晓明.卫生经济学[M].3版.北京：人民卫生出版社，2012.

[29] 王耀忠.药品价格管制的经济分析：中国医药市场的成长之谜[M].上海：立信会计出版社，2010.

[30] 陈醉，宋泽，张川川.医药分开改革的政策效果：基于医疗保险报销数据的经验分析[J].金融研究，2018(10)，72－88.

[31] 刘晓君，胡永新，袁兆康.我国医疗经济负担研究现状与展望[J].第二军医大学学报，2018，39(10)：1153-1157.

[32] 陈文.卫生经济学[M].4版.北京：人民卫生出版社，2017.

[33] 崔朋伟，刘娜，段招军.疾病经济负担研究进展[J].中国预防医学杂志，2016，17(8)：612-616.

[34] 刘明，孙利华，刘国恩.中国城镇居民5种慢性疾病的经济负担和经济风险[J].北京大学学报(医学版)，2014，46(5)：782-789.

[35] 孟庆跃.卫生经济学[M].北京：中国协和医科大学出版社，2017.

[36] 闫菊娥，闫永亮，高建民，等.陕西省农村地区卫生筹资累进性研究[J].中国卫生经济，2012，31(12)：8－10.

[37] 薛秦香，马吏，高建民，等.互助医疗项目对改善卫生服务利用公平性的效果评价[J].中国卫生经济，2009，28(4)：29－32.

[38] 陈洁，于德志.卫生技术评估[M].北京：人民卫生出版社，2013.

[39] 孟庆跃.卫生经济学[M].北京：人民卫生出版社，2020.

[40] 闫菊娥，王丹，高建民.农村妇女参加"乳腺癌检查项目"情况及影响因素研究[J].中国卫生事业管理，2017，34(5)：373－375.

[41] 闫菊娥，杜蕾蕾，耿顺利，等.陕西省农村妇女宫颈癌筛查方案的卫生经济学评价[J].中国卫生经济，2016，35(12)：91－94.

[42] 陈文.卫生经济学[M].4版.北京：人民卫生出版社，2017.

[43] 王家合，赵喆，和经纬.中国医疗卫生政策变迁的过程、逻辑与走向：基于1949—2019年政策文本的分析[J].经济社会体制比较，2020(5)：110－120.

[44] 颜昌武.新中国成立70年来医疗卫生政策的变迁及其内在逻辑[J].行政论坛，2019，26(5)：31－37.

[45] 万泉，张毓辉，郭锋，等.完善新时代卫生经济政策体系的基本思路与对策[J].卫生经济研究，2020，37(8)：13－17.

[46] 杨洪伟，苗艳青.论构建整合型服务与实现战略性购买[J].中国农村卫生事业管理，

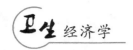

2019,39(2):99 - 103.

[47] GROSSMAN M. On the concept of health capital and the demand for health[M]. New York:Columbia University Press,2017.

[48] BEEHLER G P, WRAY L O. Behavioral health providers' perspectives of delivering behavioral health services in primary care: a qualitative analysis[J]. BMC Health Services Research, 2012, 12(1): 1 - 12.

[49] ALOH H E, ONWUJEKWE O E, ALOH O G, et al. Is bed turnover rate a good metric for hospital scale efficiency? A measure of resource utilization rate for hospitals in Southeast Nigeria[J]. Cost Effectiveness and Resource Allocation, 2020, 18: 1 - 8.

[50] IRWANDY, SJAAF A C, ACHADI A, et al. The efficiency and productivity of public services hospital in Indonesia[J]. Enferm Clin, 2020,30(6):236 - 239.